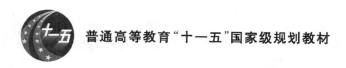 普通高等教育"十一五"国家级规划教材

U0347439

应用型人才护理专业"十二五"规划教材

供高职高专（应用型本科）护理及相关医学专业使用

人体结构与功能

（第二版）

主　编　赵凤臣

副主编　张效斌　应志国　吴国平

编　委　（以姓氏笔画为序）

方才根（同济大学高等技术学院）

王运登（郑州铁路职业技术学院）

吴国平（江西省卫生厅医疗保障处）

应志国（宁波天一职业技术学院）

张玲娣（同济大学高等技术学院）

张效斌（郑州铁路职业技术学院）

胡煜辉（井冈山学院医学院）

柯丰年（江西护理职业技术学院）

赵凤臣（郑州铁路职业技术学院）

陶　然（大连大学医学院）

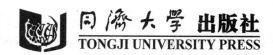

同济大学 出版社
Tongji UNIVERSITY PRESS

内 容 提 要

　　"人体结构与功能"是将人体解剖学、组织胚胎学和生理学等多门学科有机整合为一体的综合性医学基础课程。通过本课程的学习,学生能够掌握正常人体的形态结构与功能,人体发生与发展变化的基本规律,从而为后继医学课程的学习打下必要的基础。

　　本教材共分为十五章,课程内容按照人体的功能系统编写,对传统意义上的解剖学与生理学课程进行了融合,使课程内容整体协调,人体结构与功能密切联系,避免了分学科教学内容的重复,有利于建立人体整体观,是与培养目标一致的新型课程。第二版修订时根据教学反馈意见,对部分章节进行了增删修订,调整了部分附图,使之更加切合教学实际。

　　本教材适用于高职高专和应用型本科护理、药学以及相关医学专业的教学用书,也可供各类基础医学培训使用。

图书在版编目(CIP)数据

人体结构与功能/赵凤臣主编. —2 版. —上海:同济大
学出版社,2012.5(2019.10 重印)
普通高等教育"十一五"国家级规划教材. 应用型人才
护理专业"十二五"规划教材
　ISBN 978 - 7 - 5608 - 4792 - 4

　Ⅰ.①人… 　Ⅱ.①赵… 　Ⅲ.①人体结构-高等学校-
教材②人体-机能(生物)-高等学校-教材 　Ⅳ.①R33

　中国版本图书馆 CIP 数据核字(2012)第 024903 号

应用型人才护理专业"十二五"规划教材

人体结构与功能(第二版)

主　　编　赵凤臣
责任编辑　沈志宏　　责任校对　徐春莲　　封面设计　陈益平

出版发行　同济大学出版社　　www.tongjipress.com.cn
　　　　　(地址:上海市四平路 1239 号　邮编:200092　电话:021－65985622)
经　　销　全国各地新华书店
印　　刷　江苏句容排印厂
开　　本　787mm×1092mm　1/16
印　　张　27　插页1
印　　数　26 601—29 700
字　　数　670 000
版　　次　2012 年 5 月第 2 版　　2019 年 10 月第 7 次印刷
书　　号　ISBN 978 - 7 - 5608 - 4792 - 4

定　　价　49.00 元

第二版总序

　　百年大计,教育为本。2010年5月5日,国务院总理温家宝主持召开国务院常务会议,审议并通过了《国家中长期教育改革和发展规划纲要(2010—2020年)》(以下简称《规划纲要》)。职业教育是整个国家教育体系中极为重要的一环,《规划纲要》提出要大力发展职业教育,以满足人民群众接受职业教育的需求,满足经济社会对高素质劳动者和技能型人才的需要。其中,关于高等职业教育发展的一个主要目标是,高等职业教育在校生将从2009年的1 280万人,至2015年达到1 390万人,2020年达到1 480万人。实现这一目标关键的时间节点就在"十二五"期间,全国高等职业教育在校生的规模将在"十一五"的基础上有一个明显的增长。这是一项极其光荣而艰巨的任务,我们必须为之付出极大的努力。

　　为进一步贯彻落实《国家中长期教育改革和发展规划纲要》精神,我们对"十一五"期间编写的"21世纪应用型人才护理系列规划教材",在实践应用的基础上认真总结教学经验,进行了深入严谨细致的修订和改编。新改版的"应用型人才护理及相关医学专业'十二五'规划教材",根据《规划纲要》的指导思想,着力培养学生的职业道德、职业技能和就业创业能力;坚持以服务为宗旨、以就业为导向、以能力为本位,推进职业院校课程标准和职业技能标准相衔接;紧密围绕护理职业高素质技能型人才的培养目标,根据现代护理专业的特点,对原有的课程体系进行有机重组,使之成为适应经济社会发展和科技进步要求的护理专业创新课程体系。

　　教材是体现教学内容和教学方法的知识载体,是把教学理念、教学宗旨等转化为具体教学现实的媒介,是实现专业培养目标和培养模式的重要工具,也是教学改革成果的结晶。因此,本系列改版教材的修订原则是把提高教学质量作为重点,尝试实行工学结合、校企合作、顶岗实习的人才培养模式。注重学思结合,注重知行统一,注重因材施教。倡导启发式、探究式、讨论式、参与式教学,帮助学生学会学习;激发学生的好奇心,培养学生的兴趣爱好,营造独立思考、自由探索的良好环境;坚持教育教学与生产劳动、社会实践相结合。

　　在教材编写的安排上,坚持以"必需、够用"为度;坚持体现教材的思想性、科学性、先进性、启发性和适用性原则;坚持以培养技术应用能力为主线设计教材的结构和内容。

　　在基础课程的设置中,重视与护理职业岗位对相关知识、技能需求的联系,淡化传统的学科体系,以多学科的综合为主,强调整体性和综合性,对不同学科的相关内容进行了融合与精简,使基础课程真正成为专业课程学习的先导。

在专业课程的设置中,则以培养解决临床问题的思路与技能为重点,教学内容力求体现先进性和前瞻性,并充分反映护理领域的新知识、新技术、新方法。

在内容文字的表达上,避免教材的学术著作化倾向,不追求面面俱到,注重循序渐进、深入浅出、图文并茂,以有利于学生的学习和发展,使之既与我国的国情相适应,又逐步与国际护理教育相接轨。

本系列改版教材包括《人体结构与功能》、《病原生物与免疫》、《医用化学》、《生物化学》、《药理学》、《病理学》等6门医学基础课程和《护理学基础》、《健康评估》、《内科护理》、《外科护理》、《儿科护理》、《妇产科护理》、《五官科护理》、《急重症护理》、《临床护理技能操作规程》、《社区护理》、《老年护理》、《康复护理》、《临床营养学》、《护理心理学》、《护理管理学》、《护理行为学》等16门专业课程;新编教材《护士礼仪》、《护理多元化人文读本》等正在开发编写中。其中12门课程教材入选普通高等教育“十一五”国家级规划教材;22门课程教材于2007年列为上海市重点图书;其中另有多门主干课程教材分别在“十一五”期间评为华东地区及主编所在地区的省级精品课程(重点)教材。

本系列改版教材供高职高专护理专业学生使用,其中的医学基础课程教材也可供其他相关医学专业学生使用。为了方便教学,本系列改版教材同期开发相关的电子教材(教案)、试题库以及实训(实验)指导等教辅资料与教材配套发行。

本系列改版教材的编写得到了各参编院校的大力支持与协助,编审委员会从各院校推荐的众多教师中认真遴选出学术造诣较深、教学经验丰富的教师担任主编和编委。其中多名主编、副主编及主审老师为教育部高职高专相关医学类教学指导委员会委员,并吸纳了一些临床医疗单位和相关医疗机构的专业人员加盟参编。这就在相当的程度上,为整体提高教材编写质量提供了充分的保证。各位编写人员克服了困难,按时圆满完成任务。在此谨向各参编院校的领导和各位参编老师表示由衷的感谢。

尽管我们已尽了最大努力,但由于时间仓促,水平和能力有限,本系列改版教材的不足之处在所难免,敬请有关专家和广大读者批评、指正,今后将根据师生和读者的反馈意见不断修订完善。

云　琳

2011 年 10 月

第二版前言

　　《人体结构与功能》自 2007 年出版发行以来,在全国许多高职高专院校使用,得到较好的评价。该书突出的特点,是将传统意义上的解剖学与生理学进行了融合,遵循学生的认知规律,由形态到功能、由直观到抽象,由浅入深,有序地进行组合,减少了教学时数,提高了学习效率。

　　"人体结构与功能"是将人体解剖学、组织胚胎学和生理学等多门学科综合为一体的新型医学基础课程。通过本课程的学习,学生能够掌握正常人体的形态结构与功能,人体发生与发展变化的基本规律,从而为后继医学课程的学习打下必要的基础。

　　本教材分为十五章,全书内容参考教学计划 150 学时编写,使用时可根据实际增减。为了控制内容分量,不使学习负担过重,第二版修订时对第一版教材中部分内容和插图做了删减和更新。教材文字力求简练,并附有大量插图,主要名词后加有英文对照,每一章节后列出了思考题,便于学生课后复习。

　　由于水平有限,缺点和错误难免,不当之处,敬请读者指正。郑州铁路职业技术学院刘昕玥老师参与了插图的修改设计,在此表示感谢。

赵凤臣

2012 年 2 月

目　　次

第一章 绪 论

一、人体结构与功能的内容

人体结构与功能是研究正常人体形态结构、功能以及发生发育规律的一门综合性课程,包括传统课程中的人体解剖学、组织学、胚胎学和生理学等内容。

人体解剖学(anatomy)是一门古老的形态科学,可分为系统解剖学、局部解剖学和X线解剖学等若干分支。**系统解剖学**(systematic anatomy)是按照组成人体的器官功能系统,用肉眼观察研究人体各器官的形态结构的科学。**组织学**(histology)是借助显微镜研究机体微细结构及相关功能的科学。**胚胎学**(embryology)是研究受精卵发育成为新生个体规律的科学。研究内容包括生殖细胞的发生、受精卵的形成、胚胎发育、胚胎和母体的关系以及先天畸形等。**生理学**(physiology)是研究人体正常生命现象、各系统器官功能活动机制和规律的科学。生命活动的基本功能单位是细胞。不同的细胞、器官和系统的功能活动是相互联系、相互协调和相互制约的,由此构成人复杂的整体。

人体结构和功能是一门重要的医学基础课程。只有掌握了人体的结构和功能,才能判断正常和异常,区别生理和病理状态,从而对疾病进行诊断治疗和护理。所以,要充分重视这一门课程的学习,为其他医学课程打下牢固的根基。

人体结构与功能是形态学和功能学相融合的学科,解剖名词和机能术语繁多,要牢固掌握人体知识,必须下一番工夫学习。学习的目的是为了应用,在获取知识的过程中务必重视理论联系实际。人类是由动物经过长期进化发展而来的,人体形态结构依然保留着脊椎动物的特征,尤其在组织学和生理功能方面,人与动物有着更多的相似之处。因此,在学习过程中,常借助动物组织标本以及动物实验来印证、加深对人体结构和功能的理解。学会观察是最好的学习方法,要认真观察每一件标本、插图和模型,注意标本与活体的对照比较。在学习中既要观察形态,又要联系功能,综合分析,这样不但能帮助理解和记忆,也有利于思维能力的培养。

二、人体结构与功能常用研究方法

1. 光学显微镜技术 光学显微镜(简称光镜)发明于16世纪末的荷兰。光镜可将组织结构放大几十倍至1 600倍,其分辨率最高可达0.2 μm。在光镜下观察结构,必须把组织制成很薄的切片,进行染色后才能观察。

最常用的技术是石蜡切片术。其基本程序是:①取材和固定。将新鲜组织切成 1.0 cm 的小块放入蛋白质固定液(常用甲醛溶液)中,使组织内的蛋白质等成分迅速凝固和硬化,以保持组织原本结构。②脱水和包埋。把固定的组织块放入酒精中脱去水分,由于酒精不溶于石蜡,再用二甲苯置换出组织块中的酒精,然后将组织块置于融化的石蜡中,让蜡液浸入组织细胞,冷却后组织便有了一定硬度。③切片和染色。将包有组织的蜡块用切片机切成 5～10 μm 的薄片,贴于载玻片上,脱蜡后染色观察。

染色的目的是使组织结构呈现不同的颜色,以利观察。染色方法很多,常用的是**苏木精-伊红染色法**(hematoxylin-eosin staining),简称 HE 染色法。苏木精染液为碱性,能够使细胞核内的染色质和胞质内核糖体染成紫蓝色;伊红染液为酸性,能够使胞质和细胞外的基质染成红色。对组织结构而言,易于被碱性染料着色的,称为嗜碱性;易于被酸性染料着色的,称为嗜酸性;若对两种染料的亲和力都不强时,称为中性。

其他标本片制作的技术方法:血涂片是将血细胞直接涂抹在载玻片上;疏松结缔组织铺片是将疏松结缔组织撕成薄片铺在载玻片上;骨磨片是将骨和牙等硬组织磨成薄片;冷冻切片是把新鲜组织材料经液氮(-196℃)冷冻后切片,可以保存细胞内蛋白质和酶的活性。

2. 电子显微镜技术 电子显微镜(简称电镜)发明于 1932 年。电镜分辨率可达到 0.2 nm,可将物体放大几万倍至几十万倍,用以观察细胞的超微结构。用电镜观察细胞,一般在机体死亡后数分钟内取材,以保存细胞正常的超微结构,还需要置备比光镜技术更薄(50～80 nm)的超薄切片,再经过固定、包埋和染色等程序,技术要求更加严格复杂。此外,还有一种扫描电镜技术,不需要制作切片,用于观察细胞和组织表面的形态,荧光屏显示的是立体图像,如细胞表面的微绒毛和纤毛等。

3. 组织化学技术 组织化学技术是将化学、生物化学、免疫学等技术与显微镜技术相结合的研究方法,能够确定组织细胞内某种物质的分布和数量,从而进一步阐明其有关的功能。

(1)一般组织化学术 一般组织化学术是在组织切片上滴加某种试剂,与组织细胞内的待检物质产生化学反应,形成有色沉淀物,再用显微镜观察。常用于糖类、脂类等物质的定性定量研究。例如,过碘酸-希夫反应常用于显示细胞内的多糖。该反应过程是糖被氧化剂过碘酸氧化后形成多醛,多醛再与西夫试剂中的亚硫酸品红反应生成紫红色的产物,从而证明糖类的存在。

(2)免疫组织化学术 免疫组织化学术是当前应用较广泛的技术。根据抗原与抗体特异性结合的原理,用于检测组织中肽和蛋白质的部位和含量。将某种肽或蛋白质作为抗原注入动物体内,会产生针对该抗原的抗体(免疫球蛋白),从动物的血清中提取抗体,与标记物(如荧光素)结合形成标记抗体。用标记抗体与组织切片中的相应抗原结合,显微镜下即可观察到与抗原结合的标记物。

三、人体的组成和分部

人体结构的基本单位是**细胞**。许多形态相似功能相近的细胞,借细胞间质结合在一起构成组织。人体的基本组织有上皮组织、结缔组织、肌组织和神经组织。几种不同的组织构成具有一定形态、完成一定功能的器官。如心、肺、肝、肾等。许多功能相关的器官联合完成一种连续的生理功能,它们共同组成系统。人体的系统有运动系统、呼吸系统、消化系统、泌尿系统、生殖系统、脉管系统、感觉器官、内分泌系统和神经系统。各系统器官在神经体液的调节下,相互联系,构成一个完整的有机体。

人体可分为头部、颈部、躯干部和四肢。躯干部又分为胸部、腹部、背部和会阴部。四肢分为左、右上肢和左、右下肢。上肢又分为肩、臂(上臂)、前臂和手;下肢分为髋、股(大腿)、小腿和足。

四、人体结构常用方位术语

为了正确描述人体结构的形态和位置,统一规定了解剖学姿势和方位术语,这些是初学者必须熟练掌握的内容。

1. 解剖学姿势 解剖学姿势(anatomical position)是人体直立,两眼平视前方,上肢下垂于躯干两侧,掌心向前,下肢并拢,足尖向前(图1-1)。

2. 方位术语 以解剖学姿势为标准又规定了一些表示方位的术语。

(1) 上(superior)、下(inferior) 描述部位高低关系的术语。近颅者为上,近足者为下。

(2) 前(anterior)、后(posterior) 描写人体前后关系的术语。近腹侧者为前,近背侧者为后。

在描述胚胎结构时,上、下、前、后常用颅侧(cranial)、尾侧(caudal)、腹侧(ventral)、背侧(dorsal)代替。

(3) 内侧(medial)、外侧(lateral) 描述人体各部位距正中矢状面距离的术语。近正中矢状面者为内侧,反之为外侧。

(4) 内(internal)、外(external) 描述空腔器官中结构位置

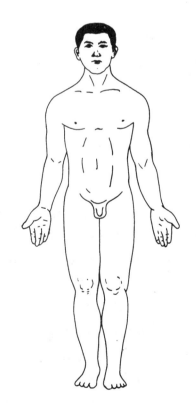

图1-1 解剖学标准姿势

关系的术语。近腔者为内,反之为外。

(5)浅(superficial)、深(profound)　描述结构与皮肤表面距离关系的术语。距皮肤表面近者为浅,反之为深。

(6)近侧(proximal)、远侧(distal)　用于四肢,上又称为近侧,下又称为远侧。

3. 轴　轴常用于对关节运动的描述。按照解剖学姿势,人体有互相垂直的3种轴(图1-2)。

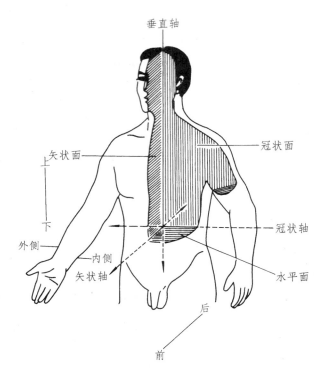

图1-2　人体的轴和面

(1)矢状轴(sagittal axis)　呈前后方向,是与人体长轴和冠状轴相垂直的水平线。

(2)冠状轴(frontal axis)　呈左右方向,是与人体长轴和矢状轴相垂直的水平线。

(3)垂直轴(vertical axis)　呈上下方向,是与人体长轴平行,与水平线相垂直的线。

4. 面　面是描述人体结构的常用术语,人体可设立3种互相垂直的面(图1-2)。

(1)矢状面(sagittal plane)　指将人体分为左、右两部分的切面。经过人体正中的矢状面称为**正中矢状面**,它将人体分成左右相等的两半。

(2)冠状面(frontal plane)　指将人体分成前、后两部分的切面。

(3)水平面(horizontal plane)　又称横切面,是指将人体分成上、下两部分的切面。

此外,对器官而言,与其长轴平行的切面,称为纵切面;与长轴垂直的切面,称为**横切面**。

五、人体内环境与稳态

人体重量的 60% 来自液体。体内液体分为两类：分布在细胞内的液体，称为**细胞内液**（intracellular fluid），约占体重的 40%；分布在细胞外的液体，称为**细胞外液**（extracellular fluid），约占体重的 20%。细胞外液包括分布在心血管内的血浆和分布在组织间隙内的组织液。人体绝大部分细胞生存在细胞外液的环境中，进行新陈代谢和物质交换。由细胞外液组成的细胞生存环境，称为**内环境**（internal environment）。

内环境对维持细胞正常的功能活动十分重要。细胞通过细胞膜与细胞外液之间进行物质交换，从内环境中摄取氧气和营养物质。同时，细胞代谢产生的二氧化碳和代谢产物也直接排放到内环境中，然后通过血液循环，运送到呼吸器官和排泄器官排出体外。

在正常生理状态下，细胞外液中的理化条件如温度、pH 值、O_2 和 CO_2 分压、各种离子和葡萄糖浓度等变动范围很小，总是维持在一定水平，其保持相对恒定的状态，称为**内环境稳态**（homeostasis）。内环境稳态是细胞进行正常功能活动的必要条件。

内环境稳态是机体在神经体液的调解下，由许多器官与系统共同参与完成的。一些器官或系统的功能失常，会使内环境的稳态失衡，从而使细胞和机体功能发生障碍。例如休克时组织因微循环障碍导致缺氧，二氧化碳和代谢产物堆积，血液 pH 值下降，造成酸中毒，严重时可致死亡。

六、人体功能的调节

当机体的内、外环境发生改变时，体内一些器官和组织的功能活动会发生相应的变化，最后使机体能够适应各种不同的内、外环境变化，也可以使被扰乱的内环境重新恢复正常，这种过程称为人体功能的调节。人体功能的调节方式主要有神经调节和体液调节。

1. 神经调节 神经调节（nervous regulation）是指通过神经系统的活动对机体功能进行调节。神经调节的速度快，作用精确，是起主导作用的调节方式。

神经系统分为中枢神经和周围神经两部分（参见第十二章图 12-1）。中枢神经包括脑和脊髓，大约由 10 000 亿以上的神经细胞构成。脊髓是调节反射活动的低级中枢，向上与脑相连接，传导上行或下行的神经冲动。脑分为延髓、脑桥、中脑、小脑、间脑和端脑等六部分（参见第十二章图 12-10，图 12-11）。延髓、脑桥和中脑又称为脑干，其内有控制重要生命活动的神经中枢。例如，延髓中有调节心跳、呼吸和血压等重要的"生命中枢"，当这些部位受到损伤时可危及生命。间脑位于脑干和端脑之间，主要由丘脑和下丘脑等构成。下丘脑是神经内分泌高级中枢，也是皮质下自主神经活动高级中枢，对内脏活动、体温、摄食和水盐平衡等进行广泛的调节。端脑是脑的高级部位,大脑皮质是各种功能活动的最高级神经中枢。

周围神经是指与脑和脊髓相连的神经,主要由神经纤维组成,分布到全身。在周围神经中,按其功能可分为感觉(传入)神经和运动(传出)神经(参见第十二章图 12-40)。感觉神经纤维将感受器产生的神经冲动传导到脊髓和脑,运动神经纤维将脑和脊髓所发放的神经冲动传导到肌肉和腺体等组织。

周围神经分为脑神经、脊神经和内脏神经。脑神经连于脑,共有 12 对;脊神经连于脊髓,共 31 对;内脏神经走行于脑神经和脊神经中,分布到内脏、心血管和腺体(参见第十二章图12-60)。内脏感觉神经将内脏传来的信息传递到各级神经中枢,经中枢整合后,再通过内脏运动神经调节内脏器官的活动。由于内脏运动神经不受意志的控制,又称为自主神经或植物神经。内脏运动神经又分为交感神经和副交感神经。交感神经和副交感神经大多共同支配同一器官,其作用既互相拮抗又相互统一。当交感神经兴奋时,副交感神经就相对处于抑制状态,反之亦然。例如运动时,交感神经兴奋,副交感神经相对受到抑制,于是出现心率加快,血压增高,支气管扩张,胃肠蠕动减慢等现象。

神经系统对机体的调节都是通过反射活动完成的。完成反射的结构基础是反射弧(reflex arc)。反射弧由感受器、传入神经、中枢、传出神经和效应器组成(图 1-3)。机体有各种各样的感受器,接受刺激后会产生神经信号,沿传入神经纤维传入相应的神经中枢,中枢对信号加以分析整合,发出指令通过传出神经纤维到达效应器,从而产生调节作用,这个过程就是反射。例如,血压升高时,会刺激颈动脉壁内的压力感受器,产生神经冲动,经传入神经传至延髓的心血管中枢,中枢经过整合后发出指令,沿交感神经和迷走神经中的传出神经纤维传至心脏和血管,结果是心脏活动减弱,血管舒张,血压回降到原先水平。反射弧中任何一个部分损伤或功能障碍时,都不能完成反射。

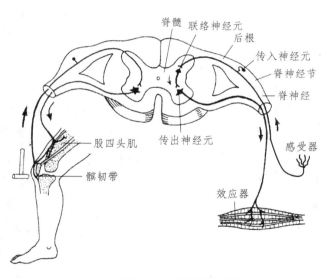

图 1-3　反射弧示意图

2. 体液调节　体液调节(humoral regulation)是通过体液中的激素和其他化学物质对机体进行的调节。体液调节的效应较慢,但作用广泛而持久,对人体功能的调节有重要意义。

激素由内分泌腺分泌,其种类繁多,虽含量微少却作用显著,大多经血液循环,到达所调节的细胞和器官发挥作用。能够特异性接受激素信息的细胞和器官,又称为靶细胞和靶器官。例如,腺垂体分泌的促甲状腺激素,其靶细胞是甲状腺滤泡上皮,而甲状腺分泌的甲状腺激素,作用广泛。靶细胞几乎包括全身所有的细胞。由于人体多数的内分泌腺受神经支配和调节,所以体液调节实际上成为神经调节的一个组成部分。这种以神经和体液复合调节的方式称为神经-体液调节。人体的功能活动大多是以这种方式进行调节的。

七、人体功能调节的自动控制

人体功能的各种调节都是通过反馈来完成自动控制的。反馈(feedback)是受控部分反过来调节控制部分的过程。以神经调节为例,在反射过程中,效应器(受控部分)在神经中枢(控制部分)作用下产生某种反应的同时,还会把自己所处的状态,通过回路反传回中枢,由中枢分析综合再调整其发出的指令,使效应器产生的反应更加精确。不仅神经调节中有反馈,体液调节中也存在反馈。

反馈对原有的反应可以产生两种结果,即负反馈和正反馈。反馈作用使原反应作用相反的称为负反馈(negative feedback)。负反馈在人体内大量存在,一些相对稳定的生理过程,如血压和体内激素水平等,通常是在负反馈的调节下保持稳定的(参见第十三章图13-7)。反馈作用使原反应作用加强的称为正反馈(positive feedback)。例如排尿过程和分娩过程,这些过程一旦被发动,就会通过正反馈加强和加快进程,直到全部过程结束。

思考题

1. 人体是怎样组成的?

2. 什么叫内环境与稳态?内环境与稳态与生命活动有什么关系?

3. 什么是反射和反射弧?

4. 简述神经系统的组成。

5. 什么是神经调节、体液调节?各有什么特点?

6. 何谓反馈?举例说明正反馈、负反馈及其生理意义。

7. 简述解剖学姿势、方位术语及切面。

(赵凤臣)

第二章　细　　胞

细胞是人体结构的基本单位。一切生物体不论其结构简单还是复杂,均由细胞构成。人的生命从一个受精卵细胞开始,通过细胞的增殖和分化发育成熟,全身的细胞种类达到 200 多种,约 1 800 万亿个细胞。本章研究的是细胞具有共性的基本形态和功能,对于阐明机体的生理功能及病理变化等具有重要意义。

第一节　细胞的结构

组成人体的细胞,形态各异,大小不一,其基本结构可分为细胞膜、细胞质和细胞核三部分(图 2－1,图 2－2)。

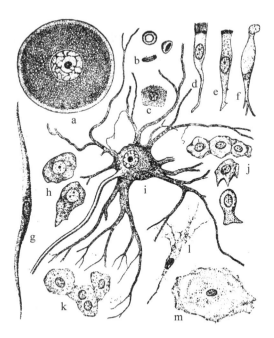

a:卵细胞　b:红细胞　c:集合管上皮细胞　d:气管上皮细胞　e:肠上皮细胞
f:杯状细胞　g:平滑肌细胞　h:膀胱上皮细胞　i:多极神经细胞　j:角膜上
皮细胞　k:肝细胞　l:成纤维细胞　m:扁平上皮细胞

图 2－1　细胞形态多样性

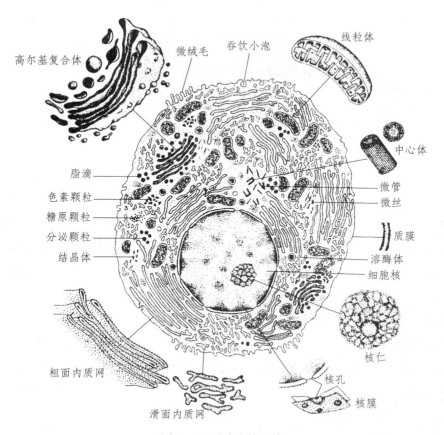

高尔基复合体　微绒毛　吞饮小泡　线粒体

中心体

脂滴　微管　微丝

色素颗粒　质膜

糖原颗粒　溶酶体

分泌颗粒　细胞核

结晶体　核仁

粗面内质网　核孔

滑面内质网　核膜

图 2-2　细胞电镜结构

一、细胞膜

细胞膜（cell membrane）是细胞的最外层结构，又称质膜。在细胞内，某些细胞器表面的膜和细胞核膜都具有与细胞膜结构相似的膜相结构，称为细胞内膜。质膜和细胞内膜统称为**生物膜**（biological membrane）。

1. 细胞膜的结构　细胞膜主要由脂质、蛋白质和少量糖类组成。关于细胞膜的分子结构，目前普遍采用**液态镶嵌模型**学说解释细胞膜发生的生理现象。根据这一模型，生物膜是以液态的脂质双分子层为基架，其间镶嵌许多具有不同结构和功能的蛋白质（图 2-3）。

（1）膜脂　膜的脂质统称膜脂，主要由磷脂和胆固醇组成。磷脂分子的头端为亲水极，尾端是脂肪酸链，为疏水极。两层磷脂分子尾端相吸引，形成脂质双层结构。这种结构既有类似固体分子排列的有序性，又具有液态的流动性。胆固醇可增强膜的稳固性，对生物膜起保护作用。

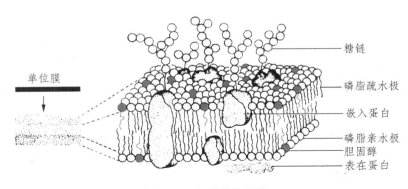

图 2－3　细胞膜的结构

（2）膜蛋白　指各种镶嵌在脂质双分子层中的球形蛋白质。由于脂质双分子处于液态,所以膜蛋白可以自身转动或沿膜的表面横向移动。嵌入膜内或贯穿膜全层的膜蛋白称为**嵌入蛋白**,约占膜蛋白的 70％～80％;附着在膜的内、外表面的膜蛋白称为**表在蛋白**,约占膜蛋白的 20％～30％。膜的各种功能主要由膜蛋白来完成。

（3）膜糖　为少量多糖分布于质膜外表面,常与蛋白质或脂类结合成糖蛋白或糖脂,如血型糖蛋白等。细胞的识别、细胞表面抗原、细胞信息的传递等都与膜糖有密切的关联。

2. 细胞膜的功能　细胞膜是细胞的屏障。细胞膜在细胞的物质转运、膜受体和细胞识别、抗原特异性等方面起重要作用。

1）**物质转运功能**　细胞在新陈代谢过程中需要不断选择性地摄入和排除各种物质,跨膜转运的方式主要有单纯扩散、易化扩散、主动转运、入胞与出胞。

（1）**单纯扩散**（simple diffusion）　指脂溶性小分子物质如 O_2、CO_2、尿素和水分子被动地由高浓度区穿越膜的脂质双层向低浓度区移动的过程。这是一种最简单的被动运输方式,不需要消耗能量。

（2）**易化扩散**（facilitated diffusion）　指带电的离子和相对分子质量稍大的水溶性分子,借助于膜上的特殊蛋白质,由高浓度一侧通过细胞膜向低浓度一侧扩散的过程。单纯扩散和易化扩散属于**被动转运**（passive transport）,也不直接消耗能量。根据参与帮助运输的蛋白质不同,易化扩散又可分为两种类型:①**通道运输**,依靠膜上的通道蛋白质帮助完成。通道蛋白贯穿质膜,中央有亲水孔道,接受刺激信号的调控表现为开放或关闭状态。闸门开放时,一些离子顺浓度梯度快速出入细胞。已知的离子通道有 Na^+ 离子通道、K^+ 离子通道、Ca^{2+} 离子通道、Cl^- 离子通道等。②**载体运输**,由膜上的载体蛋白质帮助完成。许多重要的营养物质如葡萄糖、氨基酸、核苷酸等与膜上的载体蛋白结合,载体蛋白发生构型变化,将该物质由高浓度一侧转运至低浓度一侧（图 2－4）。

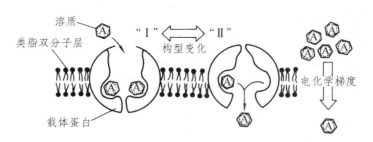

图 2－4　载体运输模式图

（3）**主动转运**（active transport）　指细胞通过自身的耗能,在蛋白质的帮助下,将物质(通常为带电离子)由膜的低浓度一侧向高浓度一侧的转运过程。这种蛋白质称为离子泵,具有ATP 酶活性,能将 ATP 分解为 ADP 并释放出能量供给主动转运时使用。离子泵的专一性非常强,如分别有钠－钾泵、钙泵、氯泵等,其中以钠－钾泵的作用最为重要(图 2－5)。例如,在内环境的稳态下,由于钠－钾泵的活动,使细胞内 K^+ 的浓度为细胞外液的 30 倍,而细胞外液中的 Na^+ 浓度为细胞内的 10 倍左右,细胞内高 K^+ 浓度和细胞外高 Na^+ 浓度是细胞许多代谢反应和细胞生物电产生所必需的前提条件。

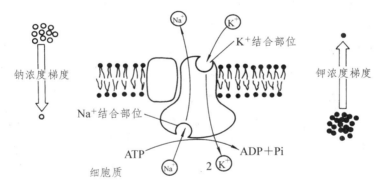

图 2－5　钠泵主动转运示意图

（4）**入胞**（endocytosis）**和出胞**（exocytosis）　指细胞借助细胞膜的运动摄入和排出大分子物质以及物质团块的过程。

① 入胞,为细胞外大分子或物质团块(细菌或细胞碎片等)进入细胞内部的过程。首先这些物质被细胞识别,产生变形运动并与之接触,然后接触处的细胞膜向内凹陷或伸出伪足把异物包裹成吞噬泡,吞噬泡与膜结构断离,进入细胞。进入细胞的吞噬泡称为**吞噬体**(phagosome)。

② 出胞,是指大分子物质以分泌囊泡的形式由细胞排出的过程。如消化腺细胞分泌的消化酶,内分泌腺分泌的激素等。在出胞过程中,细胞内形成的分泌囊泡,先向细胞膜移动,然后

囊泡膜与细胞膜融合和出现孔裂,最后将分泌物排出细胞外。入胞和出胞过程均消耗能量。

2) **细胞信息传递与识别** 细胞活动的调控是通过细胞之间数百种信号物质实现的。信号物质有激素、神经递质、细胞因子等化学信号和光、电等物理信号,它们作用于膜受体,再经信号转导入胞内,引起细胞生物效应。**受体**(receptor)是指能够识别信号物质并与其特异性结合,从而引发细胞特定生理效应的细胞特殊结构。存在于细胞膜表面的受体称为**膜受体**(membrane receptor),多为糖蛋白。膜受体具有特异性,一种化学信号可以与一种或一种以上的膜受体结合。由于细胞表面的受体数目有限,因此它结合某种化学分子的数量也有一定的限度。

此外,细胞膜上还有多种膜蛋白抗原,它们是细胞不同属性的标志,说明细胞隶属哪类种属、哪个个体等。除单卵孪生个体外,任何两个个体的细胞不会具有完全相同抗原性的膜抗原。异体器官移植时发生的排斥反应,就是机体防御细胞对膜抗原进行细胞识别的结果。

3. 细胞的生物电现象 化学信号在体内传播往往是通过血液流动或分子扩散的方式,其传播速度受到一定限制。在长期的进化过程中,神经组织和肌组织获得了快速产生与传播信号的能力。这种快速信号的传播是通过电信号实现的,而电信号的产生的实质是细胞膜内、外两侧的电位变化引起的,这就是细胞的生物电现象。生物电现象在临床上被广泛应用,如心电图、脑电图、肌电图等。因此,研究细胞的生物电现象,具有重要意义。细胞生物电现象主要表现为静息电位和动作电位两种状态。

(1) **静息电位及产生原理** **静息电位**(resting potential)是指细胞未受刺激时(静息状态下)存在于细胞膜内、外两侧的电位差。如图 2-6 所示,将示波器的两个测量电极放在静息状态下骨骼肌细胞表面的任意两点上,示波器的光点在零点作横向扫描,骨骼肌细胞膜表面各处的电位是相等的,不存在电位差。如将其中一个电极刺入细胞膜内,则扫描光点立即从零点位下降,并停留在一个恒定的

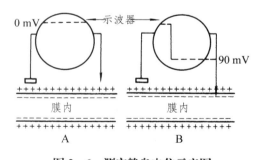

图 2-6 测定静息电位示意图

电位值上,即静息电位。如果将膜外电位规定为 0 mV,膜内电位则为负值,表明细胞内外之间存在电位差。静息电位的大小因细胞的种类不同而稍有差异,如神经细胞的静息电位为 −70 mV,骨骼肌细胞为 −90 mV。

人们通常把细胞在静息电位存在时细胞膜电位外正内负的状态称**极化**(polarization);静息电位增大,称为**超极化**(hyperpolarization);相反,静息电位减小称为**去极化**(depolarization);细胞去极化后,膜电位又恢复到极化状态称为**复极化**(repolarization)。

静息电位产生的原理 静息电位是由于细胞内 K^+ 的外流产生的结果。细胞内主要分布的是浓度较高的 K^+ 和带负电荷的蛋白质离子(A^-),如细胞膜内 K^+ 的浓度约为155 mmol/L,膜外 K^+ 的浓度仅为 4 mmol/L 左右,所以 K^+ 和 A^- 有向膜外扩散的趋势;在细胞膜外分布的主要为浓度较高的 Na^+ 和 Cl^-,如膜外 Na^+ 的浓度约为 140 mmol/L,而膜内 Na^+ 的浓度约为 12 mmol/L,Na^+ 和 Cl^- 有向膜内扩散的趋势。当细胞处于静息状态时,细胞膜对 K^+ 有较大的通透性,对 Na^+ 通透性较小,对 Cl^- 无通透性。这就造成了 K^+ 顺浓度差向膜外扩散,增加了膜外的正电荷,致使膜外的电位上升,膜内电位下降,膜的两侧出现了一个外正内负的电位差。电位差会阻止 K^+ 进一步向外扩散,当促使 K^+ 外流的浓度差形成的向外扩散的力与阻止 K^+ 外流的电场力达到平衡时,K^+ 的外流停止,此时细胞膜两侧稳定的电位差即为静息电位。

(2)*动作电位及产生原理* **动作电位**(action potential)是指在静息电位基础上,当细胞受到一个适当的刺激时,膜电位会发生迅速的一过性波动。在示波器上显示的动作电位由上升支和下降支组成(图 2-7)。上升支和下降支形成尖锋样的电位变化曲线,称为**锋电位**(spike potential)。锋电位是动作电位的主要部分,上升支反映膜的去极化过程,此时膜内电位短时间内由 -90 mV 变为 $+30$ mV;下降支表示膜的复极化过程,是膜的电位从上升支的顶端下降至接近静息电位的水平。在它完全恢复到静息电位水平之前,还要经历微小而缓慢的波动,称为**后电位**(after potential)。

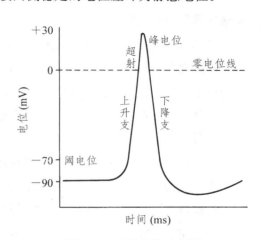

图 2-7 动作电位示意图

动作电位产生的原理 锋电位的上升支主要是由于 Na^+ 大量、快速内流而形成,锋电位的下降支是由 K^+ 的快速外流形成。如前所述,细胞外 Na^+ 的浓度比细胞内高得多,它有向细胞内扩散的趋势,但离子进出细胞膜是由细胞膜上离子通道来控制的,静息状态时细胞膜对 Na^+ 通透性较小。当细胞受刺激而兴奋时,钠通道被激活而开放,引起细胞膜对 Na^+ 的通透性增加,细胞外 Na^+ 顺浓度差和电位差迅速内流,导致细胞内正电荷迅速增加,电位急剧上升,形成锋电位陡峭的上升支。当膜内正电位增大到足以制止 Na^+ 内流时,Na^+ 内流停止,膜电位达到一个新的平衡点,即 Na^+ 平衡电位。此后,钠通道关闭,钾通道则被激活而开放,导致 K^+ 的快速外流,膜内电位迅速下降,又恢复到接近静息电位的状态,形成了复极化的下降支。可见动作电位的下降支主要是细胞内 K^+ 外流造成的。细胞膜在复极化后,膜电位虽然恢复,但膜内、外离子分布尚未恢复,因为去极化进入细胞的 Na^+ 和复极化流出的 K^+ 并未各回原位。这时通过钠泵的活动,可将流入细胞的 Na^+ 泵出,将流出细胞的 K^+ 泵入,恢复了细胞内外原有的 Na^+ 和 K^+ 的浓度,膜电位也完全恢复到静息电位水平。

不是任何刺激都能触发动作电位。能够引起细胞产生动作电位的最小刺激强度,为该细胞对刺激发生反应的**阈强度**,又称**阈值**(threshold)。刺激达到阈值,称为**阈刺激**(threshold stimulus)。阈刺激可以引发动作电位,这时的膜电位正好处于动作电位去极化的临界值,称为**阈电位**(threshold potential)。阈电位的值约比静息电位的绝对值小 $10 \sim 20$ mV,例如,神经细胞的静息电位为 -70 mV,阈电位约为 -55 mV。刺激强度要足以能使静息电位减小到阈电位,才能触发动作电位。也就是说,当细胞受到一个阈强度的刺激时,它的膜电位恰好达到阈电位,并引发了动作电位。刺激强度未达到阈值,称为阈下刺激,膜上被激活的钠通道较少,受刺激的局部去极化微弱,仅形成局部反应,不能产生动作电位,但在一定条件下,局部电位可以叠加总和,使电位增大,达到阈电位而引发动作电位。

动作电位一经出现,其幅度就会达到一定的数值,不会因刺激的增大而幅度增高,否则就不会产生,这一特点就是动作电位的"全或无现象"。动作电位一旦在细胞膜的某一部位产生,就会沿整个细胞膜呈不衰减地传导,直至整个细胞的细胞膜都依次产生动作电位。沿着神经纤维传导的动作电位一般称为神经冲动。

(3)细胞的兴奋和兴奋性　细胞对刺激产生动作电位的过程,称为**兴奋**(excitation)。并不是所有的细胞接受刺激后都能产生动作电位。凡在接受刺激后产生动作电位的细胞,称为**可兴奋细胞**。神经细胞、肌细胞和腺细胞属于可兴奋细胞。

可兴奋细胞接受刺激后也不一定发生兴奋,这一方面取决于刺激量的大小,另一方面还与细胞的反应能力有关。可兴奋细胞接受刺激后产生动作电位的能力称为细胞的**兴奋性**(excitability),如果细胞对很弱的刺激发生反应,产生动作电位,就表明细胞具有很高的兴奋性。如果细胞对很强的刺激才发生反应,就表明细胞的兴奋性较低。

二、细胞质

细胞质(endoplasm)包括细胞器、包含物和基质。基质是无定形的胶状物,包含物主要有糖原、脂滴等。细胞器包括核糖体、内质网、高尔基复合体、溶酶体、线粒体、过氧化物酶体、细胞骨架、中心体等。

(1)**核糖体**(ribosome)　核糖体是细胞内最小的颗粒状细胞器,主要由核糖核酸(RNA)和蛋白质组成。游离在细胞质中的核糖体,称为游离核糖体,主要合成细胞的"内销性"结构蛋白,如供细胞本身生长代谢所需要的酶、膜蛋白、载体蛋白等。核糖体也可附着在内质网膜和核外膜表面,称为附着核糖体。附着核糖体主要合成"外销性"输出蛋白,如抗体、肽类激素、消化酶、胶原蛋白等。

(2) **内质网**(endoplasmic reticulum)　　内质网是由生物膜构成的囊状或小管状结构,它们相互连接成网。内质网分为粗面内质网和滑面内质网,两者往往是连续的(图2-2)。①粗面内质网(rough endoplasmic reticulum),表面附有大量核糖体,主要合成分泌性蛋白质,大多运输到高尔基复合体进一步加工。②滑面内质网(smooth endoplasmic reticulum),表面平滑,无核糖体附着。滑面内质网参与类固醇激素和脂质的合成,还与细胞的解毒、药物代谢、胆汁分泌、肌细胞收缩和糖原代谢等密切相关。

(3) **高尔基复合体**(Golgi complex)　　高尔基复合体是有膜细胞器,由扁平囊泡、大泡和小泡构成(图2-2)。高尔基复合体主要参与细胞的分泌过程。粗面内质网合成分泌性蛋白质后,形成运输小泡运送至高尔基复合体,进行加工和浓缩后,向质膜移动并与质膜融合,以出胞的方式释放分泌物。

(4) **溶酶体**(lysosome)　　溶酶体是高尔基复合体形成的大小不等的有膜小泡(图2-8),内含多种水解酶,具有极强的消化分解物质的能力。

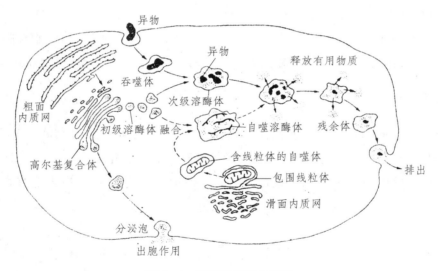

图2-8　溶酶体的消化过程

溶酶体作用的底物包括外源性的异物、细菌和细胞,也有内源性衰老的细胞器等。被消化的底物分解后,部分产物如氨基酸、单糖、脂肪酸等可进入胞质重新利用,消化不了的残渣物质累积在溶酶体内形成**残余体**。残余体可通过出胞作用将其残余物排出,也可存在细胞内。如脂褐素是一种长期沉积在细胞内的残余体,表现在皮肤为老年斑。在细胞缺氧、中毒等情况下,可造成溶酶体膜脆性增加和破损,水解酶外溢到细胞质内,细胞组织消化自溶。

(5) **线粒体**(mitochondrion)　　光镜下线粒体呈长杆状或颗粒状,电镜下呈长椭圆形,由内外两

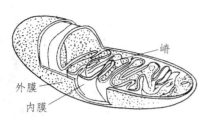

图 2-9　线粒体

层生物膜围成,外膜平整光滑,内膜向内折叠形成嵴,使内膜的表面积扩增(图2-9)。

线粒体内含上百种与细胞生物氧化功能相关的酶类,葡萄糖、氨基酸、甘油和脂肪酸等最终都在线粒体内氧化释能,能量贮存于 ATP 中。细胞生命活动中需要的能量约有95%来自线粒体。因此,线粒体是细胞的"动力工厂"。

(6) 过氧化物酶体(peroxisome)　过氧化物酶体是由生物膜围成的圆形或椭圆形小体,过氧化物酶体含有过氧化物酶、过氧化氢酶和氧化酶等几十种酶,其主要功能是除去细胞中的代谢产物,防止对细胞的损伤。在人体的肝、肾细胞中,过氧化物酶体可氧化分解来自血液中的有毒成分,例如乙醇、甲醛等。

(7) 细胞骨架(cytoskeleton)　细胞骨架是指细胞内的结构网架,包括微丝、中间丝及微管:①微丝是普遍存在于细胞内的细丝状结构,与细胞运动直接相关。②中间丝是一种实心细丝,主要作用是构成细胞骨架。③微管是直而中空的圆柱状结构,维持细胞的形态,参与构成纤毛、鞭毛并使之运动,也参与细胞内物质的运输。

(8) 中心体(centrosome)　中心体主要由一对中心粒构成。中心粒位于胞核附近,呈短管状,彼此相互垂直排列,管壁由微管联合围成。中心粒可以自我复制,参与细胞的有丝分裂。

三、细胞核

细胞核(cell nucleus)是细胞遗传、代谢、生长及繁殖的控制中心,在细胞生命活动中起着决定性的作用。细胞核由核膜、核仁、染色质及核基质等四部分组成。

(1) 核膜　核膜由两层生物膜构成,两层膜间的腔隙为核周隙,核膜上有直径约30～100 nm的核孔(图2-10)。核孔是胞核与胞质间进行物质交换的通道,并对物质交换具有调控作用。

(2) 染色质与染色体　染色质(chromatin)的基本结构单位是核小体,由 DNA 和组蛋白组成。光镜下,位于核的中心染色较浅的部分称为常染色质(euchromatin),为伸展拉长的核小体,呈活跃转录状态,合成 RNA;位于核的周边染色较深的部分称为异染色质(metachromatin),是集束的核小体,其转录功能不活跃。在细胞分裂中,核小体进一步高度螺旋浓缩形成染色体(chromosome)。所以,染色质和染色体是同一物质在细胞不同时期的两种表现形式。

人类的体细胞染色体数目为23对,共46条,为双倍体。其中44条为常染色体,2条为性染色体。常染色体男女相同,性染色体男性为XY,女性为XX。染色体的数目和形状是相对稳定的,如果有变异,将导致遗传性疾病。

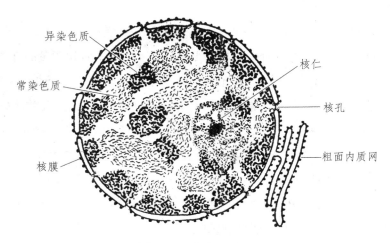

图 2 - 10 间期细胞核

（3）核仁（nucleolus） 光镜下的核仁是细胞核中最明显的结构，一般有 1～2 个核仁，没有界膜包裹。核仁的化学成分主要为蛋白质、RNA 和 DNA。核仁是合成核糖体的主要场所。

（4）核基质 核基质是细胞核内充满着一种黏稠的液体。含有水、蛋白质及无机盐，核内有非组蛋白组成骨架系统，对核孔、核仁及染色质起支架作用。

第二节 细 胞 分 裂

细胞分裂（cell division）是细胞增殖的方式，以此繁衍后代。人体细胞分裂的方式主要为有丝分裂和减数分裂。

一、细胞周期和有丝分裂

细胞周期是指细胞从上一次分裂结束开始，到下一次分裂终了所经历的全过程。细胞周期可分为间期和分裂期两个阶段。间期分为 DNA 合成前期（G1 期）、DNA 合成期（S 期）、DNA 合成后期（G2 期）。分裂期又称 M 期，分为前、中、后、末四个时期。

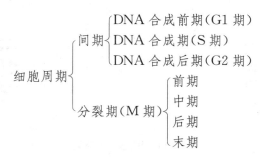

1. 间期细胞的主要特点

（1）G1 期　此期特点是物质代谢活跃，迅速合成 RNA、蛋白质和制备 DNA 所需的各种单核苷酸，细胞体积显著增大，为下阶段 S 期的 DNA 复制作好物质和能量的准备。

G1 期细胞分为 3 种类型：①连续增殖细胞。此类细胞能及时进入 S 期，并保持旺盛的分裂能力，如骨髓造血干细胞、上皮细胞等。②暂不增殖细胞或休止细胞，又称为 G0 期。此类细胞停滞于 G1 期，在一定条件下才进入 S 期继续增殖，如肝细胞、淋巴细胞等。③不再增殖细胞。此种细胞进入 G1 期后，失去分裂能力，终生处于 G1 期，如肌细胞和神经细胞等。

（2）S 期　S 期主要特点是复制 DNA，使 DNA 含量加倍。从 G1 期进入 S 期是细胞周期的关键环节，只要 DNA 复制一开始，细胞的增殖活动就会进行下去，直到分裂成两个子细胞为止。因此，干扰细胞的 DNA 复制，就能抑制细胞的分裂。

（3）G2 期　此期主要为细胞分裂期作物质准备。G2 期加速合成 RNA 和纺锤体有关的蛋白质，G2 期结束标志着 M 期开始。

2. 分裂期细胞的主要特点　细胞周期中的有丝分裂是一个复杂而连续的动态变化过程。重要表现在染色体的分裂过程中有纺锤丝出现，故称为有丝分裂。

（1）前期　细胞的形态变化主要是核膜、核仁逐渐消失，染色质逐步螺旋化变为染色体，中心粒复制成双，向细胞两极移动，微管束与染色体着丝点相连构成纺锤体（图 2 - 11）。

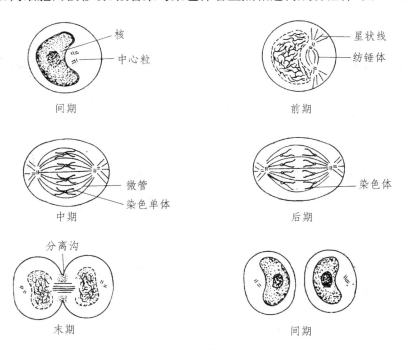

图 2 - 11　细胞有丝分裂

（2）中期 核膜、核仁消失，染色体移向中央，形成赤道板，纺锤体完全形成。用秋水仙素可使微管分解，有丝分裂则停止在中期。

（3）后期 染色体上的着丝粒一分为二，分别与两端的纺锤丝相连，两染色单体分离并移向细胞两极，这样就形成了数目完全相等的两组染色体。

（4）末期 两组染色单体移至细胞的两极并开始松解形成染色质。核膜、核仁重新出现，细胞中部继续缩窄，完全分裂为两个子细胞。

二、减数分裂

减数分裂（reducing division）是发生于生殖细胞的一种特殊的有丝分裂，其特点是精、卵发生中是经过两次连续的细胞分裂来完成的，而 DNA 只复制一次。结果形成的四个子细胞中染色体数目减半，二倍体变为单倍体。

思考题

1. 简述细胞的基本结构。

2. 细胞膜通过什么形式进行物质转运的？

3. 比较被动转运与主动转运的不同。

4. 简述静息电位和动作电位的产生原理。

5. 何谓兴奋和兴奋性，二者之间有什么区别？

6. 何谓染色体、染色质？它们是如何组成的？

7. 简述细胞周期及各期的主要特征。

（赵凤臣）

第三章 基本组织

人体的基本结构和功能单位是细胞。通常将形态结构相似、功能相近的细胞和细胞间质组合在一起称为组织(tissue)。细胞间质位于细胞之间,主要起支持、营养细胞的作用。人体的组织可分为上皮组织、结缔组织、肌组织和神经组织4种类型。

第一节 上 皮 组 织

上皮组织(epithelial tissue)简称上皮。上皮组织由大量形态规则、排列紧密的上皮细胞和极少量的细胞间质构成,具有保护、吸收、分泌和排泄功能。上皮组织按其分布和功能的不同,可分为被覆上皮、腺上皮和感觉上皮。本节仅介绍被覆上皮和腺上皮。

一、被覆上皮

被覆上皮(covering epithelium)被覆于体表或衬贴于体内各种管、腔、囊的内表面。被覆上皮具有以下共同特征:①细胞多,间质少;②有明显的极性,它们朝向体表和腔面的称为游离面;与游离面相对,朝向深部结缔组织的一面称为基底面。上皮基底面附着于基膜,通过基膜与深部组织相连;③上皮不含血管,所需营养物质由深部结缔组织透过基膜渗透到上皮细胞间隙。

被覆上皮依据其构成细胞的层数和细胞的形态分类和分布如表3-1所示。

表3-1 被覆上皮的分类和分布

细胞层数	上皮分类	分 布
单层上皮	单层扁平上皮	内皮:心、血管和淋巴管 间皮:胸膜、腹膜和心包膜
	单层立方上皮	甲状腺滤泡、肾小管等处
	单层柱状上皮	胃、肠、子宫等
	假复层纤毛柱状上皮	呼吸道等
复层上皮	复层扁平上皮	未角化的:口腔、食管和阴道等 角化的:皮肤表皮
	变移上皮	肾盂、输尿管、膀胱等

1. 单层上皮

（1）**单层扁平上皮**（simple squamous epithelium） 由一层很薄的扁平细胞构成（图 3-1）。从游离面看，细胞为不规则的多边形，核呈扁圆形，位于细胞中央；从侧面看，细胞呈梭形，含核部分略厚。单层扁平上皮衬于心血管和淋巴管腔面的称为**内皮**（endothelium）；分布于胸膜、腹膜、心包膜表面的称为**间皮**（mesothelium）。上皮表面光滑，利于血液或淋巴流动，减少器官之间的摩擦。

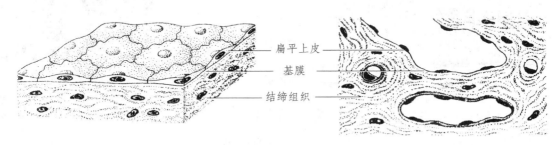

单层扁平上皮立体模式图　　　　　　　　　　血管、淋巴管内皮（侧面观）

图 3-1　单层扁平上皮

（2）**单层立方上皮**（simple cuboidal epithelium） 由一层立方状细胞紧密排列而成，核圆，居于细胞中央（图 3-2）。分布在甲状腺滤泡及肾小管等处，具有分泌、吸收功能。

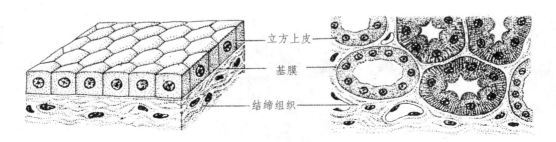

单层立方上皮立体模式图　　　　　　　　　　肾小管单层立方上皮

图 3-2　单层立方上皮

（3）**单层柱状上皮**（simple columnar epithelium） 由一层棱柱状细胞组成（图 3-3）。从侧面看，细胞呈长柱形，核椭圆形靠近细胞基底部。此种上皮分布在胃、肠、子宫等处，具有保护、分泌和吸收等功能。分布于肠道的单层柱状上皮中常夹有散在的**杯状细胞**（goblet cell），这种细胞形似高脚酒杯，底部狭窄含核，顶部膨大充满分泌颗粒。杯状细胞分泌黏液，可润滑和保护上皮。

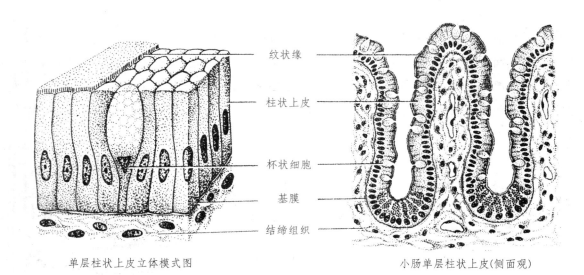

单层柱状上皮立体模式图   小肠单层柱状上皮(侧面观)

纹状缘
柱状上皮
杯状细胞
基膜
结缔组织

图3-3　单层柱状上皮

（4）假复层纤毛柱状上皮（pseudostratified ciliated columnar epithelium）　由柱状细胞、杯状细胞、梭形细胞及锥体细胞组成，其中柱状细胞表面有大量纤毛（图3-4）。从侧面看，核的位置高低不一，很像复层，但各细胞的基底部均附于基膜上，实为单层。假复层纤毛柱状上皮主要分布于呼吸道，有清洁、保护作用。

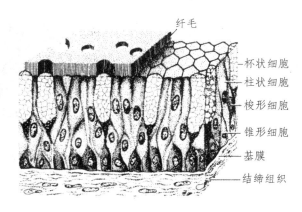

纤毛
杯状细胞
柱状细胞
梭形细胞
锥形细胞
基膜
结缔组织

图3-4　假复层纤毛柱状上皮立体模式图

2.复层上皮

（1）复层扁平上皮（stratified squamous epithelium）　又称复层鳞状上皮，由多层细胞紧密排列而成。表层为数层扁平形细胞，中间为数层体积较大的多边形细胞，紧靠基膜的基底层为一层立方或矮柱状细胞，具有较强的分裂增殖能力（图3-5）。分布于皮肤表皮、口腔、咽、食管、肛门和阴道等处。复层扁平上皮具有耐磨擦和阻止异物侵入等作用。

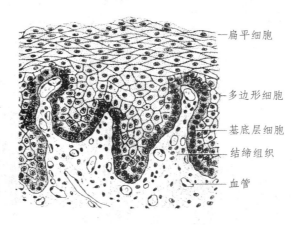

图3-5 复层扁平上皮模式图

（2）变移上皮（transitional epithelium） 分布于排尿管道,其特点是上皮的形态及层数可随器官的收缩与扩张状态而改变（图3-6）。

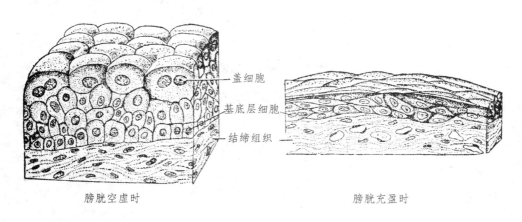

膀胱空虚时　　　　　　　　　　　膀胱充盈时

图3-6 变移上皮

二、腺上皮和腺

以分泌功能为主的上皮称为腺上皮（glandular epithelium）。以腺上皮为主构成的器官称为腺（gland）。腺的分泌物经导管排至体表及器官腔内称为外分泌腺（exocrine gland）,如腮腺、汗腺等。腺的分泌物直接进入血液,称为内分泌腺（endocrine gland）,如甲状腺、肾上腺等。本节仅介绍外分泌腺一般结构。

外分泌腺一般可分为分泌部和导管两部分（图3-7）。

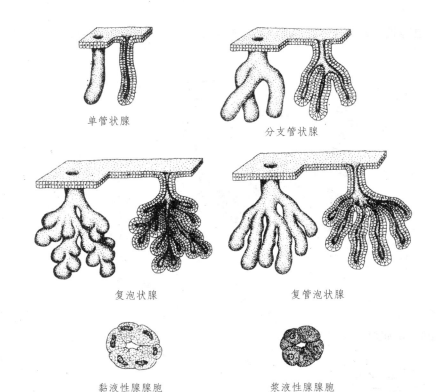

单管状腺

分支管状腺

复泡状腺

复管泡状腺

黏液性腺腺胞

浆液性腺腺胞

图 3－7　外分泌腺的形态

分泌部，又称腺泡。腺泡一般由单层细胞围成，中央为腺腔，与导管相通，具有分泌功能。根据腺泡的形态可分为管状腺、泡状腺和管泡状腺。根据产生分泌物的性质，又可分浆液性腺、黏液性腺和混合性腺。

导管，主要由上皮细胞构成，与腺泡相通，除排出分泌物外，有的导管上皮兼有分泌和吸收功能。

三、上皮组织的特殊结构

在上皮细胞的游离面、侧面和基底面常特化形成一些结构。

1. 上皮细胞的游离面

（1）微绒毛（microvillus）　是上皮细胞的游离面由细胞膜和细胞质伸出的细小指状突起（图 3－8）。存在于小肠和肾小管上皮游离面的微绒毛，光镜下称为纹状缘或刷状缘。微绒毛可显著扩大细胞表面积，增加其吸收能力。

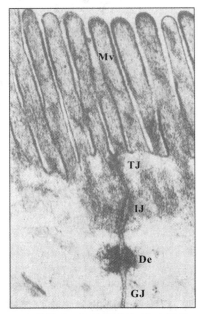

Mv 微绒毛，TJ 紧密连接，IJ 中间连接，De 桥粒，GJ 缝隙连接

图 3－8　小肠上皮细胞电镜图

（2）纤毛（cilium） 是上皮细胞的游离面由细胞膜和细胞质伸出的较粗而长的突起，具有节律性定向摆动的功能。分布于呼吸道的假复层纤毛柱状上皮以此运动，可将上皮表面黏附的灰尘和细菌排出。

2. 上皮细胞的基底面和侧面

（1）基膜（basement membrane） 是上皮细胞基底面与深部结缔组织之间共同形成的薄膜，电镜下主要分为基板和网板。基板由上皮细胞形成，网板由结缔组织的成纤维细胞产生。基膜除有支持、连接的作用外，还是一种半透膜，有利于上皮与深部结缔组织进行物质交换。

（2）上皮细胞的侧面 上皮细胞的侧面主要是一些连接结构，有紧密连接、中间连接、缝隙连接和桥粒等（图 3-9）。

第二节 结 缔 组 织

结缔组织（connective tissue）由细胞和大量细胞间质组成。细胞间质包括无定形的基质、细丝状的纤维。结缔组织包括柔软的固有结缔组织、软骨和骨以及液态的血液

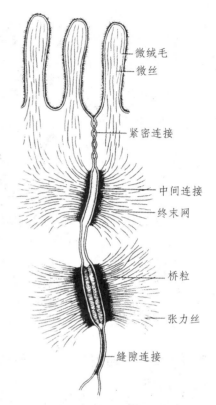

图 3-9 单层柱状上皮的微绒毛与细胞连接超微结构模式图

和淋巴。一般所说的结缔组织是指固有结缔组织（connective tissue proper），包括疏松结缔组织、致密结缔组织、脂肪组织和网状组织 4 种。结缔组织是体内分布最广泛、形式最多样的组织，主要起连接、营养、支持和保护等作用。

一、固有结缔组织

1. 疏松结缔组织 疏松结缔组织（loose connective tissue）结构疏松，又称蜂窝组织。其特点是细胞种类多而分散，纤维稀疏网状排列，基质丰富（图 3-10）。疏松结缔组织在体内广泛分布于器官之间、组织之间以至细胞之间，主要起连接、支持、营养、防御、保护和修复等作用。

1）细胞 主要有成纤维细胞、巨噬细胞、浆细胞、肥大细胞、脂肪细胞和未分化间充质细胞等。

（1）成纤维细胞（fibroblast） 疏松结缔组织中主要的细胞。在光镜下观察，细胞扁平多突起，体积较大，常附着在胶原纤维上，胞核较大，椭圆形，核仁明显，胞质弱嗜碱性。该细胞有旺盛的合成蛋白质的功能。所合成的蛋白质形成结缔组织中的各种纤维和基质。在成纤维细

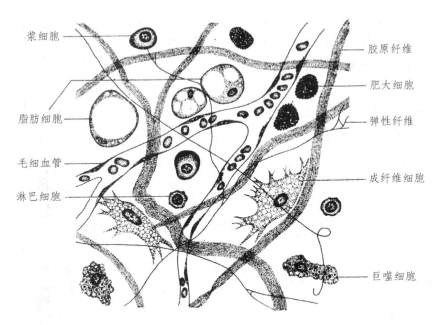

浆细胞 —
脂肪细胞 —
毛细血管 —
淋巴细胞 —

— 胶原纤维
— 肥大细胞
— 弹性纤维
— 成纤维细胞
— 巨噬细胞

图3-10　疏松结缔组织铺片

胞合成胶原纤维的过程中,需要维生素C的参与,若机体严重缺乏维生素C时,会导致胶原纤维的合成障碍。

(2) 巨噬细胞(macrophage)　巨噬细胞形态多样,随功能状况而改变,功能活跃时常伸出较长的伪足,胞核较小呈卵圆形或肾形,染色深,胞质呈嗜酸性。巨噬细胞来自血液的单核细胞。巨噬细胞主要有如下功能:①趋化运动。当机体某些部位发生炎症病变时,巨噬细胞受病变组织及病菌产生的趋化因子的影响作定向变形运动。②吞噬作用。巨噬细胞能识别外来异物和体内衰老变性的细胞,将之吸附于细胞表面,然后伸出伪足吞入胞体内,经溶酶体消化分解为残余体。③分泌作用。巨噬细胞能合成分泌多种生物活性物质,如溶菌酶、干扰素、补体等,参与机体防御并调节相关细胞功能。④抗原呈递作用。巨噬细胞能将吞噬的抗原信息传递给淋巴细胞,启动淋巴细胞产生免疫反应。

(3) 浆细胞(plasma cell)　胞体呈圆形或卵圆形,核圆,常偏于一侧,核染色质附于核膜边缘,呈车轮状排列,胞质嗜碱性。浆细胞由B淋巴细胞分化而成。在呼吸道、消化道的黏膜中及慢性炎症的部位较多见,浆细胞能合成和分泌免疫球蛋白即抗体,参与体液免疫应答。抗体能特异性中和、消除抗原。

(4) 肥大细胞(mast cell)　常成群分布于小血管周围。细胞较大,呈圆形或卵圆形。胞核小而圆,多位于细胞中央。胞质内充满了粗大的异染性颗粒,颗粒易溶于水,故HE切片上较难辨认。颗粒内含肝素、组胺、嗜酸粒细胞趋化因子等,胞质内还含有白三烯。

当机体受抗原刺激时,激发肥大细胞出现脱颗粒现象。肝素有抗凝血作用。组胺和白三烯可使皮肤微静脉和毛细血管扩张,通透性增加,引起局部皮肤水肿,临床上称为荨麻疹;可使支气管平滑肌痉挛,造成呼吸困难,发生哮喘。嗜酸粒细胞趋化因子可吸引嗜酸粒细胞定向聚集于病变部位,从而减轻变态反应。

(5)脂肪细胞(fat cell) 脂肪细胞单个或成群存在,细胞体积较大,呈圆球形或相互挤压成多边形。胞质内充满脂滴,常将胞核挤到一侧,核呈扁圆形。HE染色切片中,脂滴被溶剂溶解,使细胞呈空泡状(图3-10)。脂肪细胞能合成、贮存脂肪,参与脂类代谢。

(6)未分化的间充质细胞(undifferentiated mesenchymal cell) 结缔组织内一些未分化的较原始的细胞,保留向多种细胞分化的潜能。细胞形态与成纤维细胞形态相似,不易鉴别。

2)纤维 主要分为胶原纤维、弹性纤维和网状纤维。

(1)胶原纤维(collagenous fiber) 数量最多,新鲜时呈乳白色,故又有称白纤维。纤维粗细不等,有分支并交织成网,HE染色片中呈粉红色,波浪状。胶原纤维的成分是胶原蛋白,其韧性大、抗拉力强。

(2)弹性纤维(elastic fiber) 新鲜时呈黄色,故又有称黄纤维。纤维较细,有分支互相交织成网,HE染色片上,着色浅红,不易与胶原纤维区分,用特殊染色方法可以显示并区分。弹性纤维由弹性蛋白组成,使组织具有较好的弹性。

(3)网状纤维(reticular fiber) 纤维细短,分支较多,HE染色片上不易辨认,被银盐染为黑色,又名嗜银纤维。

(4)基质(ground substance) 基质是由生物大分子构成的无定形的胶状物质,有一定的黏稠性。基质的主要化学成分为蛋白多糖和水。蛋白多糖由透明质酸构成蛋白多糖的主干,形成具有很多分子微孔的结构,称为分子筛。水和溶于水的营养物质、代谢产物、激素、气体分子等可以通过,便于血液与细胞之间进行物质交换。大于孔隙的大分子物质,如细菌、肿瘤细胞等不能通过,使基质成为限制细菌扩散的防御屏障。溶血性链球菌和癌细胞能产生透明质酸酶,破坏基质的防御作用,致使感染和肿瘤浸润,从而得以扩散。

2. 致密结缔组织 致密结缔组织(dense connective tissue)以纤维为主要成分,纤维粗大,排列致密,主要是胶原纤维和弹性纤维,细胞和基质少,以支持和连接为主要功能。主要分布于肌腱、韧带和真皮等处(图3-11)。

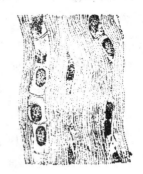

图3-11 肌腱

3. 脂肪组织 脂肪组织(adipose tissue)是含有大量脂肪细胞的疏松结缔组织,由疏松结缔组织分隔成脂肪小叶。脂肪组织主要分布于皮下、网膜和肠系膜等处,具有贮存脂肪、缓冲和保持体温的作用(图 3－12)。

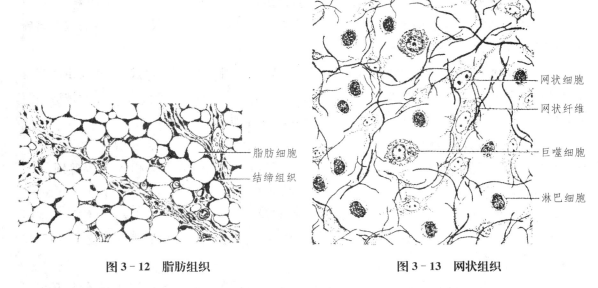

图 3－12　脂肪组织　　　　　　　　　　图 3－13　网状组织

4. 网状组织　　网状组织(reticular tissue)由网状细胞、网状纤维和基质组成。网状细胞呈星形,多突起,彼此相互连接成网,网状纤维沿网状细胞分布,网状组织主要分布在骨髓、淋巴结、脾等器官(图 3－13)。

二、软骨组织与软骨

软骨(cartilage)由软骨组织及软骨膜构成。软骨组织是一种固态的结缔组织,由软骨细胞和细胞间质构成,细胞间质又包括基质及纤维。根据软骨组织所含的纤维不同,可将软骨分为透明软骨、弹性软骨和纤维软骨 3 种。

1. 透明软骨　　透明软骨(hyaline cartilage)分布较广,软骨细胞(chondrocyte)位于软骨基质中,软骨细胞的功能是合成基质和纤维。透明软骨中的纤维是较细的交织排列的胶原原纤维,新鲜时呈浅蓝色半透明状。肋软骨、关节软骨和呼吸道的部分软骨均为透明软骨(图 3－14)。

2. 弹性软骨　　弹性软骨(elastic cartilage)分布于耳郭及会厌等处,特点是细胞间质中有大

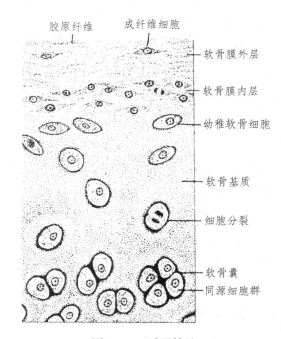

图 3－14　透明软骨

量交织分布的弹性纤维,故有较强的弹性(图3-15)。

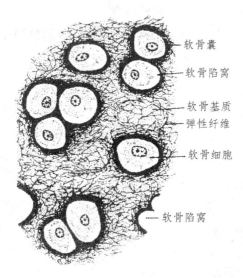

图3-15 弹性软骨

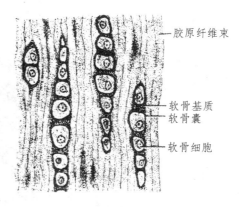

图3-16 纤维软骨

3. 纤维软骨 纤维软骨(fibrocartilage)分布于椎间盘、关节盘及耻骨联合等处,特点是细胞间质中有大量呈平行或交错排列的胶原纤维束,软骨细胞小而少,常成行分布于纤维束之间(图3-16)。

三、骨组织和骨

骨组织(osseous tissue)是一种坚硬的结缔组织。骨组织由骨细胞和大量钙化的细胞间质构成。细胞间质又叫骨基质,由基质和纤维组成。

1. 骨组织的结构

(1)骨基质(bone matrix) 由无定形的基质和埋藏其内的大量胶原纤维组成。胶原纤维是骨基质的有机成分,占30%~40%,呈有规律的成层排列;骨盐是骨基质的无机成分,占60%~70%,主要以羟基磷灰石结晶的形式沉积于胶原纤维之间,形成坚硬的薄板状结构称为骨板。骨板内或骨板之间由基质形成的小腔,称为**骨陷窝**。

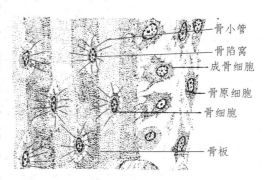

图3-17 骨细胞图

(2)骨细胞(osteocyte) 骨细胞位于骨陷窝内,为扁卵圆形多突起的细胞(图3-17)。骨细胞的主要作用是合成胶原纤维和基质,并促进骨的钙化和维持骨的生存。

2. 骨的结构　骨按骨板的排列形式和空间结构分为密质骨和松质骨。

1）**密质骨**　密质骨(compact bone)内骨板排列很有规律,以长骨骨干为例,骨的排列结构可分为环骨板、骨单位和间骨板(图3-18,图3-19)。

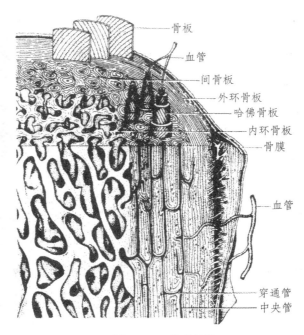

图3-18　骨干结构

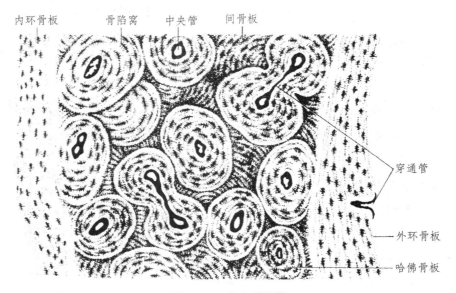

图3-19　骨密质结构

（1）环骨板　环绕骨干内、外表层排列的骨板，分别称为内环骨板和外环骨板。**外环骨板**较厚，位于浅部，由数层到十几层环绕骨干平行排列；**内环骨板**较薄，位于骨髓腔面，排列不如外环骨板规则。

（2）**骨单位**（osteon）　又称哈佛系统（Haversian system），位于内、外环骨板之间，数量最多，是骨结构的基本单位。每一个骨单位由 10～20 层同心圆排列的筒状骨板构成，骨陷窝广泛地分布其内。骨单位的中央是一条中央管，管内有血管、神经通行（图 3 - 18）。

（3）**间骨板**　位于骨单位之间和骨单位与环骨板之间的不规则的骨板，是骨改建过程中旧骨单位残留的遗迹（图 3 - 19）。

2）**松质骨**（spongy bone）　松质骨结构疏松，分布于骨的内部，主要由骨小梁连接而成。骨小梁为细小的片状或针状，由数层不甚规则的骨板构成。

第三节　肌　组　织

肌组织（muscle tissue）主要由肌细胞和少量的结缔组织构成。肌细胞形状细长故称肌纤维，细胞膜称为肌膜，细胞质称为肌浆（sarcoplasm），胞质内的滑面内质网称为肌浆网。肌组织分骨骼肌、心肌和平滑肌 3 种（图 3 - 20）。骨骼肌受躯体神经支配，属随意肌；心肌和平滑肌受自主神经支配，为不随意肌。

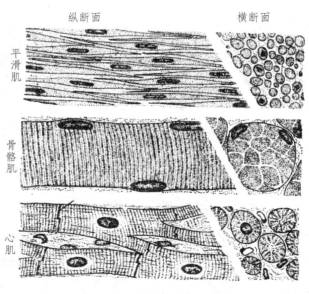

图 3 - 20　平滑肌、骨骼肌和心肌

一、骨骼肌

1. 骨骼肌纤维的一般结构　骨骼肌纤维呈长圆柱状,细胞核呈扁椭圆形,数量较多,位于肌膜的内面。肌质内含有大量与肌纤维长轴平行排列的肌原纤维(myofibril)。每条肌原纤维上都有明暗相间的带,分别称为明带和暗带。明带和暗带交替排列,各条肌原纤维的明带和暗带互相对齐,位于同一平面上,因而构成了骨骼肌纤维明暗相间的横纹。在暗带中央有一浅染的窄带称为 H 带,H 带中央有一条较深的线,称为 M 线。在明带的中央有一条较深的细线,称为 Z 线。相邻两条 Z 线之间的一段肌原纤维称为肌节(sarcomere)。每个肌节包括 1/2 明带＋暗带＋1/2 明带,肌节是骨骼肌纤维舒缩的基本单位(图 3－21)。

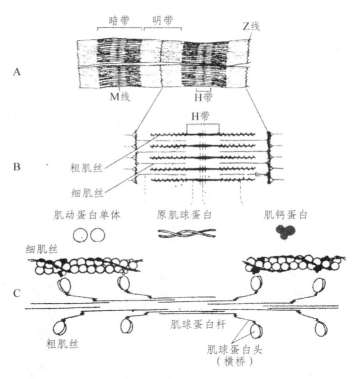

A. 光镜结构　B. 电镜结构　C. 肌球分子结构

图 3－21　肌节的结构

2. 骨骼肌纤维的超微结构

(1)肌原纤维　电镜下可见肌原纤维由粗、细两种肌丝组成。**粗肌丝**位于肌节的中央,相当于暗带。**细肌丝**位于肌节的两侧,一端固定于 Z 线,另一端游离并伸入粗肌丝之间。粗肌丝主要由**肌球蛋白**分子构成,肌球蛋白分子分为头部和杆部,头部朝向粗肌丝两端并露出

表面称为**横桥**（cross bridge），横桥顶部有
ATP酶。细肌丝由肌动蛋白、原肌球蛋
白和肌钙蛋白构成。肌动蛋白是细肌丝
的主体，上有与肌球蛋白头部相结合的
位点。

（2）**横小管**　肌膜向细胞内凹陷形成
的小管称为横小管。横小管位于暗带和明
带交界处，同一水平互相吻合成网，并环绕
在每条肌原纤维周围。横小管可将肌膜的
兴奋迅速传至整个肌纤维，引起一条肌纤
维各肌节的同步收缩。

（3）**肌浆网**　肌浆网是肌纤维内的滑
面内质网互相连通而成的纵小管。纵小管
在靠近横小管处膨大互相融合为终池，终
池内贮存大量 Ca^{2+}，横小管及其两侧的终
池共同形成**三联体**（triad）（图 3 - 22）。肌
浆网膜上有钙泵，具有调节肌浆中 Ca^{2+} 浓
度的作用。

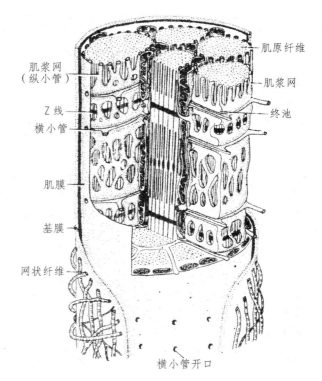

图 3 - 22　骨骼肌纤维超微结构

3. 骨骼肌纤维收缩机制　骨骼肌纤维的收缩，目前认为是肌丝滑行学说。其过程如下：
①运动神经末梢将神经冲动传递给肌膜；②肌膜的兴奋经横小管传至肌浆网；③肌浆内 Ca^{2+}
浓度增高，Ca^{2+} 与肌钙蛋白结合，使其构型发生变化，横桥立即与肌动蛋白结合；④ATP被分
解并释放能量，横桥弯曲，牵动细肌丝向粗肌丝滑行，肌节缩短、肌纤维收缩；⑤收缩过后，肌浆
内 Ca^{2+} 被泵入肌浆网内，肌钙蛋白恢复原状，肌纤维舒张。

4. 骨骼肌收缩的形式　骨骼肌的收缩，按其负荷和刺激频率可表现为下面两种形式。

（1）**等长收缩与等张收缩**　肌肉收缩时，只是张力增加而长度不变，称为等长收缩。肌肉
收缩时，长度缩短而张力不变，称为等张收缩。

（2）**单收缩和强直收缩**　骨骼肌受到一次短促刺激时，爆发一次动作电位，产生一次收缩
和舒张，称为单收缩。当骨骼肌受到连续刺激时，可产生单收缩的总合，称为强直收缩。

二、心肌

心肌分布于心壁及其邻近大血管壁上，主要由心肌纤维构成。

1. 心肌纤维的一般结构 心肌纤维呈短圆柱状,有分支,互相连接成网。细胞核呈卵圆形,多为一个,居中。心肌纤维连接处染色深,称为闰盘(intercalated disk)。心肌肌原纤维不如骨骼肌发达,故横纹不明显。

2. 心肌纤维的超微结构 电镜下,心肌纤维与骨骼肌纤维结构相似,也含有粗、细两种肌丝,具有横小管和肌浆网(图 3-23)。其主要特点为:①闰盘呈阶梯状,其横向的接触面上有中间连接、桥粒,起牢固连接作用;纵向的接触面有缝隙连接,能传递冲动,使心肌产生同步收缩;②横小管位于 Z 线水平,管径较粗;③肌浆网稀疏,终池较小而少,多靠近横小管一侧,与横小管紧贴形成二联体,因此,心肌纤维贮 Ca^{2+} 能力较差,需不断从细胞外液中摄取 Ca^{2+}。

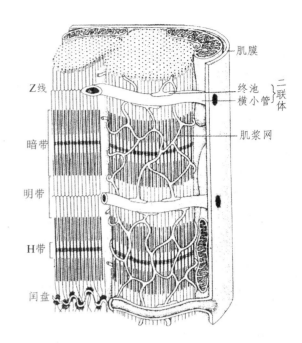

图 3-23 心肌纤维超微结构立体模式图

三、平滑肌

平滑肌纤维呈梭形,有一个椭圆的细胞核,位于中央(图 3-20)。肌纤维常平行成层或成束排列,分布于内脏和血管的管壁中。平滑肌纤维无横纹,是不随意肌,收缩缓慢而持久。

第四节 神 经 组 织

神经组织(nervous tissue)由神经细胞和神经胶质细胞组成。神经细胞(nerve cell)具有接受刺激、传导神经冲动的能力,是神经系统结构和功能的基本单位,又称神经元(neuron)。神经胶质细胞(neuroglial cell)又称神经胶质,对神经元起支持、保护、营养和绝缘等作用。

一、神经元

神经元由胞体(cell body)和突起构成(图3-24)。

1. 神经元的形态结构

1)胞体 胞体是神经元功能活动的中心。胞体形态多样,有圆形、锥体形、梭形及星形等。

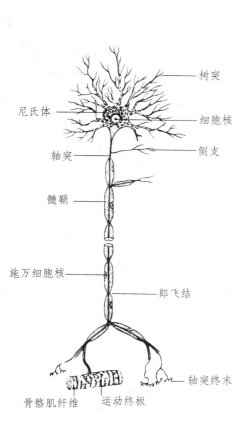

图 3-24 运动神经元模式图

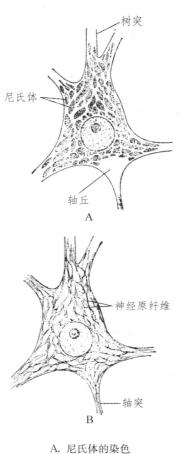

A. 尼氏体的染色

B. 以银浸染法显示神经原纤维

图 3-25 神经元胞体

（1）**细胞膜** 是可兴奋膜,具有接受刺激、传导神经冲动和处理信息等重要作用。

（2）**细胞质** 除含有一般细胞器外,其特征性结构为尼氏体和神经原纤维(图 3-25)。①尼氏体(Nissl body),为嗜碱性颗粒或斑块,又称嗜染质。电镜下尼氏体为发达的粗面内质网和游离的核糖体,表明神经元具有活跃的合成蛋白质的功能,可合成结构蛋白及产生神经递质。②神经原纤维(neurofibril),HE 染色片上不能辨认,在镀银染色片中,神经原纤维呈棕黑色、细丝状、相互交织成网,并伸入突起中。神经原纤维构成神经元的细胞骨架并参与神经递质、离子等的运输。

（3）**细胞核** 大而圆,位于胞体中央,常染色质多,故染色浅,核仁明显。

2）**突起** 神经元的突起包括树突和轴突两种。

（1）树突（dendrite）　每个神经元有一个至多个树突，比较短。树突的分支上有大量棘状的短小突起，称为树突棘，为形成突触的主要部位。树突内的结构与胞体相似。树突的主要功能是接受刺激并传向胞体。

（2）轴突（axon）　每个神经元只有一个轴突。其形态细长均匀，侧支很少，末端分支较多并膨大，形成轴突终末。胞体发出轴突的部位呈圆锥形隆起称为轴丘，内无尼氏体。轴突表面的质膜称为轴膜。轴突内的胞质称为轴质。轴突的主要功能是将神经冲动沿轴膜传离胞体至其他神经元或效应器。

2. 神经元的分类

（1）按神经元突起的数目，可分为三类（图 3 - 26）：①多极神经元（multipolar neuron），有一个轴突和多个树突；②双极神经元（bipolar neuron），有树突和轴突各一个；③假单极神经元（pseudounipolar neuron），从胞体发出一个突起，但在不远处呈"T"形分为两支，一支进入中枢神经系统，称为中枢突；另一支分布到周围的其他器官，称为周围突。

（2）按神经元的功能，也分为三类：①运动神经元（motor neuron），又称传出神经元，一般为多极神经元，功能是把神经冲动传递给肌细胞或腺细胞。②感觉神经元（sensory neuron），又称传入神经元，多为假单极神经元，可接受体内、外的化学和物理刺激，并将信息传向中枢。③联络神经元，又称中间神经元（interneuron），主要为多极神经元，位于前两种神经元之间，起信息加工和传递作用。

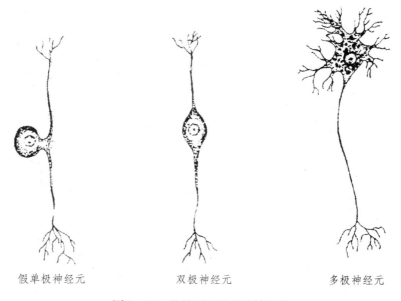

假单极神经元　　　　双极神经元　　　　多极神经元

图 3 - 26　几种不同形态的神经元

（3）按神经元释放递质不同，可分为：①胆碱能神经元；②去甲肾上腺素能神经元；③胺能神经元；④氨基酸能神经元；⑤肽能神经元。这些神经元以其释放的递质作用于效应器。

3. 突触 神经元与神经元之间，或神经元与非神经元细胞之间传递信息的部位或结构称为突触（synapse）。通常一个神经元的轴突与另一个神经元的树突或胞体构成突触，此分别称为轴-树突触或轴-体突触等。

按传递信息方式的不同，突触可分为化学性突触和电突触两类。电突触实际是神经元之间的缝隙连接，以电流作为信息载体进行的传导。一般所说的突触指的是化学性突触，是以神经递质作为传递信息的媒介。电镜观察，化学性突触由突触前膜、突触间隙和突触后膜三部分构成（图3-27）。①突触前膜。近突触前膜轴质内有含神经递质的突触小泡等。②突触间隙，突触前、后膜之间的间隙。③突触后膜，即下一个神经元的胞体或树突，与突触前膜相对的胞膜同样特化增厚。突触后膜上有特异性受体。一种受体只能与一种神经递质结合，所以，不同递质对突触后膜所起的作用不同。

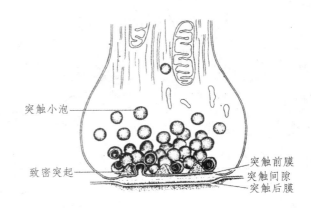

突触小泡

致密突起

突触前膜
突触间隙
突触后膜

图3-27 化学突触超微结构模式图

当神经冲动传至突触前膜时，促使突触小泡与前膜融合，并以出胞方式释放小泡内神经递质到突触间隙，递质与突触后膜上特异性受体结合，可使突触后神经元发生兴奋或抑制。

二、神经胶质细胞

神经胶质细胞广泛分布于中枢和周围神经系统，数量远多于神经元。神经胶质也有突起，但没有轴突与树突之分，也没有传导神经冲动的功能。

1. 中枢神经系统的神经胶质细胞 中枢神经系统的神经胶质细胞（图3-28）分为星形胶质细胞、少突胶质细胞，小胶质细胞和室管膜细胞4种。星形胶质细胞参与血-脑屏障的组成；少突胶质细胞是中枢神经系统的髓鞘形成细胞；小胶质细胞具有吞噬功能。室管膜细胞参与脉络丛的构成。

2. 周围神经系统的神经胶质细胞

周围神经系统的神经胶质细胞有：①神经膜细胞，又称施万细胞（Schwann cell），包裹神经元的轴突，参与构成周围神经系统有髓神经纤维的髓鞘；②卫星细胞（satellite cell）又称被囊细胞，是环绕神经节细胞胞体周围的一层扁平或立方形细胞。

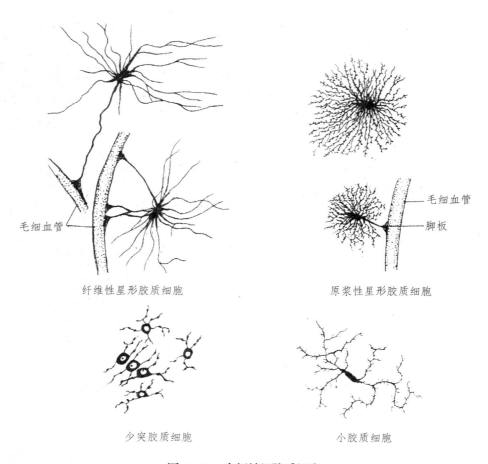

纤维性星形胶质细胞　　　　　　　　　　　原浆性星形胶质细胞

少突胶质细胞　　　　　　　　　　　小胶质细胞

图 3 - 28　中枢神经胶质细胞

三、神经纤维和神经

1. 神经纤维　神经纤维(nerve fiber)由神经元长的突起及包绕它的神经胶质细胞构成。神经纤维分类如下。

（1）根据有无髓鞘分为有髓神经纤维和无髓神经纤维　①有髓神经纤维,其中央为神经元的突起,称为轴索,周围包有髓鞘和神经膜。髓鞘呈节段性包绕轴索,相邻节段间有一无髓鞘的狭窄处,称为郎飞结(Rnavier node)。两个郎飞结之间的一段神经纤维,称为结间体(图 3 - 29)。②无髓神经纤维周围神经系统的无髓神经纤维由轴索及包在它外面的神经膜细胞构成。髓鞘不完整,无郎飞结(图 3 - 30)。

　　周围神经纤维髓鞘的主要化学成分是髓磷脂,有绝缘作用。神经冲动沿有髓神经传导时,是从一个郎飞结跳到下一个郎飞结,故神经纤维越粗,结间体越长,传导的速度越快。

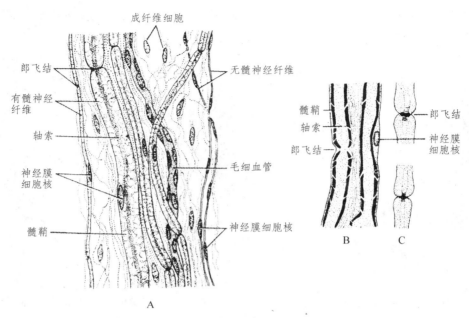

A. 示有髓和无髓神经纤维　B. 示有髓神经纤维的髓鞘　C. 示郎飞结

图 3-29　周围神经纤维

（2）根据功能分为感觉神经纤维和运动神经纤维　①感觉神经纤维是由感觉神经元的突起形成。②运动神经纤维是由运动神经元的突起形成。

2. 神经　神经（nerve）是周围神经系统的神经纤维集合在一起构成的索状结构。包绕在神经纤维外面的薄层结缔组织膜称为神经内膜；多条神经纤维聚集在一起构成神经束，包绕在神经束外面的薄层结缔组织膜称为神经束膜；若干条神经束聚集在一起构成神经，神经表面较厚的结缔组织膜称为神经外膜。

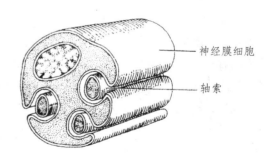

图 3-30　周围无髓神经纤维

四、神经末梢

神经末梢（nerve ending）是周围神经纤维的终末部分，遍布全身。按功能可分为感觉神经末梢和运动神经末梢两大类。

1. 感觉神经末梢　感觉神经末梢（sensory nerve ending）是感觉神经元（假单极神经元）周围突的终末部分，它与周围的其他组织共同构成感受器。感受器把接受到的各种内、外环境刺激转化为神经冲动传至中枢，产生感觉。

1）**游离神经末梢**　神经纤维的近末梢处失去髓鞘而裸露的部分，它伸入表皮、角膜和毛囊的上皮之间或各种结缔组织内，感受冷、热、轻触和痛觉的刺激（图 3－31）。

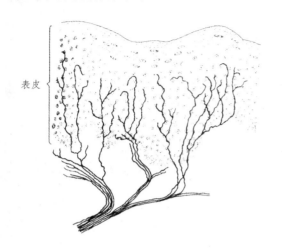

表皮

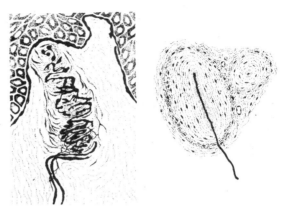

图 3－31　表皮的游离神经末梢仿真图　　**图 3－32　触觉小体（左）和环层小体（右）**

2）**有被囊神经末梢**　其特点是神经末梢外面包有结缔组织。

（1）**触觉小体**　分布于皮肤真皮的乳头层，以手指掌侧皮肤多见。为卵圆形小体，小体内有许多扁平横列的细胞，外包结缔组织被囊，裸露的轴索分支穿行盘绕于扁平细胞之间，能感受触觉（图 3－32）。

（2）**环层小体**　分布于皮下组织、肠系膜等处。为圆形或卵圆形小体，中央有一条均质状圆柱体，周围由数十层同心圆排列的扁平细胞组成，裸露的轴索伸入圆柱体内。能感受压觉、震动觉（图 3－32）。

（3）**肌梭**　分布于骨骼肌内的梭形小体。内含几条细小的骨骼肌纤维，称为梭内肌。裸露的轴索缠绕在梭内肌表面。肌梭是一种本体感受器，感受肌纤维伸缩时的牵张变化（图 3－33）。

2. 运动神经末梢　运动神经末梢（motor

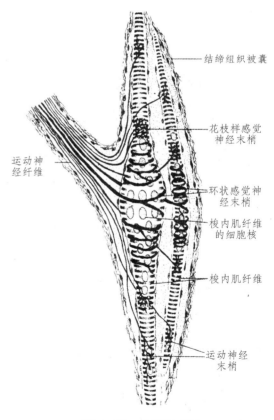

结缔组织被囊

花枝样感觉神经末梢

环状感觉神经末梢

梭内肌纤维的细胞核

梭内肌纤维

运动神经末梢

运动神经纤维

图 3－33　肌梭模式图

nerve ending)是运动神经纤维发出的末梢,它与肌细胞或腺细胞共同构成效应器。

(1)躯体运动神经末梢 分布到骨骼肌的运动神经纤维,在接近肌纤维处失去髓鞘,裸露的轴突在肌纤维表面形成爪状分支,再形成扣状膨大附着于肌膜上,又称为**运动终板**(motor end plate)或**神经肌突触**(图3-34)。

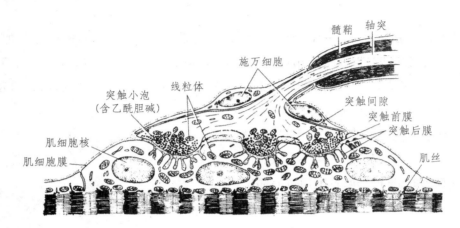

图3-34 运动终板超微结构模式图

(2)内脏运动神经末梢 分布于心肌、各种内脏及血管的平滑肌和腺体等处。

思考题

1. 简述被覆上皮的特点、分类、结构及分布。

2. 内皮和间皮有何异同点?

3. 简述疏松结缔组织中各种细胞、纤维的形态特点和功能。

4. 简述三类软骨的构造特点及分布。

5. 比较三种肌组织的形态结构特点、功能和分布。

6. 简述骨骼肌的超微结构与收缩原理。

7. 简述神经元的形态结构。

8. 神经元是如何分类的?

9. 什么叫突触?突触有哪几部分组成?

10. 什么叫感觉神经末梢?它分为哪几部分?

(张龄娣 王运登)

第四章　运　动　系　统

运动系统(locomotor system)由骨、骨连接和骨骼肌三部分组成,其重量约占体重的60％。全身各骨借骨连接组成骨骼(skeleton)。骨骼构成人体的支架,支持体重。骨骼肌附于骨的表面,并跨越一个或多个关节。在运动中,骨起杠杆作用,关节是运动的枢纽,骨骼肌则为运动的动力。它们共同完成对人体的支持、保护和运动。

在人体体表可以触及某些骨性突起或肌性隆起,称为体表标志。它们是确定某些器官的位置,判定血管和神经的走行,选取手术切口的部位,以及穿刺定位的依据。

第一节　骨 和 骨 连 接

一、概述

(一)骨

骨(bone)是人体重要器官之一,成人有206块骨(图4-1)。按其所在的部位不同分为颅骨、躯干骨和四肢骨。每块骨都能不断地进行新陈代谢和生长发育,并有修复、再生和改建的能力。经常体育锻炼可促进骨的良好发育、生长;长期卧床废用则出现骨质疏松易折断。

1. 骨的形态、分类　按骨的形态特征,可分为长骨、短骨、扁骨和不规则骨四类。

(1)长骨(long bone)　呈长管状,有一体两端。两端膨大部称为骺,表面有光滑的关节面,活体有关节软骨覆盖;其体又称骨干,骨质致密,其内有管状的空腔,称为骨髓腔,容纳骨髓。骨干与

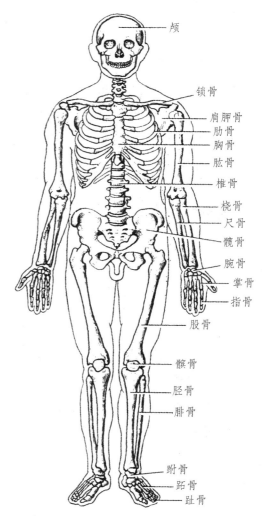

图4-1　全身骨骼

（图中标注：颅、锁骨、肩胛骨、肋骨、胸骨、肱骨、椎骨、桡骨、尺骨、髋骨、腕骨、掌骨、指骨、股骨、髌骨、胫骨、腓骨、跗骨、距骨、趾骨）

骺之间的部分称为干骺端,幼年时保留有一片软骨,称为**骺软骨**,骺软骨细胞不断分裂繁殖和骨化,使骨不断加长。成年后,骺软骨骨化,骨干与骺融为一体,其间遗留一**骺线**。

(2)**短骨**(short bone) 近似立方形,主要分布于承受压力较大而运动较复杂的部位,如手的腕骨和足的跗骨等。

(3)**扁骨**(flat bone) 扁平呈板状,主要构成颅腔、胸腔和盆腔的壁,以保护腔内器官。

(4)**不规则骨**(irregular bone) 形状不规则,如椎骨等;有的不规则骨内有含气的空腔,称为含气骨,如上颌骨等。

此外,在手、足和膝部的肌腱内有一些扁圆形小骨,称为**籽骨**,如髌骨。

2. 骨的构造 骨由骨质、骨膜和骨髓构成(图4-2,图4-3)。

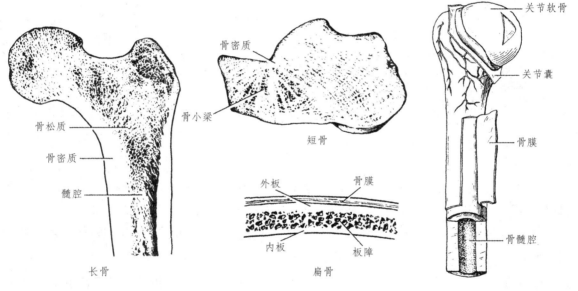

图4-2 骨的内部结构　　　　　图4-3 长骨的构造

(1)**骨质**(bone substance) 由骨组织构成,分为密质和松质。骨密质分布于骨的表面,结构致密、坚硬,耐压性强。骨松质布于骨的内部,由相互交织的骨小梁构成,呈海绵状。

(2)**骨膜**(periosteum) 骨膜是由致密结缔组织组成的纤维膜,覆盖于除关节面以外的骨表面,含有丰富的血管、淋巴管和神经,对骨的营养、生长和感觉起重要作用。骨膜富含成骨细胞和破骨细胞,骨折时骨膜可恢复其成骨功能,参与骨折端的修复愈合。

(3)**骨髓**(bone marrow) 位于骨髓腔和骨松质间隙内,分为红骨髓和黄骨髓。在胎儿和幼儿时期,全部为红骨髓,具有造血功能。5~7岁以后,长骨骨髓腔内的红骨髓逐渐被脂肪组织代替,称为黄骨髓,无造血功能。但当大量失血时,黄骨髓可转化为红骨髓,恢复造血功能。

临床上常在髂嵴、胸骨等处进行骨髓穿刺,检查骨髓象,协助诊断血液疾病。

3. 骨的化学成分及其物理性质　骨含有有机质和无机质两类化学成分。成人新鲜骨的有机质含量约占 1/3,以骨胶原蛋白为主,它赋予骨以弹性和韧性;无机质含量约占 2/3,主要为钙、磷等盐类,赋予骨以硬性。骨的化学成分和物理特性随年龄、生活条件、健康状况的变化而不断变化。幼儿骨的有机质和无机质各占一半,故弹性较大而柔软,易发生变形,在外力作用下不易骨折或折而不断,称为青枝骨折。老年人的骨无机质所占比例较大,故脆性大,受外力作用易发生骨折。

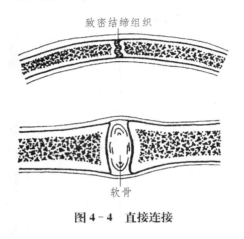

致密结缔组织

软骨

图 4-4　直接连接

(二)骨连接

骨与骨之间借结缔组织相连的结构称为**骨连接**。按连接方式不同,骨连接可分为直接连接和间接连接。

1. 直接连接　相对应的两骨间借纤维结缔组织、软骨和骨直接相连,称为直接连接。其特点是连接牢固无缝隙,不能活动或少许活动。它又可分为以下三类(图 4-4)。

(1)**纤维连接**(fibrous joint)　两骨间以纤维结缔组织相连,如椎间的韧带、颅骨缝间的结缔组织膜连接等。

(2)**软骨连接**(cartilaginous joint)　两骨间借软骨相连,如椎体间的椎间盘和耻骨间的耻骨联合等。

(3)**骨性结合**(synostosis)　两骨间以骨组织相连接,它常由软骨连接或纤维连接骨化而成,如髂骨、坐骨和耻骨融合为髋骨,骶椎融合为骶骨以及颅骨缝的骨化等。

2. 间接连接　间接连接又称关节(articulation),是骨与骨之间借结缔组织囊相连接,特点是相邻的两骨之间有间隙,活动度大(图 4-5)。

1)**关节的基本结构**　关节由关节面、关节囊和关节腔构成。

(1)**关节面**(articular surface)　参与组成关节各骨的接触面。一般为一凸一凹,分别称关节头和关节窝。关节面上有表面光滑、富有弹性的关节软骨,运动时能减少摩擦、减缓冲击和吸收震荡。

(2)**关节囊**(articular capsule)　纤维结缔组织构成的膜性囊。附着于关节面周缘的骨面,并与骨膜相连续,可分为内、外两层。外层为纤维层,由致密结缔组织构成,厚而坚韧,富含血管和神经。内层为滑膜层,紧贴纤维层,由疏松结缔组织构成,光滑柔润,能分泌和吸收滑液。

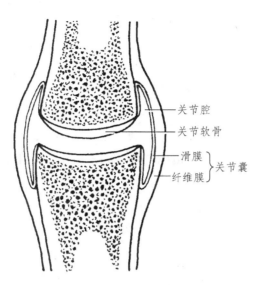

图 4-5　关节结构模式图

（3）关节腔（articular cavity）　由关节面和关节囊滑膜层共同围成的密闭腔隙，内含少量滑液，具有润滑关节腔和营养关节软骨的作用。腔内为负压，对关节稳定起重要作用。

2）关节的辅助结构　某些关节除基本结构外还有一些辅助结构，如韧带、关节盘和关节唇等。

（1）韧带（ligament）　由致密结缔组织构成，呈束状，连于相邻两骨之间，位于关节囊内或关节囊外，分别称囊内韧带或囊外韧带，有增强关节稳定和限制关节过度运动的作用。

（2）关节盘（articular disc）　位于两关节面之间的纤维软骨板，多呈圆盘状，周缘较厚，中间较薄，其作用是使关节面对合更加适配，增加关节的稳固性和灵活性，减少运动震荡。关节盘形如半月形者称半月板，如膝关节腔内的半月板。

（3）关节唇（articular labrum）　附着于关节窝周缘的纤维软骨环，有加深关节窝、增大关节面、稳固关节的作用。

3）关节的运动形式　基本上是围绕三个运动轴的运动，主要包括 4 种运动形式。

（1）屈和伸　关节沿冠状轴的运动。运动时两骨互相靠拢，两骨间的角度变小称为屈，反之称为伸。

（2）内收和外展　关节沿矢状轴的运动。骨向正中矢状面靠近称为内收，反之称为外展。

（3）旋转　关节沿垂直轴的运动。骨的前面转向内侧称为旋内，反之称为旋外。在前臂，手背转向前方称为旋前，反之称为旋后。

（4）环转　关节运动时，运动骨的近端在原位转动，骨的远端做圆周运动。环转运动实际上是屈、外展、伸和内收依次连续的运动。

二、躯干骨及其连接

躯干骨包括椎骨、胸骨和肋。它们借骨连接构成脊柱和胸廓。

(一)脊柱

脊柱(vertebral column)由 26 块椎骨,借椎间盘、韧带和关节连接而成。

1. 椎骨 幼年时为 33 块,包括颈椎 7 块、胸椎 12 块、腰椎 5 块、骶椎 5 块、尾椎 4 块。成年后 5 块骶椎融合为 1 块骶骨、尾椎融合为 1 块尾骨,故成人脊柱由 26 块骨构成。

1) **椎骨的一般形态** 椎骨由椎体和椎弓组成。椎体(vertebral body)位于前部,短圆柱形,是受力的主要部分。椎弓(vertebral arch)在椎体后方,与椎体围成椎孔,所有椎孔连成椎管(vertebral canal),其内容纳脊髓。椎弓与椎体连接部较窄细,称为椎弓根;椎弓根上、下各有一个切迹,称为椎上切迹和椎下切迹;相邻椎骨的上、下切迹共同围成椎间孔(intervertebral foramina),孔内有血管和神经通过。椎弓根后连椎弓板,从椎弓板上发出 7 个突起:伸向后方的一个称为棘突,伸向两侧的一对为横突,向上、下方各伸出一对上关节突和下关节突(图 4-6)。

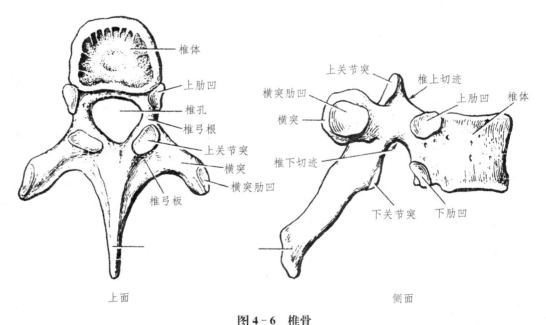

图 4-6 椎骨

2) **各部椎骨的形态特征**

(1) 颈椎(cervical vertebrae) 椎体较小,横突上有横突孔,棘突末端分叉(图 4-7)。第 1 颈椎呈环形,无椎体,由前、后弓和两侧块构成,故称寰椎(图 4-8)。第 2 颈椎又称枢椎,特点

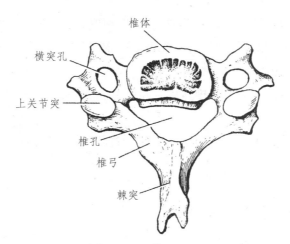

图 4-7 颈椎(上面)

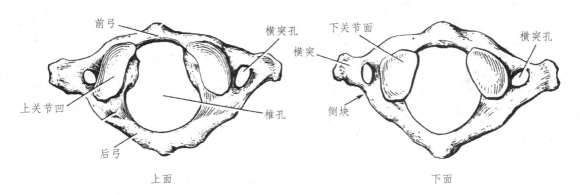

图 4-8 第一颈椎 上面(左)第一颈椎下面(右)

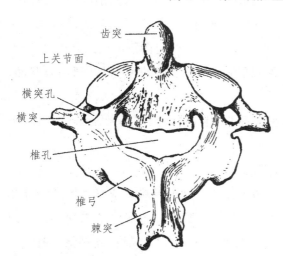

图 4-9 第 2 颈椎(上面)

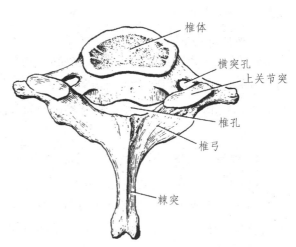

图 4-10 第 7 颈椎(上面)

是从椎体向上伸出一个指状突起,称为**齿突**,与寰椎构成关节(图4-9)。第7颈椎棘突较长,末端不分叉,低头时在项、背处可触及明显隆起,又称**隆椎**,常作为计数椎骨序数和针灸定穴的重要标志(图4-10)。

(2)**胸椎**(thoracic vertebrae) 椎体后方两侧上、下及横突末端有肋凹,与肋骨相关节;棘突细长,伸向后下方(图4-6)。

(3)**腰椎**(lumbar vertebrae) 椎体最大,呈圆柱状,棘突长方形,矢状位水平伸向后方(图4-11)。

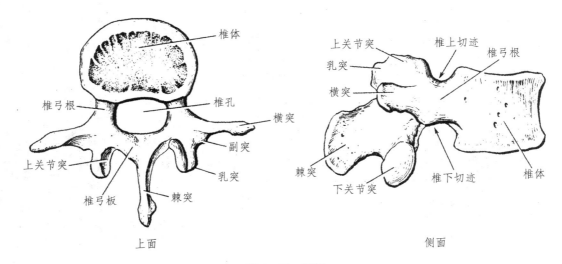

图4-11 腰椎

(4)**骶骨**(sacrum) 由5块骶椎融合而成,其内有**骶管**通过。底朝上,其前缘向前突出的横行骨嵴称**岬**;前面光滑微凹,有4对**骶前孔**。后面粗糙隆突,有4对**骶后孔**,骶前、后孔均与骶管相通;后面正中有骶正中嵴,其下端有三角形的**骶管裂孔**,裂孔两侧有向下突出的**骶角**,临床上以骶角为标志,经骶管裂孔穿刺可进行骶管内硬膜外腔阻滞麻醉。骶骨的两侧缘上部有耳状面,与髂骨的耳状面组成骶髂关节(图4-12)。

(5)**尾骨**(coccyx) 由4块尾椎融合而成,呈三角形,上接骶骨,下端游离为尾骨尖(图4-12)。

2. 椎骨的连接 椎骨借椎间盘、韧带和关节连接。

(1)**椎间盘**(intervertebral disc) 是连接相邻两个椎体之间的纤维软骨盘。由纤维环和髓核构成。**纤维环**是外周部呈多层同心圆排列的纤维软骨环;**髓核**是位居中部柔软而富有弹性的胶状物质(图4-13,图4-14)。椎间盘坚韧而具有弹性,故受力时具有"弹性垫"的作用,可缓冲外力对脊柱的震荡,也可增加脊柱的运动幅度。椎间盘薄厚不一,腰部最厚,颈部次之,

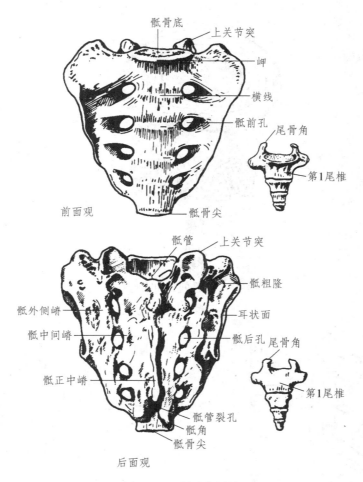

图 4 - 12　骶骨和尾骨

中胸部最薄,所以颈、腰椎活动度较大。颈腰部的纤维环后部较薄,当背部猛然屈转或慢性劳损时,易引起纤维环破裂,髓核向后外侧膨出,突入椎管或椎间孔,压迫脊髓和神经,临床上称为椎间盘脱出症。

(2) 韧带(ligament)　有长韧带和短韧带两种。长韧带纵贯脊柱全长,其中位于椎体和椎间盘前、后方的,称为前纵韧带和后纵韧带(图 4 - 13,图 4 - 14),它们分别限制脊柱过度后伸和前屈;另一条连于颈、胸、腰、骶椎各棘突尖部,称为棘上韧带(图 4 - 14),有限制脊柱过度前屈作用。棘上韧带在颈部从颈椎棘突尖向后扩展成矢状位的三角形板状弹性膜,称为项韧带(图 4 - 15)。短韧带有位于椎管内相邻两椎弓板之间的黄韧带、位于相邻横突间的横突间韧带和位于相邻棘突间的棘间韧带。三者均有限制脊柱过度前屈作用。

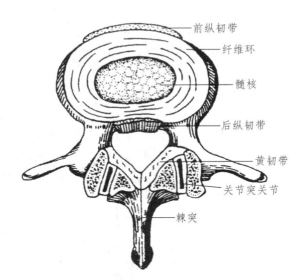

图 4 - 13　椎间盘和锥间关节

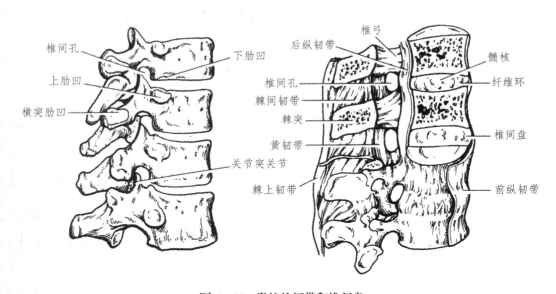

图 4 - 14　脊柱的韧带和椎间盘

　　(3) 关节　包括 3 种:①关节突关节由相邻椎骨的上、下关节突组成,可作轻微运动(图 4 - 15);②寰枕关节(atlantooccipital joint)由枕髁与寰椎的上关节凹构成,属联合关节,可使头前屈、后伸和侧屈运动;③寰枢关节(atlantoaxial joint)由寰椎的下关节面及齿突凹与枢椎的上关节面及齿突组成,亦属联合关节,可使头作左右旋转运动(图 4 - 16)。

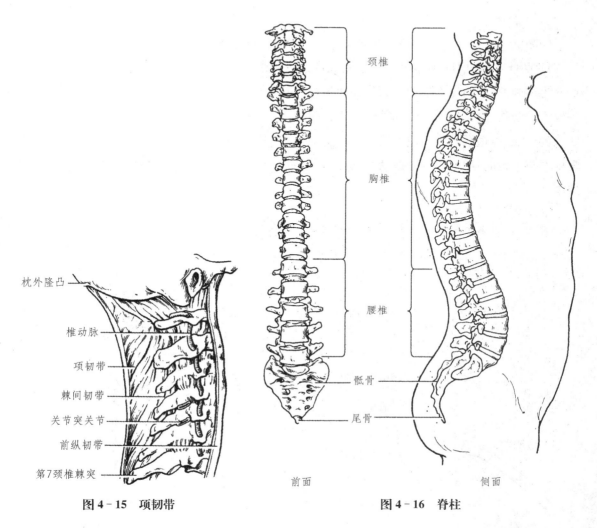

枕外隆凸

椎动脉

项韧带

棘间韧带

关节突关节

前纵韧带

第7颈椎棘突

图 4－15　项韧带

颈椎

胸椎

腰椎

骶骨

尾骨

前面　　　　　　　　　侧面

图 4－16　脊柱

3. 脊柱整体观　脊柱位于人体躯干背面正中,成人长约 70 cm(图 4－16),其中椎间盘总厚度约占脊柱全长的 1/4。从前方观察脊柱,可见椎体自上而下逐渐增大,但从骶骨开始又逐渐变小。从后方观察脊柱,可见棘突在背部正中排列成一纵嵴。从侧面观察脊柱,可见脊柱呈现 4 个生理性弯曲,其中颈曲和腰曲凸向前,胸曲和骶曲凸向后。颈曲和腰曲是出生后获得的。当婴儿开始抬头时出现颈曲,婴儿开始坐和站立时出现腰曲。脊柱的弯曲增大了脊柱的弹性,对维持人体重心的稳定和缓冲震荡有重要意义。

4. 脊柱的功能　脊柱具有支持躯干、支撑传递重力、容纳脊髓、保护胸腔、盆腔脏器、减缓震荡和运动等功能。少量椎骨运动时脊柱运动幅度较小,但整个脊柱运动时幅度较大,可作屈、伸、侧屈、旋转和环转运动。尤其是颈、腰部运动幅度最大,故颈、腰部亦易损伤。

(二)胸廓

胸廓(thorax)由 12 块胸椎、12 对肋和 1 块胸骨连接而成。

1. 肋(ribs) 由肋骨和肋软骨组成,共 12 对。肋骨(图 4-17)为细长扁平呈弓形的扁骨,可分为体和前、后两端。后端膨大称为肋头,与胸椎肋凹相关节,肋体扁而长,内面近下缘处有一较浅的肋沟,内有肋间血管和神经通过。前端稍宽,借助软骨与胸骨相关节。肋软骨位于各肋骨的前端,由透明软骨构成。第 1~7 肋的肋软骨直接和胸骨两侧相连。第 8~10 肋的肋软骨依次与上位肋软骨连接,形成肋弓,它是重要的体表标志。第 11 和 12 肋前端游离于腹壁肌层中。

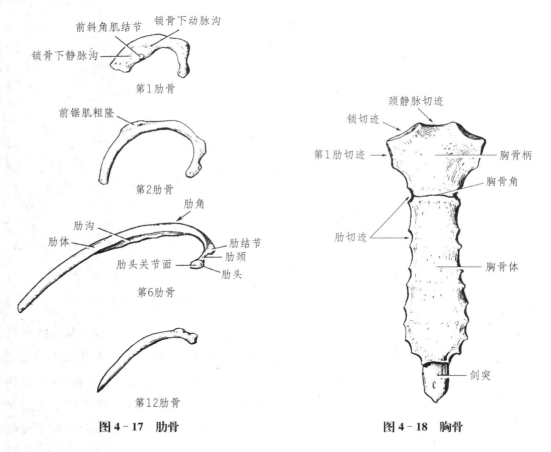

图 4-17　肋骨

图 4-18　胸骨

2. 胸骨(sternum) 为位于胸前壁正中的长方形扁骨,自上而下分为胸骨柄、胸骨体和剑突三部分(图 4-18)。**胸骨柄**上缘中部有凹陷的**颈静脉切迹**,两侧有锁切迹连锁骨。胸骨柄与胸骨体连接处微向前突,称为**胸骨角**,在体表可摸到,其两侧与第 2 肋软骨相连接,是计数肋的重要标志。**胸骨体**为长方形,外侧缘接第 2~7 肋软骨。剑突短薄窄,末端游离。

3. 胸廓的整体观　成人胸廓为前后略扁的圆锥形,上窄下宽,有上、下两口(图4-19)。胸廓上口较小,由第1胸椎、第1对肋和胸骨柄上缘围成,是胸腔与颈部的通道。胸廓下口较大,由第12胸椎、第12对肋及第11对肋前端、两侧肋弓和剑突围成。两侧肋弓之间向下的夹角称为胸骨下角。相邻两肋之间的间隙称为肋间隙。

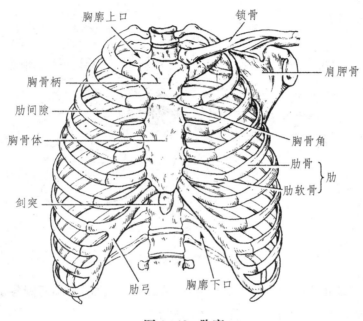

图4-19　胸廓

4. 胸廓的功能　胸廓具有构成胸壁支架、容纳和保护胸腔器官、参与呼吸运动的功能。当吸气时,肋的前端上提,胸骨上升,肋体向外扩展,使胸腔容积增大;呼气时则相反。胸腔容积的改变,促成了肺呼吸。

(三)躯干骨的骨性标志

重要的骨性标志有颈静脉切迹、胸骨角、剑突、肋弓、第7颈椎棘突等。

三、颅及其连接

(一)颅的组成

成人颅(skull)由23块颅骨组成(不包括3对听小骨),位于脊柱的上方,借寰枕关节与脊柱相连,对脑和感觉器官起支持、保护作用(图4-20)。颅分为后上方的脑颅和前下部的面颅。

1. 脑颅(bones of cerebral cranium)　由8块脑颅骨围成颅腔,容纳和保护脑。它包括颅

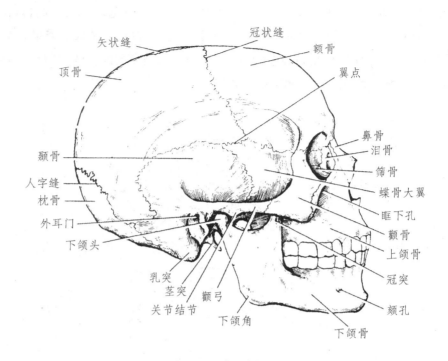

图 4 - 20　颅的侧面观

前方的 1 块额骨,颅顶正中线两侧各 1 块顶骨,颅后方的 1 块枕骨,颅两侧各 1 块颞骨,颅底面正中有 1 块形如蝴蝶状的蝶骨和蝶骨前方的 1 块筛骨。

2. 面颅(bones of facial cranium gong)　由 15 块面颅骨组成。它们形成眶、骨性鼻腔、口腔,容纳视器及嗅觉、味觉器官。它包括位于面部中央的 1 对上颌骨,上颌骨后方 1 对腭骨,内上方 1 对鼻骨,外上方 1 对颧骨,下方 1 块下颌骨;下颌骨后方有 1 块舌骨;眶内侧壁前份 1 对泪骨,鼻腔正中 1 块犁骨,鼻腔外侧壁下方有 1 对下鼻甲。

(二)下颌骨和舌骨的形态

1. 下颌骨(mandible)　呈马蹄铁形,为面颅骨最大者(图 4 - 21)。分前下部弓形的下颌体和后上方两侧的下颌支,下颌体与下颌支相交处为下颌角。下颌体的上缘为牙槽弓,有容纳下颌牙齿的牙槽,体前面有一对颏孔。下颌支向上有两个突起,前方的称为冠突,后方的称为髁突。髁突上部膨大,称为下颌头,与下颌窝相关节,头下方缩细称为下颌颈。下颌支内面中央有下颌孔,向前下经下颌管通颏孔,管内有下牙槽神经和血管通过。

2. 舌骨(hyoid bone)　为马蹄铁形,中部为舌骨体,由体向后伸出 1 对**大角**,体和大角相交处向上伸出 1 对**小角**。舌骨体和大角可在体表摸到(图 4 - 22)。

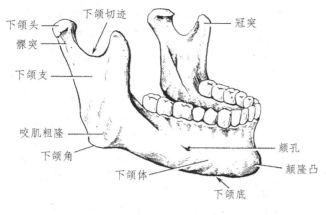

图 4-21 下颌骨

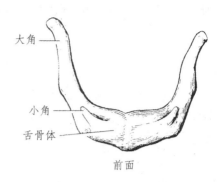

图 4-22 舌骨(上面)

（三）颅的整体观

除下颌骨和舌骨外，其他颅骨借膜、软骨和骨牢固结合成一体。

1. 颅顶面观 颅顶前窄后宽，光滑隆凸，可见三条缝。位于额骨与顶骨之间的称为**冠状缝**，位于两顶骨之间的称为**矢状缝**，位于顶、枕骨之间的称为**人字缝**。

2. 颅侧面观 侧面中部可见外耳门，其后方为**乳突**，前方为**颧弓**，两者均可在体表摸到(图4-20)。颧弓上方的浅窝称**颞窝**。颞窝内侧壁有额、顶、颞、蝶四骨会合处形成的"H"形骨缝，称为**翼点**(pterion)。翼点骨质薄弱，内面有脑膜中动脉、静脉通过，如果骨折，易导致血管破裂，引起颅内血肿，压迫脑而危及生命。

3. 颅前面观 颅的前面可见眶、骨性鼻腔(图4-23)。

（1）**眶**(orbit) 容纳视器，呈四面椎体形，有尖、底和四壁。眶尖朝向后内，经视神经管通颅中窝；眶底朝向前，也称**眶缘**，眶上缘中内1/3交界处有眶上切迹或眶上孔，眶下缘中点下方有眶下孔；眶的上壁较薄，邻颅前窝，前外侧部有一深的泪腺窝，容纳泪腺。眶的下壁邻上颌窦。眶的内侧壁前份有泪囊窝，此窝向下经鼻泪管通鼻腔。眶的外侧壁后部与上、下壁交界处分别有眶上裂和眶下裂，眶上裂向后通颅中窝。

（2）**骨性鼻腔**(bony nasal cavity) 位于面颅中央，介于两眶和上颌骨之间，被犁骨和筛骨垂直板构成的骨性鼻中隔分为左、右鼻腔(图4-23，图4-24)。鼻腔前方的开口称**梨状孔**，后方开口称为**鼻后孔**，通咽腔。鼻腔的顶主要由筛板构成，有筛孔通颅前窝；底为骨腭。外侧壁自上而下有三个向下弯曲的骨片，分别称为上、中、下鼻甲，各鼻甲下方有相应的上、中、下鼻道。上鼻甲后方与蝶骨之间的间隙称**蝶筛隐窝**，下鼻道有鼻泪管的开口。

（3）**鼻旁窦**(paranasal sinuses) 位于鼻腔周围同名骨内的含气空腔，包括额窦、蝶窦、筛窦和上颌窦4对，均开口于鼻腔。**额窦**位于额骨内，在眶的内上方；上颌窦容积最大，位于上颌骨内,鼻腔的外侧;**筛窦**位于筛骨内,在鼻腔外侧壁上部,由许多含气的骨质小房构成,形似蜂窝,分为前、中、后 3 群;**蝶窦**位于蝶骨体内,在鼻腔的后上方。

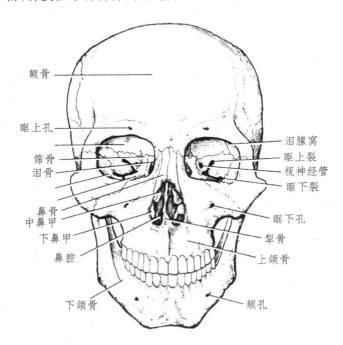

图 4 - 23 颅的前面观

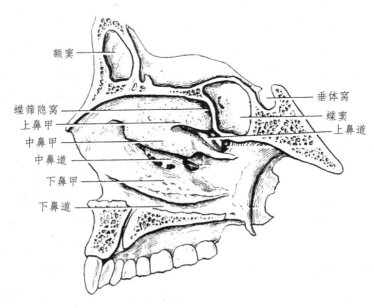

图 4 - 24 鼻腔外侧面壁

4. 颅底内面观 颅底内面高低不平,由前向后呈阶梯状渐次降低,分别称为颅前窝、颅中窝和颅后窝(图4-25)。

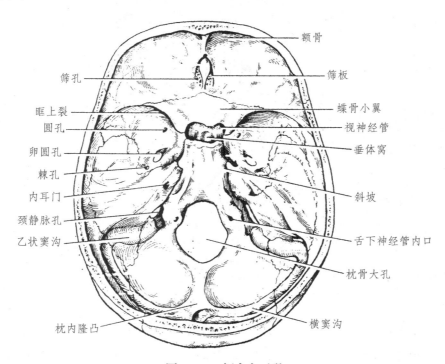

图4-25 颅底内面观

(1) 颅前窝(anterior cranial fossa) 中部为筛板,筛板上有**筛孔**通鼻腔。

(2) 颅中窝(middle cranial fossa) 中部是蝶骨体,上面有**垂体窝**,垂体窝的前外侧有与眶相通的**视神经管**,管的前外侧有眶上裂。垂体窝前方圆形隆起与后方横位的骨隆起分别称为**鞍结节和鞍背**。垂体窝与鞍背统称**蝶鞍**。蝶鞍两侧,从前内向后外依次有圆孔、卵圆孔和棘孔。脑膜中动脉沟自棘孔行向外上。颅中窝后外侧有三棱锥状的**颞骨岩部**。

(3) 颅后窝(posterior cranial fossa) 中部有枕骨大孔,孔前方的倾斜骨面称为斜坡。孔前外侧缘上有舌下神经管内口,孔后方有十字形骨凸称为**枕内隆凸**,其两侧有横窦沟、乙状窦沟,横行向前下内,终止于**颈静脉孔**。颞骨岩部后面有**内耳门**,通向内耳道。

5. 颅底外面观 颅底外面前低后高,从前向后可见前缘和两侧缘有上牙槽弓,牙槽弓中间为骨腭。枕骨大孔的后上方有**枕外隆凸**。枕骨大孔的两侧有椭圆形的关节面称为**枕髁**,枕髁前外侧有舌下神经管外口,口外侧有不规则的颈静脉孔,颈静脉孔的前方有**颈动脉管外口**。颈动脉管外口的外侧有细长的茎突,茎突和乳突之间有**茎乳孔**,由孔向上可进入面神经管。茎乳孔的后外侧有**乳突**,乳突的前方有一浅窝称为**下颌窝**,窝的前缘隆起称为**关节结节**(图4-26)。

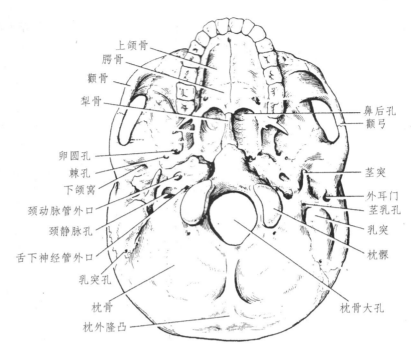

上颌骨
腭骨
颧骨
犁骨

卵圆孔
棘孔
下颌窝
颈动脉管外口
颈静脉孔
舌下神经管外口
乳突孔
枕骨
枕外隆凸

鼻后孔
颧弓

茎突
外耳门
茎乳孔
乳突
枕髁

枕骨大孔

图 4 - 26　颅底外面观

6. 新生儿颅的特征及出生后的变化　新生儿颅高度为身长的 1/4(图 4 - 27)。新生儿颅顶各骨尚未发育完全,骨与骨之间有一定间隙,其间充满结缔组织膜,称为**颅囟**(cranial fonta-nelles)。颅囟主要有前囟,最大,呈棱形,位于矢状缝与冠状缝相接处。后囟位于矢状缝和人字缝会合处,呈三角形。前囟出生后 1～2 岁闭合。后囟出生后不久闭合。

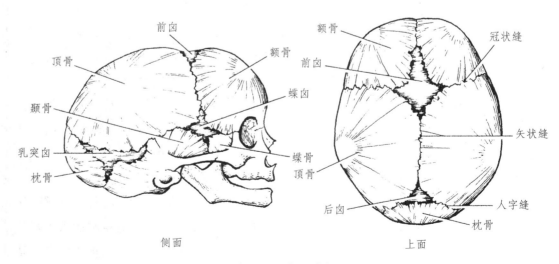

前囟
顶骨
颞骨
乳突囟
枕骨

额骨
蝶囟
蝶骨
顶骨

侧面

额骨
前囟

冠状缝
矢状缝

后囟
人字缝
枕骨

上面

图 4 - 27　新生儿颅

（四）颅骨的连接

颅骨的连接有直接连接和间接连接。

1. 直接连接　颅盖骨间及颅盖骨与颅底骨间借结缔组织膜构成缝连接；颅底骨间多以软骨相连接。随年龄增大，直接连接逐渐骨化而成为骨性结合。

2. 间接连接　仅有颞下颌关节（temporomandibular joint），又称下颌关节（图4-28），由颞骨的下颌窝和关节结节与下颌骨的下颌头构成。关节囊松弛，前壁较薄弱，囊的上端附着在下颌窝和关节结节的周缘，下端附着于下颌颈，关节腔内有关节盘，关节盘的周缘与关节囊相连，将关节腔分隔成上、下两部分。

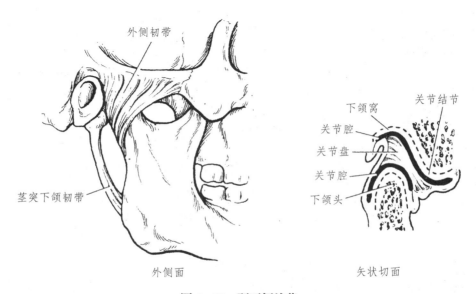

外侧面　　　　　　　　矢状切面

图4-28　颞下颌关节

颞下颌关节属联动关节，两侧必须同时运动。可使下颌骨向上、下、前、后和侧方运动。因关节囊前壁松弛、薄弱，张口过大时下颌头易滑动到关节结节前方而不能退回关节窝，造成下颌关节脱位。

（五）颅骨的骨性标志

主要有眶上缘、颧弓、下颌头、下颌角、下颌缘、舌骨、乳突、枕外隆凸等。

四、四肢骨及其连接

四肢骨包括上肢骨和下肢骨。因人类直立行走，下肢主要起支持、行走作用，故下肢骨较粗大壮实，上肢主要执行劳动功能，故上肢骨细小灵巧。

（一）上肢骨及其连接

1. 上肢骨　上肢骨包括肩胛骨、锁骨、肱骨、尺骨、桡骨和手骨，每侧32块，共64块。

1）**肩胛骨**（scapula）　位于胸廓后外上部，为三角形扁骨，介于第2到第7肋骨之间，有两面、三角和三缘（图4-29）。前面微凹称为**肩胛下窝**；后面上部有一向外上的横行骨嵴，称为**肩胛冈**，冈的上、下方各有一浅窝，分别称为**冈上窝**和**冈下窝**，冈的外侧端突向上，称为**肩峰**。外侧角粗大朝向外侧方形成的浅窝，称为**关节盂**，与肱骨头相关节；上角平对第2肋；下角平对第7肋或第7肋间隙，为计数肋的标志。上缘较短，外侧有一指状突起，称为**喙突**；内侧缘近脊柱称为**脊柱缘**；外侧缘肥厚邻腋窝称为**腋缘**。

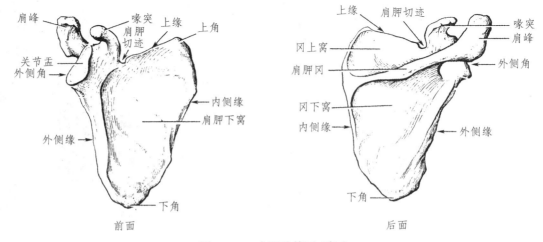

图4-29　肩胛骨前面、后面

2）**锁骨**（clavicle）　位于胸廓前上部，呈"～"形弯曲，全长可在体表摸到（图4-30）。内侧端粗大称为**胸骨端**，外侧端扁平称为**肩峰端**。内侧2/3凸向前，外侧1/3凸向后，两者之间交界处较薄弱，骨折容易发生在此处。

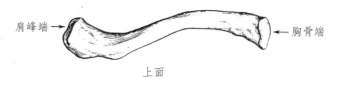

图4-30　锁骨上面

3）**肱骨**（humerus）　位于臂部，为典型长骨，分一体两端（图4-31）。上端膨大，内上方的半圆球状结构称为**肱骨头**，与肩胛骨的关节盂相关节。肱骨头前方和外侧的隆起分别称为**小结节**和**大结节**。上端与体交界处稍缩细，称为**外科颈**，是骨折的好发部位。肱骨中部外侧面有一"V"形粗糙骨面，称为**三角肌粗隆**，是三角肌的附着点。在粗隆后外侧有一条自内上斜向外下的浅沟称为**桡神经沟**,内有桡神经通过,肱骨中段骨折时易伤及桡神经。肱骨下端前后较扁,内侧部有**肱骨滑车**,与尺骨相关节。外侧有球状的**肱骨小头**,与桡骨相关节。滑车的后面上方有一较深的**鹰嘴窝**。下端两侧各有一突起,分别称为**内上髁**和**外上髁**。内上髁后方有一浅沟称为**尺神经沟**,有尺神经通过。

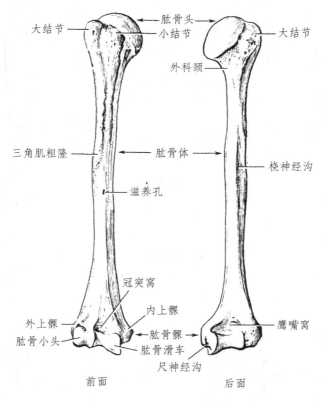

图 4-31 肱骨(前、后面)

4) **尺骨**(ulna) 位于前臂内侧,为长骨(图 4-32)。上端粗大,前面的半圆形深窝称为**滑车切迹**,与肱骨滑车相关节。切迹上、下方的骨隆起分别称为**鹰嘴**和**冠突**。冠突外侧面有一微凹的**桡切迹**,与桡骨头相关节。冠突下方的突起为**尺骨粗隆**。尺骨体上粗下细。尺骨下端有球形的**尺骨头**,与桡骨尺切迹相关节。头后内侧向下的骨突称为**尺骨茎突**,活体可触及。

5) **桡骨**(radius) 位于前臂外侧(图 4-32)。上端有圆形膨大的**桡骨头**,头上凹形关节面及周缘环形关节面分别与肱骨小头及尺骨桡切迹相关节。头下方为**桡骨颈**,颈的下方内侧有粗糙的**桡骨粗隆**。体为三棱柱状。下端膨大,外侧向下的突起称为**桡骨茎突**。下端内侧凹形的关节面称为**尺切迹**,与尺骨头相关节。下面有**腕关节面**,与腕骨相关节。

6) **手骨** 包括腕骨、掌骨和指骨,除腕骨为短骨外,掌、指骨均为长骨(图 4-33)。

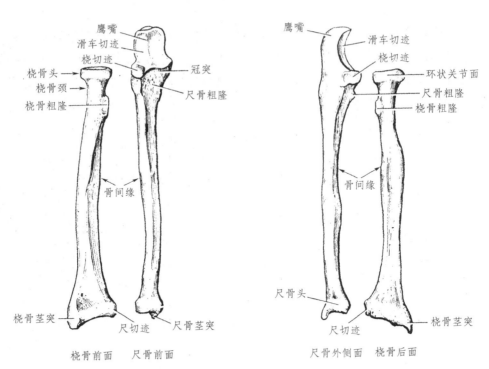

图 4-32 桡骨和尺骨

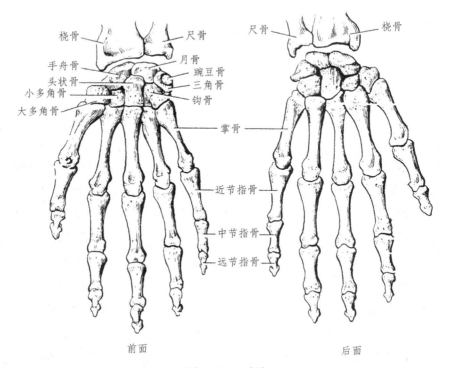

前面

后面

图 4-33 手骨

（1）**腕骨**   8块，排成近、远两列。近侧列由桡侧向尺侧依次为：手舟骨、月骨、三角骨、**豌豆骨**；远侧列为：**大多角骨、小多角骨、头状骨和钩骨**。其中手舟骨、月骨、三角骨共同参与桡腕关节组成。

（2）**掌骨**   5块，由桡侧向尺侧依次称为第1～5掌骨，每骨又分近端的底、中部的体和远端的头。

（3）**指骨**   14块，拇指为2节，其余各指均为3节，分别称为近节、中节、远节指骨。

2. 上肢骨的连接

1）**胸锁关节**   由锁骨的胸骨端与胸骨的锁切迹构成。关节囊坚韧，囊内有关节盘。可作前、后、上、下、旋转和环转运动。

2）**肩锁关节**   由锁骨的肩峰端与肩胛骨的肩峰构成。关节活动度小。

3）**肩关节**（shoulder joint）   由肱骨头与肩胛骨的关节盂构成（图4-34）。关节盂小而浅，有盂唇，肱骨头较大。关节囊薄而松弛，囊内有肱二头肌长头腱通过。上壁、前壁、后壁有韧带和肌腱加强，下部缺乏韧带、肌腱，故肩关节多从前下方脱位。

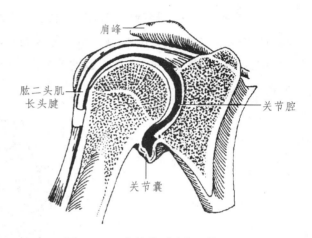

图4-34   肩关节（右侧，冠状切面）

肩关节是全身最灵活、运动幅度最大的关节，可做屈、伸、内收、外展、旋内、旋外和环转运动。

4）**肘关节**（elbow joint）   是由肱骨下端和尺、桡骨上端构成的复合关节。包括以下三个关节：①肱尺关节，由肱骨滑车与尺骨滑车切迹组成；②肱桡关节，由肱骨小头与桡骨头上方关节面组成；③桡尺近侧关节，由桡骨头环状关节面与尺骨桡切迹组成。以上三个关节被包在一个关节囊内，形成一个复合关节（图4-35）。关节囊前后壁松弛，两侧壁有韧带加强。囊内有桡骨环状韧带将桡骨头的环状关节面包绕并固定

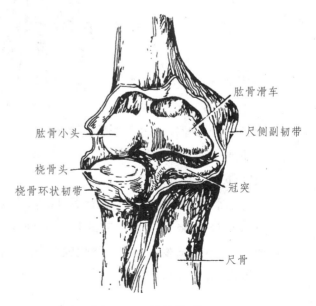

图4-35   肘关节（前面）

在尺骨桡切迹前后骨面,以防止桡骨头运动时滑脱。

肘关节能做屈、伸运动。伸肘时,肱骨内、外上髁和尺骨鹰嘴三者在一条直线上;屈肘90°时,三者连线组成等腰三角形。肘关节脱位时,这种位置关系发生改变。

5) **前臂骨的连接** 包括桡尺近侧关节、前臂骨间膜和桡尺远侧关节。前臂骨间膜是连于尺、桡骨间的纤维膜;**桡、尺远侧关节**由桡骨的尺切迹和尺骨头构成。桡尺近、远侧关节为联合关节,使前臂作旋前、旋后运动。运动时,桡骨头在原位旋转,桡骨下端围绕尺骨头旋转。

6) **手关节** 包括**桡腕关节**、腕骨间关节、腕掌关节、掌指关节和手指间关节(图4-36)。其中较重要的是**桡腕关节**,桡腕关节又称腕关节,由桡骨下端和尺骨头下方关节盘形成的关节窝与手舟骨、月骨、三角骨共同形成的关节头构成。关节囊松弛,桡腕关节可做屈、伸、内收、外展和环转运动。

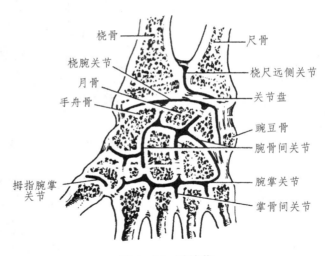

图4-36 手关节

7) **上肢骨的骨性标志** 主要有锁骨、肩胛冈、肩峰、肩胛下角、肱骨内、外上髁、桡骨头、尺骨鹰嘴、尺骨茎突、桡骨茎突等。

(二)下肢骨及其连接

1. 下肢骨 包括髋骨、股骨、髌骨、胫骨、腓骨和足骨。

1) **髋骨**(hip bone) 由上部的髂骨、前下部的耻骨和后下部的坐骨构成。幼年时三骨间借软骨相连,15~16岁左右完全骨化融合为一骨。融合处形成较深的**髋臼**,朝向下外,髋臼的下方有**闭孔**(图4-37)。

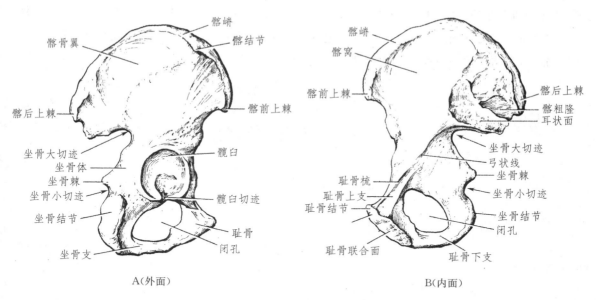

图 4-37 髋骨(外面,内面)

（1）**髂骨**（ilium） 构成髋骨的上半部。其上部扁而宽阔，上缘呈弓形称为**髂嵴**（iliac crest），两髂嵴最高点的连线平对第四腰椎棘突，是腰椎穿刺时计数腰椎序数的重要标志。髂嵴的前、后端分别为**髂前上棘**和**髂后上棘**。髂前上棘后外侧，髂嵴外侧向外突出，称为**髂结节**，是重要的骨性标志。髂骨内面的浅窝称为**髂窝**，髂窝下缘为弓状线。弓状线后端有粗糙的**耳状面**，它与骶骨耳状面相关节。

（2）**坐骨**（ischium） 构成髋骨后下部，其后部肥厚，最低部有粗糙的**坐骨结节**。坐骨结节后上方有尖形突起称为**坐骨棘**。在坐骨棘的上、下方各有一切迹，分别称为**坐骨大切迹**和**坐骨小切迹**。坐骨结节向前延伸为**坐骨支**。坐骨支和耻骨下支相连，共同构成闭孔的下界。

（3）**耻骨**（pubis） 构成髋骨的前下部，向前内伸出**耻骨上支**，其末端急转向下，成为**耻骨下支**。耻骨上支的上缘有一条较锐的骨嵴称为**耻骨梳**，其后端接弓状线，前端终止处有一骨突，称为**耻骨结节**。上、下支移行处内面有一椭圆形的粗糙骨面，称为**耻骨联合面**。耻骨与坐骨围成的大孔，称为**闭孔**。

2）**股骨**（femur） 位于股部，是人体最长最粗的长骨，约占身长的 1/4（图 4-38）。上端朝向内上的球状膨大称为**股骨头**，与髋臼相关节。股骨头中央稍下方有股骨头凹，头外下缩细部称为**股骨颈**。股骨颈根部外上方的粗糙隆起称为**股骨大转子**，内下方的突起称为**股骨小转子**。股骨体略前凸，呈圆柱形，体后面有纵行的骨嵴称为**粗线**，粗线上部有粗糙的突起，称为**臀肌粗**

隆,是臀大肌的附着处。下端两侧向后卷曲的膨大,分别称为**内侧髁**和**外侧髁**,两髁之间的深窝称为**髁间窝**,两髁侧面分别有突出的**内上髁**和**外上髁**,两髁下面有关节面和胫骨上端关节面相关节,两髁前面的关节面和髌骨相关节。

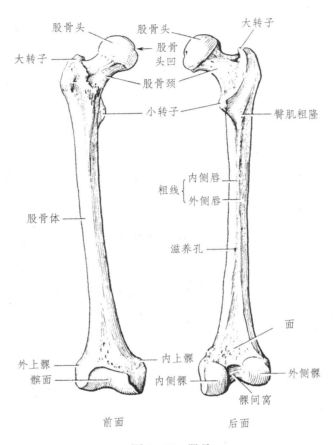

图 4 - 38 股骨

3)**髌骨**(patella) 是全身最大的籽骨,位于膝关节前方,被股四头肌腱包被,呈上宽下窄的三角形,前面粗糙,后面有光滑的关节面参与构成膝关节(图 4 - 39)。

4)**胫骨**(tibia) 是位于小腿内侧的长骨,较粗大(图 4 - 40)。上端膨大,向两侧突出形成**内侧髁**和**外侧髁**,其上方的关节面与股骨内、外侧髁相关节。两上关节面之间的粗糙小突起称为**髁间隆**

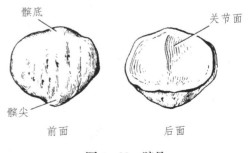

图 4 - 39 髌骨

起。上端前面粗糙的隆起称为**胫骨粗隆**。体呈三棱柱形,前缘和内侧面可在体表摸到。下端内侧面向下的骨突称为**内踝**。下端下面有凹形的关节面,与距骨相关节。下端外侧面有微凹的**腓切迹**。

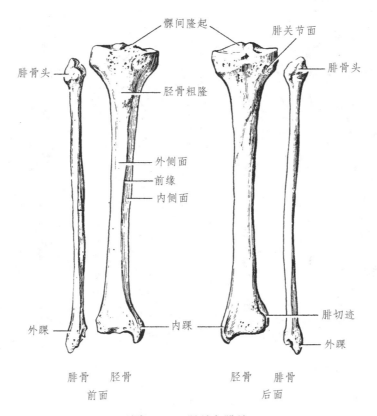

图4-40 胫骨和腓骨

5) **腓骨**(fibula) 是位于小腿外侧的长骨(图4-40),细长,上端膨大称为**腓骨头**,头下方缩窄称为**腓骨颈**。下端呈三角形称为**外踝**,外踝内侧的关节面参与构成距小腿关节。

6) **足骨**(bones of foot) 包括跗骨、跖骨和趾骨(图4-41)。

(1) **跗骨** 7块,为短骨。分前、中、后三列。后列上方有距骨,下方有跟骨;中列为距骨前方的足舟骨;前列有内侧楔骨、中间楔骨、外侧楔骨和跟骨前方的骰骨。距骨上面有距骨滑车关节面,与胫、腓骨下端构成踝关节。跟骨后端有突向后的跟结节。

(2) **跖骨** 5块,属长骨。由内向外为第1~5跖骨,每跖骨分底、体、头三部分。

(3) **趾骨** 14块,属长骨,节数及名称与指骨相当。

2. 下肢骨的连接

1) **髋骨的连接** 两侧髋骨的后部借骶髂关节、韧带与骶骨相连;前部借耻骨联合互相连

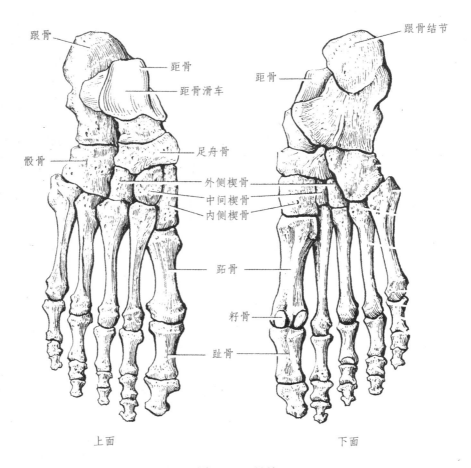

图 4-41 足骨

接。它们与尾骨共同构成骨盆。

（1）骶髂关节 由骶骨的耳状面与髂骨的耳状面构成，关节囊紧张，运动度极小。在骶髂关节的后方，从骶、尾骨到髋骨有两条强大的韧带：**骶结节韧带**连于骶、尾骨与坐骨结节之间，呈扇形；**骶棘韧带**连在骶、尾骨与坐骨棘之间，呈三角形。两韧带与坐骨大、小切迹，分别围成**坐骨大孔和坐骨小孔**，孔内有血管神经通过（图 4-42）。

（2）耻骨联合 由两侧耻骨联合面借纤维软骨形成的耻骨间盘连接而成，上、下缘有韧带加强。耻骨间盘内有一矢状裂隙，女性较大，分娩时可稍分离。

（3）骨盆（pelvis） 由骶骨、尾骨和左、右髋骨连接而成，具有保护骨盆腔内的器官和传递重力等功能（图 4-43）。

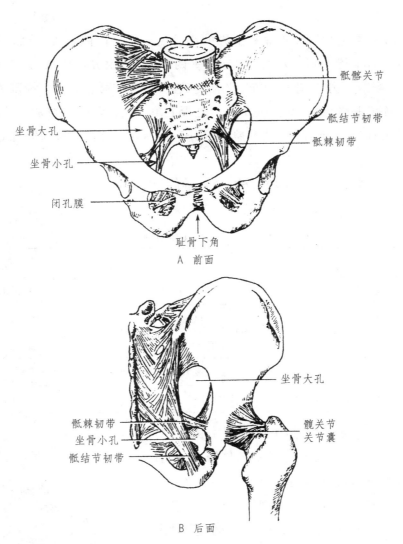

A 前面

B 后面

图 4 - 42 骨盆的连接

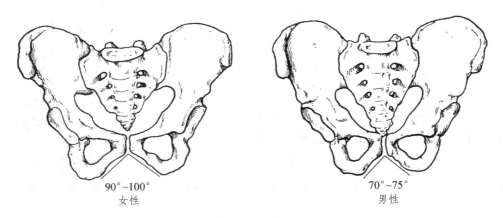

90°～100°
女性

70°～75°
男性

图 4 - 43 骨盆

骨盆借界线分为上方的大骨盆和下方的小骨盆。界线由骶骨岬、弓状线、耻骨梳、耻骨结节和耻骨联合上缘组成。小骨盆有上、下两口，上口由界线围成，呈圆形或卵圆形。下口由尾骨尖、骶结节韧带、坐骨结节、坐骨支、耻骨下支和耻骨联合下缘围成。两侧耻骨下支和坐骨支连成耻骨弓，其间的夹角称为耻骨下角。大骨盆的内腔是腹腔的一部分，小骨盆的内腔称为骨盆腔，容纳直肠、膀胱和部分生殖器官。女性的骨盆腔也是胎儿娩出的通道。

从青春期开始，骨盆的形态出现性差。女性骨盆的形态特点与妊娠和分娩有关。男、女骨盆的主要差别如表 4-1 所示。

表 4-1 男、女骨盆的主要差别

	男 性	女 性
骨盆形状	窄而长	宽而短
骨盆上口	心 形	近似圆形
骨盆下口	较窄小	较宽大
骨盆腔	漏斗形	圆桶形
耻骨下角	70°~75°	90°~100°

2）**髋关节**（hip joint） 由髋臼和股骨头构成（图 4-44）。关节囊坚韧、上方附着于髋臼的周缘，下方前面附着在大、小转子间，后面附着于股骨颈的中、外 1/3 交界处，故股骨颈骨折时有囊内、囊外之分。关节囊前壁有髂股韧带加强，关节内股骨头与髋臼之间有股骨头韧带加强。

髋关节可做屈、伸、内收、外展、旋内、旋外和环转运动，但幅度远小于肩关节。

3）**膝关节**（knee joint） 是人体最大最复杂的关节。由股骨下端、胫骨上端和髌骨构成（图 4-45，图 4-46）。关节囊薄而松弛，周围有韧带加固，以增加关节的稳定性。囊前壁为股四头肌腱、髌骨和髌韧带加

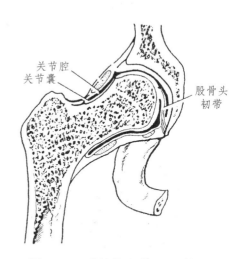

图 4-44 **髋关节**（冠状切面、前面）

强。两侧壁有胫、腓侧副韧带加强。关节腔内有前、后交叉韧带（图 4-45），分别限制胫骨过度向前和向后移位。关节腔内内侧髁间和外侧髁间分别有内侧半月板和外侧半月板（图 4-46）。

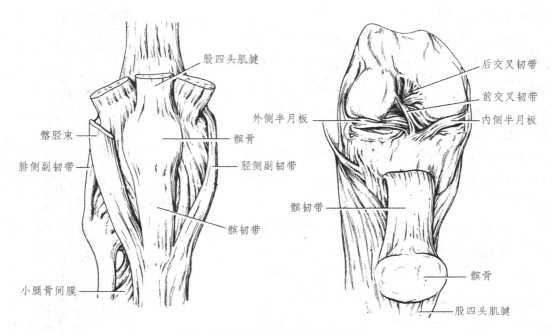

图 4 - 45 膝关节(前面)(内部结构)

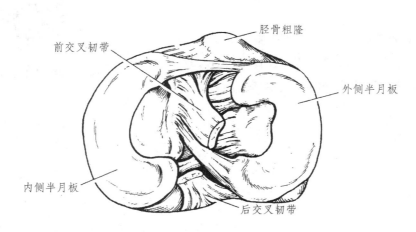

图 4 - 46 右膝关节半月板(上面)

半月板主要使关节面更为相适,能缓冲压力,吸收震荡,起弹性垫的作用。

膝关节能做屈、伸运动,半屈膝时可做旋转运动。

4)**小腿骨间的连接** 胫、腓骨上端形成胫腓关节;中部骨干借小腿骨间膜相连;下端由韧带相连接。两骨间几乎无运动。

5)**足关节** 包括距小腿关节、跗骨间关节、跗跖关节、跖趾关节及趾间关节。其中较重要的是距小腿关节(图4-47)。

距小腿关节(talocrural joint)又称**踝关节**(ankle joint),由胫、腓骨下端与距骨滑车构成。关节囊前后壁薄而松弛,两侧分别有内侧韧带和外侧韧带加强。外侧韧带较薄弱,因此韧带损伤多见,踝关节扭伤多发生在跖屈状态。

踝关节能做背屈(伸)、跖屈(屈)运动。踝关节与其他足关节协同运动,还可使足做**内翻**或**外翻**运动。

6) **足弓**(arches of foot) 足弓是跗骨与跖骨在足底借足底肌、肌腱和韧带的牵拉而形成的一个凸向上的弓形结构(图4-48)。当人体站立及运动时,足弓后方的跟骨、前方的第1和第5跖骨头三点着地,形成弹性的"三脚架",以保证平稳站立。有利于行走和跳跃,并能缓冲震荡,保护足底血管和神经不受压迫。

7) **下肢骨的骨性标志** 主要有髂嵴、髂前上棘、髂结节、坐骨结节、耻骨结节、股骨大转子、股骨内、外上髁、髌骨、胫骨粗隆、腓骨头、内踝、外踝等。

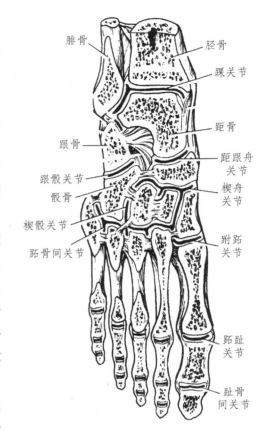

图4-47 足关节水平切面

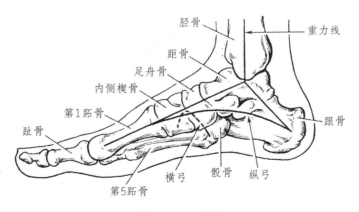

图4-48 足弓

第二节 肌

一、概述

运动系统的肌都是骨骼肌(skeletal muscle)。它们附着于骨,收缩时可带动骨骼产生运动,是运动系统的动力部分。因其运动受意志支配,故又称随意肌。人体全身骨骼肌有 600 多块,约占体重的 40%。肌一旦失去血液供应会发生坏死,失去神经支配会发生瘫痪。

1. 肌的形态、构造 肌的形态按其外形的不同可分为长肌、短肌、阔肌和轮匝肌 4 种(图 4-49)。

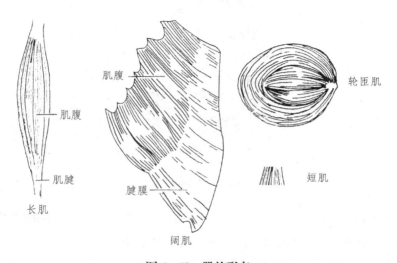

图 4-49 肌的形态

肌的构造,每块骨骼肌都由肌腹和肌腱构成。肌腹由肌纤维组成,柔软而色红,具有收缩和舒张能力;肌腱由致密结缔组织构成,色白、坚韧,无收缩能力,附着于骨。长肌的肌腹位于中部,肌腱呈细索状位于两端。阔肌的肌腹和肌腱均呈薄片状,其肌腱称为**腱膜**。

2. 肌的起止和作用 肌以两端附着于两块或两块以上的骨上,通常中间跨过一个或几个关节(图 4-50)。肌收缩时,一骨位置相对固定,另一骨相对移动。肌在固定骨上的附着点称为起点或定点,在移动骨上的

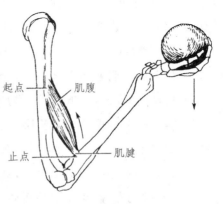

图 4-50 肌的起止点

附着点称为止点或动点。

3. 肌的配布   肌配布的多少,与关节的运动轴相一致。一个运动轴的两侧配有两组作用相反的肌或肌群,这两组肌或肌群互称为**拮抗肌**,如肘关节、腕关节前方的屈肌群与后方的伸肌群;而位于运动轴的同一侧作用相同的肌,互称为**协同肌**,如肘关节前面的各屈肌。各肌在神经系统的支配调节下,相互协调,完成各种动作。

4. 肌的辅助结构   肌的辅助结构包括筋膜、滑膜囊和腱鞘,具有保护和协助肌活动的作用。

1) **筋膜**(fascia)   分浅筋膜和深筋膜(图4-51)。

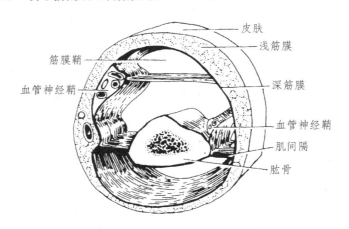

图4-51 臂部横断(示筋膜)

(1) **浅筋膜**(superficial fascia)   位于皮下,又称**皮下筋膜**。由疏松结缔组织构成,含有脂肪、浅静脉、神经及浅淋巴结、淋巴管等。皮下注射即是将药物注入此层。

(2) **深筋膜**(deep fascia)   位于浅筋膜深面,又称**固有筋膜**,由致密结缔组织构成,包被肌、肌群、血管和神经等。在四肢,伸入肌群间附着于骨上,形成**肌间隔**,可减少运动时的摩擦。在某些部位,包绕血管、神经形成**血管神经鞘**。

2) **滑膜囊**(synovial bursa)   为密闭的结缔组织囊,形扁壁薄,多存在于腱与骨面接触处,内含滑液,可减少骨和肌腱之间的摩擦。

3) **腱鞘**(tendinous sheath)   为包围在手、足长肌腱表面的鞘囊,分内、外两层(图4-52)。外层称为**纤维层**,内层称为**滑膜层**。滑膜层位于纤维层深面,分为内、外层,是由滑膜构成的双层圆筒形的鞘。外层贴在纤维层内面,内层包在腱表面,两层移行部称为**腱系膜**,滑膜层间有少量滑液,可使腱在鞘内自由滑动,减少与骨面的摩擦,有利于肌或肌群的独立运动。若腱鞘损伤可导致腱鞘炎,影响肌腱的活动。

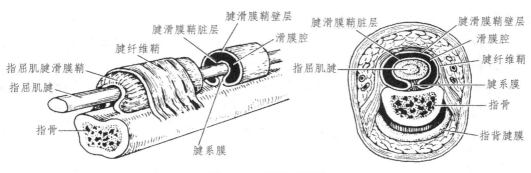

图 4 - 52 腱鞘示意图

二、头肌

头肌分为面肌和咀嚼肌两部分。

1. 面肌 面肌为扁薄的皮肌,位置表浅,大多起于颅骨,止于面部皮肤,主要分布在眼裂、鼻孔、口裂周围,分环形和辐射形两种。收缩时可使面部产生各种表情,故称为**表情肌**(图 4 - 53)。**枕额肌**(occipitofrontalis)是位于颅盖中线两侧的阔肌,有额腹和枕腹两个肌腹,分别位

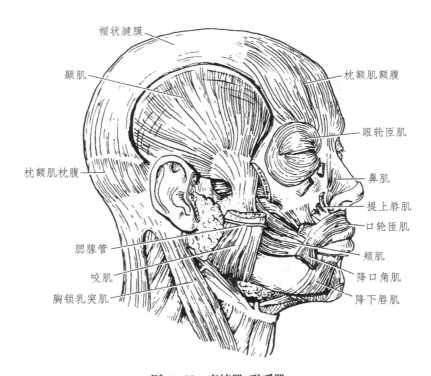

图 4 - 53 表情肌、咀嚼肌

于额部、枕部皮下,两肌腹间由帽状腱膜相连接。额腹收缩时可提眉,并使额部皮肤出现额纹,枕腹收缩后拉帽状腱膜。**眼轮匝肌**(orbicularis oculi)环绕眼裂,收缩使眼裂闭合。**口轮匝肌**(orbicularis oris)位于口裂周围,收缩使口裂闭合。

2. 咀嚼肌　咀嚼肌主要有咬肌、颞肌,为运动下颌关节的肌(图4-53)。**咬肌**起自颧弓,止于下颌骨的咬肌粗隆。**颞肌**呈扇形起于颞窝,向下会聚,经颧弓深面,止于下颌骨的冠突。二肌收缩均可上提下颌骨,使牙咬合。

三、颈肌

颈肌主要有胸锁乳突肌、舌骨上、下肌群。

1. 胸锁乳突肌(sternocleidomastoid)　为颈浅群肌,位于颈部两侧。起自胸骨柄、锁骨内侧端,两头合并向后上方行走,止于颞骨乳突(图4-54)。一侧收缩,头偏向同侧,脸转向对侧;两侧同时收缩曲颈仰头。胸锁乳突肌位置表浅,是重要的肌性标志。

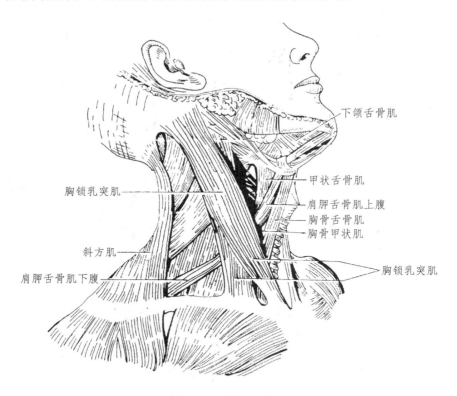

图4-54　胸锁乳突肌

2. 舌骨上肌群　位于舌骨与下颌骨、颅底之间。下颌骨固定,收缩时可上提舌骨,协助吞咽;舌骨固定时,可下拉下颌骨,协助张口(图4-54)。

3. 舌骨下肌群 位于舌骨下方正中线两侧,居喉、气管和甲状腺的前方。收缩时可下降舌骨和喉(图 4 - 54),以配合吞咽和发音。

4. 颈深肌群 主要有前斜角肌、中斜角肌和后斜角肌。前、中斜角肌与第一肋之间的空隙,称为斜角肌间隙,有锁骨下动脉和臂丛通过。

四、躯干肌

躯干肌包括背肌、胸肌、膈、腹肌和会阴肌。

1. 背肌 背肌分浅、深两层。浅层主要为阔肌,包括斜方肌、背阔肌。深层主要为竖脊肌(图 4 - 55)。

(1) 斜方肌(trapezius) 位于项部和背上部浅层,一侧呈三角形,两侧合并为斜方形。起

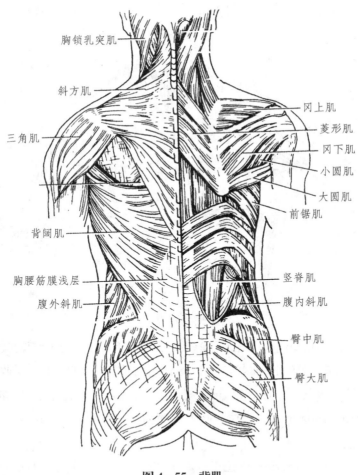

图 4 - 55 背肌

自枕外隆凸、项韧带和全部胸椎棘突,肌束向外上止于锁骨外侧份、肩峰和肩胛冈。收缩时使肩胛骨向脊柱靠拢,上部、下部肌束收缩,可上提、下降肩胛骨;当肩胛骨固定时,一侧收缩,使头偏向同侧,两侧同时收缩,可使头后仰。

(2)**背阔肌**(latissimus dorsi) 为全身最大的扁肌,位于背的下部及胸的后外侧,以腱膜起自下6个胸椎棘突、全部腰椎棘突和髂嵴后部,肌束斜向外上,止于肱骨小结节下方。收缩时可使肩关节内收、旋内和后伸。当上肢上举固定时,可引体向上。

(3)**竖脊肌**(erector spinae) 为背部最大最长的肌,位于全部椎骨棘突两侧的深沟内。起自骶骨背面和髂嵴后部,肌束沿途向上止于椎骨、肋骨和颞骨乳突。一侧收缩使脊柱侧屈,两侧收缩使脊柱后伸和仰头,是维持人体直立姿势的重要肌。

2. 胸肌 胸肌包括胸上肢肌和胸固有肌。

1)**胸上肢肌** 均为起于胸廓前外侧,止于上肢骨的阔肌。包括胸大肌、胸小肌和前锯肌(图4-56)。

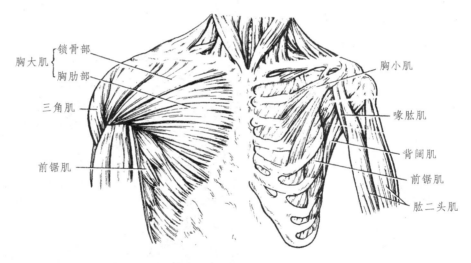

图4-56 胸肌

(1)**胸大肌**(pectoralis major) 位于胸壁浅层,呈扇形,覆盖胸廓前壁的大部,起自锁骨内侧半、胸骨和上6个肋软骨等处,肌束向外上集中,止于肱骨大结节下方。收缩可使肩关节内收、旋内、前屈,并协助吸气。上肢固定,可上提躯干,与背阔肌一起完成引体向上。

(2)**胸小肌**(pectoralis minor) 位于胸大肌深面,收缩时拉肩胛骨向前下方;肩胛骨固定时,可上提肋助吸气。

(3)**前锯肌**(serratus anterior) 位于胸廓侧壁,起于第1~8肋,肌束行向后上方,经肩胛骨前方,止于肩胛骨内侧缘和下角。收缩时拉肩胛骨向前,其下部肌束可使肩胛骨下角外旋,助臂上举(图4-57)。

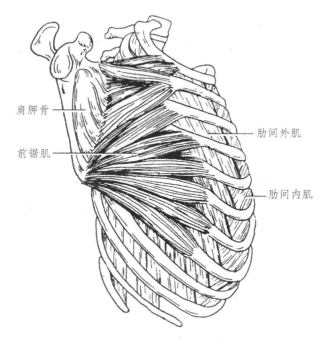

图4-57 前锯肌、肋间肌

2) **胸固有肌** 位于肋间隙内,包括肋间外肌和肋间内肌(图4-57),都是呼吸肌。

（1）**肋间外肌**(intercostales externi) 位于肋间隙的浅层,起自肋骨下缘,肌束斜向前下,止于下一肋骨上缘。作用:收缩时提肋助吸气。

（2）**肋间内肌**(intercostales interni) 位于肋间外肌深面,起自下位肋上缘,肌束斜向前上,止于上一肋骨下缘。作用:收缩时降肋助呼气。

3. 膈 膈(diaphragm)位于胸腹交界处,为一块向上的穹隆状扁肌(图4-58)。周围部为肌质,起自胸廓下口周缘及腰椎前面,向中央移行为腱膜,称为中心腱。

膈上有三个孔:在第12胸椎前方有**主动脉裂孔**,有主动脉和胸导管通过;主动脉裂孔的左前方有**食管裂孔**,食管和迷走神经通过;在食管裂孔右前方,中心腱上有**腔静脉孔**,有下腔静脉通过。

膈是重要的呼吸肌,收缩时,膈顶下降,胸腔容积扩大,以助吸气;舒张时,膈顶上升,胸腔容积缩小,以助呼气。膈与腹肌同时收缩,可增加腹压,以协助排便、呕吐、咳嗽等,女性还能协助分娩。

4. 腹肌 腹肌位于胸廓与骨盆之间,参与腹壁的组成,按其部位可分为前外侧群和后群两部分(图4-59)。

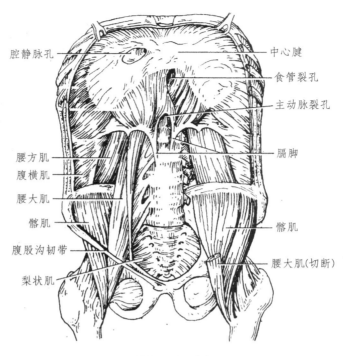

腔静脉孔

中心腱

食管裂孔

主动脉裂孔

腰方肌

膈脚

腹横肌

腰大肌

髂肌

髂肌

腹股沟韧带

腰大肌(切断)

梨状肌

图 4 - 58　膈

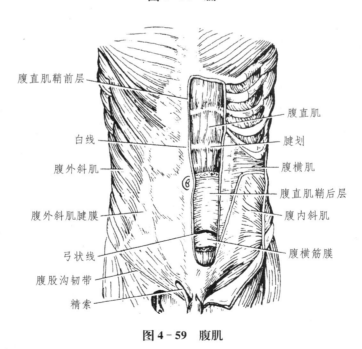

腹直肌鞘前层

腹直肌

白线

腱划

腹外斜肌

腹横肌

腹直肌鞘后层

腹外斜肌腱膜

腹内斜肌

弓状线

腹横筋膜

腹股沟韧带

精索

图 4 - 59　腹肌

1）**前外侧群**　前外侧群构成腹腔的前外侧壁,包括腹直肌、腹外斜肌、腹内斜肌和腹横肌。

（1）腹直肌（rectus abdominis） 位于腹中线两侧的腹直肌鞘内，为一对长带状肌。起自耻骨联合和耻骨嵴，向上止于剑突和第5～7肋软骨前面。腹直肌被3～4条横行的腱划分成多个肌腹。

（2）腹外斜肌（obliquus externus abdominis） 为位于腹前外侧壁浅层的阔肌，起自下位8个肋的外面，肌束斜向前下，在腹直肌外侧移行为腱膜，经腹直肌前面，参与形成腹直肌鞘前层，至腹正中线终于白线。腱膜下缘卷曲增厚连于髂前上棘和耻骨结节之间，称为**腹股沟韧带**。在耻骨结节外上方，腹外斜肌腱膜有一个三角形裂口，称为**腹股沟管浅（皮下）环**。

（3）腹内斜肌（obliquus internus abdominis） 位于腹外斜肌深面，肌束呈扇形，大部分肌束向前上方，在腹直肌外缘移行为腱膜，并分成前后两层包裹腹直肌，参与腹直肌鞘前、后层的组成，止于白线。

（4）腹横肌（transversus abdominis） 位于腹内斜肌深面，肌束横行至腹直肌外缘处形成腱膜，经过腹直肌后面，参与腹直肌鞘后层的组成，止于白线。

男性腹内斜肌和腹横肌下部发出一些细散的肌束，包绕精索和睾丸，称为**提睾肌**，收缩时可上提睾丸。

贴附于腹横肌和腹直肌鞘腹腔面的深筋膜，称为**腹横筋膜**。

2）后群 主要有腰方肌（quadratus lumborum），位于腹后壁腰椎两侧，能使脊柱侧屈（图4-58）。

腹肌具有保护、固定腹腔脏器的作用。腹肌收缩时，可降肋，助呼气；还可使脊柱作前屈、侧屈和旋转运动。腹肌与膈共同收缩时，可增加腹压，能协助排便、排尿、呕吐等，女性还能协助分娩。

3）**腹肌的肌间结构** 主要有腹直肌鞘、白线、腹股沟管等。

（1）腹直肌鞘（sheath of rectus abdominis） 为包绕腹直肌的膜性鞘，鞘分前、后两层。前层由腹外斜肌腱膜和腹内斜肌腱膜的前层构成；后层由腹内斜肌腱膜的后层和腹横肌腱膜构成（图4-60）。但后层在脐以下4～5 cm处全部移至前层，使后层缺如，形成一个凹向下的游离缘，称为弓状线。此线以下的腹直肌后面直接和腹横筋膜相贴。

（2）白线（linea alba） 由两侧腹直肌鞘在腹前正中线上交织而成。白线血管较少，中部有一脐环，是腹壁薄弱处，易发生脐疝（图4-60）。

（3）腹股沟管（inguinal canal） 是腹内、外斜肌和腹横肌在腹股沟韧带内侧半上方形成的一条斜行肌间裂隙，长4～5 cm，有内、外两口，内口称为**腹股沟管深环（腹）环**，位于腹股沟韧带中点上方约一横指处，由腹横筋膜形成；外口即**腹股沟管浅（皮下）环**。在腹肌沟管内，男性有精索通过，女性有子宫圆韧带通过（图4-61）。腹股沟管是腹壁的薄弱区，为腹股沟疝的好发部位。

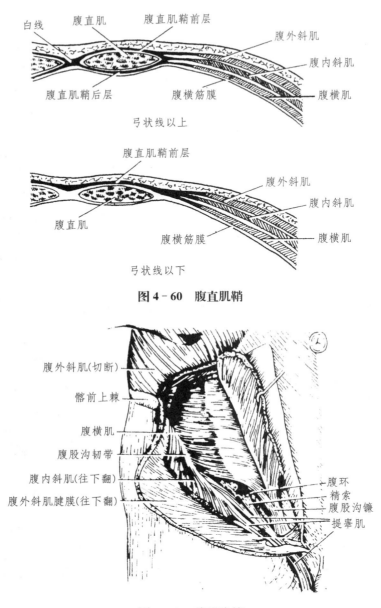

白线 腹直肌 腹直肌鞘前层
腹外斜肌
腹内斜肌
腹直肌鞘后层 腹横筋膜 腹横肌

弓状线以上

腹直肌鞘前层
腹外斜肌
腹内斜肌
腹直肌 腹横筋膜 腹横肌

弓状线以下

图 4 - 60 腹直肌鞘

腹外斜肌(切断)
髂前上棘
腹横肌
腹股沟韧带
腹内斜肌(往下翻)
腹外斜肌腱膜(往下翻)
腹环
精索
腹股沟镰
提睾肌

图 4 - 61 腹股沟管

5. 会阴肌 会阴肌是指封闭小骨盆下口的诸肌,主要有肛提肌、会阴深横肌和尿道括约肌等(图 4 - 62)。**肛提肌**(levator ani)呈漏斗状,封闭小骨盆下口的大部分,具有承托盆腔脏器、括约肛管和阴道的作用。肛提肌和覆盖于其上、下面的筋膜,共同构成**盆膈**(pelvic dia-phragm),有直肠通过。会阴深横肌及尿道括约肌为封闭小骨盆下口前下部的肌,其中会阴深横肌、尿道括约肌和它们上、下面的筋膜,共同构成**尿生殖膈**(urogenital diaphragm),男性有尿道,女性有尿道、阴道通过。

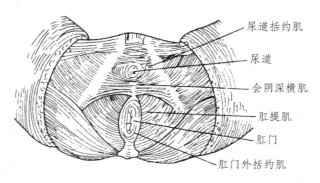

图 4‑62 会阴肌

五、四肢肌

四肢肌包括上肢肌和下肢肌。

1. 上肢肌 上肢肌包括肩肌、臂肌、前臂肌和手肌。

1）**肩肌** 肩肌配布在肩关节周围,包括三角肌、冈上肌、冈下肌、大圆肌、小圆肌、肩胛下肌等。它们均可运动肩关节,增加肩关节稳定性。其中主要为三角肌(图 4‑63,图 4‑64)。

三角肌(deltoid)呈三角形,位于肩部,起自锁骨外侧份、肩峰和肩胛冈,肌束从前、外、后三面包绕肩关节,止于肱骨的三角肌粗隆。收缩时,主要使肩关节外展。临床上常在三角肌做小剂量注射。

2）**臂肌** 臂肌分前群的屈肌和后群的伸肌。

（1）**前群** 包括肱二头肌、肱肌和喙肱肌(图 4‑63,图 4‑64)。**肱二头肌**(biceps brachii)呈梭形,以长、短头分别起自肩胛骨关节盂上方和肩胛骨喙突,长头通过肩关节囊内,两头向下合并形成一个肌腹,过肘关节前方,止于桡骨粗隆。主要功能是屈肘关节和前臂旋后,并协助肱肌和喙肱肌屈肩关节。

（2）**后群** 有肱三头肌(triceps brachii)。它有三个头,长头起自肩胛骨关节盂下方,内、外侧头起自肱骨背面,三头合成肌腹,以扁腱止于尺骨鹰嘴。收缩时伸肘关节,还使肩关节后伸和内收(图 4‑64)。

3）**前臂肌** 位于尺、桡骨周围,分前群的屈肌、旋前肌和后群的伸肌、旋后肌。

（1）**前群** 共9块,主要为屈腕、屈指和使前臂旋前的肌,称为屈肌群,分浅、深两层。浅层有6块(图 4‑65),从桡侧向尺侧依次为:**肱桡肌、旋前圆肌、桡侧腕屈肌**、掌长肌、指浅屈肌和**尺侧腕屈肌**。深层有3块,即拇长屈肌、指深屈肌和旋前方肌。

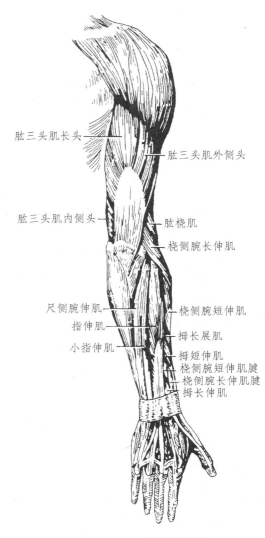

图 4 - 63　上肢前面浅层肌　　　　　图 4 - 64　上肢后群浅层肌

（2）**后群**　共有 10 块，分浅、深两层，主要为伸腕、伸指和旋后的肌，称为伸肌群。浅层有 5 块（图 4-66），由桡侧向尺侧，依次为**桡侧腕长伸肌**、**桡侧腕短伸肌**、**指伸肌**、**小指伸肌**和**尺侧腕伸肌**。深层也有 5 块，从上到下，由桡侧到尺侧依次为**旋后肌**、**拇长展肌**、**拇短伸肌**、**拇长伸肌**和**示指伸肌**。

4）**手肌**　手肌全部位于手的掌侧面，主要运动手指，分内侧、外侧和中间三群（图 4-67）。

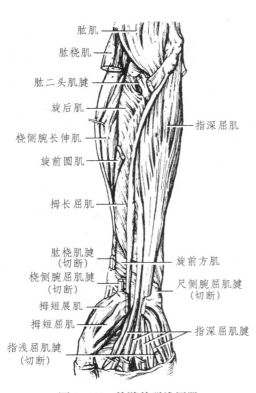

肱肌
肱桡肌
肱二头肌腱
旋后肌
桡侧腕长伸肌
旋前圆肌
拇长屈肌
指深屈肌
肱桡肌腱
（切断）
桡侧腕屈肌腱
（切断）
拇短展肌
拇短屈肌
指浅屈肌腱
（切断）
旋前方肌
尺侧腕屈肌腱
（切断）
指深屈肌腱

图 4 - 65 前臂前群浅层肌

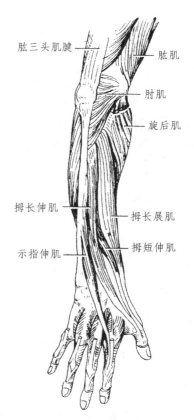

肱三头肌腱
肱肌
肘肌
旋后肌
拇长伸肌
拇长展肌
示指伸肌
拇短伸肌

图 4 - 66 前臂后群浅层肌

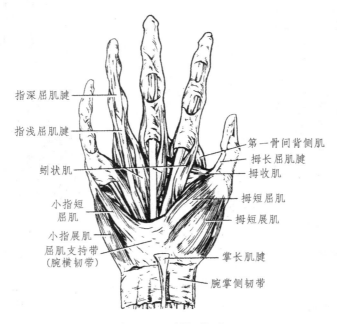

指深屈肌腱
指浅屈肌腱
蚓状肌
小指短屈肌
小指展肌
屈肌支持带
（腕横韧带）
第一骨间背侧肌
拇长屈肌腱
拇收肌
拇短屈肌
拇短展肌
掌长肌腱
腕掌侧韧带

图 4 - 67 手肌（前面）

（1）**外侧群**　位于拇指侧，形成明显隆起，称为鱼际，具有使拇指作屈、外展、内收、对掌等动作。

（2）**内侧群**　位于小指侧，也形成隆起，称为小鱼际，具有屈小指、使小指外展和对掌等作用。

（3）**中间群**　位于掌心和掌骨之间，分为蚓状肌和骨间肌，有屈掌指关节、伸指骨间关节和使手指内收、外展的作用（图4-67）。

5）**腋窝与肘窝**　腋窝（axillary fossa）位于胸外侧壁与臂上部之间的锥形腔隙。腋窝内有腋动脉、腋静脉、臂丛神经、腋淋巴结以及大量的脂肪等。肘窝（cubital fossa）位于肘关节前方的三角形浅窝，内有肱动脉、肱静脉和正中神经通过。

2. 下肢肌　下肢肌包括髋肌、大腿肌、小腿肌和足肌。

1）**髋肌**　分布于髋关节周围，主要运动髋关节。分前、后两群。前群主要有**髂腰肌**（iliopsoas），它由腰大肌和髂肌结合而成。腰大肌起于腰椎体侧面和横突，**髂肌**呈扇形起于髂窝，两肌会合，向下经腹股沟韧带深面进入股部止于股骨小转子。可使髋关节屈和旋外；下肢固定时，可屈躯干，如仰卧起坐（图4-68）。后群包括臀大肌、臀中肌、臀小肌和梨状肌。

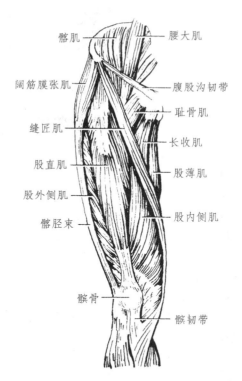

图4-68　髂腰肌和大腿前面肌

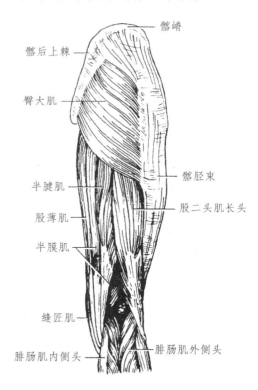

图4-69　髋肌和大腿后群浅层肌

（1）**臀大肌**（gluteus maximus）　位于臀部浅层，起自髂骨翼外面和骶骨背面，肌束斜向下外，止于髂胫束和股骨的臀肌粗隆（图4-69）。髂胫束是大腿深筋膜外侧增厚的部分，呈扁带状。臀大肌主要作用使髋关节伸和旋外,直立时可防止身体前倾,维持身体平衡。臀大肌宽厚,和皮下组织形成臀部隆起。在臀部外上 1/4 处为临床常用的肌肉注射部位。

(2)臀中肌和臀小肌 位于臀大肌深面,臀小肌位于臀中肌深面,两肌均起于髂骨翼外面,止于股骨大转子,共同使髋关节外展。

(3)梨状肌(piriformis) 位于臀中肌内下方,起自骶骨的前面,向外经坐骨大孔出骨盆,止于股骨大转子,可使髋关节外展和旋外(图 4-70)。

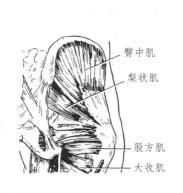
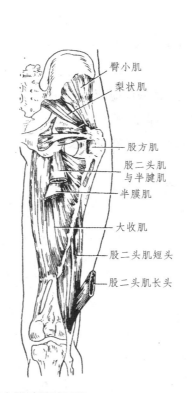

图 4-70 髋肌和大腿后群深层肌

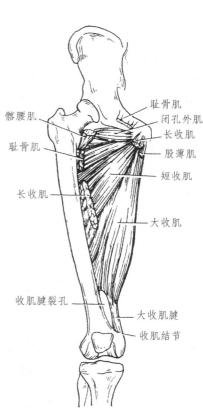

图 4-71 大腿内侧肌深层

2)大腿肌 位于股骨周围,分前群、内侧群和后群。

(1)前群 为缝匠肌和股四头肌(图 4-68)。**缝匠肌**(sartorius):是全身最长的肌,呈扁带状,起自髂前上棘,行向下内,止于胫骨上端的内侧面。可屈髋关节,屈膝关节。**股四头肌**(quadriceps femoris):为全身体积最大的肌。有四个头,即股直肌、股内侧肌、股外侧肌和股中间肌。除股直肌起自髂前下棘外,其余三头均起自股骨,四肌向下合并形成一个肌腱,包绕髌骨前面和两侧,向下移为髌韧带,止于胫骨粗隆。作用为伸膝关节,股直肌还可屈髋关节。

(2)内侧群 共有 5 块,即耻骨肌、长收肌、股薄肌、短收肌和大收肌(图 4-71)。它们的作用是内收髋关节。

（3）**后群肌** 位于大腿后面，有 3 块，即股二头肌、半腱肌和半膜肌（图 4 - 69，图 4 - 70）。**股二头肌**（biceps femoris）位于股后部外侧，短头起自股骨的粗线，长头起自坐骨结节，两头合并止于腓骨头。**半腱肌**（semitendinosus）和**半膜肌**（semimembranosus）位于股后部内侧，均起自坐骨结节，止于胫骨上端的内侧和内侧髁的后面。三肌的主要作用均为屈膝关节、伸髋关节。

3）**小腿肌** 可分前群、外侧群和后群。

（1）**前群** 位于小腿前面，有 3 块（图 4 - 72）。由内向外依次是胫骨前肌、姆长伸肌和趾长伸肌。三肌均起自胫、腓骨上端和骨间膜。**胫骨前肌**（tibialis anterior）止于内侧楔骨和第一跖骨底；**姆长伸肌**（extensor hallucis longus）止于姆趾远节趾骨；**趾长伸肌**（extensor digitorum longus）分 4 条腱，止于第 2～5 趾。三肌收缩时，均可伸踝关节（背屈）；姆长伸肌、趾长伸肌分别有伸姆趾和伸第 2～5 趾的作用，胫骨前肌还可使足内翻。

（2）**外侧群** 位于小腿外侧（图 4 - 72），有**腓骨长肌**（peroneus longus）和**腓骨短肌**（pero-

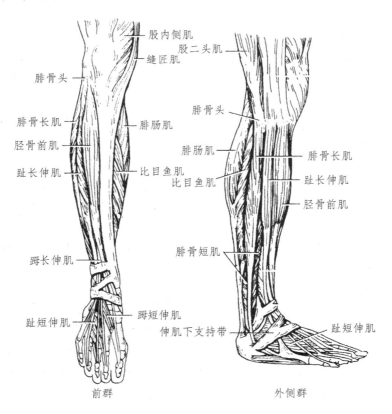

图 4 - 72 小腿前、外侧肌群

neus breivs),经外踝后方至足底,分别止于第 1 跖骨底和第 5 跖骨底。作用可使足外翻和屈踝关节(跖屈)。

(3) **后群** 位于小腿后方,分浅、深两层(图 4 - 73)。浅层有腓肠肌和比目鱼肌。俗称的"小腿肌"即主要由该肌形成。**腓肠肌**(gastrocnemius)以两个头起于股骨内、外侧髁,**比目鱼肌**(soleus)在腓肠肌深面起自胫腓骨上端后面,两肌合并成小腿三头肌(triceps surae),向下移行为粗大的跟腱,止于跟结节。小腿三头肌可屈踝关节,屈膝关节;站立时,稳固踝关节和膝关节。

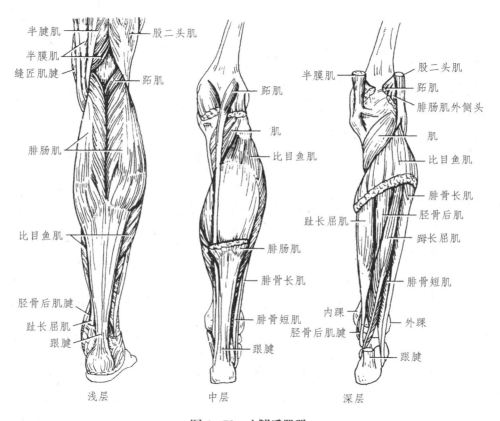

图 4 - 73 小腿后肌群

深层有 3 块肌,为**趾长屈肌**(flexor digitorum longus)、**胫骨后肌**(tibialis postehor)和**蹈长屈肌**(flexor hallucis longus)。它们均起自胫腓骨后面及骨间膜,向下移行为肌腱,经内踝后方入足底。胫骨后肌可使足跖屈和内翻。趾长屈肌和蹈长屈肌止于第 2~5 趾和蹈趾,作用是使足跖屈,并屈相应的足趾。

4) **足肌** 主要位于足底,有屈趾和维持足弓的作用。

5) **股三角与腘窝** 股三角(femoral triangle)是位于大腿前面上部的三角形区域。其上界为腹股沟韧带,外侧界为缝匠肌内侧缘,内侧界为长收肌的内侧缘。其内由外向内依次有股神经、股动脉、股静脉通过。**腘窝**(popliteal fossa)是位于膝关节后方的菱形窝,其内有坐骨神经、股动脉、股静脉、淋巴结及脂肪等。

六、全身主要的肌性标志

咬肌、胸锁乳突肌、背阔肌、胸大肌、前锯肌、腹直肌、腹股沟韧带、三角肌、肱二头肌、肱三头肌、掌长肌腱、股四头肌、髌韧带、臀大肌、小腿三头肌、跟腱等。

思考题

1. 简述骨的构造。

2. 简述椎骨的结构和颈、胸、腰椎的特点。

3. 简述关节的基本结构和辅助结构。

4. 简述脊柱的连接形式、形态及运动。

5. 试述颞下颌关节、肩关节、肘关节、腕关节、髋关节、膝关节和踝关节的组成及结构特点及运动。

6. 简述骨盆的组成、分部、小骨盆上、下口的组成。

7. 列表比较男女性骨盆的区别。

8. 参与呼吸运动的肌肉主要有哪些?

9. 试述膈的位置、形态、通过的结构及运动。

10. 阑尾炎手术经脐与右髂前上棘之间做切口,由浅入深依次需经过哪些结构才能进入腹膜腔?

11. 试述肩关节的运动及参与各种运动的主要肌肉。

12. 参与屈髋关节的肌有哪些?它们的拮抗肌有哪些?

(柯丰年)

第五章 消化系统

第一节 概 述

一、消化系统的组成

消化系统（alimentary system）由消化管和消化腺两部分组成。消化管（alimentary canal）包括口腔、咽、食管、胃、小肠（十二指肠、空肠、回肠）和大肠（盲肠、阑尾、结肠、直肠、肛管）等。临床上通常将口腔至十二指肠的一段称为上消化道，将空肠以下的部分称为下消化道。消化腺（alimentary gland）包括口腔腺、肝、胰以及散在于消化管壁内的小腺体（图5-1）。

消化系统的主要功能是消化食物，吸收营养，排出食物残渣。

二、胸部的标志线和腹部分区

为了便于描述胸、腹腔器官的正常位置及其体表投影，通常在胸、腹部体表确定若干标志线和一些分区。

1. 胸部的标志线

（1）前正中线 沿身体前面正中线所作的垂直线（图5-2）。

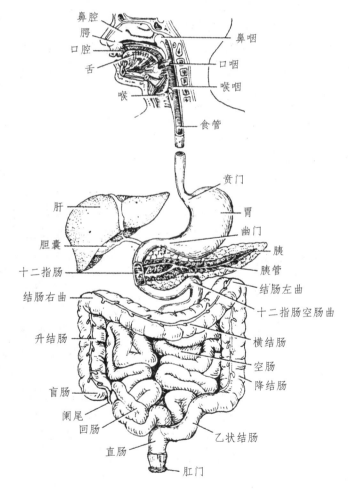

图5-1 消化系模式图

（2）**胸骨线**　沿胸骨外侧缘所作的垂直线。

（3）**锁骨中线**　通过锁骨中点的垂直线，在男性大致与通过乳头的乳头线相当。

（4）**胸骨旁线**　在胸骨线与锁骨中线之间的中点所作的垂直线。

（5）**腋前线**　沿腋前襞向下所作的垂直线。

（6）**腋后线**　沿腋后襞向下所作的垂直线。

（7）**腋中线**　位于腋前线与腋后线中间的垂直线。

（8）**肩胛线**　通过肩胛骨下角的垂直线。

（9）**后正中线**　沿身体后面正中线所作的垂直线。

2. 腹部分区

为便于描述腹腔脏器所在的位置，可将腹部划分为 9 个区或 4 个区。

在腹部前面，用两条横线和两条纵线将腹部分为 9 区。上横线为通过两肋弓下缘间的连线。下横线为两侧髂结节间的连线。两条纵线为通过腹股沟韧带中点所作的垂线。上述 4 条线将腹部分成 9 区：左、右两侧自上而下为左、右季肋区，左、右腹外侧（腰）区，左、右腹股沟区（髂区）；中间自上而下为腹上区，脐区，腹下区（耻区）。

在临床上，常通过脐作横线与垂直线，将腹部分为左上腹、右上腹和左下腹、右下腹部 4 个区（图 5－2）。

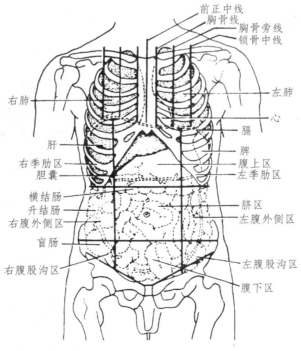

图 5－2　胸腹部的标志线及分区

三、消化管管壁的一般结构

除口腔外,消化管管壁结构基本相似。从腔面向外分为黏膜、黏膜下层、肌层和外膜 4 层(图 5 - 3)。

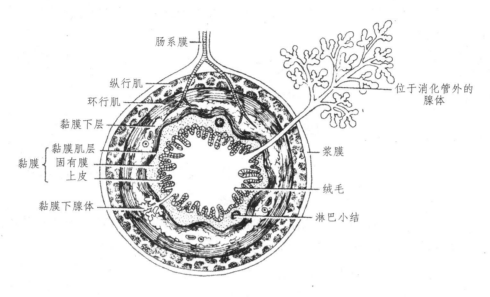

图 5 - 3　肠壁的一般构造模式图

1. 黏膜　黏膜(mucosa)由上皮、固有层和黏膜肌组成。

(1) 上皮(epithelium)　上皮的类型因其所在部位而异。口腔、咽、食管和肛门等处为复层扁平上皮,有耐摩擦和保护作用;胃、小肠和大肠为单层柱状上皮,以分泌、消化和吸收功能为主。

(2) 固有层(lamina propria)　主要为疏松结缔组织,有丰富的毛细血管和毛细淋巴管。胃肠固有层中还有大量的淋巴组织和腺体。

(3) 黏膜肌(muscularis mucosa)　是薄层平滑肌。其收缩可促腺体分泌物的排出和血液运行,有利于物质吸收和转运。

2. 黏膜下层　黏膜下层(submucosa)为连接黏膜和肌层的疏松结缔组织,有丰富的血管、淋巴管及黏膜下神经丛。在食管、胃和小肠,黏膜下层和黏膜共同突入管腔,在黏膜面形成纵行或环形皱襞,扩大了黏膜的表面积。

3. 肌层(muscularis)　口腔、咽、食管上段和肛门处的肌层为骨骼肌,其余大部分为平滑肌。肌层可分为内环行肌和外纵行肌两层,其间有可调节肌层运动的肌间神经丛。

4. 外膜（adventitia） 咽、食管和直肠的外膜由薄层结缔组织组成,称为纤维膜。胃、肠等部位外膜的结缔组织表面覆盖间皮,则称为浆膜,其表面光滑可减少消化管运动时的摩擦。

四、食物的消化、吸收

1. 消化 食物进入消化管后,通过消化液和消化管的运动,使大分子物质变成简单小分子物质的过程称为消化。包括化学消化和机械消化两个方面。

2. 吸收 消化管内的成分进入血液、淋巴的过程称为吸收,分主动吸收和被动吸收两种形式。

第二节 消 化 管

一、口腔

口腔（oral cavity）是消化管的起始部,向前经口裂与外界相通,向后经咽峡与咽相续。前壁和侧壁为唇和颊,上壁为腭,下壁为口腔底。口腔借牙槽弓、牙龈和牙列为界分为口腔前庭和固有口腔（图 5 - 4）。

1. 口唇和颊 口唇（oral lips）由皮肤、口轮匝肌及黏膜组成。上、下唇两侧结合处称为口角。唇的游离面为皮肤和黏膜移行处,因含有丰富的毛细血管而呈红色;当缺氧时则呈绛紫色,临床上称为发绀。在口角至鼻翼稍外方有一弧形浅沟称为**鼻唇沟**（nasolabial sulcus）。上唇前面中线处有一纵行浅沟,称人中。颊（cheek）构成口腔的侧壁。

2. 腭 腭（palate）构成口腔的上壁,前 2/3 以骨腭为基础,称为硬腭,后 1/3 以肌肉为主,称为软腭。软腭后缘游离,中央有一向下的突起,称为腭垂或悬雍垂。腭垂向两侧各形成两条弓形皱襞,前

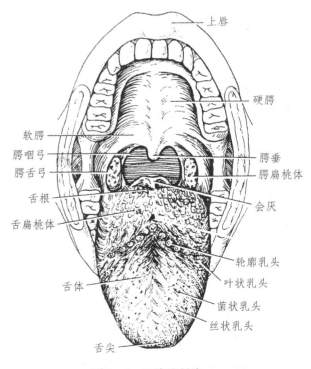

图 5 - 4 口腔及咽峡

上唇
硬腭
软腭
腭咽弓
腭舌弓
舌根
舌扁桃体
腭垂
腭扁桃体
会厌
轮廓乳头
叶状乳头
菌状乳头
丝状乳头
舌体
舌尖

方为腭舌弓，后方为腭咽弓。腭垂、两侧的腭舌弓及舌根共同围成咽峡（isthmus of fauces），是口腔通向咽的通道。

3. 牙　牙（teeth）是人体最坚硬的器官，嵌在上、下颌骨的牙槽内。牙除参与机械性消化外，还具有辅助发音的作用。

（1）牙的形态和构造　牙可分为牙冠、牙根和牙颈三部分。牙冠（crown of tooth）是暴露于口腔的部分，牙根（root of tooth）嵌于牙槽内，牙冠与牙根之间的缩细部称为牙颈（neck of tooth），牙颈周围包有牙龈（图5-5）。

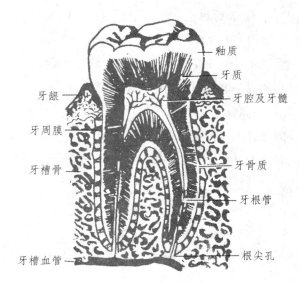

图5-5　牙的构造模式图

牙主要由牙质（dentine）、釉质（enamel）和牙骨质（cementum）构成。牙质为牙的主体部分，在牙冠的表面，覆有坚硬而洁白的釉质，牙根和牙颈的表面，包被有牙骨质。牙内部的空腔称为牙腔，牙腔经牙根管开口于牙根尖孔。牙腔内充有牙髓，由血管、神经和结缔组织所组成。当牙髓发炎时，常引起剧烈的疼痛。

牙周组织由牙周膜、牙槽骨和牙龈三部分构成，对牙起保护、固定和支持作用。

（2）牙的种类和排列　人的一生中，先后有两套牙，即乳牙（deciduous teeth）和恒牙（permanent teeth）。出生后约6个月开始萌出乳牙，2～3岁全部出齐。6～7岁开始由恒牙替换乳牙，至12～13岁除第3磨牙外全部恒牙出全。第3磨牙长出较晚，约18～25岁萌出，又称迟牙（智牙），有人可能终生不出此牙。

乳牙20个，由乳切牙、乳尖牙和乳磨牙组成。恒牙28～32个，由切牙、尖牙、前磨牙和磨牙组成（图5-6）。记录牙位置的格式称为牙式。临床为了记录方便，常以患者牙的方位为准，以"十"记号划分4区表示上、下颌左、右侧的牙位，并以罗马数字Ⅰ～Ⅴ表示乳牙，以阿拉伯数字1～8表示恒牙。如以"2̅|"表示左上颌第2恒磨牙，"Ⅱ|"表示右下颌第2乳磨牙。

4. 舌　舌（tongue）为口腔内的肌性器官，有协助咀嚼、搅拌、形成食团、吞咽食物、感受味觉及辅助发音的功能。

（1）舌的形态　舌的上面称舌背，在其后份有"∧"形向前开放的界沟，将舌分为前2/3的舌体（body of tongue）和后1/3的舌根（root of tongue）。舌体前端称舌尖（apex of tongue）。舌的下面中线上有一黏膜皱襞称舌系带（frenulum of tongue），连于口腔底的前部。舌系带根部的两侧各有一小黏膜隆起称为舌下阜,是下颌下腺管和舌下腺大管的共同开口处。舌下阜的外侧各有一斜行黏膜皱襞称为舌下襞,其深面有舌下腺。

2)**舌的构造** 由舌肌被覆黏膜而成。

(1)**舌黏膜** 淡红色,被覆于舌的表面,在舌体上面和边缘部的黏膜上有许多小突起,称为**舌乳头**(papillae of tongue)。丝状乳头数量最多,呈白色短丝状,遍布舌体上面,具有一般感受功能,如痛觉和冷热觉。菌状乳头呈红色点状,散布于丝状乳头中间。轮廓乳头较大,位于界沟前方。菌状乳头和轮廓乳头内含味觉感受器,称为味蕾,能感受酸、甜、苦、咸等刺激。在舌根部的黏膜内有淋巴组织聚集形成的许多大小不等的突起,称为**舌扁桃体**(lingual tonsil)(图5-4)。脱落的乳头上皮、食物碎屑、细菌等混合物附于舌背表面形成舌苔。

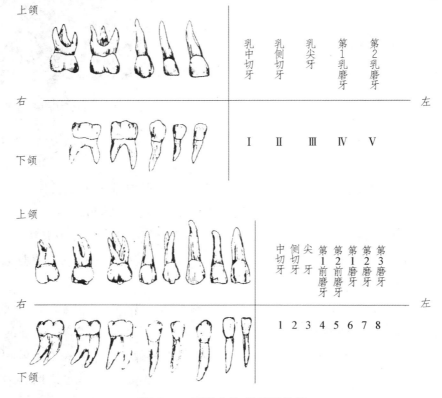

图 5 - 6 牙的名称、排列及符号

(2)**舌肌** 为骨骼肌,包括舌内肌(intrinsic lingual muscles)和舌外肌(extrinsic lingual muscles)。舌内肌收缩可改变舌的外形,舌外肌收缩可改变舌的位置。舌外肌主要为颏舌肌(genioglossus)。颏舌肌起于下颌骨体内面中线两侧,呈扇形进入舌内(图5-8),该肌一侧收缩时,使舌尖伸向对侧;两侧同时收缩,则使舌伸向前下(伸舌)。

5. 口腔腺　口腔腺又称唾液腺（salivary gland），唾液腺分大、小两类。小唾液腺包括唇腺、颊腺、舌腺等。大唾液腺有 3 对（图 5-7）。唾液腺分泌的唾液有湿润口腔、清洁口腔、混合食物及消化食物的作用。

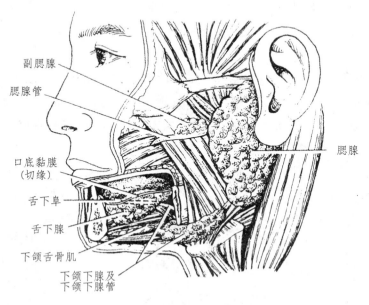

副腮腺
腮腺管
口底黏膜（切缘）
舌下阜
舌下腺
下颌舌骨肌
下颌下腺及下颌下腺管
腮腺

图 5-7　唾液腺

1）**腮腺（parotid gland）**　是最大的一对，略呈三角形，位于外耳道前下方，咬肌后表面和下颌后窝。腮腺管自腮腺前缘发出，开口于平对上颌第 2 磨牙牙冠的颊黏膜处。

2）**下颌下腺（submandibular gland）**　呈卵圆形，位于下颌体后内侧深面。下颌下腺管开口于舌下阜。

3）**舌下腺（sublingual gland）**　较小，位于口腔底舌下襞的深面。舌下腺大管常与下颌下腺管汇合或单独开口于舌下阜，舌下腺小管开口于舌下襞。

腮腺为纯浆液腺，分泌物中含唾液淀粉酶较多；下颌下腺和舌下腺均为混合性腺，分泌物中以黏液为主。

6. 口腔内消化　消化过程从口腔开始。食物在口腔被咀嚼、湿润而后吞咽。

1）**唾液的成分和作用**　唾液（saliva）是近于中性（pH 值 6.6～7.1）的低渗液体，主要含唾液淀粉酶、黏蛋白、球蛋白和溶菌酶等。

唾液可以湿润和溶解食物，对口腔起清洁和保护作用。唾液中的溶菌酶和免疫球蛋白有杀灭细菌和病毒的作用。唾液中含有唾液淀粉酶，可将淀粉分解为麦芽糖。此酶的最适 pH 值是 7.0，随食物进入胃后，至 pH 值小于 4.5 后失活。

2) **咀嚼** 咀嚼(mastication)是由各咀嚼肌按一定的顺序收缩而实现的随意运动。咀嚼的作用是：①将食物切碎；②将切碎的食物与唾液混合形成食团，便于吞咽；③使食物与唾液淀粉酶充分接触而产生化学性消化作用；④加强食物对口腔内各种感受器的刺激，反射性地引起胃、胰、肝、胆囊等活动加强，为下一步的消化过程做好准备。

二、咽

咽(pharynx)是消化管与呼吸道的共同通道，前后略扁呈漏斗状的肌性管道。咽上起自颅底，下至第6颈椎下缘高度与食管相续。咽的前壁不完整，由上向下分别与鼻腔、口腔和喉腔相通。因此，以软腭和会厌上缘为界，将咽腔分为鼻咽、口咽和喉咽三部（图5-8，图5-9）。

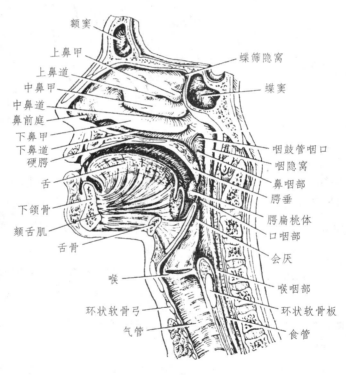

图5-8 头颈部正中矢状切面

1. 鼻咽 鼻咽(nasopharynx)又称咽腔鼻部，是鼻腔向后方的直接延续。其上达颅底，下至软腭平面，向前经鼻后孔与鼻腔相通。鼻咽侧壁上，距下鼻甲后方约1cm处，有**咽鼓管咽口**(pharyngeal opening of auditory tube)，该口经咽鼓管和鼓室相通。咽鼓管咽口的前、上、后方的隆起称为咽鼓管圆枕，是寻找咽鼓管咽口的标志。咽鼓管圆枕的

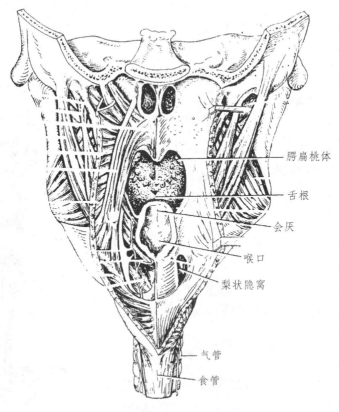

图 5-9　咽腔（切开咽后壁）

后上方的纵行深窝，称为咽隐窝（pharyngeal recess），是鼻咽癌的好发部位。在咽的后壁上有淋巴组织构成的咽扁桃体（pharyngeal tonsil），在咽鼓管口周围的淋巴组织称为咽鼓管扁桃体。

2. 口咽　口咽（oropharynx）又称咽腔口部，是口腔向后方的延续部，位于软腭游离缘与会厌上缘平面之间，向前经咽峡通口腔，向上与鼻咽相通。

口咽外侧壁在腭舌弓和腭咽弓之间的窝内容纳有腭扁桃体。**腭扁桃体**（palatine tonsil）是咽部最大的淋巴组织，呈扁卵圆形，表面由黏膜被覆，黏膜表面有多个凹窝。在口腔和鼻腔通咽处，咽扁桃体、腭扁桃体和舌扁桃体共同围成咽淋巴环，具有重要的防御功能。

3. 喉咽　喉咽（laryngopharynx）又称咽腔喉部。上起于会厌上缘平面，下端平第 6 颈椎体下缘与食管相续，向前经喉口与喉腔相通。在喉口两侧各有一深窝称为**梨状隐窝**（piriform recess），是异物易滞留之处。

4. 吞咽　吞咽（deglutition）是随意运动，但整个过程是一个复杂的反射活动，通过咽肌的收缩,食团被挤送至食管入胃。深度麻醉、昏迷的病人如出现吞咽反射障碍,易使食物或上呼吸道的分泌物误入气管而导致呼吸困难。

三、食管

1. 食管的形态与位置

食管(esophagus)为一前后略扁的细长肌性管道,上端自第6颈椎体下缘平面起于咽,向下沿脊柱的前面下降,经胸廓上口入胸腔,穿膈的食管裂孔,进入腹腔,达第11、12胸椎体左侧,连接胃的贲门,全长约25 cm(图5-10)。

食管有三个生理性狭窄:第一个狭窄在食管起始处,平第6颈椎体下缘,距中切牙约15 cm;第二个狭窄在食管与左主支气管交叉处,平第4、5胸椎之间,距中切牙约25 cm;第三个狭窄在穿膈肌食管裂孔处,平第10胸椎平面,距中切牙约40 cm。

这三处狭窄是异物容易滞留及肿瘤好发的部位。

2. 食管壁的结构　食管壁由黏膜、黏膜下层、肌层和外膜构成。食管黏膜湿润光滑,形成7~10条纵行皱襞,当食团通过时可舒张变平。黏膜下层中含有大量黏液腺。肌层在食管上段为骨骼肌,下段为平滑肌,中段由骨骼肌和平滑肌混合组成。外膜为结缔组织膜,富含神经和血管。

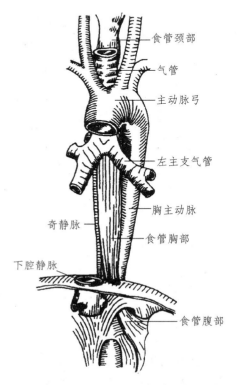

图5-10　食管与气管、主支气管和主动脉的关系

食管颈部
气管
主动脉弓
左主支气管
胸主动脉
奇静脉
食管胸部
下腔静脉
食管腹部

四、胃

胃(stomach)是消化管中最膨大的部分,具有容纳食物、分泌胃液、进行初步消化食物的功能。成年人胃在中等度充盈时,胃容量为1~2 L。

1. 胃的形态和分部　胃分为前、后两壁,上、下两缘和入、出两口。上缘较短,凹向右上方,称为胃小弯(lesser curvature of stomach)。该弯最低点弯曲成角状,称为角切迹(angular incisure)。下缘较长,凸向左下方,称为胃大弯(greater curvature of stomach)。胃的入口称为贲门(cardia),与食管相接。胃的出口称为幽门(pylorus),与十二指肠相连。幽门处的环形肌增厚,形成幽门括约肌,该肌与黏膜共同形成突向管腔内的环状皱襞,称为幽门瓣,可控制食物进入十二指肠的速度,防止肠内容物逆流入胃。

胃可分为贲门部、胃底、胃体、幽门部 4 部(图 5 - 11)。近贲门的部分称为**贲门部**(cardiac part)。贲门平面以上向左上方膨出的部分称为**胃底**(fundus of stomach)。角切迹右侧至幽门的部分称为**幽门部**(pyloric part),临床上常称为胃窦。在幽门部大弯处有一不太明显的浅沟称为中间沟。此沟又将幽门部分为左侧的幽门窦和右侧较缩窄的幽门管。幽门部和

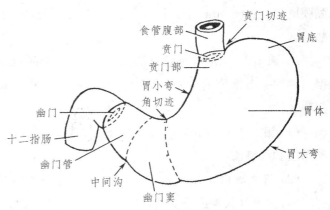

图 5 - 11 胃的形态和分部

胃小弯是胃溃疡的好发部位。胃底与幽门部之间的部分称为**胃体**(body of stomach)。

2. 胃的位置 胃的位置常因体型、体位、胃的充盈程度等不同而有较大变化。胃在中等程度充盈的状态下,大部分位于左季肋区,小部分位于腹上区。贲门位于平第 11 胸椎体左侧,幽门则位于平第 1 腰椎体右侧。胃的前壁,右侧部贴肝左叶下面;左侧部与膈相邻,并为左肋弓所遮掩;中间部位于剑突下未被肋弓遮掩的部分,直接与腹前壁相贴,该处是胃的触诊部位。胃的后壁与左肾、左肾上腺及胰相邻。胃底与膈和脾相邻。

3. 胃壁的结构 胃壁由黏膜、黏膜下层、肌层和外膜组成(图 5 - 12)。黏膜下层较厚,有较大的血管和神经;肌层较厚,自内向外由斜行、环行和纵行 3 层平滑肌组成;外膜为浆膜。

胃的黏膜面有许多纵行的皱襞,胃充盈时皱襞变低或消失;但胃小弯处皱襞较恒定。黏膜表面上皮陷入固有层形成约 350 万个胃小凹(gastric pit),每个胃小凹的底部有 3～5 个胃腺开口。胃的黏膜由上皮、固有层和黏膜肌组成。

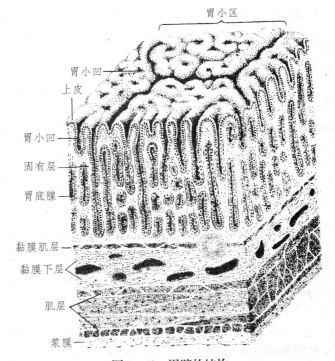

图 5 - 12 胃壁的结构

1）**上皮** 为单层柱状上皮。胃黏膜上皮细胞游离面质膜和细胞间的紧密连接组织构成胃**黏膜屏障**（gastric mucosal barrier）。上皮细胞分泌黏液，黏液含有大量中性糖蛋白，不易被胃酸溶解。

2）**固有层** 为结缔组织，有大量紧密排列的胃腺。根据结构和分布部位的不同，胃腺可分为贲门腺、胃底腺和幽门腺3种。

（1）贲门腺（cardiac gland） 分布于近贲门处，主要分泌黏液和溶菌酶。

（2）胃底腺（fundic gland） 分布于胃底与胃体部的固有层内，为单管状腺或分支管状腺，胃底腺主要由壁细胞、主细胞、颈黏液细胞组成（图5-13）。①壁细胞（parietal cell），又称**盐酸细胞**，数量较少，主要位于颈部与体部。细胞体积较大，少数细胞有双核，胞质嗜酸性。壁细胞的功能是合成、分泌盐酸和内因子。②主细胞（chief cell），又称**胃酶细胞**，是胃底腺的主要细胞，多位于腺的体、底部。细胞呈柱状，核圆形，位于基底部，顶部充满酶原颗粒，呈强嗜碱性。主要分泌胃蛋白酶原。③颈黏液细胞（mucous neek cell），数量少，位于胃腺的颈部，分泌黏液。

（3）幽门腺（pyloric gland） 位于幽门部，主要分泌黏液和溶菌酶。

3）**黏膜肌层** 由内环行与外纵行两薄层平滑肌组成。

4. 胃内消化

1）**胃液的成分及作用** 胃液（gastric juice）为无色酸性液体，pH 值为 0.9～1.5，正常成人每日分泌量为 1.5～2.5 L。主要成分有盐酸、胃蛋白酶原、内因子和黏液等。

（1）**盐酸**（hydrochloric） 又称胃酸，由壁细胞分泌，正常人空腹时的基础排酸量为 0～5 mmol/L。在进食后最大的排酸量可达 20～25 mmol/L。其作用有：①激活胃蛋白酶原；②为胃蛋白酶提供适宜的酸性环境；③杀死食物中的细菌；④促进胰液、胆汁和小肠液的分泌；⑤促进小肠对铁和钙的吸收。

胃酸分泌过少或缺乏，可引起腹胀、腹泻等消化不良症状；分泌过多又会对胃和十二指肠黏膜有侵蚀作用，为消化性溃疡的主要病因。

（2）**胃蛋白酶原**（pepsinogen） 由主细胞合成，刚分泌出来时没有活性，在胃酸或已被激

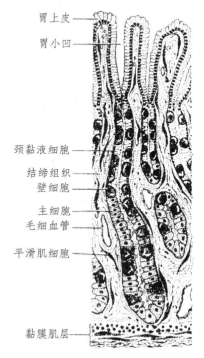

图 5-13 胃底腺

（图中标注：胃上皮、胃小凹、颈黏液细胞、结缔组织、壁细胞、主细胞、毛细血管、平滑肌细胞、黏膜肌层）

活的胃蛋白酶的作用下转变为有活性的**胃蛋白酶**(pepsin)。胃蛋白酶的最适 pH 值为 2,在酸环境中能将蛋白质水解为腺和胨,以及少量的多肽和氨基酸。

(3) 内因子(intrinsic factor) 是由壁细胞分泌的一种糖蛋白。它可与维生素 B_{12} 结合,使维生素 B_{12} 免受蛋白水解酶的破坏,帮助维生素 B_{12} 在回肠吸收。当体内丧失或缺乏内因子时,造成维生素 B_{12} 缺乏症,可发生巨幼红细胞性贫血。

(4) 黏液(mucus) 胃黏液由胃黏膜上皮细胞和胃腺的黏液细胞分泌,其主要成分为糖蛋白。黏液覆盖在胃黏膜表面,与上皮细胞分泌的 HCO_3^- 结合形成黏液屏障。黏液屏障厚约 500 μm,相当于胃黏膜上皮厚度的 10~20 倍,其黏滞性可降低 H^+ 在黏液层中的扩散速度,从而减弱 H^+ 对胃黏膜的侵蚀。

如果胃黏液屏障和胃黏膜屏障受损,大量的 H^+ 迅速向黏膜内扩散,破坏黏膜细胞,可导致溃疡。

2) **胃的运动** 胃运动主要完成对食物进行机械性消化;将食物以适当的速率推入十二指肠。

(1) **胃运动的主要形式** 有容受性舒张、蠕动和紧张性收缩。

容受性舒张(receptive relaxation):当咀嚼和吞咽时,食物对咽、食管等处感受器的刺激可引起胃体和胃底平滑肌的舒张,称为容受性舒张。其目的是容纳和暂时储存食物。使胃的容量由空腹时的约 50 ml 增加到进食后的 1.5 L 左右。

蠕动(peristalsis):是消化道的基本运动形式,是平滑肌有顺序的收缩形成一种向前推进的波形运动,表现为食团上端平滑肌收缩,下端平滑肌舒张,食团被挤入舒张部分,使食团不断地向前推进(图 5-14)。胃的蠕动出现于食物入胃后 5 分钟左右,起始于胃的中部,每分钟约 3 次,每个蠕动波约需 1 分钟到达幽门。因此,进食后胃的蠕动通常是一波未平,一波又起。蠕动波初起时较小,在向幽门传播的过程中,波的幅度和速度逐渐增加,当接近幽门时明显增强,可将一部分食糜(约 1~2 ml)排入十二指肠。

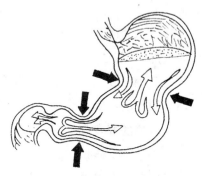

图 5-14 胃的蠕动

紧张性收缩:为一种弱而持续的收缩,使胃肌具有一定的紧张度,从而维持正常胃的形状、内压和位置。

(2) **胃排空及其控制** 食糜由胃排入十二指肠的过程称为胃排空(gastric emptying)。食糜的理化性状和化学组成不同,胃排空的速度也不同。糖类排空最快,蛋白质次之,脂肪类排空最慢。混合食物由胃完全排空约需 4~6 小时。

胃排空受两个方面因素的控制：①胃内因素，胃的内容通过扩张胃，经神经反射加强胃的运动，从而促进胃的排空。②十二指肠内因素，在十二指肠上存在多种感受器，酸、脂肪、渗透压及机械扩张都可刺激这些感受器，反射性地抑制胃运动，使胃排空减慢。这种反射称为肠-胃反射。肠-胃反射对胃酸的刺激特别敏感，当小肠内 pH 值降到 3.5～4.0 时，反射即可引起，它抑制胃的运动和胃排空，从而可延缓酸性食糜进入十二指肠。

（3）呕吐　呕吐（vomiting）是将胃及上段小肠的内容物从口腔猛力驱出的复杂的反射过程。机械的和化学的刺激作用于舌根、咽部、胃、大小肠、总胆管、泌尿生殖器官等处的感受器都可引起呕吐；视觉和内耳前庭的位置感觉的改变，也可以引起呕吐。呕吐物主要为胃内容物，有时也混有胆汁和小肠液。

呕吐是一种具有保护意义的防御性反射。呕吐中枢在延髓，凡能使呕吐中枢兴奋的刺激均可引起呕吐。颅内压增高直接刺激该中枢引起的呕吐，称为中枢性呕吐。长时间剧烈的呕吐会影响进食和正常消化活动，并使大量的消化液丢失，造成体内水、电解质和酸碱平衡的紊乱。

五、小肠

小肠（small intestine）是消化管中最长的一段，在成人长约 5～7 m。上端起于胃的幽门，下端与盲肠相接，可分为十二指肠、空肠和回肠三部分。小肠是食物进行消化吸收的重要器官。

1. 十二指肠　十二指肠（duodenum）是小肠的起始部，全长约 25 cm，呈"C"形包绕胰头，分为上部、降部、水平部和升部（图 5-15）。

1）上部（superior part）　起于幽门，水平向右后至肝门下方急转向下续为降部。上部左侧与幽门相接的一段称为十二指肠球（duodenal bulb）。该处肠壁较薄，黏膜光滑无环状襞，是十二指肠溃疡的好发部位。

2）降部（descending part）　沿第 1～3 腰椎右侧下降，在第 3 腰椎高度转折向左续水平部。降部后内侧壁上有一纵行皱襞称为十二指肠纵襞（longitudinal fold of duodenum）。其下端有一突起称为十二指肠大乳头（major duodenal papilla），胆总管和胰管共同开口于此处。它距中切牙约 75 cm。在大乳头上方，有时可见有十二指肠小乳头，是副胰管的开口处。

3）水平部（horizontal part）　又称下部，在第 3 腰椎高度横行向左，至腹主动脉前方移行于升部。

4）升部（ascending part）　自腹主动脉前方斜向左上至第 2 腰椎左侧，向前下转折续于空肠，转折处形成十二指肠空肠曲。十二指肠空肠曲被十二指肠悬韧带固定于腹后壁上。十二

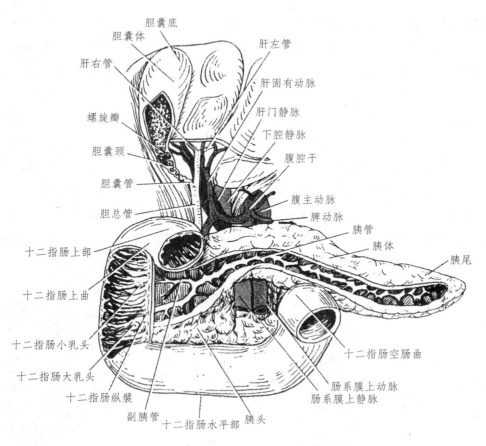

图 5 - 15　胆道、十二指肠和胰（前面）

指肠悬韧带（suspensory ligament of duodenum）又称 Treitz 韧带（ligament of Treitz），由平滑肌、结缔组织及表面被以腹膜构成，是手术中确认空肠起始部的重要标志。

2. 空肠和回肠

1）**空肠**（jejunum）　起于十二指肠空肠曲，回肠下端接盲肠。空肠占空、回肠全长近侧的2/5，主要位于腹腔左上部。外观上，空肠管径较粗，管壁较厚，血管较多，颜色较红。

2）**回肠**（ileum）　占远侧的 3/5，主要位于腹腔右下部。回肠管径较细，管壁较薄，血管较少，颜色较浅。空回肠被小肠系膜固定于腹后壁。空肠和回肠迂回盘旋形成肠袢。在回肠末段距回盲瓣 0.3～1.0 m 范围内的肠壁上，约 2% 的人可见有囊袋状突起，称为 Meckel 憩室，它是胚胎时期卵黄囊蒂的遗迹，发炎时，可产生类似阑尾炎的症状。

3. 小肠的结构特点

1）**黏膜**　小肠黏膜由上皮、固有层和黏膜肌层组成。黏膜和部分黏膜下层形成环形皱襞，在十二指肠末段和空肠近段极发达，向下逐渐减少，至回肠中段基本消失。黏膜表面还有许多细小的**肠绒毛**(intestinal villus),是由上皮和固有层向肠腔形成的指状突起。小肠绒毛长0.5～1.5 mm,以十二指肠和空肠近段最发达,至回肠则变得细而短。环形皱襞和绒毛使小肠表面积扩大20～30倍。绒毛根部的上皮下陷至固有层形成小肠腺,小肠腺与绒毛的上皮是连续的,小肠腺直接开口于肠腔(图5-16)。

(1)上皮 小肠黏膜上皮由单层柱状上皮和杯状细胞组成。

柱状细胞又称**吸收细胞**(absorptive cell),数量最多,呈高柱状,核椭圆形,位于细胞基部。吸收细胞游离面在光镜下可见明显的纹状缘,电镜观察是由密集而规则排列的微绒毛构成(图5-17)。每个吸收细胞约有微绒毛1 000～3 000根,使细胞游离面面积扩大约20倍。吸收细胞的主要作用是吸收各种营养物质,十二指肠和空肠上段还可以分泌肠激酶(enterokinase),可激活胰腺分泌的胰蛋白酶原。吸收细胞基底部的受体还能与免疫球蛋白A(IgA)结合,形成分泌性IgA(sIgA),被吸收细胞内吞后释放入肠腔,参与消化道的免疫。

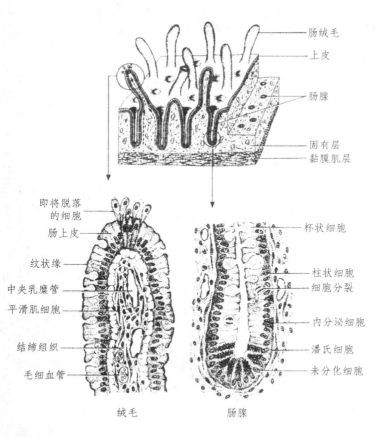

图5-16 小肠绒毛和肠腺

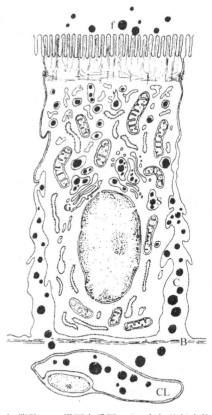

f:脂肪 s:滑面内质网 G:高尔基复合体
C:乳糜微粒 B:基膜 CL:中央乳糜管

图5-17 小肠吸收细胞超微结构

杯状细胞(goblet cell)散在于吸收细胞之间,分泌含酸性糖蛋白的黏液,有润滑和保护作用。

（2）固有层　含大量小肠腺、淋巴组织、丰富的毛细血管和毛细淋巴管等。

绒毛中轴的固有层结缔组织内有1～2条纵行毛细淋巴管,称为**中央乳糜管**(central lacteal),它以盲端起始于绒毛顶部,向下穿过黏膜肌注入黏膜下层的淋巴管。中央乳糜管主要运送由上皮吸收的乳糜微粒。绒毛固有层内还有丰富的有孔毛细血管网,主要运送上皮吸收的氨基酸、单糖等水溶性物质。

小肠腺(small intestinal gland)由肠上皮向固有层下陷而成,开口于相邻绒毛的根部。组成肠腺的细胞有柱状细胞、杯状细胞、潘氏细胞、内分泌细胞和干细胞等。柱状细胞和杯状细胞分泌小肠液。**潘氏细胞**(Paneth cell)位于肠腺底部,细胞呈锥体形,胞质顶部充满粗大嗜酸性颗粒,内含溶菌酶等。内分泌细胞散在于肠腺细胞中间,有多种类型,可分泌多种激素。干细胞位于肠腺中下部,可增殖、分化,向上迁移,补充更新小肠腺和绒毛表面的上皮细胞。

固有层内有大量淋巴细胞和淋巴小结,淋巴小结是由B淋巴细胞密集而成的淋巴组织,边界清楚,呈圆形或椭圆形小体。在十二指肠和空肠多为**孤立淋巴小结**,回肠多为若干淋巴小结聚集形成的集合淋巴小结,可穿过黏膜肌抵达黏膜下层。淋巴组织是机体免疫的重要结构。

（3）**黏膜肌层**:由内环行与外纵行两层平滑肌组成。

2）**黏膜下层**　小肠的黏膜下层为疏松结缔组织,含较多血管和淋巴管。十二指肠的黏膜下层内有十二指肠腺(duodenal gland),为复管泡状的黏液腺,分泌碱性黏液(pH值为8.2～9.3),可保护十二指肠黏膜免受酸性胃液的侵蚀。

3）**肌层**　小肠的肌层由内环行与外纵行两层平滑肌组成。两层平滑肌之间有肌间神经丛,可调节肌层的收缩。

4）**外膜**　小肠的外膜除十二指肠后壁为纤维膜外,其余均为浆膜。

4. 小肠内消化与吸收　小肠是食物消化与吸收的重要部位。食物在小肠内受到胰液、胆汁和小肠液的化学消化以及小肠运动的机械消化,最终分解成可吸收的小分子物质,通过小肠黏膜的吸收进入血液。因此,食物通过小肠后,消化、吸收过程即基本完成。一次摄入而在小肠内未被消化和吸收的食物的剩余物全部进入结肠,平均需8～9个小时。

1）小肠的化学消化

（1）**胰液**　胰液(pancreatic juice)是胰腺的外分泌液,通过排泄管道从十二指肠大乳头流入十二指肠。胰液是无色碱性液体(pH值为7.8～8.4),每日分泌量为1.5 L。主要成分是碳酸氢盐和多种消化酶。碳酸氢盐的主要作用是中和胃酸,保护肠黏膜免遭强酸的侵蚀,同时为小肠内的多种消化酶活动提供最适的pH环境。消化酶主要有胰蛋白酶和糜蛋白酶、胰脂肪酶和胰淀粉酶。

胰蛋白酶(trypsin)和糜蛋白酶(chymotrypsin)以无活性的酶原形式分泌。它们进入小肠后,被肠激酶(enterokinase)激活形成胰蛋白酶和糜蛋白酶。胰蛋白酶和糜蛋白酶能将蛋白质分解为脉、胨、多肽和氨基酸。

胰脂肪酶(pancreatic lipase)能将脂肪水解为甘油、一酰甘油和脂肪酸。

胰淀粉酶(pancreatic amylase)能将淀粉水解为麦芽糖和葡萄糖。

胰液中含有3种主要营养物质的水解酶,是所有消化液中消化食物最全面、消化力最强的一种。如果胰液分泌发生障碍,会影响脂肪和蛋白质的消化和吸收,产生胰性腹泻。脂肪吸收障碍还可影响脂溶性维生素的吸收,产生相应的维生素缺乏症。

(2)胆汁　胆汁(bile)由肝细胞分泌,正常成人每日分泌量为0.6~1.2 L。直接从肝细胞分泌的胆汁,呈金黄色,偏碱性(pH值为7.8~8.6),称为肝胆汁;贮存于胆囊中的胆汁,因为浓缩而颜色变深,呈弱酸性(pH值为7.0~7.4),称为胆囊胆汁。胆汁经输胆管道从十二指肠大乳头流入十二指肠。胆汁的主要成分有胆盐、磷脂、胆固醇、胆色素和无机盐。

胆盐(bile salts)、磷脂可作为乳化剂,使脂肪乳化成微滴,增加脂肪受脂肪酶分解的机会,从而促进脂肪的消化。胆盐还可与脂肪酸、一酰甘油及胆固醇等聚合形成水溶性复合物,从而促进了脂肪分解产物的吸收。

胆色素是血红蛋白的分解产物,一部分随粪便排出,胆汁的颜色就是由胆色素决定的。

(3)小肠液　小肠液由十二指肠腺和小肠腺分泌,呈弱碱性(pH值为7.6),每天分泌量可达1.8 L。小肠液是含大量水和电解质的等渗液,内含**肠激酶**。上皮细胞表面含有多种消化酶,如肽酶、脂肪酶、和分解二糖的酶,小肠液可以稀释肠腔内容物,使渗透压降低,从而促进小肠中营养物质的吸收。

2)**小肠的运动**　小肠的运动主要使食糜与小肠消化液充分混合,促进食物的消化,并使食物与肠黏膜充分接触,以利于营养物质的吸收,并推进食糜从小肠上段向下段移动。小肠运动的形式除紧张性收缩和蠕动外,还有分节运动。分节运动(segmentation contraction)是小肠特有的运动形式,是以环形肌为主的节律性收缩和舒张交替进行的运动。在有食糜的一段肠管内,环形肌在许多点上同时收缩或舒张,把肠内的食糜分割成许多节段,如此反复交替进行(图5-18)。分节运动的主要作用是促进食糜与消化液充分混合,有利于消化;同时使食糜与肠壁紧密接触并挤压肠壁促进血液和淋巴液回流,有利于吸收。小肠蠕动波较弱,推进的距离也较短。小肠

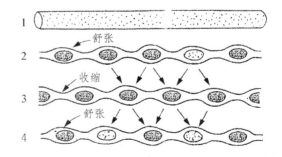

图5-18　小肠分节运动模式图

还有一种进行速度快、传播远的蠕动,称为**蠕动冲**(peristalticrush)。蠕动冲可以一次就把食糜从小肠始段推送到末段,有时可一直推送到大肠。这种运动是由于吞咽动作或食糜进入十二指肠引起。有时也可在特别强烈刺激(泻药等)作用下产生。

肠运动时,由于肠腔内容物被推动,可产生一种声音,称为肠鸣音。肠蠕动亢进时,肠鸣音增强;肠麻痹时,肠鸣音减弱或消失。

3)**小肠的吸收** 吸收(absorption)是食物的消化产物、水分和无机盐透过消化管黏膜的上皮细胞,进入血液和淋巴的过程。小肠的吸收面积巨大,约为 200 m²,食物在小肠内停留时间长,约3~8小时,使它有充分的时间被消化和吸收,所以,小肠是营养物质的主要吸收场所(图5-19)。

(1)**糖的吸收** 糖类只有分解为单糖时才能被小肠上皮细胞所吸收。主要的单糖有葡萄糖、半乳糖和果糖。其中葡萄糖占80%。在肠黏膜上皮细胞的刷状缘上存在有转运葡萄糖的转运体,它能选择性地把葡萄糖从刷状缘的肠腔面转运入细胞内,然后再扩散入血。葡萄糖的吸收需要消耗能量,它可逆着浓度差进行,能量来自钠泵。

(2)**蛋白质的吸收** 食物的蛋白质经消化分解为氨基酸后,几乎全部被小肠吸收。氨基酸的吸收是主动的。在小肠上皮细胞刷状缘上存在不同种类的氨基酸转运系统,这些转运系统多数与钠的转运耦联,机制与葡萄糖转运相似。近年来发现二肽和三肽也能以完整的形式转运进入细胞,进入细胞后被有关的酶进一步分解为氨基酸,再进入血液循环。

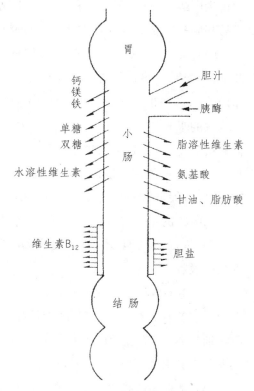

图5-19 各种营养物质吸收部位示意图

在某些情况下,小量的完整蛋白也可以通过小肠上皮细胞进入血液,它们没有营养学意义。相反可作为抗原而引起变态反应,对人体不利。

(3)**脂肪和胆固醇的吸收** 脂肪在小肠内被消化成脂肪酸、甘油、一酰甘油和胆固醇等才能吸收。由于脂肪酸、一酰甘油和胆固醇不溶于水,必须与胆盐形成混合微胶粒,才能通过小肠上皮表面的非流动水层到达细胞膜。一酰甘油、脂肪酸和胆固醇等又逐渐地从混合微胶粒中释出,并透过微绒毛的脂蛋白膜而进入上皮细胞,而胆盐则被留于肠腔内继续发挥作用。当胆盐到达回肠末端时,90%以上被回肠黏膜吸收,通过门静脉又回到肝脏,再组成胆汁分泌入肠,这一过程称为胆盐的肠肝循环。长链脂肪酸及一酰甘油进入肠上皮细胞被后,大部分被重新合成为三酰甘油,胆固醇也重新酯化生成胆固醇酯,它们与细胞中生成的载脂蛋白合成**乳糜微粒**(chylomicron)释出胞外,再扩散入中央乳糜管。

胆固醇的吸收受很多因素影响。食物中的脂肪和脂肪酸有促进胆固醇吸收的作用,而各种植物固醇(如豆固醇、β-谷固醇)则抑制其吸收。食物中不能被利用的纤维素、果胶、琼脂等容易和胆盐结合形成复合物,妨碍微胶粒的形成,故能降低胆固醇的吸收。

(4)无机盐的吸收　Na^+ 的吸收是主动吸收。成人每日摄入钠 5～8 g,消化腺分泌 20～25 g,约 95%～99% 被吸收。由于 Na^+ 的吸收促使 Cl^- 和 HCO_3^- 被动地被吸收。严重腹泻时,体内的 Na^+ 在很短的时间内就可大量丢失,甚至危及生命。

铁的吸收部位主要在十二指肠和空肠上段。人每日吸收的铁约为 1 mg,仅为每日膳食中含铁量的 1/10。食物中的铁大部分是三价高铁,不易被吸收,必须还原为亚铁后才容易被吸收。维生素 C 能使高铁还原成亚铁而促进铁的吸收,胃酸可使铁溶解并使高铁易于转变为亚铁,故也可促进铁的吸收。胃酸减少的病人,由于影响铁的吸收,可发生缺铁性贫血。

钙吸收的主要部位在十二指肠。食物中的钙必须转变成水溶性的离子状态才能吸收。维生素 D、脂肪、酸性环境都能促进小肠吸收钙。凡与钙结合形成沉淀的盐(硫酸钙、磷酸钙)则不能被吸收。

(5)水的吸收　成年人每日摄入的水分 1～2 L,由消化腺分泌的液体 6～7 L,所以每日由胃肠吸收的水可达 8 L 之多,随粪便排出的水仅 0.1～0.2 L。水的吸收都是被动的。各种溶质特别是 NaCl 吸收后产生的渗透压梯度是水吸收的主要动力。如果发生急性呕吐、腹泻,造成大量水分丢失,就会引起严重脱水。

(6)维生素的吸收　维生素可分为水溶性和脂溶性两类。水溶性维生素主要以易化扩散方式在小肠上段被吸收,只有维生素 B_{12} 必须与内因子结合成复合物,才能在回肠吸收。脂溶性维生素 A、D、E、K 的吸收机制与脂肪相似。它们溶于脂肪,先与胆盐结合成水溶性复合物,通过小肠黏膜表面的静水层,然后与胆盐分离,溶于细胞膜进入淋巴或血液。

六、大肠

大肠(large intestine)是消化管的末段,长约 1.5 m。大肠包括盲肠、阑尾、结肠、直肠和肛管等五部。大肠的主要功能是吸收水分、维生素和无机盐,分泌黏液和形成粪便。

一般来说,大肠的口径较粗,肠壁较薄,除直肠、肛管和阑尾外,结肠和盲肠具有 3 种特征性的结构(图 5-20)。①结肠带(colic bands),为 3 条,由肠管表面纵行平滑肌增厚形成;②结肠袋(haustra of colon),为肠壁向外膨出的囊袋状结构;③肠脂垂(epiploic appendices),为结肠带边缘的脂肪突起,外包浆膜。

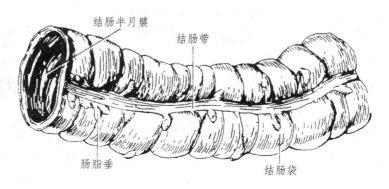

图 5 - 20　结肠特征

1. 盲肠　盲肠(caecum)是大肠的起始部,位于右髂窝,上连升结肠,下端为盲端,仅长 6～8 cm,全被腹膜包裹。回肠末端开口于盲肠,开口周缘有回盲瓣(ileocecal valve)。回盲瓣是由回肠的环形肌增厚及表面覆盖的黏膜共同形成的。瓣可分上唇和下唇,作用是控制回肠内容物进入盲肠的速度,又可防止盲肠内容物逆流入回肠(图 5 - 21)。

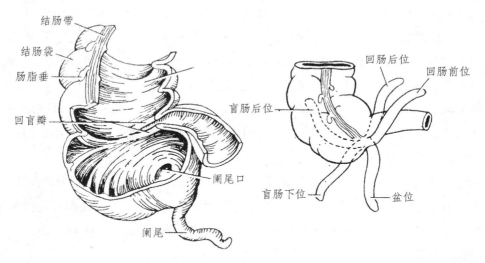

图 5 - 21　盲肠和阑尾

2. 阑尾　阑尾(vermiform appendix),为一细长的盲管状器官,根部连于盲肠后内侧壁,远端游离,全部为腹膜包被。阑尾的长度个体差异大,一般长 6～8 cm。

阑尾末端的位置不太恒定,可位于盲肠后、盲肠下、回肠前、回肠后等位置(图 5 - 21)。国人以回肠前位、盆位和盲肠后位较为多见。由于阑尾位置变化大,手术中有时难以寻找,但 3

条结肠带均在阑尾根部汇集,故沿结肠带向下追踪,是寻找阑尾的可靠方法。

阑尾根部的体表投影点在脐和右髂前上棘连线的中、外 1/3 的交点处,称为麦氏点(McBurney)。当急性阑尾炎时,此点有明显压痛,对诊断具有重要价值。

3. 结肠 结肠(colon)呈"M"形包绕在空、回肠周围,按位置可分为升结肠、横结肠、降结肠和乙状结肠四部分(图 5-1)。

(1) 升结肠(ascending colon) 盲肠向上的延续部分,沿腹后壁右侧上升,至肝右叶下方,向左弯形成**结肠右曲**(right colic flexure)或称肝曲,而移行为横结肠。

(2) 横结肠(transverse colon) 始于结肠右曲,向左至脾下端,转折向下形成**结肠左曲**(left colic flexure)或称脾曲,向下续降结肠。横结肠全部为腹膜包被,并由横结肠系膜固定于腹后壁,故活动性大。

(3) 降结肠(descending colon) 始于结肠左曲,沿腹后壁左侧下行至左髂嵴处,移行为乙状结肠。

(4) 乙状结肠(sigmoid colon) 呈"乙"字形弯曲,在左髂窝内,上接降结肠,向下入骨盆在第 3 骶椎高度续于直肠。

4. 直肠 直肠(rectum)位于盆腔内,由第 3 骶椎前方下行,穿过盆膈,移行为肛管,长 10~14 cm。直肠在矢状面上有两个弯曲;上部形成一凸向后弯曲称为**直肠骶曲**(sacral flexure of rectum),与脊椎的骶曲一致,最突点距肛门 7~9 cm;下部绕过尾骨尖,转向后下方,形成一凸向前而较小的弯曲称为**直肠会阴曲**(perineal flexure of rectum),最凸点距肛门 3~5 cm。当进行直肠镜或乙状结肠镜检查时,须注意这些弯曲,以免损伤肠壁。

直肠下段肠腔膨大,称为**直肠壶腹**(ampulla of rectum),内面有 2~3 个由环形肌和黏膜形成的半月形皱襞称为**直肠横襞**(图 5-22),其中位于前右侧壁者较大而恒定,距肛门 6~7 cm,可作为直肠镜检的定位标志。

5. 肛管 肛管(anal canal)位于盆膈以下,长 3~4 cm(图 5-22)。肛管上段黏膜形成 6~10 条纵行皱襞,称为**肛柱**(anal columns);相邻两肛柱下端间有半月形的黏膜皱襞相连,此皱襞称为**肛瓣**(anal valves);肛柱与肛瓣围成的开口向上小隐窝称为**肛窦**(anal sinuses)。窦内常积存粪便,易诱发感染,可发生肛窦炎。

各肛柱的下端和肛瓣连成一锯齿状的环形线,称为**齿状线**(dentate line)或肛皮线。它是皮肤与黏膜的移行交界处。齿状线上、下方的上皮、血管、淋巴和神经的来源及回流方向完全不同。

在齿状线的下方,有一宽约 1 cm 的环状区称为**肛梳**(anal pecten)或**痔环**。此区由未角化的复层扁平上皮覆被,呈微蓝色,光滑而略有光泽。肛梳下缘有一环状白线,为肛门内、外括约肌的分界处。白线以下,即肛门(anus),覆以角化的复层扁平上皮,色较深,有毛、汗腺和皮脂腺。

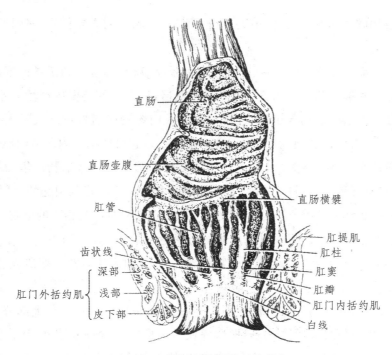

直肠

直肠壶腹

肛管

齿状线

肛门外括约肌 { 深部 浅部 皮下部

直肠横襞

肛提肌
肛柱
肛窦
肛瓣
肛门内括约肌

白线

图 5-22 直肠和肛管腔面的形态

在肛柱的黏膜下及肛梳的皮下组织内,有丰富的静脉丛,病理情况下静脉曲张而突起形成痔。在齿状线以上形成的称为内痔,在齿状线以下形成的称为外痔。

在肛门周围有内、外括约肌环绕。肛门内括约肌(sphincter ani internus)是肠壁环形平滑肌增厚形成的,有协助排便的作用,对控制肛门的作用不大。肛门外括约肌(sphincter ani externus),属骨骼肌,在肛门内括约肌的外围和下方,可括约肛门,控制排便。手术时应防止损伤该肌,以免造成大便失禁。

6. 大肠的结构特点 大肠壁也由黏膜、黏膜下层、肌层和外膜构成。结肠壁黏膜表面较光滑,有半环形皱襞,无绒毛。上皮为单层柱状上皮,其间夹有大量的杯状细胞。固有层较厚,内有大量肠腺,呈直管状,含有柱状细胞和较多的杯状细胞外。固有层淋巴组织发达,常由固有层穿破黏膜肌深入黏膜下层。阑尾的淋巴组织更为发达。肌层环行肌较厚,纵行肌局部增厚形成 3 条结肠带,带间的纵行肌很薄。外膜在盲肠、阑尾、横结肠、乙状结肠为浆膜;升结肠与降结肠的前壁为浆膜,后壁为纤维膜。

7. 大肠内消化 大肠的主要生理功能是吸收水和电解质,参与机体对水、电解质平衡的调节;吸收由结肠内微生物产生的维生素 B 和维生素 K;完成对食物残渣的浓缩,形成并暂时贮存粪便。

(1)大肠液的分泌 大肠液是由大肠黏膜表面的柱状上皮细胞及杯状细胞分泌。大肠的分泌物富含黏液和碳酸氢盐,其 pH 值为 8.3～8.4。大肠液的主要作用是保护肠黏膜和润滑粪便。

(2)**大肠的运动**　大肠运动少而节律慢,对刺激反应较迟钝,有利于粪便形成和贮存。主要形式有分节运动和蠕动等。大肠分节运动较小肠慢,作用是使肠壁内产生一定压力,促进肠内容物充分混合。大肠的蠕动与小肠相似,可将肠腔内容物向前推进。大肠还有一种进行很快且前进很远的蠕动,称为**集团运动**(mass movements),它可使结肠内压力明显升高。集团运动通常开始于横结肠,可将一部分大肠内容物推送至降结肠或乙状结肠。集团蠕动常见于进食后,最常发生在进餐后 60 分钟之内,可能是胃内食物进入十二指肠引起的反射所致。

(3)**大肠内细菌的活动**　大肠内含有大量的细菌。细菌对糖及脂肪的分解称为发酵,发酵的产物主要为乳酸、CO_2 等。细菌对蛋白质的分解称为腐败,其产物主要为氨、硫化氢、吲哚等。大肠内的细菌还能合成维生素 B 复合物和维生素 K,对人体有益。据研究,粪便中的细菌约占粪便固体总量的 20%～30%。

(4)**排便**(defecation)　食物残渣进入大肠,一般停留 10 小时以上,大部分水分被大肠黏膜吸收,再经过细菌的发酵和腐败作用,形成粪便。粪便中除食物残渣外,还包括脱落的肠上皮细胞、大量细菌、胆色素衍生物,以及由肠壁排出的某些重金属,如钙、镁、汞等。

正常人的直肠内一般是没有粪便的。当大肠的蠕动将粪便推入直肠时,刺激了直肠壁内的感受器,冲动经传入神经传至脊髓的初级排便中枢,同时上传到大脑皮质,引起便意和排便反射。正常人的直肠壁内的感受器对粪便的压力刺激具有一定的阈值。当达到此阈值时即可引起排便反射。排便受大脑皮质控制,可加强或抑制排便。如果经常控制排便,会使阈值增高,使粪便在大肠内停留时间过久,引起便秘。食物中纤维素能限制肠对水的吸收、刺激肠的运动,有利于排便。

第三节　消　化　腺

一、肝

肝(liver)是人体内最大的消化腺,成人肝的重量相当于体重的 1/50～1/40。据统计,国人肝的重量,男性平均为 1 342 g,女性平均为 1 234 g。胎儿和新生儿肝的体积相对较大,可达体重的 1/20。

肝的功能极为复杂,参与蛋白质、脂类、糖类和维生素等物质的合成、转化和分解,还有分泌胆汁、解毒及吞噬防御等功能,在胚胎时期还具有造血的功能。

1. 肝的形态和分部 肝在新鲜时呈红褐色,质软而脆,受暴力打击时易破裂而致大出血。

肝呈楔形,可分为上、下两面,前、后两缘(图 5-23)。肝的前缘锐利,后缘钝圆。肝的上面凸隆,贴于膈下,又称膈面(diaphragmatic surface)。膈面有一呈矢状位的**镰状韧带**(falciform ligament),将肝分为左、右两叶。右叶大而厚,左叶小而薄。肝的下面朝向左下方,与腹腔的一些器官相邻,故又称为**脏面**(visceral surface)。脏面凹凸不平,中部有一呈"H"形的沟,即左、右纵沟和横沟。连接左、右纵沟中份的横构称为**肝门**(porta hepatis)。肝门内有肝管、肝固有动脉、肝门静脉、淋巴管和神经等出入。左纵沟前半部有肝圆韧带,此韧带包于镰状韧带的游离缘内,是胎儿时期脐静脉的遗迹;左纵沟的后半部有静脉韧带,是胎儿时期静脉导管的遗迹。右纵沟的前半部有胆囊窝(fossa for gallbladder),容纳胆囊;后半部为腔静脉沟(sulcus for vena cava),容纳下腔静脉。在腔静脉沟附近上端处,有肝左、中、右静脉注入下腔静脉,该处称**第2肝门**(secondary porta of liver)。肝的下面借"H"形沟分为 4 叶,左纵沟左侧为左叶,右纵沟右侧为右叶,左、右纵沟之间在肝门前方的称为方叶,肝门后方的称为尾状叶。

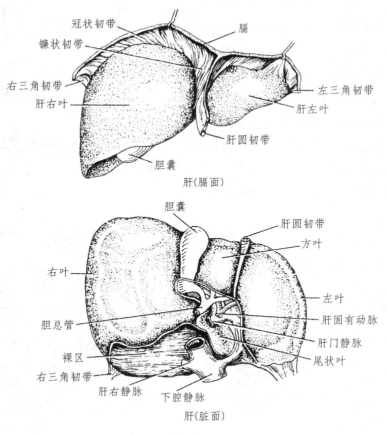

图 5-23

2. 肝的位置和体表投影　肝大部分位于右季肋区和腹上区，小部分可达左季肋区（图5-2）。肝大部被肋弓所遮掩，仅在腹上区左、右肋弓间直接与腹前壁接触。

肝的体表投影：肝的上界与膈穹隆一致，其最高点在右侧相当于右锁骨中线与第5肋的交点，左侧相当于左锁骨中线与第5肋间隙的交点（图5-2）。肝的下界与肝的前缘一致，右侧与右肋弓一致，在腹上区可达剑突下约3 cm。7岁前的小儿，肝的下界可超出肋弓下缘，但一般不超过2 cm。肝的位置随膈的运动而上、下移动，在平静呼吸时肝可上、下移动2～3 cm。

3. 肝的结构特点　肝的表面被覆以致密结缔组织被膜，被膜的结缔组织在肝门处增厚入肝实质后，将肝实质分割成肝小叶，肝小叶之间有门管区。

1）**肝小叶**　肝小叶（hepatic lobule）（图5-24，图5-25）是肝的基本结构和功能单位，呈不规则的多面棱柱体，长约2 mm，宽约1 mm。成人的肝有50万～100万个肝小叶。每个肝小叶的中央有一条贯穿其长轴的静脉，称为**中央静脉**（central vein）。肝细胞以中央静脉为中心，呈单行放射状排列成凹凸不平的有孔洞的板状，称为**肝板**（hepatic plate）。肝板在切面上呈索状排列，称为肝索。肝板之间为肝血窦，肝血窦经肝板上的孔洞互相通连，吻合成网。在肝板内，相邻肝细胞的细胞膜局部凹陷，形成微细的小管，称为胆小管，胆小管在肝板内也相互吻合成网。

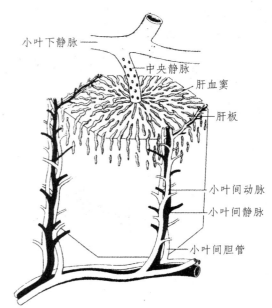

小叶下静脉

中央静脉

肝血窦

肝板

小叶间动脉

小叶间静脉

小叶间胆管

图5-24　肝小叶立体模式图

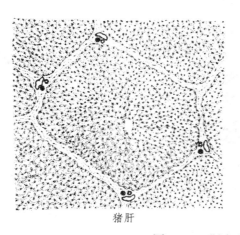

猪肝

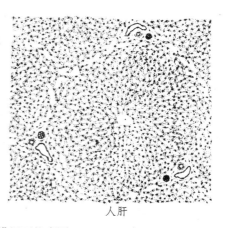

人肝

图5-25　肝小叶横切面仿真图

（1）肝细胞　肝细胞（hepatocyte）的体积较大，直径 20～30 μm，呈多面形。胞质嗜酸性，核大而圆，位于细胞的中央，核膜清楚，染色质稀疏，有 1～2 个核仁。多数肝细胞为单核，也可见双核。肝细胞是一种高度分化并具有多种功能的细胞，并使肝具有潜在的强大再生能力。胞质内含有丰富的各种细胞器和多种包含物。

粗面内质网：成群分布，合成多种重要的血浆蛋白，如白蛋白、球蛋白、脂蛋白、凝血酶原和纤维蛋白原等；

滑面内质网：具有多种功能，参与糖、脂类和类固醇激素的代谢，对从肠道吸收的大量有害物质（如药物、腐败产物等）解毒；

高尔基复合体：除参与分泌蛋白质的加工，合成分泌小泡外，还分布在细胞核和胆小管的周围，参与胆汁的形成与排泄。

此外，肝细胞富含线粒体、溶酶体，过氧化物酶体和糖原等。

（2）肝血窦　肝血窦（hepatic sinusoid）位于肝板之间（图 5-26）。窦内的血液经肝小叶的周边流向中央，汇入中央静脉。血窦腔大而不规则，直径 9～12 μm。内皮细胞有许多大小不等的窗孔，细胞之间有较大的间隙，内皮外无基膜。上述结构使肝血窦具有很高的通透性，除血细胞和乳糜微粒外，血浆的各种物质均可自由出入。

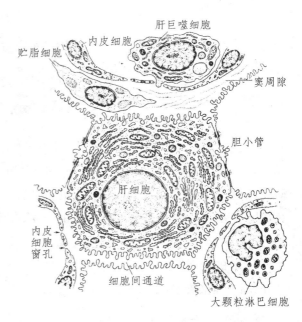

图 5-26　肝细胞及相互关系超微结构模式图

在肝血窦内的巨噬细胞，称为**库普弗细胞**（Kupffer cell），具有变形运动和强大的吞噬能力，能吞噬和清除血液中的异物、细菌，并参与吞噬衰老的红细胞，分解血红蛋白，形成胆红素。

（3）窦周隙　肝血窦的内皮细胞与肝细胞之间存在宽约 0.4 μm 的间隙，称为窦周隙（perisinusoidal space）。窦周隙内充满血浆，肝细胞表面有许多微绒毛浸于血浆中。微绒毛使肝细胞血窦面的表面积扩大了 6 倍左右，有利于肝细胞与血液之间进行充分的物质交换。

在窦周隙内有一种形态不规则的细胞，称为**贮脂细胞**（fat-storing cell），有贮存脂肪和维生素 A 的作用，人体摄取的维生素 A 的 70%～85% 贮存在贮脂细胞内。贮脂细胞还能产生少量的网状纤维，分布于窦周隙内。在病理情况下，贮脂细胞增生，产生大量网状纤维，与肝的病理性纤维增生有关。

(4) 胆小管　胆小管(bile canaliculi)是由相邻肝细胞膜局部凹陷形成的间隙性管道,在肝板内互相吻合成网。肝细胞分泌的胆汁由此排入胆小管(图 5-27)。胆小管在门管区汇入小叶间胆管。胆小管周围的相邻肝细胞膜彼此间形成紧密连接和桥粒,以封闭胆小管,防止胆汁溢入血窦。当肝细胞发生炎症、坏死或胆道堵塞时,可破坏胆小管的正常结构,胆汁可经窦周隙进入血液而出现黄疸。

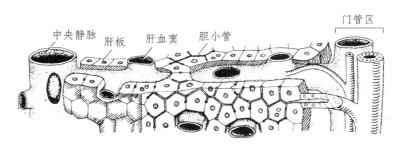

图 5-27　肝板、肝血窦与胆小管关系模式图

2) 门管区(portal area)　相邻肝小叶之间呈三角形的结缔组织小区,内有并行的小叶间动脉、小叶间静脉和小叶间胆管,称为门管区。小叶间动脉是肝动脉的分支,腔小壁厚,内皮外有数层平滑肌;小叶间静脉是门静脉的分支,腔大壁薄,内皮外可见少量散在的平滑肌;小叶间胆管管径细,管壁由单层立方上皮组成。门管区内还有小淋巴管和神经穿行。

4. 肝的血液循环　肝的血液供应丰富。入肝的血管主要有肝固有动脉和门静脉,出肝的是肝静脉,血液在肝的循环路径如下所示。

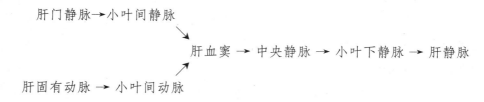

5. 胆囊及输胆管道

1) 胆囊(gallbladder)　位于肝右叶下面的胆囊窝内,其上面借结缔组织与肝相连,下面游离。胆囊呈梨形,长 8～12 cm 宽 3～5 cm,容量为 40～60 ml,有贮存和浓缩胆汁的功能。

胆囊可分为四部分:**胆囊底**(fundus of gallbladder)为胆囊前端的膨大部分。当胆囊充盈时,胆囊底可超过肝的前缘,可与腹前壁的内面相贴。胆囊底的体表投影在右锁骨中线与右肋弓交点附近。当胆囊炎症时,此处可有压痛。**胆囊体**(body of gallbladder)是胆囊的主体部分,向后变细移行为**胆囊颈**(neck of gallbladder)。胆囊颈是狭细的部分,以直角向左下方弯行续于**胆囊管**(cystic duct)(图 5-28)。胆囊管长 3～4 cm,直径 0.2～0.3 cm,与肝总管汇合成胆总管。胆囊管的黏膜呈螺旋状突入管腔内,形成螺旋襞,可控制胆汁的进出,结石可滞留于此处。

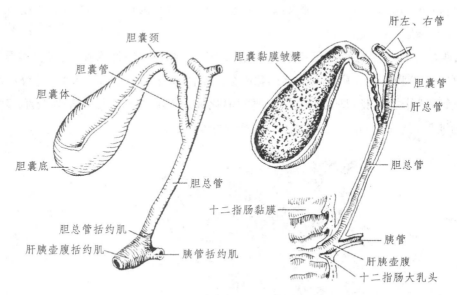

图 5 - 28 胆囊与输胆管道

2) **输胆管道**   是将肝脏分泌的胆汁输送至十二指肠的管道(图 5 - 15)。肝内的小叶间胆管逐渐汇成肝左管和肝右管,出肝门后合成**肝总管**(common hepatic duct)。肝总管长约 3 cm,下行与胆囊管呈锐角汇合成**胆总管**(common bile duct)。胆总管长 4~8 cm,直径为 0.3~0.6 cm,下行于肝十二指肠韧带中,向下经十二指肠上部后方,至胰头与十二指肠降部之间,斜穿十二指肠降部的后内侧壁,在此处与胰管汇合,形成略膨大的**肝胰壶腹**(hepatopancreatic ampulla),也称 Vater 壶腹,开口于十二指肠大乳头。在胆总管和胰管的末端以及肝胰壶腹周围,有环形平滑肌包绕,称为**肝胰壶腹括约肌**(Oddi 括约肌)。平时肝胰壶腹括约肌保持收缩状态。由肝分泌的胆汁经肝左、右管,肝总管、胆囊管至胆囊进行浓缩和贮存。进食后不久,由于食物和消化液的刺激,反射性地引起胆囊收缩和肝胰壶腹括约肌的舒张,使胆囊中贮存的浓缩胆汁经胆囊管、胆总管排入十二指肠。

二、胰

1. 胰的形态和分部   胰(pancreas)质软灰红色,呈长棱柱状,位于胃的后方,平第 1、2 腰椎体高度,横贴于腹后壁。胰可分为头、体、尾三部分(图 5 - 15)。**胰头**(head of pancreas)是胰右端的膨大部,位于第 2 腰椎右侧,被十二指肠所包绕。胰头后面与胆总管、门静脉和下腔静脉相邻。**胰体**(body of pancreas)较长,横过第一腰椎体的前方,至脾门附近缩细为**胰尾**(tail of pancreas)。

胰管(pancreatic duct)位于胰腺实质内,起自胰尾,横贯胰腺全长,最后与胆总管汇合,共同开口于十二指肠大乳头。

2. 胰腺的结构 胰腺的表面有薄层疏松结缔组织,结缔组织伸入腺内,将腺实质分隔为许多不明显的小叶,胰腺的实质由外分泌部和内分泌部两部分组成(图5-29)。外分泌部分泌的胰液经导管排入十二指肠,是人体内最重要的消化液。内分泌部是散在于外分泌部之间的细胞团,称为胰岛,其分泌的激素进入血液,主要参与糖代谢的调节。

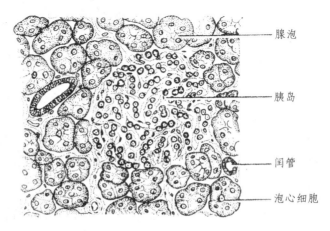

腺泡

胰岛

闰管

泡心细胞

图5-29 胰腺的微细结构

1) **外分泌部** 胰腺的外分泌部为复管泡状腺,是浆液性腺。

(1) **腺泡** 腺细胞呈锥体形,核圆形,位于基部,顶部胞质内含有许多嗜酸性的酶原颗粒。酶原颗粒呈圆形,其数量随细胞的功能状态不同而异,进食后颗粒减少,饥饿时颗粒增多。腺细胞的基部胞质嗜碱性,在电镜下可见此处为密集排列的粗面内质网。腺泡腔内有一些着色较淡的扁平或立方形细胞,称为**泡心细胞**(centroacinar cell),是闰管的上皮细胞延伸到腺泡腔内而形成的。腺泡细胞分泌多种消化酶,如胰蛋白酶原、糜蛋白酶原、胰淀粉酶和胰脂肪酶等。腺细胞还分泌一种胰蛋白酶抑制因子,防止两种胰蛋白酶原在胰腺内被激活。某些致病因素使蛋白酶原在胰腺内激活,可导致胰腺组织的自我消化,形成急性胰腺炎。

(2) **导管** 胰腺的闰管较长,与泡心细胞相连。闰管汇合成小叶内导管,后者再汇合成小叶间导管,最后形成胰管。导管上皮从单层扁平逐渐移行到单层立方,直至单层高柱状,其中柱状上皮内有散在的杯状细胞和内分泌细胞。

2) **内分泌部** 胰腺的内分泌部即**胰岛**(pancreas islet),是由内分泌细胞组成的细胞团,分布于腺泡之间。成人胰腺大约有 100 万个胰岛，约占胰腺体积的 1.5% 左右，胰尾部的胰岛较多。胰岛大小不一，小的仅由数个细胞组成，大的有数百个细胞。胰岛细胞间有丰富的毛细血管。人胰岛主要有 A、B、D 和 PP 细胞。

（1）A 细胞　约占胰岛细胞总数的 20%，细胞体积较大，多分布在胰岛周边部。A 细胞分泌**高血糖素**（glucagon），它的作用是促进肝细胞内的糖原分解为葡萄糖，并抑制糖原合成，使血糖升高。

（2）B 细胞　数量最多，约占胰岛细胞总数的 70%，细胞体积较小，主要分布于胰岛的中央部。B 细胞分泌**胰岛素**（insulin），主要作用是促进全身组织，特别是肝脏、肌肉和脂肪组织摄取和利用葡萄糖，促进肝细胞合成糖原或转化为脂肪，故可使血糖降低。

胰岛素的分泌主要受血糖浓度的调节。血糖升高时，促进 B 细胞分泌胰岛素；血糖降低时，抑制 B 细胞分泌胰岛素。通过这种双向调控，使血糖浓度维持在正常水平。进食后，胃肠道激素的分泌也可刺激胰岛素的分泌。胰岛素分泌还受内脏神经的调控，交感神经兴奋可抑制胰岛素分泌；副交感神经兴奋时，促进胰岛素分泌。若胰岛素分泌不足，可致血糖升高，糖从尿中排出，即为糖尿病。血中氨基酸、脂肪酸增多可促进胰岛素的分泌。长时间的高血糖、高血脂可持续刺激胰岛素的分泌，致使胰岛 B 细胞衰竭，引起糖尿病。

（3）D 细胞　数量少，约占胰岛细胞总数的 5%～10%，D 细胞分泌生长抑素，它以旁分泌方式作用于邻近的 A 细胞、B 细胞或 PP 细胞，抑制这些细胞的分泌功能。

（4）PP 细胞　数量很少，PP 细胞分泌胰多肽，它对胃肠运动和胰液分泌及胆囊收缩均有抑制作用。

第四节　消化功能的调节

消化器官的活动能适应机体的需要而发生变化，这是在神经和体液调节下实现的。

一、消化器官活动的神经调节

消化器官主要接受交感神经和副交感神经的双重支配。一般情况下，交感神经兴奋，对消化器官活动起抑制作用，消化腺分泌减少，消化管运动减弱，但可使肝胰壶腹括约肌收缩；副交感神经兴奋，引起消化管兴奋，使消化管运动加强，消化腺分泌增多。

另外，在胃肠壁内，还存在黏膜下神经丛和肌间神经丛。胃肠壁的神经丛构成特殊的**肠神经系统**（enteric nervous system）。肠神经系统的神经细胞超过 1 亿个，约与脊髓内所含神经元的总数相近，包括支配平滑肌的运动神经元，感受消化道机械、化学和温度刺激的感觉神经元以及中间神经元,它们彼此建立联系。肠神经系统可完成局部的神经反射活动,接受食物对消化管壁的机械性或化学性刺激,引起消化管的运动和腺体的分泌。但在完整的机体内,肠神经系统活动受交感和副交感神经的影响。

神经对消化器官活动调节的主要方式是反射。食物对口腔的机械、化学的刺激,能反射性地引起唾液分泌;食物对胃肠的刺激,可以反射地引起胃肠的运动和分泌。胃肠道运动功能(小肠的分节运动以及蠕动)主要受局部的肠神经系统调节,而对中枢神经系统具有相对独立性。此外,消化道上部器官的活动,可影响其下部器官的活动。例如,食物在口腔内咀嚼和吞咽时,可以反射性地引起胃的容受性舒张,促进胃液、胰液和胆汁的分泌;食物进入胃后,也可引起小肠和结肠运动的增强。消化道下部器官的活动也可影响上部器官。例如,回肠和结肠内容物的堆积,可以反射性地减弱胃的运动,使胃排空延缓;而十二指肠内的食糜向下移动,又可促进胃的排空。

人在进食时或进食前,食物的形状、颜色、气味,以及进食的环境和有关的语言,都能反射性地引起胃肠运动和消化腺的分泌,使消化器官的活动更加协调,并为食物的即将到来做好准备。

二、消化器官活动的体液调节

调节消化器官活动的体液因素主要是**胃肠激素**(gut hormone)。胃肠激素是由散在于胃肠黏膜的内分泌细胞分泌的各种激素的总称。目前已发现的内分泌细胞有几十种,它们分泌的激素通过血液循环或以局部组织扩散的方式作用于消化器官的靶细胞,调节其功能活动。下面简述主要的胃肠激素及作用。

(1)促胃液素(gastrin) 由胃壁和十二指肠内的 G 细胞产生。主要作用是促进胃液分泌;还可促进胰液、胆汁及小肠液分泌;促进胃肠运动及胆囊收缩。

(2)缩胆囊素(cholecystokinin,CCK) 由小肠上部的 I 细胞产生。主要作用是促进胰酶分泌及胆囊强烈收缩,肝胰壶腹括约肌舒张,引起胆汁排放;还可引起胆汁、小肠液分泌及促进胃肠运动。

(3)促胰液素(secretin) 由十二指肠上部的 S 细胞产生。主要作用是促进胰液分泌,还可促进胆汁及小肠液分泌及胆囊收缩。

(4)抑胃肽(gastricinhibitorypeptide,GIP) 由小肠上部的 K 细胞产生。主要作用是抑制胃液分泌和运动,促进胰岛素分泌。

此外,生长抑素、血管活性肠肽、胰岛素等对胃肠运动和消化液的分泌有调节作用。

总之,在神经和体液调节下,消化管的运动与消化腺的分泌活动之间,互相协调、紧密配合,共同完成消化过程。

第五节 腹 膜

一、腹膜和腹膜腔的概念

腹膜（peritoneum）是人体内面积最大和配布最复杂的浆膜，由间皮和少量结缔组织构成。衬于腹、盆壁内面的称为 **壁腹膜**（parietal peritoneum）；覆盖于腹、盆腔内各器官表面的称为**脏腹膜**（visceral peritoneum）。壁腹膜与脏腹膜互相延续，围成一个不规则的潜在腔隙，称为**腹膜腔**（peritoneal cavity）（图 5－30，图 5－31）。男性的腹膜腔是密闭的；女性的腹膜腔则经输卵管腹腔口、输卵管、子宫、阴道与外界相通，故女性生殖道感染可扩散至腹膜腔。

正常情况下，腹膜分泌少量浆液，起湿润和减少脏器间摩擦的作用。腹膜还有很强的吸收功能、防御功能和支持固定脏器等作用。腹上部腹膜的吸收能力较下部强，所以腹部炎症或手术后的病人多取半卧位，以减缓腹膜对有害物质的吸收。

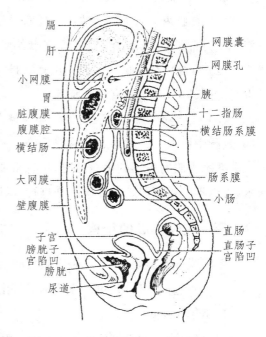

图 5－30　腹膜腔矢状切面模式图（女性）

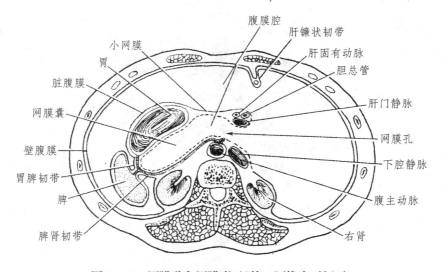

图 5－31　网膜孔和网膜囊（经第 1 腰椎水平切面）

二、腹膜与脏器的关系

腹、盆腔器官依其被腹膜遮盖程度的不同,可分为三类。

(1)腹膜内位器官　腹膜内位器官是指器官表面几乎均为腹膜所包被。如胃、十二指肠上部、空肠、回肠、盲肠、阑尾、横结肠、乙状结肠、脾、卵巢及输卵管等。此类脏器一般活动度较大。

(2)腹膜间位器官　腹膜间位器官是指脏器表面大部分由腹膜所包被,如升结肠、降结肠、直肠上段、肝、胆囊、子宫和膀胱等。

(3)腹膜外位器官　腹膜外位器官是指脏器只有一面被腹膜遮盖,如十二指肠降部和水平部、直肠中段、胰、肾上腺、肾、输尿管等。

熟悉腹膜对脏器的被覆情况,具有重要的临床意义。一些腹膜外位和腹膜间位器官的手术,可以不经过腹膜腔而在腹膜外进行,以避免腹膜的感染和术后脏器的粘连。

三、腹膜形成的结构

壁腹膜与脏腹膜之间,或脏腹膜之间互相返折移行常形成网膜、系膜和韧带等。这些结构不仅对器官起固定作用,也是血管神经等出入器官的径路。

1. 网膜(omentum)

(1)大网膜　大网膜(greater omentum)连于胃大弯和横结肠之间,似围裙盖在横结肠、空肠和回肠的前方(图5-32)。大网膜由四层腹膜构成,前两层起于胃大弯,是胃前、后面脏层腹

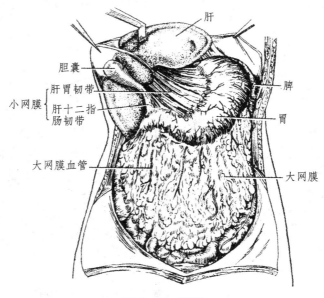

图5-32　网膜

膜的延续。前两层下垂一段后又反折向上,形成后两层续于横结肠及其系膜。大网膜的前、后两层常融合为一体。大网膜有包围炎性病灶、防止炎症蔓延的作用,有"腹腔卫士"之称。

(2) 小网膜　小网膜(lesser omentum)由肝门至胃小弯及十二指肠上部的双层腹膜结构构成。其中连于肝和胃小弯的部分称为肝胃韧带(hepatogastric ligament),两层间有胃左、右动脉。连于肝和十二指肠上部的部分称为肝十二指肠韧带(hepatoduodenal ligament)。此韧带肥厚,右缘游离,内有胆总管、肝固有动脉、肝门静脉、神经和淋巴管等重要结构。肝十二指肠韧带右缘的后方有网膜孔,通过网膜孔可进入胃后方的网膜囊。

(3) 网膜囊　网膜囊(omental bursa)是位于小网膜和胃后方的扁窄间隙,是腹膜腔的一部分,又称小腹膜腔。网膜囊前壁为小网膜、胃后壁;后壁是横结肠及其系膜以及覆盖于胰、左肾和左肾上腺前面的腹膜(图 5 - 31)。上壁是肝和膈下面的腹膜。下壁是大网膜前、后两层的愈着部。左壁是脾、胃脾韧带和脾肾韧带。网膜囊右侧借网膜孔与腹膜腔相通。网膜囊位置较深,胃后壁穿孔时,胃内容物常局限于囊内,给早期诊断带来一定困难。

2. 系膜　系膜是将脏器系连于腹后壁的双层腹膜结构。两层腹膜中有脏器的血管、神经和淋巴管通过。

(1) 肠系膜　肠系膜(mesentery)是连接空肠、回肠与腹后壁之间的双层腹膜结构。其附着于腹后壁的部分称为小肠系膜根(图 5 - 33),长约 15 cm。由于肠系膜较长,因此空、回肠活动性较大,有利于食物的消化和吸收,但也易发生系膜扭转,导致肠梗阻。系膜内含肠系膜上血管、神经、淋巴管和淋巴结等。

(2) 阑尾系膜　阑尾系膜(mesoappendix)是回肠末端与阑尾之间的三角形腹膜皱襞,一边附着于阑尾全长,一边游离。游离缘内有阑尾血管通过。

(3) 横结肠系膜　横结肠系膜(transverse mesocolon)是连接横结肠与腹膜后壁间的双层腹膜。系膜内有横结肠血管、神经、淋巴管和淋巴结等。

(4) 乙状结肠系膜　乙状结肠系膜(sigmoid mesocolon)是乙状结肠与左髂窝之间的双层腹膜。此系膜较长,活动度较大,因而也易发生扭转。

3. 韧带　韧带(ligament)是连于腹壁与器官间或连于相邻器官间的腹膜结构,对器官有固定、支持和悬吊等作用。

(1) 肝的韧带　主要有镰状韧带和冠状韧带(图 5 - 23)。镰状韧带(falciform ligament of liver),是腹前壁上部与肝上面之间的双层腹膜结构,呈矢状位,稍偏右侧,其游离缘内含有肝圆韧带,是胚胎时期脐静脉的遗迹。冠状韧带(coronary ligament),由膈与肝之间的腹膜移行而成,略呈冠状位,分前、后两层,两层之间为肝裸区(bare area of liver)。冠状韧带前、后层在肝上面的左、右端处彼此联合而成左、右三角韧带。

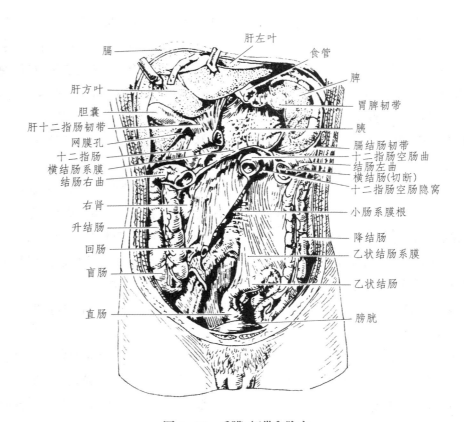

图 5 - 33 系膜、韧带和隐窝

（2）**脾的韧带**　主要有胃脾韧带和脾肾韧带。**胃脾韧带**（gastrosplenic ligament）是连于胃底与脾门之间的双层腹膜结构，内含胃短动、静脉等。**脾肾韧带**（splenorenal ligament），是自脾门连至左肾前面的双层腹膜结构，内含脾动、静脉等。

4. 陷凹　陷凹（pouch）为腹膜皱襞间大而恒定的间隙，主要位于盆腔（图 5 - 30）。男性在膀胱与直肠之间有**直肠膀胱陷凹**（rectovesical pouch）。女性在直肠与子宫间有**直肠子宫陷凹**（rectouterine pouch Douglas 腔）；膀胱与子宫之间有**膀胱子宫陷凹**（vesicouterine pouch）。上述陷凹是腹膜腔最低的部位，故积液常积存于此陷凹内。

思考题

1. 简述消化系统的组成。何谓上消化道和下消化道？

2. 简述消化管壁的一般结构。

3. 简述三大唾液腺的位置和开口。

4. 简述咽的位置、分部及连通。

5. 简述食管狭窄的位置及意义。

6. 简述胃的形态和分部。

7. 简述胃底腺的组成及作用。

8. 简述小肠绒毛的形成、结构和功能。

9. 简述胆汁的产生及排出途径。在进食与平时有何不同？

10. 胃液、小肠液、胰液和胆汁的主要成分是什么，有何生理作用？

11. 简述直肠的形态结构。

12. 简述主要营养物质在小肠吸收方式和途径。

13. 简述肝的形态结构和体表投影。

14. 简述肝小叶的组成和肝的功能。

15. 简述胰岛的组成和功能。

16. 简述大网膜的构成和作用。

（王运登）

第六章 呼 吸 系 统

呼吸系统(respiratory system)由呼吸道和肺两部分组成。呼吸道是输送气体的管道,包括鼻、咽、喉、气管和支气管。临床将鼻、咽和喉称为上呼吸道;气管、主支气管及其分支称为下**呼吸道**。肺是进行气体交换的器官(图 6-1)。

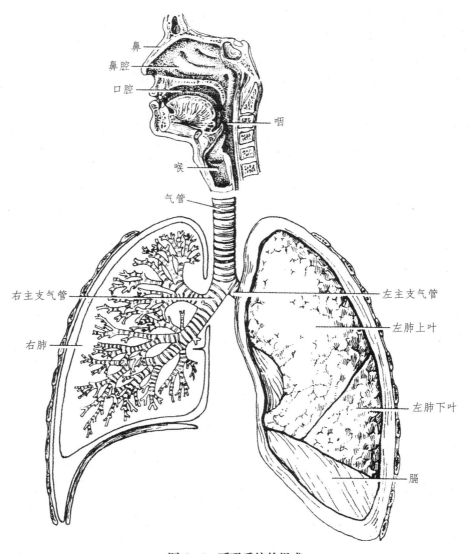

图 6-1 呼吸系统的组成

呼吸系统的主要作用是通过气体交换,维持人体内环境氧和二氧化碳含量的相对稳定,保证肺换气的顺利进行,参与血液酸碱平衡的调节。因此,呼吸是维持机体生命活动的基本生理过程之一。

第一节　呼　吸　道

一、鼻

鼻(nose)为呼吸道的起始部,既是气体通道,又是嗅觉器官,包括外鼻、鼻腔和鼻旁窦。

1. 外鼻　外鼻(external nose)由骨和软骨作支架,外覆皮肤而成。鼻位于面部的中央,呈三棱锥形,上端位于两眶之间,称为**鼻根**,鼻根向前下方延伸成**鼻背**。鼻背下端游离而隆起,称为**鼻尖**,鼻尖两侧的弧形膨大,称为**鼻翼**(nasal ala);鼻翼只有软骨支撑,平静呼吸时,无明显活动,呼吸困难时出现鼻翼扇动。外鼻下端有一对**鼻孔**(nostril),是气体进出呼吸道的门户。

2. 鼻腔　鼻腔(nasal cavity)位于颅前窝中部的下方、硬腭的上方。鼻腔借鼻孔与外界相通,向后经鼻后孔通咽的鼻部。鼻腔被矢状位的**鼻中隔**(nasal septum)分为左、右两腔。每侧鼻腔又可分为**鼻前庭**(nasal vestibule)和**固有鼻腔**(nasal cavity proper)两部(图6-2)。鼻前庭位居鼻腔前下部,大

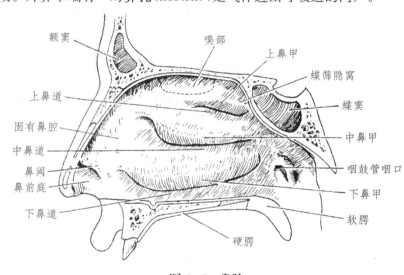

图6-2　鼻腔

致为鼻翼所围成的部分,内衬皮肤,生有粗长的鼻毛,有阻挡异物、过滤空气的作用。鼻前庭是疖肿的好发部位。

固有鼻腔,位于鼻腔的后上部,由骨性鼻腔内衬黏膜而成。因此,固有鼻腔的形态与骨性鼻腔基本相同,外侧壁上有上、中、下三个**鼻甲**(nasal concha),各鼻甲的下方依次为上、中、下三个**鼻道**。下鼻道的前端有鼻泪管开口。

固有鼻腔的黏膜因结构不同而功能各异。上鼻甲及其相对的鼻中隔部分的黏膜呈淡黄

色,有嗅细胞,能接受嗅觉刺激,称为嗅区。其余部分的黏膜呈粉红色,内含有丰富的血管和腺体,上皮为假复层纤毛柱状上皮;对吸入的空气有加温、湿润和净化的作用,称为呼吸区。鼻中隔前下部的黏膜较薄,含有丰富的毛细血管网,是鼻出血的常见部位,临床称为易出血区(Little 区或 kiesselbach)。

3. 鼻旁窦 鼻旁窦又称鼻窦(paranasal sinuses),为鼻腔周围含气骨腔的总称,对发音起共鸣作用。鼻旁窦包括上颌窦、额窦、筛窦和蝶窦共四对,分别位于同名颅骨内。上颌窦、额窦、筛窦的前群和中群都开口于中鼻道;筛窦的后群开口于上鼻道;蝶窦开口于上鼻甲后上方的**蝶筛隐窝**(sphenoethmoidal recess)(图 6-3)。鼻旁窦的黏膜与鼻腔黏膜相延续,当鼻腔发炎时常蔓延到鼻旁窦。上颌窦的腔最大,且开口位置高于窦底,其内的分泌物不容易流出,因此易患慢性炎症(图 6-4)。

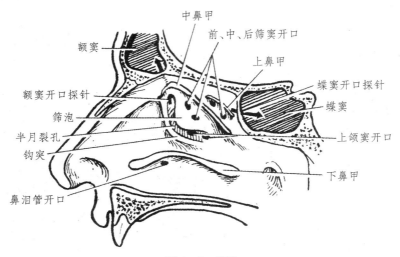

图 6-3 鼻腔

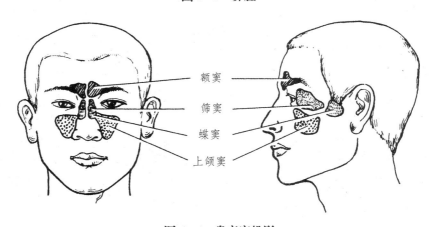

图 6-4 鼻旁窦投影

二、咽(见消化系统)

三、喉

喉(larynx)位于颈前部,由软骨、软骨连接、喉肌和黏膜构成。它既是呼吸道,又是发音器官。成人的喉,上界约相当于第4颈椎体下缘,下界平对第6颈椎体下缘。小儿时期喉的位置较高,随年龄长大而逐渐降至成人的位置,女性的喉一般较男性略高。喉的上部借韧带和肌肉与舌骨相连,下与气管相续,后与喉咽紧密相连,故喉可随吞咽活动上下移动。

1. 喉软骨及其连接 主要有甲状软骨、环状软骨、会厌软骨和杓状软骨(图6-5)。

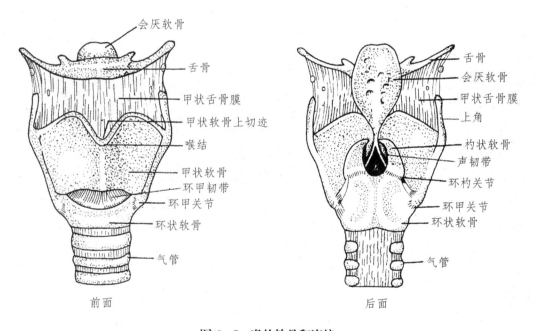

前面　　　　　　　　　　　后面

图6-5 喉的软骨和连接

(1)甲状软骨(thyroid cartilage) 是软骨中最大的一块,位于舌骨下方,环状软骨上方,甲状软骨的前缘称为前角,其上部向前突出,称为**喉结**(laryngeal prominence)。成年男性的喉结尤为明显。甲状软骨上缘借甲状舌骨膜与舌骨相连,下缘借环甲韧带与环状软骨相连,后部向下伸出一对突起与环状软骨构成环甲关节(cricothyroid joint)。

(2)环状软骨(cricoid cartilage) 位于甲状软骨下方,平第6颈椎高度,呈指环状,前窄后宽,为颈前部重要的体表标志。

（3）**会厌软骨**（epiglottic cartilage）　形似树叶，位于甲状软骨的后上方，上端游离，下端连于甲状软骨前角的后面。会厌软骨与其表面的黏膜构成会厌。吞咽时，喉上升，会厌遮盖喉口，可防止异物进入喉腔。

（4）**杓状软骨**（arytenoid cartilage）　左右各一。位于环状软骨后部的上方，略呈锥形，尖向上，底向下，与环状软骨构成**环杓关节**（cricoarytenoid joint）。每侧的杓状软骨与甲状软骨前角的内面之间有声韧带相连。声韧带是发音的基本结构。

2. 喉肌　喉肌（muscle of larynx）为细小的骨骼肌，附着于喉软骨内面和外面。其功能分为两群：一群作用于环杓关节，使声门裂开大或缩小；另一群作用于环甲关节，使声带紧张或松弛。因此喉肌的随意运动可控制发音强弱并调节声调高低。

3. 喉腔　喉的内腔称为**喉腔**（laryngeal cavity），内衬黏膜，向上经喉口与咽腔喉部相通，向下与气管内腔相续（图 6-6）。喉腔的入口，称为喉口，朝向后上方。在喉腔中部的两侧壁有两对前后方向的黏膜皱襞，上一对，称为**前庭襞**（vestibular fold）；下一对，称为**声襞**（vocal fold）或声带，由喉黏膜、声韧带和声带肌构成。左、右前庭襞间的裂隙，称为**前庭裂**（rima vestibuli）；左右声襞间的裂隙，称为**声门裂**（fissure of glottis），是喉腔内最狭窄的部位，当气流通过时，振动声带而发出声音。喉腔借前庭裂和声门裂分为喉前庭、喉中间腔和声门下腔，前庭裂以上的部分，称为**喉前庭**（laryngeal vestibule）；前庭裂和声门裂间的部分，称为**喉中间腔**，喉中间腔向两侧突出的囊状间隙，称为**喉室**；声门裂以下部分，称为**声门下腔**（infraglottic cavity）。

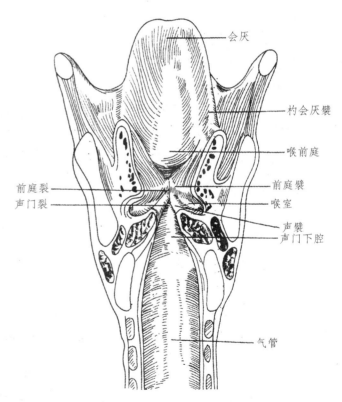

图 6-6　喉腔的结构（冠状切面）

喉中间腔（intermediate cavity of larynx）是喉腔最窄部位，向下逐渐扩大。声襞以下的黏膜下组织比较疏松，当发生急性炎症时，易引起水肿，不但影响发声，还可造成呼吸困难。尤其小儿喉腔较小，常因水肿而引起喉阻塞，出现呼吸困难。此时，可在环甲韧带正中穿刺或进行气管切开术急救。

四、气管及主支气管

1. 气管　气管（trachea）为后壁略扁的圆筒管道，长 11～13 cm，由 14～16 个气管软骨（tracheal cartilages）构成（图 6-7）。气管位于颈前部正中，上端连接环状软骨，沿食管前面降入胸腔，在胸骨角平面分为左、右主支气管，分叉处称为气管杈（bifurcation）。在气管杈内面，有一向上凸出的半月状嵴，称为气管隆嵴（carina of trachea）。当用支气管镜检查时，这是检查镜进入支气管的重要标志。气管颈部位置较浅，容易触摸，临床需气管切开时，常沿正中线切开第3～4 或第 4～5 气管软骨环。

2. 主支气管　主支气管（bronchi）为气管杈至肺门间的管道。左、右主支气管自气管分出后，各自行向下外，经左、右肺门入肺。左主支气管（left principal bronchus）较细长，4～5 cm，它与气管间夹角较小，近似水平走向。右主支气管（right principal bronchus）略粗短，长

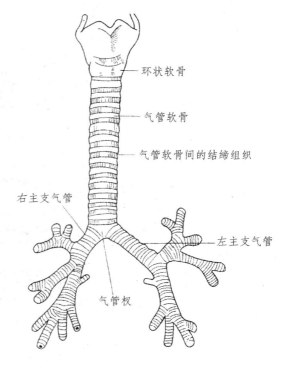

图 6-7　气管与主支气管

约 3 cm，它与气管间夹角较大故走行较为垂直，因此进入气管的异物易堕入右主支气管。

3. 气管与主支气管的微细结构　气管与主支气管组织结构大致相同，管壁分为三层，由内向外依次为黏膜、黏膜下层和外膜（图 6-8）。

（1）黏膜层　由上皮及固有层构成。上皮为假复层纤毛柱状上皮，上皮细胞之间有大量的杯状细胞。固有层由结缔组织构成，含有腺的导管及散在的淋巴组织。

（2）黏膜下层　为疏松结缔组织，内含有血管、淋巴管、神经及丰富的腺体。腺体和黏膜层的杯状细胞分泌的黏液附着于黏膜表面，能黏附吸入空气中的灰尘、细菌等，并由于上皮细胞的纤毛节律性向咽部摆动而将其排出体外。

（3）外膜　由"C"字形软骨环和结缔组织构成，软骨的缺口处有横向的平滑肌束和致密结缔组织封闭。因此，气管和主支气管在吸气时可轻度扩张。

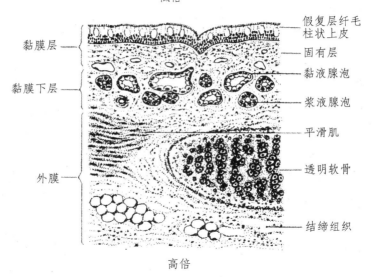

低倍

高倍

图 6-8　气管的微细结构

第二节　肺

一、肺的位置和形态

肺(lungs)位于胸腔内,左右各一,位于纵隔的两侧,表面覆有脏胸膜。因右侧肺的横膈下有肝脏,而心位置又偏左,故右肺短而宽,左肺则较狭长。两肺的外形都近似半圆锥体,有一尖、一底、两面和三缘(图 6-9)。

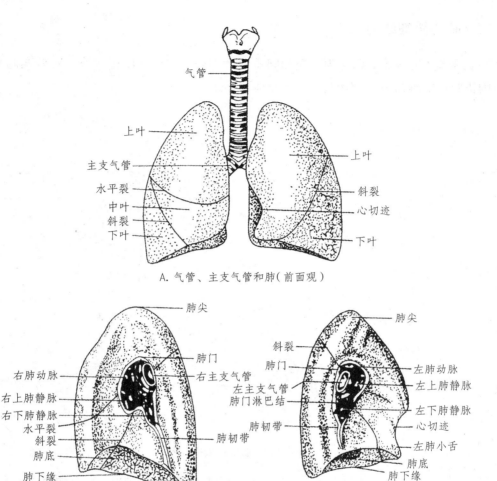

A. 气管、主支气管和肺(前面观)

B. 右肺(纵隔面)

C. 左肺(纵隔面)

图 6-9　肺的形态

　　肺的上端钝圆,称为肺尖(apex of lung),经胸廓上口突入颈根部,高出锁骨内侧三分之一(2.5 cm);肺底微凹,与膈相邻;外侧面圆隆,邻肋及肋间肌;内侧面与纵隔相依;中央有一凹陷为**肺门**(hilum of lung)。肺门是主支气管、血管、淋巴管和神经等进出肺的部位,这些出入肺门的结构被结缔组织相连在一起,并由胸膜包绕成束,总称为**肺根**(root of lung)。肺的前缘和下缘较锐利,左肺前缘的下部有一弧形切迹,称为心切迹。

　　每侧肺都有深入肺的裂隙,肺借此分成肺叶。左肺被自后上向前下方的**斜裂**(oblique fissure)分为上、下两叶;右肺除有与左肺相同的斜裂外,还有一条起自斜裂向前水平走向的**水平裂**(horizontal fissure of right lung)。因此,右肺被斜裂和水平裂分为上、中、下三叶。

二、肺的微细结构

肺表面覆盖有浆膜。肺分为实质和间质两大部分。实质由肺内各级支气管和肺泡构成。间质则指肺内的结缔组织、血管、淋巴管和神经等(图6-10)。

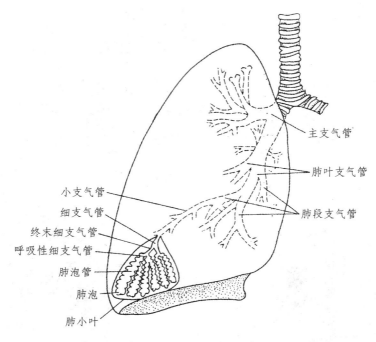

图6-10　肺的结构模式图

左、右主支气管进入各自的肺门后,发出分支伸入相应的肺叶,称为**肺叶支气管**(lobar bronchi)。肺叶支气管在肺内逐级分出**肺段支气管**(segmental bronchi)、小支气管、**细支气管**(bronchiole)、终末细支气管、呼吸性细支气管、肺泡管、肺泡囊和肺泡。因主支气管的反复分支呈树枝状,故称支气管树。其中,从肺叶支气管到终末细支气管为肺导气部,呼吸性细支气管以下各段均出现了肺泡,为肺呼吸部。

每一肺段支气管及其分支和它连属的肺组织,构成一个支气管肺段,简称**肺段**(pulmonary segments)。左、右肺各有10个肺段,各肺段之间隔以疏松结缔组织而相对独立,临床以支气管肺段为单位进行手术切除。每条细支气管连同其各级分支和所属的肺泡共同构成一个**肺小叶**(pulmonary lobule)。肺小叶之间也有疏松结缔组织相隔。每个肺有50～80个肺小叶,在肺的表面可以看到肺小叶底部轮廓,直径1～2 cm。临床上累及若干肺小叶的炎症称为小叶性肺炎。

1. 肺导气部 肺导气部是肺内传送气体的管道,不能进行气体交换。

肺导气部各级支气管管壁的微细结构与主支气管基本相似,但随着各级分支管腔的缩小,管壁逐渐变薄,上皮由假复层纤毛柱状上皮逐渐变为单层柱状上皮(图6-11)。杯状细胞和黏膜下层的腺体及软骨逐渐减少直至消失,而平滑肌纤维相对增多。细支气管的内径约 1 mm,平滑肌增多。至终末细支气管,内径仅为 0.5 mm,上皮已移行为单层柱状上皮,杯状细胞、腺体与软骨均消失,平滑肌形成完整的环形层。因此,管壁平滑肌的收缩与舒张,可直接影响管腔的大小及出入肺泡的气体量。细支气管和终末细支气管平滑肌发生痉挛性收缩,可致管腔持续变窄引起的呼吸困难,临床称为支气管哮喘。

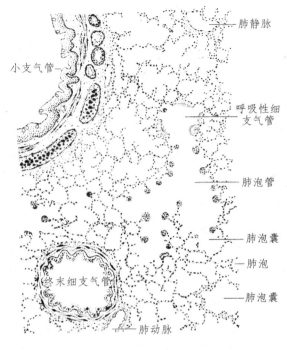

图 6-11 肺仿真图

2. 肺呼吸部 肺呼吸部是进行气体交换的部分,包括呼吸性细支气管、肺泡管、肺泡囊和肺泡。

(1) 呼吸性细支气管(respiratory bronchiole) 是终末细支气管的分支,管壁内衬有单层立方上皮,其外周有少量平滑肌和结缔组织。管壁上有少许肺泡的开口。

(2) 肺泡管(alveolar duct) 是呼吸性支气管的分支,管壁不完整,仅在相邻肺泡的开口处有膨大的结节,即肺泡隔突入管腔的部分。管壁上连有许多肺泡,管壁的自身结构极少。

(3) 肺泡囊(alveolar sac) 指几个肺泡共同开口的囊状间隙。在相邻肺泡开口处无膨大的结节。

(4) 肺泡(pulmonary alveoli) 呈大小不一的囊泡状,平均直径 200 μm,数量达 3 亿～4 亿个,总面积可达 140 m^2,是气体交换的主要场所。肺泡壁由肺泡上皮构成。肺泡上皮有两种类型细胞:一种叫 I 型肺泡细胞(type I alveolar cell),呈扁平形,数量多,是肺泡上皮的主要细胞,构成气体交换的广大面积;另一种叫 II 型肺泡细胞(type II alveolar cell),夹在 I 型肺泡细胞之间,呈圆形或立方形。II 型肺泡细胞能分泌磷脂类物质,称为**肺泡表面活性物质**(pulmonary surfactant)。肺泡表面有一层液体,表面活性物质分布于内衬液表层,具有降低肺泡表面张力,防止肺泡塌陷,稳定肺泡容积的作用(图6-12)。

(5)肺泡隔和呼吸膜 相邻肺泡之间的薄层结缔组织,称为**肺泡隔**(alveolar septum),内含有稠密的毛细血管网、大量的弹性纤维和散在的**肺巨噬细胞**(pulmonary macrophage)等。弹性纤维使肺泡具有良好的回缩力。弹性纤维的退化或破坏,可使肺泡弹性减弱,导致肺大泡、肺气肿,从而降低肺换气功能。肺巨噬细胞有吞噬病菌及异物的能力,如果吞噬了灰尘颗粒,则称为**尘细胞**(dust cell)。相邻肺泡之间有气体流通的小孔,称为肺泡孔,可均衡肺泡间气体的含量。但肺部感染时,也是炎症扩散的渠道。

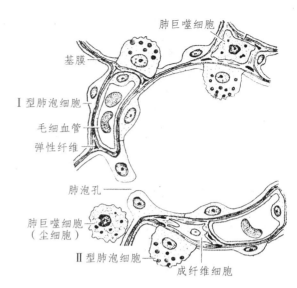

图 6-12 肺泡的结构

肺泡周围的毛细血管与肺泡上皮紧密相贴。肺泡与毛细血管内血液之间进行氧和二氧化碳交换,需经过含表面活性物质的液体层、肺泡上皮细胞及其基膜、薄层结缔组织、毛细血管的基膜及内皮等六层结构,通常将这些结构称为气-血屏障(blood-air barrier)或呼吸膜。呼吸膜的平均厚度 $0.2 \sim 0.5 \mu m$,通透性大,有利于肺的气体交换。

3. 肺的血液循环特点 肺有两条供血途径:来自肺循环的肺动脉及其分支,供血到呼吸性细支气管以下的肺泡组织,其功能主要是进行肺换气,是肺泡与血管之间气体交换的血管;来自体循环的支气管动脉及其分支,供血到终末细支气管以上的肺实质和相应肺间质,为营养性血管。两套血管系统在末梢处有吻合支联系。

肺循环的阻力小、血压低,故血流总阻力仅为体循环阻力的1/10,正常时无组织液生成。

第三节 胸膜和纵隔

一、胸膜

胸膜(pleura)是覆盖在胸腔各壁内面及肺表面的薄而光滑的浆膜,分壁胸膜和脏胸膜(图6-13)。脏胸膜覆盖肺的表面,并陷入斜裂和右肺的水平裂。壁胸膜分为四部分:衬贴于胸壁内面,称为肋胸膜(costal pleura);衬于膈的上面称为膈胸膜(diaphragmatic pleura);贴于纵隔两侧的为**纵隔胸膜**（mediastinal pleura），肋胸膜和纵隔胸膜向上连续包盖肺尖的部分，称**胸膜顶**（cupula of pleura）。脏、壁两层胸膜在肺根处互相移行，共同围成潜在性的密闭腔隙，称为**胸膜腔**（pleural cavity）。胸膜腔内为负压，有少量浆液，可减少呼吸时肺与周围组织间的摩擦。

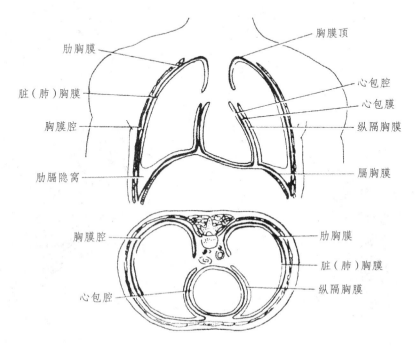

图 6-13　胸膜及胸膜腔

肋胸膜与膈胸膜转折处形成较深的间隙，称为**肋膈隐窝**（costodiaphragmatic recesses）。该隐窝是胸膜腔位置最低的部分，胸膜炎如产生渗出液时，在此处聚积。

二、胸膜下界与肺的体表投影

胸膜下界是肋胸膜与膈胸膜的返折线（图 6-14）。胸膜下界以及肺下缘在体表的投影见表 6-1。

表 6-1　　　　　　　　　　　**胸膜下界和肺下缘体表投影简表**

	锁骨中线	腋中线	肩胛线	后正中线
肺下界	第 6 肋	第 8 肋	第 10 肋	第 10 胸椎棘突
胸膜下界	第 8 肋	第 10 肋	第 11 肋	第 12 胸椎棘突

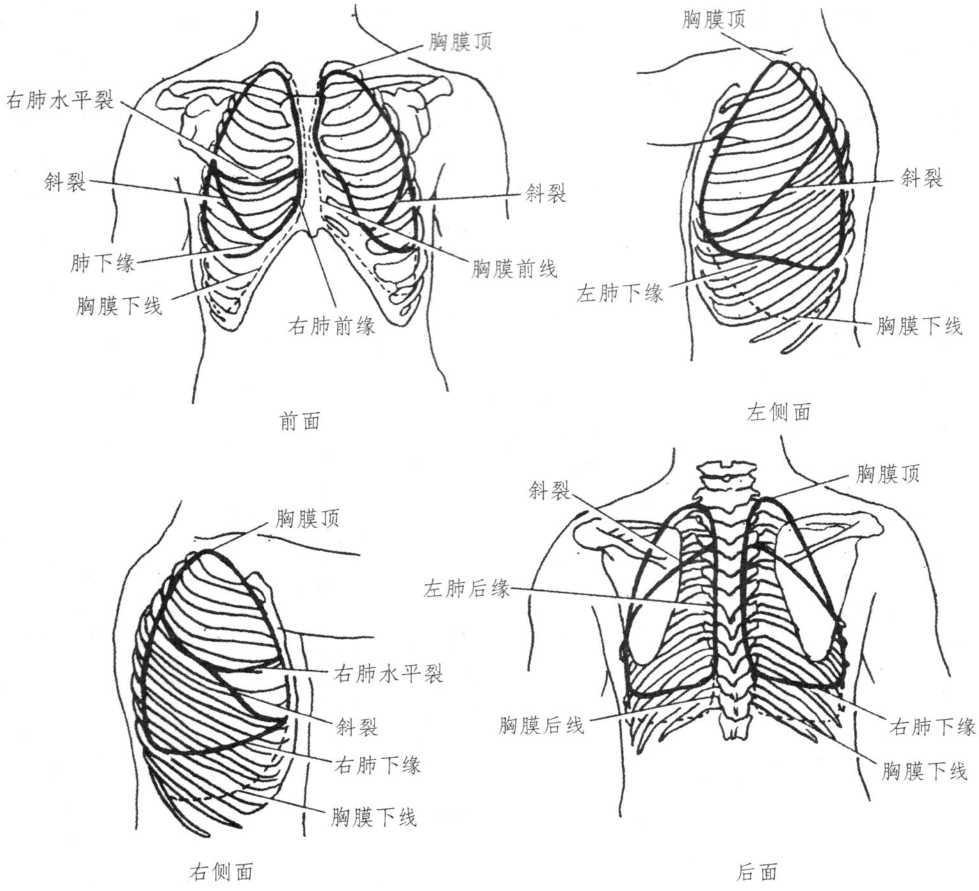

图 6-14 胸膜与肺的体表投影

三、纵隔

1. 纵隔的概念及境界 纵隔（mediastinum）是两侧纵隔胸膜间的全部器官、结构和结缔组织的总称。其前界为胸骨，后界为脊柱的胸部，两侧界为纵隔胸膜，上至胸廓上口，下至膈。

2. 纵隔的分部 以胸骨角水平为界，将纵隔分为上纵隔（superior mediastinum）和下纵隔（图6-15）。下纵隔又可分为三部分：胸骨与心包之间为前纵隔（anterior mediastinum）；心及大血管所在部位称为中纵隔（middle mediastinum）；心包与胸椎之间称为后纵隔（posterior mediastinum）。

3. 纵隔的内容物 上纵隔内有胸腺、左，右头臂静脉及上腔静脉、膈神经、迷走神经、喉返神经、主动脉及三大分支、食管、气管及胸导管等。前纵隔内有淋巴结及疏松结缔组织。中纵隔内含心包、心脏和大血管、奇静脉、膈神经、心包膈血管。后纵隔内含主支气管、食管、胸主动

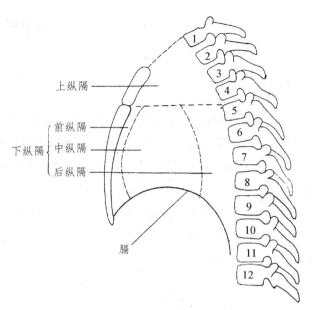

图 6 - 15　纵隔的分部

脉、胸导管、奇静脉、半奇静脉、迷走神经和胸交感干等。

第四节　肺 通 气

　　机体与外界环境之间的气体交换过程称为呼吸(respiration)。呼吸过程由三个环节组成(图 6 - 16)：①外呼吸，包括肺通气和肺换气两个过程，前者是指外界环境与肺泡之间的气体交换，后者是指肺泡与血液之间的气体交换；②气体在血液中的运输；③内呼吸，主要是指血液通过组织液与细胞之间的气体交换过程，又称为组织换气。

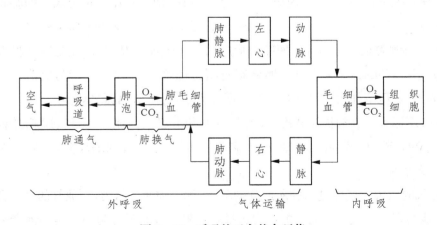

图 6 - 16　呼吸的三个基本环节

肺通气(pulmonary ventilation)是指肺与外界环境之间气体交换的过程。肺通气是由肺通气的动力克服肺通气的阻力而实现的。

一、肺通气的动力与阻力

1. 肺通气的动力　呼吸肌的缩舒运动是肺通气的原动力,而呼吸运动所引起的大气压与肺内压之间的压力差是肺通气的直接动力。胸内负压也是肺通气的动力因素。

1) **呼吸运动**(respiratory movement)　是由于呼吸肌的节律性收缩和舒张,引起胸廓扩大和回缩的运动,它包括吸气运动和呼气运动。平常所说的呼吸是指呼吸运动。

(1) 平静呼吸和用力呼吸　人体在静息状态下的呼吸,称为**平静呼吸**(eupnea)。它是由膈和肋间外肌的活动产生的。平静呼吸的特点是:吸气是主动的,呼气时无呼气肌的收缩,故为被动的,而且呼吸运动是平和而均匀的。

人体在劳动或运动时,用力加强的呼吸运动,称为**用力呼吸**(forced breathing)。在用力吸气时,除膈和肋间外肌收缩外,还有辅助呼吸肌的参与。因此其特点是:用力呼吸时,吸气和呼气都是主动的。

(2) 胸式呼吸和腹式呼吸　以肋间肌活动为主的呼吸运动,称为**胸式呼吸**(thoracic breathing)。以膈活动为主的呼吸运动,称为**腹式呼吸**(abdominal breathing)。正常成人为混合型呼吸。但在妊娠或腹水、腹腔肿瘤等疾患,因膈活动受限,主要表现为胸式呼吸;胸膜炎、胸腔积液等患者,由于疼痛使肋间肌活动减弱,主要表现为腹式呼吸。

(3) 呼吸频率　正常成人静息时的呼吸频率为12～18次/分,小儿呼吸的频率高于成人,老年人的呼吸频率低于成年。当人体从事体力劳动、情绪激动或气温升高时,呼吸频率明显增快。

2) **胸膜腔负压**　是指胸膜腔内的压力低于大气压。计算公式:胸膜腔内压＝肺内压－肺回缩力。平静呼吸过程中,胸膜腔内压始终低于大气压,即为负压。正常成人的胸膜腔负压在平静吸气末为-0.7～-1.3 kPa(-5～-10 mmHg);平静呼气末为-0.4～-0.7 kPa(-3～-5 mmHg)。胸膜腔负压是由肺的回缩力形成的。在生理情况下,即使是在呼吸而胸廓缩小时,肺始终处于扩张状态,总是表现为回缩倾向,故胸膜腔内压总是保持为负值。当吸气时肺扩张,回缩力大,负压值加大;呼气时肺缩小,回缩力小,负压值也随之减小。

胸膜腔负压能维持肺的扩张状态,促进静脉血和淋巴液回流。一旦胸膜腔受到破坏与大气相通,空气立即进入胸膜腔内,造成气胸,胸膜腔负压消失,肺回缩塌陷,肺通气功能发生严重障碍,常危及生命。

2. 肺通气的阻力　气体进出肺所遇到的阻力,称为肺通气阻力,肺通气的动力需克服肺通气的阻力才能实现肺通气。肺通气的阻力包括弹性阻力和非弹性阻力两类。前者来自胸廓和肺组织的弹性回缩,后者主要是气流通过呼吸道产生的摩擦力。平静呼吸时,弹性阻力约占总阻力的70%。

1) **弹性阻力**(elastic resistance) 是指胸廓和肺的弹性回缩力。弹性回缩力越大,吸气时的阻力就越大。

(1) 肺的弹性阻力 包括肺回缩力和肺泡表面张力。肺泡隔内含有弹性纤维,故当肺扩张时即产生弹性回缩力。这种肺回缩力约占肺弹性阻力的1/3。肺泡壁表面有液体分子层,与肺泡气体间形成液—气界面,从而产生肺泡表面张力。肺泡表面张力也是使肺泡表面积趋向缩小的力,约占肺弹性阻力的2/3。

肺泡壁上的Ⅱ型细胞分泌的**肺泡表面活性物质**(pulmonary surfactant)能降低肺泡表面张力,具有重要的生理作用。如表面活性物质减少,则肺泡表面张力增大,肺泡的回缩力增强,可引起肺不张和肺水肿。

(2) 胸廓的弹性阻力 胸廓也有**弹性**(elasticity),呼吸运动时也产生弹性阻力。胸廓处于自然位置时,不存在弹性阻力,胸廓小于其自然位置时,其弹性阻力向外,是吸气的动力,呼气的阻力。胸廓大于其自然位置时,其弹性阻力向内,其作用的方向与肺的弹性回缩力相同,共同组成肺扩张的阻力,成为吸气的阻力,呼气的动力。

2) **非弹性阻力**(nonelastic resistance) 又称气道阻力。非弹性阻力是气流通过呼吸道时受到的阻力,主要指气体分子间及其与气道管壁的摩擦力。影响气道阻力的主要因素是呼吸道管径。呼吸道的管径缩小时阻力增加,管径变大时则阻力减小。支气管哮喘病人,就是由于支气管平滑肌痉挛,口径变小,呼吸道的阻力明显增加,而出现呼吸困难。气道内有黏液分泌物时阻力增大,可排痰降低气道阻力。

呼吸过程中,气道阻力发生周期性变化:吸气时肺泡扩大,对小气道壁的牵拉增强,加上此时胸内负压增大,气道口径增大,阻力减小;呼气时则发生相反变化,气道阻力增大。所以支气管哮喘病人呼气比吸气更困难。临床上常见的呼吸衰竭主要原因就是呼吸道阻塞造成的。

二、肺容量和肺通气量

1. 肺容量 肺容量(pulmonary capacity)是指肺容纳气体的量。在呼吸运动的过程中,肺容量随着气体的吸入或呼出而发生变化,其变化的幅度与呼吸深度有关(图6-17)。

(1) 潮气量 呼吸时,每次吸入或呼出的气量称为**潮气量**(tidal volume, TV)。吸入气量与呼出气量大致相等,像潮水的涨落一样,因此称为潮气量。潮气量可随呼吸强弱而变,正常成人平静呼吸时为0.4~0.6 L,平均约为0.5 L。用力呼吸时,潮气量增大。

(2) 补吸气量 平静吸气末再尽力吸气,所能增加的吸入气量,称为**补吸气量**(inspiratory

reserve volume，IRV)或吸气贮备量。正常成人为 1.5～2.0 L。补吸气量与潮气量之和，称为深吸气量，它是决定最大通气潜力的一个重要因素，深吸气量大，表示吸气贮备能力大。

(3) 补呼气量　平静呼气末再尽力呼气，所能增加的呼出气量，称为补呼气量(expiratory reserve volume，ERV)或呼气贮备量。正常成人为 0.9～1.2 L。该气量的大小，可表示呼气贮备能力。

(4) 残气量　最大呼气后，肺内仍残留

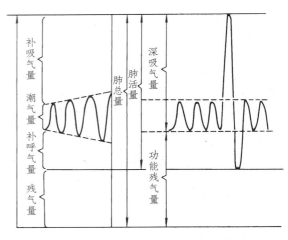

图 6-17　肺容量变化的记录曲线

不能呼出的气量，称为残气量(residual volume，RV)。正常成人为 1.0～1.5 L。平静呼气末，肺内所存留的气量，称为功能残气量(functional residual capacity，FRC)。它是补呼气量与残气量之和，正常成人约为 2.5 L。肺弹性回缩力降低(如肺气肿)时，功能残气量增大；肺纤维化、肺弹性阻力增大的病人，功能残气量减小。

功能残气量的存在有重要的生理意义，它能缓冲呼吸过程中肺泡内氧和二氧化碳分压的急剧变化，从而保证肺泡内和血液中的氧和二氧化碳分压，不会随呼吸运动而出现大幅度的波动，有利于气体交换的正常进行。

(5) 肺活量和时间肺活量　在作一次最深吸气后，尽力呼气，呼出的最大气量称为肺活量(vital capacity，VC)，它是潮气量、补吸气量和补呼气量三者之和。正常成人男子平均约为 3.5 L，女子约为 2.5 L。肺活量的大小反映一次呼吸的最大通气能力，是肺静态通气功能的一项重要指标。

由于肺活量测定时，只测呼出气量而没有时间的限制，它不能反映肺通气的效率。因此，一些通气功能障碍的患者，在测定时可通过任意延长呼气时间，使测得的肺活量仍可能在正常范围内。为此，便提出了时间肺活量(timed vital capacity)的概念。时间肺活量反映的是在尽可能短的时间内所能呼出的气体量。测定时，要求受试者在一次最深吸气后，用力尽快呼气，然后计算第 1、2、3 秒末呼出气量占其肺活量的百分数。正常成人第 1、2、3 秒末呼出气量分别为其肺活量的 83%、96% 和 99%，其中第 1 秒用力呼气量最有意义。时间肺活量是一种动态指标，它不仅能反映肺活量的大小，而且因为限制了呼气时间，所以还能反映呼吸阻力的变化。因此，是衡量肺通气功能的一项较理想的指标。

2. 肺通气量(pulmonary ventilation)

(1) 每分通气量　每分通气量是指每分钟进或出肺的气体总量。它等于潮气量乘以呼吸频率。平静呼吸时,正常成年人呼吸频率为每分钟 12～18 次,潮气量为 500 ml,则每分通气量为 6～9 L。劳动或运动时,每分通气量增大。尽力作深快呼吸时,每分钟所能吸入或呼出的最大气量为**最大随意通气量**(maximal voluntary ventilation)。它反映单位时间内充分发挥全部通气能力所能达到的通气量,是估计一个人能进行多大运动量的生理指标之一。最大通气量一般可达每分钟 70～120 L。对平静呼吸时的每分通气量与最大通气量进行比较,可以了解通气功能的贮备能力,通常用通气贮量百分比表示(正常值≥93％):

通气贮量百分比＝最大通气量－每分平静通气量/最大通气量×100％

（2）无效腔和肺泡通气量 无效腔包括**解剖无效腔**(anatomical dead space)(约为 150 ml)和**肺泡无效腔**(alveolar dead space),两者合称为**生理无效腔**(physiological dead space)。健康人平卧时,生理无效腔等于或接近于解剖无效腔。

肺泡通气量(alveolar ventilation)是每分钟吸入肺泡的新鲜空气量,等于(潮气量－无效腔气量)×呼吸频率。如果潮气量为 500 ml,无效腔为 150 ml,则每次吸入肺泡的新鲜空气为 350 ml。若功能残气量为 2 500 ml,则每次呼吸仅使肺泡内气体更新 1/7 左右。潮气量减少或功能残气量增加,均使肺泡气体更新率降低,不利于肺换气。

此外,潮气量和呼吸频率的变化,对肺通气量和肺泡通气量有不同的影响。在潮气量减半和呼吸频率加倍或潮气量加倍而呼吸频率减半时,肺通气量保持不变,但是肺泡通气量却发生明显变化,如表 6 - 2 所示。故对肺换气而言,浅而快的呼吸是不利的。

表 6 - 2　　　　　　　**不同呼吸频率和潮气量时的肺通气量和肺泡通气量**

呼吸频率	潮气量(ml)	肺通气量(ml/min)	肺泡通气量(ml/min)
12(正常)	500	6 000	4 200
24(浅快)	250	6 000	2 400
6(深慢)	1 000	6 000	5 100

第五节　气体交换和运输

一、气体交换

气体交换是指机体与外界环境之间进行氧和二氧化碳气体交换的过程。

1. 气体交换的动力 气体交换是以物理扩散的方式进行的。气体与液体相遇时,气体分子可扩散而溶解于液体中,溶解在液体中的气体分子也可以从液体中逸出。气体交换的动力是呼吸膜和细胞膜两侧该气体的分压差,气体分子总是由分压高处向分压低处扩散。现将空气、肺泡气、血液和组织中的气体分压列表如下(表6-3)。

表6-3　　　　　　空气、肺泡气、血液、组织中各种气体的分压　kPa(mmHg)

	空　气	肺泡气	动脉血	静脉血	组织
氧气	21.2(159)	13.6(102)	13.3(100)	5.3(40)	4.0(30)
二氧化碳	0.04(0.3)	5.3(40)	5.3(40)	6.1(46)	6.7(50)

2. 气体交换的过程

(1)肺换气　在呼吸膜两侧,肺泡气氧分压(PO_2)高于静脉血 PO_2;其二氧化碳分压(PCO_2)则低于静脉血的 PCO_2。故 O_2 由肺泡向静脉血扩散,CO_2 则由静脉血向肺泡扩散,形成肺换气,使静脉血变成了动脉血。通常血液流经肺毛细血管的时间约0.7秒,肺换气仅需0.3秒,即静脉血流经肺毛细血管全长不到1/2时,已完成了气体交换。

(2)组织换气　由于组织细胞在新陈代谢过程中不断消耗 O_2,产生 CO_2,因此,组织内的 PCO_2 总是高于动脉血中的 PCO_2,而组织内的 PO_2 总是低于动脉血中的 PO_2。当动脉血流经毛细血管时,组织内 PO_2 低于动脉血 PO_2;而其 PCO_2 则高于动脉血 PCO_2,故 O_2 由血液向组织内扩散,CO_2 则从组织内向血液扩散,形成组织换气。同时动脉血变成了静脉血。

3. 影响气体交换的因素

(1)呼吸膜的厚度　单位时间内气体扩散的容量,称为气体扩散速率。气体扩散速率与呼吸膜的厚度成反比,即呼吸膜越厚,单位时间内气体的扩散量越少。虽然呼吸膜有六层结构,但平均厚度仅有 $0.2\sim0.5$ μm,气体很容易扩散。肺纤维化、肺水肿时,呼吸膜的厚度增加,都会减少气体的扩散。

(2)呼吸膜的面积　气体扩散速率与扩散面积成正比。运动时,肺泡壁上的毛细血管开放的数量增加,气体扩散面积增大。肺不张、肺实变和肺叶切除等使肺呼吸膜面积减小,因而气体扩散量减少。

(3)通气/血流比值(ventilation/perfusion ratio)　是指每分肺泡通气量与每分肺血流量的比值。正常成人安静时,每分肺泡通气量约为4.2 L,每分肺血流量约为5 L,通气/血流比值等于0.84。此时肺换气效率最高,表明通气量与血流量呈最佳匹配。此比值增大或减小,都会妨碍有效的肺换气,造成机体缺 O_2 和 CO_2 潴留,其中主要是缺 O_2。这是因为 CO_2 的扩散速率是 O_2 扩散速率的2倍,CO_2 的扩散比氧快,不易潴留。所以当肺换气障碍时,往往缺 O_2 显著,而 CO_2 潴留却不明显。肺气肿时,由于许多细支气管堵塞和肺泡壁破坏,通气/血流比值异常,是肺换气功能异常最常见的一种原因。

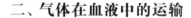

二、气体在血液中的运输

O_2 和 CO_2 在血液中运输,有物理溶解和化学结合两种形式。气体在血浆中的物理溶解是实现化学结合运输所必需的环节,气体须先溶解后,才能发生化学结合;而结合状态的气体,也须分解成溶解状态后才能逸出血液。O_2 和 CO_2 在血浆中的物理溶解度都很小,在血液中主要是以化学结合的形式运输。

1. 氧的运输 O_2 在血浆中溶解的量极少,约占血液 O_2 总含量的 1.5%。扩散入血液的 O_2 绝大部分(98.5%)进入红细胞与血红蛋白结合而运输。

(1)氧与血红蛋白的结合 O_2 能与红细胞中的去氧血红蛋白(Hb)结合,形成氧合血红蛋白(oxyhemoglobin,HbO_2)。当血液流经肺时,肺泡 PO_2 高,O_2 从肺泡扩散入血液,使血中 PO_2 升高,促使 O_2 与 Hb 结合,形成 HbO_2;当血液流经组织时,组织处 PO_2 低,O_2 从血液扩散入组织,使血液中 PO_2 降低,从而导致 HbO_2 解离,释放出 O_2 而成为 Hb。以上过程可用下式表示:

$$Hb + O_2 \xrightleftharpoons[PO_2 \text{ 低(组织)}]{PO_2 \text{ 高(肺内)}} HbO_2$$

HbO_2 呈鲜红色,Hb 呈暗红色。当毛细血管血液中 Hb 含量达到 5g/100 ml 以上时,口唇、甲床可出现青紫色,称为发绀(cyanosis)。一氧化碳与血红蛋白的亲和力是 O_2 的 210 倍,因此当一氧化碳中毒时,大量形成一氧化碳血红蛋白(HbCO),使血红蛋白失去与 O_2 结合的能力,也可造成人体缺 O_2,但此时 Hb 不增多,患者可不出现发绀,而是出现一氧化碳血红蛋白特有的樱桃红色。

HbO_2 呈鲜红色,Hb 呈暗红色。当毛细血管血液中 Hb 含量达到 5 g/100 ml 以上时,口唇、甲床可出现青紫色,称为发绀(cyanosis)。一氧化碳与血红蛋白的亲和力是 O_2 的 210 倍,因此当一氧化碳中毒时,大量形成一氧化碳血红蛋白(HbCO),使血红蛋白失去与 O_2 结合的能力,也可造成人体缺 O_2,但此时 Hb 不增多,患者可不出现发绀,而是出现一氧化碳血红蛋白特有的樱桃红色。

(2)血氧饱和度 血液含氧的多少通常用血氧饱和度表示。每升血液中血红蛋白所能结合的最大氧量,称为氧容量(oxygen capacity)。每升血液中血红蛋白实际结合的氧量,称为氧含量(oxygen content)。氧含量占氧容量的百分数,为血氧饱和度(oxygen saturation)。血氧饱和度=氧含量/氧容量×100%。正常人动脉血氧饱和度接近于 100%,静脉血氧饱和度约为 75%。

(3)氧解离曲线 以横坐标为血液 PO_2,纵坐标为血氧饱和度,按血液 PO_2 与血氧饱和度的关系绘制的曲线,称为氧解离曲线(oxygen dissociation curve),见图 6-18。

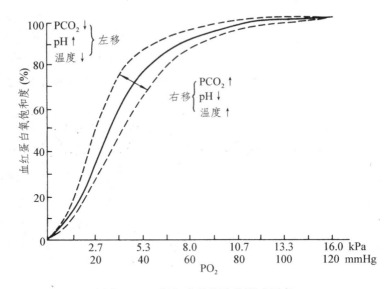

图 6-18　氧解离曲线及其影响因素

氧解离曲线近似 S 形,可人为地分为 3 段:

氧解离曲线上段　相当于 PO_2 在 60～100 mmHg 之间所对应的血氧饱和度,此段曲线相对平坦,血液 PO_2 在这个阶段的变化对血氧饱和度的影响不大,反映了在肺部血红蛋白与氧的结合。因此,在高原或某些呼吸系统疾病时,吸入气或肺泡气的 PO_2 虽有所降低,只要不低于 60 mmHg,血氧饱和度仍可维持在 90% 以上,血液可携带足够量的氧,不致引起明显的低氧血症。

氧解离曲线中段　相当于 PO_2 在 40～60 mmHg 之间所对应的血氧饱和度,此段曲线较陡峭,反映了安静时血液流经组织,氧合血红蛋白释放氧的过程。血液流经组织时,PO_2 降至 40 mmHg,血氧饱和度降至 75%,意味着 100 ml 血液的 HbO_2 可释放 5 ml 的氧。某些缺氧的病人(如心力衰竭等),开始由于动脉血液 PO_2 降低不多,血红蛋白氧饱和度降低不大,缺氧症状不明显;当血 PO_2 降低到 60 mmHg 以下时,血氧饱和度明显下降,缺氧症状即迅速变明显。

氧解离曲线下段　相当于 PO_2 在 15～40 mmHg 之间所对应的血氧饱和度,此段曲线最陡,血液 PO_2 稍有降低,血氧饱和度就明显减小,即 HbO_2 的解离加强,可释放出更多的氧,反映了当组织代谢增强时,氧合血红蛋白进一步释放氧的过程。在这种情况下,100 ml 血液的 Hb 可释放 15 ml 的氧,是安静时的 3 倍。

氧解离曲线可受血液 CO_2 含量、H^+ 浓度、温度等的影响。PCO_2 升高、pH 降低、温度升高,都可使氧解离曲线右移,即 Hb 与 O_2 的亲和力降低,有利于 O_2 的解离释放;反之,PCO_2 降低、pH 增大、温度降低,则氧解离曲线左移,不利于 O_2 的释放。

2. 二氧化碳的运输　血液中以物理溶解形式运输的 CO_2 很少,化学结合是 CO_2 运输的主要形式。

1) **物理溶解**　正常成人每 100 ml 静脉血中 CO_2 含量约 53 ml,其中溶解于血浆的约 3 ml,占运输量的 5% 左右(图 6-19)。

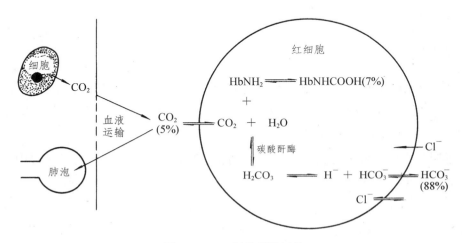

图 6-19　二氧化碳的运输

2) **化学结合**　以化学结合形式有碳酸氢盐和氨基甲酸血红蛋白两种。

(1) **碳酸氢盐形式**　以该形式运输的 CO_2,约占 CO_2 总量的 88%,它是血液运输 CO_2 的主要形式。

血液流经组织时,大部分 CO_2 扩散进入红细胞,在细胞内**碳酸酐酶**(carbonic anhydrase)的催化下与水生成 H_2CO_3,H_2CO_3 又迅速解离成 HCO_3^- 和 H^+。

由于 CO_2 不断进入红细胞,因此 HCO_3^- 的浓度不断增加,除一小部分与 K^+ 结合成碳酸氢钾($KHCO_3$)外,大部分 HCO_3^- 则顺浓度梯度扩散入血浆中。与此同时,血浆中的 Cl^- 进入红细胞内,以保持其膜内外两侧的电平衡。进入血浆的 HCO_3^- 与 Na^+ 结合成 $NaHCO_3$,在血液中运输。在上述过程产生的 H^+,大部分与血红蛋白结合而被缓冲。

当血液流经肺泡毛细血管时,由于肺泡内 CO_2 分压低,上述反应向相反的方向进行。

(2) **氨基甲酸血红蛋白形式**　以这种形式运输的 CO_2,约占血中 CO_2 含量的 7%。这部分 CO_2 直接与血红蛋白中珠蛋白的自由氨基结合,形成**氨基甲酸血红蛋白**(carbaminohemogbin,HHBNHCOOH)。这一反应无须酶的参与,其结合量主要受 Hb 含 O_2 量的影响,而且也是可逆的,其反应方向主要取决于 PO_2。

由此可见，红细胞不仅对 O_2 的运输重要，在 CO_2 的运输中也起重要作用。运输 CO_2 时血浆中产生的 $NaHCO_3$ 是血液中重要的碱储备，在酸碱平衡的调节中起重要作用。

第六节 呼吸运动的调节

呼吸运动由呼吸肌完成，受意识支配。但维持日常呼吸的是自动节律性呼吸运动，是由神经系统的调节而实现的。

一、呼吸中枢

呼吸中枢(respiratory center)在中枢神经系统内，与呼吸有关的神经元广泛分布在大脑皮质、间脑、脑桥、延髓和脊髓等部位。动物实验表明，延髓与脑桥是产生呼吸节律的神经中枢。最主要的呼吸中枢位于延髓(生命中枢)。

1. 延髓呼吸中枢 位于延髓网状结构，是呼吸活动的基本中枢。在延髓呼吸中枢，管理呼吸的神经元分两组：**吸气神经元**(inspiratory neuron)，兴奋时引起肋间外肌、膈的收缩；**呼气神经元**(respiratory neuron)，兴奋时引起肋间内肌的收缩。

2. 脑桥呼吸调整中枢 位于脑桥上部的网状结构，与延髓呼吸中枢之间有广泛的双向联系。**脑桥呼吸调整中枢**(pneumotaxic center)主要作用是抑制延髓呼吸中枢的吸气神经元，避免过长的吸气，使吸气向呼气转换。

二、呼吸的反射性调节

中枢神经系统接受各种感受器传入冲动，实现对呼吸运动调节的过程，称为呼吸的反射性调节。主要包括机械和化学两类感受器的反射性调节。

1. 化学感受性反射 动脉血中的 PO_2、PCO_2 和 H^+ 浓度的改变，均可通过刺激化学感受器，反射性兴奋呼吸中枢，而使呼吸运动增强，并保持动脉血中这些化学成分的相对稳定，这种由血中化学物质变化所引起的调节过程，称为化学感受性反射。**化学感受器**(chemoreceptor)根据所在部位的不同，分为**外周化学感受器**(peripheral chemoreceptor)和**中枢化学感受器**(central chemoreceptor)。前者指的是颈动脉小球和主动脉小球(对呼吸的调节以颈动脉小球为主)；后者位于延髓腹外侧浅表部位。两种化学感受器主要感受以下 3 种因素的刺激(图 6 - 20)。

(1) 二氧化碳 CO_2 是维持呼吸中枢兴奋性所必需的生理性刺激。如血中 CO_2 含量增高，通过刺激中枢化学感受器和外周化学感受器，反射性地兴奋延髓呼吸中枢，使呼吸加强，肺

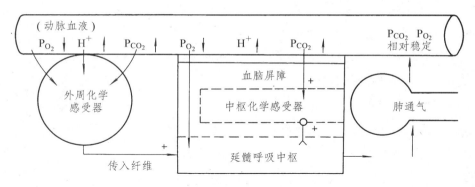

图 6-20　化学感受性呼吸反射示意图

通气量增加,排出多余的 CO_2。如血中 CO_2 含量过低,可使呼吸减慢,甚至导致呼吸暂停。

(2) **缺氧**　缺氧对外周化学感受器的作用是兴奋,而对呼吸中枢的直接作用是抑制。一般情况下,缺氧可通过作用于外周化学感受器,兴奋呼吸中枢,以对抗缺氧对中枢的抑制作用,表现为呼吸增强。但严重缺氧时因呼吸中枢的抑制作用占优势,可导致呼吸减弱,甚至停止。

(3) H^+　血液中 H^+ 浓度增高时,呼吸加深、加快,肺通气量增加,H^+ 浓度降低时,则呼吸减弱。H^+ 对呼吸的影响,主要是通过兴奋外周化学感受器,反射性兴奋呼吸中枢而发挥作用的。临床上可观察到酸中毒病人的呼吸加深、加快,就是因为血中 H^+ 浓度升高的缘故。

2. 肺牵张反射　肺扩张或缩小而引起呼吸的反射性变化,称为**肺牵张反射**(pulmonary stretch reflex),也称**黑-伯反射**(Hering-Breuer reflex)。

肺牵张感受器主要分布在支气管和细支气管的平滑肌层,对牵拉刺激敏感。吸气时,肺扩张,牵拉支气管和细支气管,使感受器兴奋,冲动经迷走神经传入延髓呼吸中枢,抑制吸气神经元,吸气停止,转为呼气。呼气时,肺缩小,对牵张感受器的刺激降低,迷走神经传入的冲动减少,对延髓吸气神经元的抑制解除,吸气神经元兴奋,转为吸气。可见肺牵张感受器反射是外周感受器受刺激引起的对中枢吸气神经元的负反馈调节,其意义是阻止吸气过深过长,促使吸气转为呼气,与脑桥呼吸调整中枢共同调节着呼吸频率与深度。

平静呼吸时,肺牵张反射不参与呼吸调节活动,这是因为人类呼吸中枢对迷走传入冲动有较高的阈值。正常成年人只有在深吸气时(潮气量超过 0.8 L),才能引起肺牵张反射。

3. 防御性呼吸反射　呼吸道黏膜受到有害刺激,如上呼吸道炎症、吸入异物及特殊气味的气体等,可引起某些对人体有保护作用的反射,称为防御性呼吸反射。主要表现有鼻腔黏膜受到刺激引起的**喷嚏反射**(sneeze reflex)和咽喉、下呼吸道、肺部受到刺激引起的**咳嗽反射**(cough reflex)。它们具有清洁、保护和维持呼吸道通畅的作用。

思考题

1. 简述呼吸系统的组成。何谓上、下呼吸道？

2. 结合鼻旁窦的结构特点，试述最易引起慢性炎症的是哪个鼻旁窦？为什么？

3. 简述左、右支气管的形态特点。

4. 简述肺导气部管壁微细结构的变化规律。

5. 试述外界空气到达肺泡腔依次所经过的结构。

6. 为什么说深而慢的呼吸比浅而快的呼吸效率要高？

7. 血中二氧化碳增高、缺氧对呼吸有何影响，机制如何？

8. 肺泡表面活性物质的作用如何？有何生理意义？

9. 试述影响肺换气和组织换气的因素。

（王运登）

第七章 血 液

血液(blood)是一种由血浆和血细胞组成的流体组织,在心血管系统内循环流动。血液的基本功能是运输物质,此外在维持内环境稳态,调节体温和防御等功能方面起重要作用。

第一节 血液的组成和理化特性

一、血液的组成

血液由血细胞(blood cells)和血浆(plasma)组成。将刚从血管中抽出的血液与抗凝剂混匀置于有刻度的试管中,经离心沉淀后,试管上层浅黄色透明的液体为血浆,占全血的 $55\%\sim60\%$;中间是一薄层白色不透明的白细胞和血小板,约占全血的 1%;下层是深红色不透明的红细胞。红细胞在全血中所占的容积百分比,称为血细胞比容(hematocrit),成年男性为 $40\%\sim50\%$,女性为 $37\%\sim48\%$。如果抽取的血液置于不加抗凝剂的试管中,血液将发生凝固,数小时后血凝块逐渐紧缩,析出透明的淡黄色液体称为血清。实际上,血浆中去除了纤维蛋白原和凝血因子即为血清。

血液的总量称为血量。正常成人血量占体重的 $7\%\sim8\%$,即每千克体重有 $70\sim80$ ml 血液。体重为 60 kg 的人,血量为 $4.2\sim4.8$ L。其中,绝大部分血液在心血管中流动,称为循环血量。小部分血液滞留于肝、脾、肺及皮下静脉丛等处,流动缓慢,称为储存血量。当机体需要时,储存血量可释放出来,补充循环血量。

二、血浆

血浆的基本化学组成如下:

$$\text{血浆}\begin{cases}\text{水分}(91\%\sim92\%)\\[2pt]\text{溶质}(8\%\sim9\%)\begin{cases}\text{血浆蛋白}\begin{cases}\text{白蛋白}\\\text{球蛋白}\\\text{纤维蛋白原}\end{cases}\\[6pt]\text{电解质}\begin{cases}Na^+,K^+,Ca^{2+},Mg^{2+}\\HCO_3^-,Cl^-,HPO_4^{2-}/H_2PO_4^-\end{cases}\\[6pt]\text{气体 } O_2,CO_2,N_2\\[2pt]\text{其他有机物}\begin{cases}\text{激素}\\\text{代谢产物}\\\text{营养物质}\end{cases}\end{cases}\end{cases}$$

1. 血浆蛋白　血浆蛋白（plasma protein）是多种蛋白质的总称，包括白蛋白（albumin）、球蛋白（globulin）和纤维蛋白原（fibrinogen）三大类。血浆球蛋白是很多球蛋白的混合物，通过电泳可将血浆球蛋白区分为 α_1、α_2、β 及 γ-球蛋白等。γ-球蛋白是浆细胞产生的抗体，又称为免疫球蛋白。白蛋白和其他大多数球蛋白由肝脏产生。

正常成人血浆蛋白含量为 $65\sim85$ g/L，其中白蛋白为 $40\sim48$ g/L，球蛋白为 $15\sim30$ g/L，白蛋白与球蛋白比值为 $1.5\sim2.5:1$。血浆蛋白的主要功能：①形成并维持血液胶体渗透压；②与甲状腺激素、肾上腺皮质激素、性激素等结合，维持这些激素的血浆浓度；③与脂质、离子、维生素以及代谢产物等结合，参与这些物质的运输；④参与凝血与抗凝血过程；⑤具有营养、防御功能。

2. 无机盐　血浆中的无机盐绝大部分是以离子形式存在；主要由 Na^+、K^+、Ca^{2+}、Mg^{2+} 等正离子和 Cl^-、HCO_3^-、HPO_4^-、SO_4^- 等负离子组成，在维持血浆和组织液的渗透压、酸碱平衡、组织细胞兴奋性等方面具有重要意义。

3. 非蛋白含氮化合物　血浆中除蛋白质之外含有氮元素的物质，称为非蛋白含氮化合物，如尿素、尿酸、肌酸、肌酐、氨基酸、氨和胆红素等，统称非蛋白氮，简称 NPN。正常人血液中 NPN 含量为 $14.3\sim25.0$ mmol/L（$20\sim35$ mg/100 ml），其中尿素占 $1/3\sim1/2$。因此，尿素氮与 NPN 测定是临床上判断肾功能状态的客观指标。

4. 不含氮的有机化合物　血液中的糖类主要是葡萄糖，正常值为 $4.4\sim6.7$ mmol/L（$80\sim120$ mg/100 ml）血液。血液中还有多种脂类，如三酰甘油、胆固醇、磷脂和游离脂肪酸等。此外，还有酮体、乳酸等有机化合物。

三、血液的理化特性

1. 比重　正常人全血比重为 $1.050\sim1.060$。红细胞数量越多，全血比重就越大。血浆的比重为 $1.025\sim1.030$。血浆蛋白含量高，血浆的比重就大。红细胞比重为 1.090，与红细胞内血红蛋白的含量也呈正相关关系。

2. 血液的黏度　黏度是由液体分子的内摩擦形成的。如果以水的黏度为 1，受血细胞数量、血浆蛋白含量、红细胞变形能力及细胞聚集性等因素影响，血液的相对黏度为 $4\sim5$，血浆为 $1.6\sim2.4$。

3. 血浆渗透压　溶液渗透压的大小与溶液中溶质颗粒数目的多少呈正变，而与溶质的种类及颗粒的大小无关。血浆渗透压为 300 mmol/L（300 m Osm/kg·H_2O），相当于 770 kPa 个大气压或 5 790 mmHg 左右。

血浆渗透压由两部分溶质分子组成。由晶体物质（氯化钠、碳酸氢钠、氨基酸、尿素、葡萄糖等）形成的渗透压，称为**晶体渗透压**。其中 80% 来自 Na^+ 和 Cl^-。由血浆蛋白形成的渗透压，称为**胶体渗透压**。其中 80% 来自白蛋白。

血浆渗透压主要来自晶体渗透压。胶体渗透压虽小,但对于血管内外的水平衡有重要作用。血浆蛋白一般不能透过毛细血管壁,当血浆胶体渗透压升高时,可吸引组织液中的水分进入血管而增加血容量;而在血浆蛋白减少,血浆胶体渗透压降低时,可导致水分进入组织间隙而形成水肿。

血浆渗透压与细胞内液、组织液渗透压都是相同的。如果某种溶液的渗透压与血浆渗透压相等,称为等渗溶液(isosmotic solution)。据此,渗透压高于或低于血浆渗透压的溶液就称为高渗或低渗溶液。0.9%氯化钠溶液或5%葡萄糖溶液的渗透压与血浆渗透压相当,临床上将这两种溶液称为等渗溶液,通常又将0.9%氯化钠溶液称为生理盐水。

4. 血浆的 pH 值 正常人血浆 pH 值为 7.35～7.45。血浆 pH 值保持相对恒定依靠肺和肾的正常功能,以及血液缓冲物质的中和作用。血浆内的缓冲物质有 $NaHCO_3/H_2CO_3$、Na_2HPO_4/NaH_2PO_4 和蛋白质钠盐/蛋白质等主要缓冲对。如酸性或碱性物质进入血液时,血液缓冲物质可以有效减轻其对 pH 值的影响。超过机体缓冲能力时,pH 值可发生变化。血浆 pH 值低于 7.35 为酸中毒;高于 7.45 为碱中毒,严重时可危及生命。

第二节 血 细 胞

血细胞包括红细胞、白细胞和血小板(图 7-1,图 7-2,彩图见插页)。

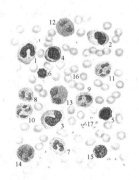

图 7-1 各种血细胞

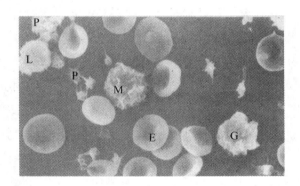

图 7-2 人血细胞扫描电镜图

一、红细胞

1. 红细胞的形态与正常值 红细胞(red blood cell,RBC)呈双凹圆盘状(图 7-2),直径约 7.5 μm。成熟的红细胞无细胞核,无细胞器,胞质内充满血红蛋白。血红蛋白(hemoglobin,Hb)具有结合与运输氧和二氧化碳的功能。这种特殊的形态与同体积的球形结构相比,表面积增大约 25%,有利于细胞内外气体的迅速交换。

血中除成熟红细胞以外，还有少量未完全成熟的网织红细胞，其直径略大于成熟红细胞，用煌焦油蓝染色，可见细胞内残存的少量核糖体，被染成蓝色的细网状，故称为网织红细胞。在成人，网织红细胞约占红细胞总数的 0.5%～1.5%，新生儿可多达 3%～6%，表明其造血功能旺盛。新生的红细胞在血流中经过 1～2 天后核糖体消失，成为成熟的红细胞。

正常成年男性的红细胞数为 $(4.0\sim5.5)\times10^{12}/L$（400 万～550 万/mm³），女性为 $(3.5\sim5.0)\times10^{12}/L$（350 万～500 万/mm³）。血红蛋白正常含量男性为 120～160 g/L，女性为 110～150 g/L。

若血液中红细胞的数量、血红蛋白的浓度低于正常值，称为贫血(anemia)。缺铁性贫血时，红细胞数量减少不明显，而血红蛋白浓度降低却很明显。巨幼红细胞性贫血时，红细胞数量减少显著，而血红蛋白浓度降低不明显。

2. 红细胞的生理特性

（1）红细胞的悬浮稳定性　红细胞正常时下沉缓慢，能相对稳定地悬浮于血浆中，红细胞的这种特性称为悬浮稳定性。将与抗凝剂混匀的血液放入血沉管中，竖立静置，红细胞因重力作用而缓慢下沉。通常以红细胞在第 1 小时末下沉的距离表示红细胞沉降的速度，称为**红细胞沉降率**(erythrocyte sedimentation rate，ESR)，简称**血沉**。利用魏氏法测得，在第 1 小时末，正常男性血沉为 0～15 mm/h，女性为 0～20 mm/h。

正常情况下，红细胞的表面积与容积之比值较大，红细胞表面带负电荷，使红细胞间相互排斥，维持正常的悬浮稳定性。在某些疾病时（如风湿热、活动性肺结核等）血沉加快，是由于红细胞相互间以凹面相贴，形成红细胞叠连。叠连形成的快慢主要决定于血浆成分的变化。血浆中白蛋白增多可使血沉减慢，而球蛋白和纤维蛋白原增多则使血沉加速。

（2）红细胞的可塑变形性　红细胞在血管中循环运行，在通过直径比其小的毛细血管和血窦孔隙时，发生卷曲变形，通过后再恢复其正常形态。这种变形特点，称为**可塑变形性**。红细胞变形能力与其呈双凹圆盘形，表面积大，膜和内容物均有流动性有关。

（3）红细胞的渗透脆性　红细胞在低渗盐溶液中发生膨胀、破裂和溶血的特性，称为**渗透脆性**(osmotic fragility)。在低渗溶液中，水分会过量进入红细胞，细胞膨胀为球形，甚至破裂，称为**溶血**。将红细胞置于不同浓度的氯化钠低渗溶液中可观察到，当氯化钠溶液的浓度降低至 0.42% 时开始出现部分溶血，说明红细胞对低渗溶液有一定的抵抗力，其大小用渗透脆性来表示。渗透脆性小，对低渗溶液的抵抗能力大，不易发生溶血（如新生的红细胞）；渗透脆性大，容易发生溶血（如衰老的红细胞）。当氯化钠溶液降低到 0.35% 浓度时，无论新生或衰老红细胞将发生完全溶血。将正常红细胞置于高渗溶液中，红细胞中的水分因渗透作用被吸出，会发生皱缩。

3. 红细胞的生成和破坏

（1）生成与寿命　红细胞由骨髓造血干细胞生成并释放入血，红细胞在血液中的平均寿命为 120 天。衰老的红细胞在通过肝、脾、骨髓时,被巨噬细胞吞噬清除。

(2) 造血原料 铁和蛋白质是合成血红蛋白的基本原料。血红蛋白由珠蛋白和一种含铁血红素结合而成。铁多来源于食物中的外源性铁。膳食中含铁量超过机体吸收量 10 倍以上,一般不需额外补充。造血所需的珠蛋白主要来自食物,氨基酸吸收后运到骨髓,在有核红细胞内多聚核蛋白体处合成珠蛋白,珠蛋白再与血红素结合成血红蛋白。

(3) 影响红细胞成熟的因素 维生素 B_{12} 和叶酸在核酸合成中起着催化和促进红细胞生成与成熟的作用。促红细胞生成素和雄激素可刺激骨髓,促使红细胞系统细胞分裂增殖以及血红蛋白的合成。男性体内的雄激素水平高,因此,男性的红细胞数量和血红蛋白正常值都高于女性。

二、白细胞

1. 白细胞的分类和正常值 用光学显微镜观察,根据白细胞(white blood cell, WBC)胞质内有无特殊颗粒,将其分为有粒白细胞和无粒白细胞。前者常简称粒细胞,根据其特殊颗粒的染色性,又可分为中性粒细胞、嗜酸粒细胞和嗜碱粒细胞 3 种;无粒白细胞分为淋巴细胞和单核细胞两种。

正常成人外周血中白细胞的数量为 $(4\sim10)\times10^9/L$(4 000~10 000 个/mm^3)。新生儿白细胞总数可达 $(10\sim25)\times10^9/L$,从出生后 2 周到 2 岁,白细胞总数逐渐下降,15 岁左右白细胞总数及分类计数均达到正常成人数值。白细胞总数有昼夜变动,一般下午比早晨稍高;剧烈运动时可明显升高达 $27\times10^9/L$,运动停止后数小时内恢复原来水平。女性在月经、妊娠、分娩以及产褥期白细胞总数均可增加。白细胞分类和百分比如下:

$$
白细胞
\begin{cases}
粒细胞
\begin{cases}
中性粒细胞(N) & 50\%\sim70\% \\
嗜酸粒细胞(E) & 0.5\%\sim3\% \\
嗜碱粒细胞(B) & 0\%\sim1\%
\end{cases} \\
无粒细胞
\begin{cases}
淋巴细胞(L) & 20\%\sim40\% \\
单核细胞(M) & 3\%\sim8\%
\end{cases}
\end{cases}
$$

2. 白细胞的形态、结构及功能

(1) 中性粒细胞(neutrophilic granulocyte, neutrophil) 细胞呈球形,直径 $10\sim12\ \mu m$,细胞核呈杆状核或分叶核。细胞核一般为 2~5 叶,正常人以 2~3 叶者居多。在某些疾病时,杆状核与 2 叶核的细胞增多,称为核左移;若 4~5 叶核的细胞增多,称为核右移。核分叶数目与细胞衰老程度有关,幼稚的细胞核呈杆状,衰老的细胞核分叶数较多。

中性粒细胞的胞质内含很多细小而分布均匀的浅粉红色颗粒。电镜下分为嗜天青颗粒和特殊颗粒两种。嗜天青颗粒是一种溶酶体;特殊颗粒约占颗粒总数的 80%,是一种分泌颗粒,内含吞噬素、溶菌酶等,吞噬素具有杀菌作用。

中性粒细胞具有很强的趋向作用和吞噬功能。在吞噬、处理了大量细菌后，自身也死亡，成为脓细胞。血液中的中性粒细胞增多可视为机体的一种免疫防御性反应。

（2）嗜酸粒细胞（eosinophilic granulocyte，eosinophil）　细胞呈球形，直径 $10\sim15\ \mu m$，细胞核多为 2 叶，胞质内充满粗大、分布均匀的嗜酸性颗粒，染成橘红色。颗粒含有组胺酶等物质，有灭活组胺的作用，从而减轻过敏反应。在过敏性疾病或寄生虫病时，血液中嗜酸粒细胞增多。

（3）嗜碱粒细胞（basophilic granulocyte，basophil）　细胞呈球形，直径 $10\sim12\ \mu m$。细胞核不规则，呈叶状或"S"形，常被胞质内嗜碱性颗粒掩盖。胞质内含有大小不等、分布不均的染成紫蓝色的嗜碱性颗粒，颗粒内含有肝素、组胺和嗜酸粒细胞趋化因子等。其重要作用与肥大细胞相同，参与机体的变态反应。

（4）淋巴细胞（lymphocyte）　呈球形，直径 $6\sim20\ \mu m$，依其体积可分为大淋巴细胞、中淋巴细胞和小淋巴细胞。外周血中的淋巴细胞大多数属于小淋巴细胞。小淋巴细胞的细胞核圆，其一侧常有凹痕，染色质呈致密块状，着色深；细胞质很少，染成天蓝色。

根据发生来源、形态特点和免疫功能的不同，可将淋巴细胞分为三类。①胸腺依赖细胞，简称 T 细胞，占淋巴细胞总数的 75%，产生于胸腺，能识别、攻击和杀灭靶细胞，参与细胞免疫；②骨髓依赖淋巴细胞，简称 B 细胞，产生于骨髓，接受抗原刺激后能转化为浆细胞，产生抗体，参与体液免疫；③自然杀伤细胞，简称 NK 细胞，占淋巴细胞总数的 10%，产生于骨髓，不需要抗原激活，也不依赖抗体，可直接杀伤病毒感染细胞和肿瘤细胞。

（5）单核细胞（monocyte）　细胞呈圆形或椭圆形，直径 $14\sim20\ \mu m$，细胞核呈卵圆形、肾形或不规则形，染色质呈细网状，着色较浅。细胞质丰富呈弱嗜碱性。单核细胞在血液中停留 $12\sim48\ h$，然后进入结缔组织或其他组织，分化为巨噬细胞（macrophage）。

三、血小板

血小板（blood platelet）是由骨髓巨核细胞（megakaryocyte）脱落而成的胞质小块，直径为 $2\sim4\ \mu m$，一般呈双凸盘状。在血涂片上，多成群分布，外形不规则，胞质内有紫蓝色颗粒。颗粒内含有如酸性水解酶、纤维蛋白原、血小板因子、5-羟色胺及肾上腺素等多种物质。成人血液中血小板数值为 $(100\sim300)\times10^9/L$（10 万～30 万/mm^3）。血小板在人体循环血液中平均寿命可有 $7\sim14$ 天。

血小板的生理功能如下。

（1）止血功能　血小板受到刺激后可释放 5-羟色胺、儿茶酚胺等生物活性物质，促进血管收缩协助止血。其次是血管内膜损伤后暴露内膜下组织而激活血小板，使血小板黏附、聚集于血管破损处，形成一个松软的止血栓堵塞伤口，实现初步止血，与此同时，血浆中的凝血系统被激活。血凝过程中形成丝状纤维蛋白、相互交织成网，并网罗血细胞形成胶冻状态的血凝块。同时，在血凝块中的血小板收缩蛋白,可使血凝块回缩,形成坚实、牢固的血栓,达到永久性止血。

(2)凝血功能 血小板内含有一系列与血凝过程相关的因子。如血小板第三因子(PF3),经黏着、聚集的血小板暴露出基膜上的血小板第三因子,它可以吸附和结合许多凝血因子(如凝血因子Ⅺ、Ⅸ、Ⅷ、Ⅴ和Ⅲ等),促进血液凝固过程。

(3)对毛细血管内皮细胞的修复功能 血小板对毛细血管内皮细胞的修复具有重要作用,从而保持其完整性,降低血管壁脆性,纠正出血现象。临床上出血时间正常与否决定于血小板的数量和功能,而凝血时间正常与否决定于凝血因子。

四、血细胞的发生

体内各种血细胞的寿命有限,血液中每天都有一定数量的血细胞衰老死亡,同时又有相同数量的血细胞由骨髓生成并进入血流。血细胞的发生主要来自骨髓。骨髓主要由网状组织、造血干细胞和血窦组成。造血干细胞(hemopoietic stem cell)又称多能干细胞,是生成各种血细胞的原始细胞。多能干细胞有很强的增殖潜能,它可分裂为血细胞各系的定向干细胞。定向干细胞再分裂增殖,成为各种成熟的血细胞(图7-3,彩图见插页)。

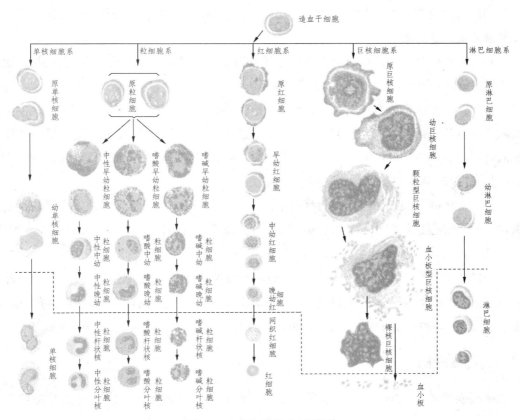

图7-3 血细胞发生示意图

各种血细胞的分化发育过程大致可分为原始阶段、幼稚阶段和成熟阶段。成熟阶段的血细胞除淋巴细胞外,不再有分裂能力。

淋巴细胞不仅产生于骨髓,也产生于淋巴组织和淋巴器官。在骨髓内分化发育的淋巴细胞为 B 细胞和 NK 细胞。一部分淋巴性定向干细胞随血流到胸腺,分化发育为 T 细胞。B 细胞和 T 细胞随血液迁移到淋巴结、脾等周围淋巴器官,在抗原的刺激下,可以再增殖分化更多的淋巴细胞以产生免疫应答。

第三节　血液凝固与止血栓的溶解

一、生理性止血

在正常下,小血管受损后引起的出血,在几分钟内就会自行停止,这种现象称为生理性止血。生理性止血是机体重要的保护机制之一。临床上常用采血针刺破耳垂或指尖,使血液自然流出,然后测定出血延续的时间,这段时间称为出血时间(bleeding time),正常为 1～3 分钟。出血时间的长短可以反映生理性止血的功能。生理性止血主要包括血管收缩、血小板血栓形成和血液凝固三个过程。

(1)血管收缩　生理性止血首先表现为受损血管局部及附近的小血管收缩,使局部血流减少。若血管破损不大,可使血管破口封闭,从而制止出血。

(2)血小板止血栓的形成　血管损伤后,由于内皮下胶原的暴露,1～2 秒内即有少量的血小板附着于内皮下的胶原上,这是第一步。通过血小板的黏附在受损部位,使一系列的酶释放和激活,促使血流中的血小板发生不可逆的聚集、黏附、固定于内皮下的胶原上的血小板上,形成血小板止血栓,从而将伤口堵塞,达到初步止血。

(3)血液凝固　血管受损可启动凝血系统,使血浆中可溶性纤维蛋白原变为不溶性的纤维蛋白,并交织成网,以加固止血栓,称为二期止血。最后,局部纤维组织增生,并长入血凝块,达到永久性止血。

生理性止血虽然分为血管收缩、血小板血栓形成和血液凝固三个过程,但三个过程相互重叠,相互促进,彼此密切相关,使生理性止血及时快速进行。由于血小板与生理性止血有密切关系,因此血小板在生理性止血过程中居于中心地位。当血小板减少或功能降低时,出血时间就会延长。

二、血液凝固

血液凝固(blood coagulation)是指血液由流动的液体状态变成不能流动的胶冻状凝块的

过程,简称凝血。其实质就是血浆中可溶的纤维蛋白原,转变成不溶性的纤维蛋白的过程。纤维蛋白交织成网,将许多血细胞及血液的其他成分网罗在内,从而形成不流动的血凝块。血液凝固是一系列复杂的酶促反应过程,需要多种凝血因子的参与。

1. 凝血因子 在血浆和组织中直接参与凝血过程的物质,统称为凝血因子(blood clotting factor)。按国际命名法用罗马数字编号的凝血因子有 12 种(表 7-1)。

表 7-1 按国际命名法编号的凝血因子

罗马数字编号	中文同义名	罗马数字编号	中文同义名
I	纤维蛋白原	IV	钙离子(Ca^{2+})
II	凝血酶原	V	前加速素
III	组织因子	VII	前转变素
VIII	抗血友病因子	XI	血浆凝血激酶前质
IX	血浆凝血激酶	XII	接触因子
X	Stuart-Prower 因子	XIII	纤维蛋白稳定因子

除因子IV是 Ca^{2+} 外,其余大部分凝血因子都是以酶原形式存在的蛋白酶,须被激活才具有活性,被激活的凝血因子在其代号的右下角加"a"字表示。因子II、VII、IX、X 在肝合成,需依赖维生素 K 的参与。当肝功能严重受损或维生素 K 缺乏时,将发生出血倾向。

2. 血液凝固过程 凝血过程其实是一系列蛋白质有限水解的过程,分为三个基本步骤:

(1)凝血酶原激活物的形成 这一过程需要多种凝血因子经过复杂的生物化学反应,最终形成凝血酶原激活物,即 X 激活成 X_a。

凝血酶原激活物的形成有两条途径:①完全依赖血浆内的凝血因子逐步使因子 X 激活而发生凝血的,称为内源性凝血途径(intrinsic pathway)。这一过程需要 XII、XI、IX、VIII、PF_3、Ca^{2+} 的参与,形成 VIII 复合物;②依靠血管外组织释放的因子 III 来参与因子 X 激活的,称为外源性凝血途径(extrinsic pathway)。这一过程需要 III、VII、Ca^{2+} 的参与,形成 VII 复合物。在 VIII 复合物和 VII 复合物催化下,使 X 激活成 X_a,X_a 与 V、PF_3、Ca^{2+} 最后形成凝血酶原激活物。

一般来说,外源性凝血系统的作用较快,内源性凝血系统的过程较慢,但实际上机体受损伤出血时,凝血的过程是两个系统同时发挥作用的,单纯由一种途径引起凝血的情况不多见。

(2)凝血酶的形成 在凝血酶原激活物催化下,凝血酶原被激活成凝血酶 即II激活成II_a。

(3)纤维蛋白形成 凝血酶能迅速催化纤维蛋白原使之成为纤维蛋白单体,同时在 Ca^{2+} 作用下使VIII成为 III_a,III_a 使纤维蛋白单体变为牢固的不溶性的纤维蛋白多聚体,并交织成网,网罗血细胞形成血凝块,至此凝血过程全部完成。

3. 促凝和抗凝

(1) 促凝   能加速凝血过程的因素都可以促凝。例如:粗糙面可激活Ⅻ因子和促进血小板释放出 FP_3,适当的温度有利于凝血过程中各因子的酶促反应进行。外科手术时用温热的纱布来压迫伤口止血,就是利用了这一原理。能阻断或延缓凝血过程的因素都可以抗凝:光滑面、低温可以延缓凝血的过程。利用某些化学物质如柠檬酸钠和草酸钾使血浆中的 Ca^{2+} 减少可使血液不发生凝固。

(2) 抗凝   能阻断或延缓凝血过程的因素都可以抗凝。在生理情况下,血管内的血液能保持流体状态而不发生凝固,这与正常人血浆中有很强的抗凝物质有关。这些物质中最主要的是抗凝血酶Ⅲ和肝素。这意味着体内存在着与凝血系统相对抗的**抗凝系统**(anticoagulative system)。抗凝血酶Ⅲ是肝合成的一种脂蛋白,能与凝血酶结合形成复合物而使其失活,还能封闭因子Ⅶa、Ⅸa、Ⅹa、Ⅺa、Ⅻa 的活性中心,使这些因子失活从而阻断凝血过程。肝素是一种酸性黏多糖,存在于组织中,尤以肝、肺组织中最多,主要由肥大细胞和嗜碱粒细胞产生。它与抗凝血酶Ⅲ结合,能使后者与凝血酶的亲和力增强约 100 倍,从而促使凝血酶失活。肝素还能抑制凝血酶原被激活,阻止血小板的黏着、聚集、释放反应,促使血管内皮细胞释放凝血抑制物和纤溶酶原激活物。所以肝素是一种很强的抗凝物质,它可以用于体内、外抗凝,并且已在临床实践中广泛应用。

三、止血栓的溶解

在生理止血过程中,凝血块形成的止血栓会堵塞血管,当出血停止血管创伤愈合后,构成止血栓的纤维蛋白会在纤维蛋白溶解酶的作用下,被逐渐降解液化,保证血管内血流通畅,这一过程称为**纤维蛋白溶解**(fibrinolysis)简称纤溶。

纤溶系统包括 4 种成分:纤维蛋白溶解酶原(纤溶酶原)、纤维蛋白溶解酶(纤溶酶)、纤溶酶原激活物与纤溶抑制物。纤溶的基本过程可分为两个阶段:即纤溶酶原的激活和纤维蛋白(原)的降解(图 7-4)。

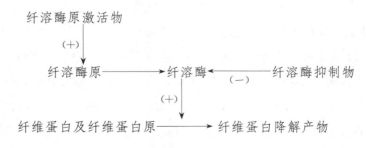

图 7-4   纤维蛋白溶解系统示意图

（1）纤溶酶原的激活 纤溶酶原是一种蛋白质，在许多组织内都可合成，以血浆中的含量最高。体内有多种物质可以激活纤溶酶原，这些物质统称为**纤溶酶原激活物**（plasminogen activator）。纤溶酶原激活物可激活纤溶酶原，使之成为有活性的**纤溶酶**（plasmin）。纤溶酶原在子宫、前列腺、肺、甲状腺等处较多，在组织损伤时可释放，因此上述器官手术时易发生术后渗血。

（2）纤维蛋白与纤维蛋白原的降解 纤溶酶是一种活性很强的蛋白水解酶，作用于纤维蛋白或纤维蛋白原分子肽链上，将其分割成许多可溶性小肽，总称**纤维蛋白降解产物**，它们一般不能再凝固，其中一部分还有抗凝血作用。纤溶酶还能水解凝血酶、凝血因子Ⅴ、Ⅷ和Ⅻa，故其本身也有抗凝作用。

（3）纤溶溶抑制物 体内有多种物质可以抑制纤溶系统的活性，主要有**纤溶酶原激活物抑制物**-1（plasminogen activator inhibitor type-1，PAI-1）和 α_2-抗纤溶酶。PAI-1能与尿激酶竞争而发挥抑制纤溶酶被激活的作用；α_2-抗纤溶酶能与纤溶酶结合形成复合物，从而使抗纤溶酶失去活性。

第四节　血　型　与　输　血

输血已经成为治疗某些疾病、抢救伤病员生命和保证一些手术得以顺利进行的重要手段。但输血受血型（blood group）的限制，所以应对血型有一个基本的了解。

一、ABO 血型系统

人类红细胞至少有25个血型系统，医学上较重要的血型系统是 ABO、Rh、P、MNS 等。在此仅介绍与临床医学关系最密切的ABO血型系统和Rh血型系统。

1. ABO 血型系统的分型 ABO血型系统可分为4种血型，即A型、B型、AB型和O型。ABO血型系统中有A抗原和B抗原两种。红细胞膜上含有A抗原者称为A型血；含B抗原者称为B型血；同时含A抗原和B抗原者称为AB型血；A、B两种抗原都没有者称为O型血。

在人的血清中含有与上述抗原相对应的抗体。抗体也有两种，分别称为抗A抗体和抗B抗体。A型血者的血清中含有抗B抗体；B型血者的血清中含有抗A抗体；AB型血的血清中没有抗A抗体和抗B抗体；O型血的血清中则含有抗A和抗B两种抗体（表7-2）。

当抗原与其所对应的抗体相遇时将发生红细胞凝集。所谓**红细胞凝集**是指某一血型的红细胞与其对应的抗体相遇，其中的红细胞即凝集成簇。例如，A抗原与抗A抗体相遇时，红细胞彼此聚集粘合在一起，成为一簇簇不规则的细胞团的现象。一旦发生凝集反应，在补体的作

表 7-2　　　　　　　　　ABO 血型系统中各血型抗原和抗体分布情况

血型	RBC 表面抗原	血清中的抗体	与 A 型血清凝集反应	与 B 型血清凝集反应
A 型	A	抗 B	－	＋
B 型	B	抗 A	＋	－
AB 型	A 和 B	无	＋	＋
O 型	无	抗 A 和抗 B	－	－

用下,凝集的红细胞发生溶血。红细胞凝集反应的本质是抗原抗体反应,是免疫反应的一种形式。由表 7-2 可知:任何人自身的血清中不会含有与自身红细胞膜上的抗原相对抗的抗体。

　　2. ABO 血型的输血原则　　临床的输血原则是输同型血,使供血者和受血者双方的血液中不存在相对抗的抗原和抗体。目前认为,异型输血是不可取的,只有在病人情况危急必须输血而又无法得到同型血的时候,才考虑用异型血输血,但应注意量要少,速度要慢。过去曾将 O 型血的人称为"万能供血者",并不完全正确。因为虽然 O 型血的红细胞不含 A 和 B 抗原,不会被受血者的血清凝集,然而 O 型血清中的抗 A 和抗 B 抗体能与其他血型受血者的红细胞发生凝集反应。当输入的血量较多,供血者血清中的抗体未被受血者的血浆充分稀释时,受血者的红细胞会被凝集。AB 型血的人也不是"万能受血者",由于 AB 型血中无任何抗原,可接受其他血型的血,但大量接受时,有可能使受血者的红细胞凝集。

　　输血前必须鉴定血型。在临床检验中,将 A 型血清(含抗 B 抗体)和 B 型血清(含抗 A 抗体)作为标准血清,观察与被测者红细胞混合时是否出现凝集反应,鉴定受试者血型。

　　人类血液不只 ABO 一种血型系统,而且 ABO 血型中还有多种亚型,故除做 ABO 血型鉴定外,还应作交叉配血试验。即使是血型相同的人也要进行该项试验。

　　交叉配血试验的方法为:将供血者的红细胞与受血者的血清相混合,称为试验主侧;同时将受血者的红细胞与供血者的血清相混合,称为试验次侧。观察各侧有无凝集反应发生(图 7-5)。

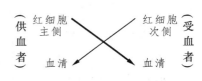

图 7-5　交叉配血试验示意图

　　交叉配血既可检验血型鉴定是否有误,又能发现他们的红细胞或血清中,是否还存在其他的抗原和抗体,以保证输血安全。如果主侧和次侧均不出现凝集反应,即为配血相合,可以输血。如果主侧出现凝集,不管次侧反应如何,即为配血不合,绝不能输血。如果主侧不发生凝集,而次侧凝集,在无其他血源情况下,只能少量缓慢地进行输血,并密切观察,一旦发生输血反应,应立即停止输注,并采取相应的急救措施。

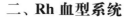

二、Rh 血型系统

Rh 血型是与 ABO 血型同时存在的另一套血型系统。最先发现于恒河猴(Rhesus monkey)的红细胞,故名。有人将恒河猴的红细胞(Rh 抗原)注入家兔体内,使家兔产生抗恒河猴红细胞的抗体(即抗 Rh 抗体)。然后用含有抗 Rh 抗体的血清与人的红细胞混合,发现在白种人中,约有 85% 的人其红细胞可被这种血清凝集,表明这些人的红细胞上具有与恒河猴同样的抗原,故称为 Rh 阳性血型;另有约 15% 的人红细胞不被这种血清凝集,称为 Rh 阴性血型。这种血型系统即称为 Rh 血型系统。我国汉族和其他大部分民族的人,属 Rh 阳性的约占 99%,Rh 阴性的人只占 1% 左右。

Rh 血型抗体是免疫抗体,为获得性的。Rh 阴性的受血者,第一次接受 Rh 阳性的血液时并不产生凝集反应,但可使受血者产生抗 Rh 抗体(数月后)。第二次或多次再接受输入 Rh 阳性的血液时,输入的 Rh 阳性红细胞即被凝集而溶血。因此,临床上给患者重复输血时,即使是输入同一供血者的血液,也应作交叉配血试验。Rh 血型系统的抗体相对分子质量较小,能透过胎盘,当 Rh 阴性的母亲孕育了 Rh 阳性的胎儿之后,胎儿的红细胞有可能进入母体,使母体血液中出现抗体。此种抗体相对分子质量较小,能透过胎盘凝集胎儿红细胞。第一胎时因母体产生的抗体效价低,多不发生溶血症;但再次孕育 Rh 阳性胎儿时,抗体效价可进一步升高而引起新生儿溶血症,严重时会致胎儿死亡。Rh 血型是仅次于 ABO 血型系统的另一重要血型,在某些少数民族中,Rh 阴性的人较多,可达 5% 左右,更应特别注意。

思考题

1. 血液、血浆与血清有何不同?
2. 简述血细胞的分类及各类细胞的正常值。
3. 简述各类血细胞的形态结构特点和生理功能。
4. 血浆蛋白分别有哪些生理功能?
5. 血液凝固的基本过程是什么?举例说明加速血凝,阻止血凝的方法。
6. 何谓血型,ABO 血型系统各血型之间输血关系是什么?
7. 临床上输血时应遵循的原则是什么?

(应志国)

第八章 脉 管 系 统

脉管系统是体内封闭的管道系统,包括心血管系统和淋巴系统,分布于人体各部。脉管系统的主要功能是运送营养物质和氧气到全身各器官和组织,再把组织和细胞产生的代谢产物及二氧化碳运送到肾、肺和皮肤,排出体外。脉管系统还将激素运送至靶器官,以实现机体的体液调节。此外,脉管系统在维持内环境稳态、机体免疫和内分泌功能等方面也起重要作用。

第一节 心血管系概述

一、心血管系的组成和血液循环

心血管系(cardiovascular system)由心、动脉、毛细血管和静脉组成。

心(heart)是心血管系的"动力泵",由右心房、右心室、左心房和左心室组成。同侧心房和心室借房室口相通,在房室口和动脉口处均有瓣膜,以保证血液单向流动。动脉(artery)是运送血液离心的管道,在行进中不断分支,管道由粗变细,最后移行为毛细血管。毛细血管(capillary)连于动脉和静脉之间,是血液与组织液进行物质交换的场所。静脉(vein)是引血液回心的血管,管道起始于毛细血管,在向心回流过程中不断接受属支,由细逐渐汇合变粗,最终注入心房。

血液由心室流向动脉、毛细血管、静脉又返回心房,如此周而复始地流动,称为血液循环(blood circulation)。根据血流的途径不同,将血液循环分为体循环和肺循环(图 8-1)。

体循环(systemic circulation)又称大循环。血液自左心室搏出,经主动脉及其各级分支至全身毛细血管,在此与周围的组织、细胞进行物质交换,释放出 O_2 和营养物质,回收 CO_2 和代谢产物,动脉血变成静脉血,再经各级静脉收集,最后汇入上、下腔静脉和心冠状窦返回右心房。

肺循环(pulmonary circulation)又称小循环。血液自右心室搏出,经肺动脉干及其各级分支到肺泡毛细血管网,在此与肺泡间进行气体交换,吸收 O_2,放出 CO_2,静脉血变成动脉血,再经肺静脉返回到左心房。

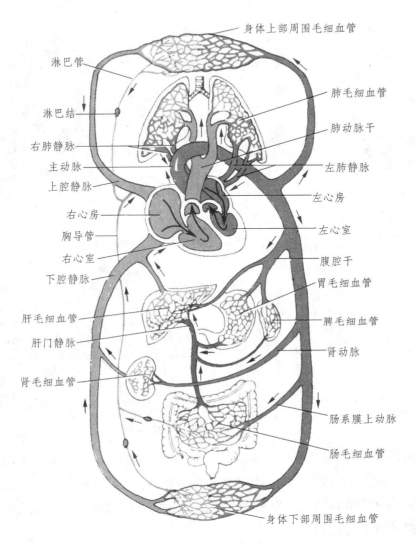

身体上部周围毛细血管

淋巴管

淋巴结

右肺静脉

主动脉

上腔静脉

右心房

胸导管

右心室

下腔静脉

肝毛细血管

肝门静脉

肾毛细血管

肺毛细血管

肺动脉干

左肺静脉

左心房

左心室

腹腔干

胃毛细血管

脾毛细血管

肾动脉

肠系膜上动脉

肠毛细血管

身体下部周围毛细血管

图 8-1　血液循环示意图

二、血管吻合和侧支循环

　　人体的血管除经动脉—毛细血管—静脉相连外,在动脉与动脉之间、静脉与静脉之间、动脉与静脉之间,可借吻合支或交通支彼此连接,形成血管吻合(图 8-2)。动脉之间的吻合形式有多种,常见于两条以上的动脉以分支或借交通支相互吻合成动脉弓、动脉环和动脉网。静脉吻合远比动脉丰富,除具有和动脉相似的吻合形式外,还在脏器周围或壁内形成静脉丛,以保证血流通畅。

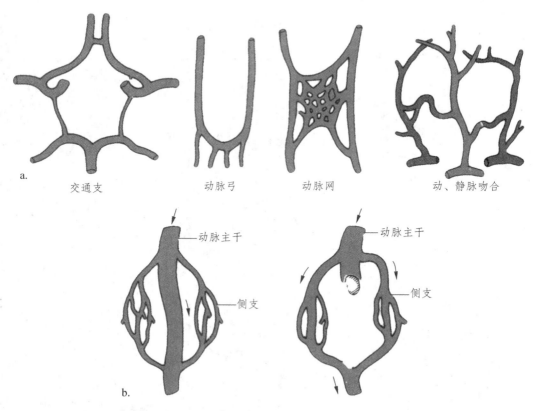

图 8 - 2　血管吻合和侧支循环示意图

a.
交通支　　　　动脉弓　　　　动脉网　　　　动、静脉吻合

b.
动脉主干　　　　动脉主干
侧支　　　　　　侧支

　　有些较大的血管主干,在进行中常发出与主干平行的侧副支。侧副支的末端可与同一主干远侧发出的返支相吻合(图 8 - 2),称为侧支吻合。在动脉主干阻塞的病理情况下,血液可经侧支吻合流到远侧的分布区域。这种通过侧支建立的循环称为**侧支循环**。侧支循环对保证器官在病理状态下的血液供应有重要意义。

三、血管壁的微细结构

　　1. 动脉　根据管径的大小,动脉可分为大、中、小三级。大动脉是指从心室发出的血管主干,如主动脉和肺动脉等;管径小于1 mm的动脉称为小动脉;介于大、小动脉之间的属于中动脉,如桡动脉和尺动脉等。

　　动脉管壁由内向外依次分为内膜、中膜和外膜三层(图8 - 3)。

　　(1)**内膜**　内膜是血管壁的最内层,由内皮和内皮下层组成。

　　内皮为衬贴于血管腔面的单层扁平上皮,光滑,有利于血液的流动。内皮细胞与基膜构成具有通透性的屏障,液体、气体和大分子物质可选择性地通过此屏障。

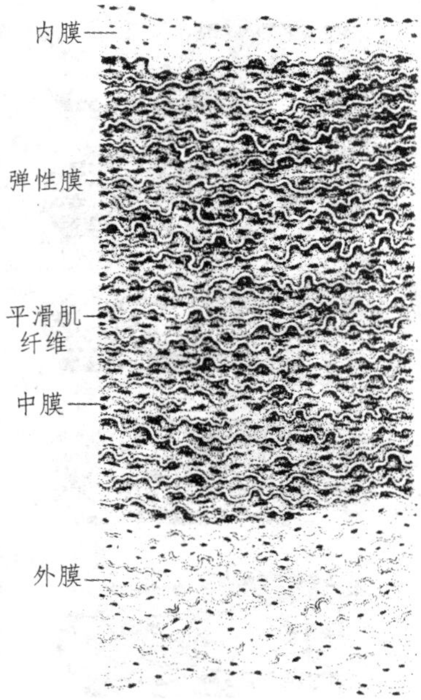

图 8-3　大动脉微细结构

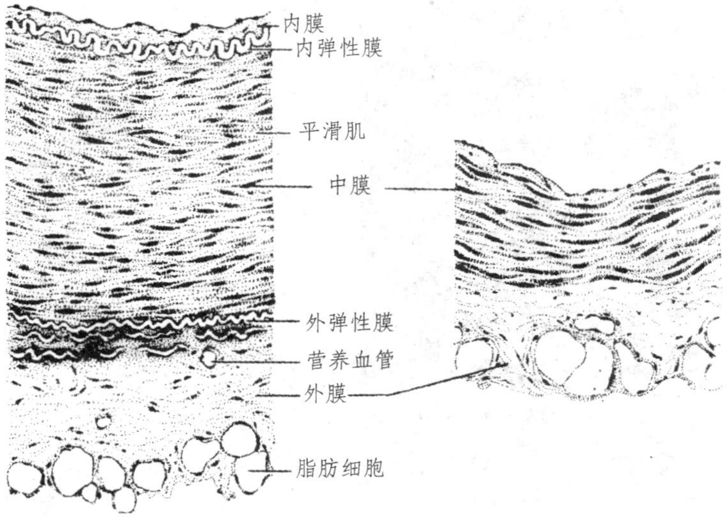

图 8-4　中动脉、中静脉微细结构

内皮下层是位于内皮和内弹性膜之间的薄层结缔组织,内含少量胶原纤维、弹性纤维,有少许纵行的平滑肌。大、中动脉和较大的小动脉内皮下层与中膜之间有一层内弹性膜。一般以内弹性膜作为动脉内膜与中膜的分界,中动脉的内弹性膜最明显(图8-4)。

(2)中膜　位于内膜与外膜之间,由平滑肌和弹性纤维构成。大动脉的中膜以弹性膜为主,约为40~70层,故称为**弹性动脉**。中动脉由10~40层平滑肌组成,小动脉由数层平滑肌组成,两者又可称为**肌性动脉**。

(3)外膜　由疏松结缔组织组成,其中有螺旋状或纵向分布的弹性纤维和胶原纤维,有血管、神经和淋巴管等。

2. 静脉　静脉也可分为大、中、小三级。**大静脉**的管径大于 10 mm,如上腔静脉和下腔静脉等;管径小于 2 mm 的为**小静脉**;介于大、小静脉之间的为**中静脉**,如肘正中静脉、股静脉等。

静脉可分为内膜、中膜和外膜三层,但三层的界限不清。内膜最薄,有内皮和少量结缔组织;中膜较薄,有数层分布稀疏的平滑肌;外膜最厚,由内含血管、淋巴管和神经的结缔组织构成。大静脉的外膜含有较多纵行的平滑肌(图8-5)。

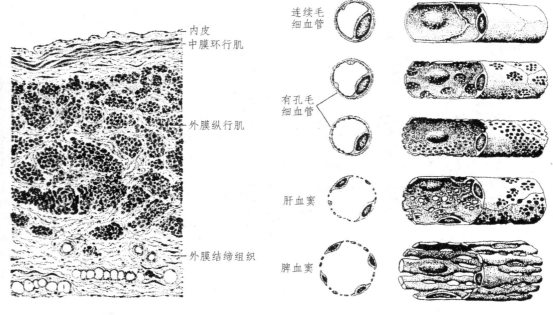

图8-5　大静脉微细结构　　　　　　　图8-6　毛细血管

3. 毛细血管　管腔最细,管壁主要由一层内皮细胞和基膜组成。毛细血管根据其结构特点,可分为连续毛细血管、有孔毛细血管和血窦三类(图8-6)。

(1) 连续毛细血管(continuous capillary)　内皮细胞相互连续,细胞间有紧密连接结构,基膜完整,细胞质内有许多吞饮小泡。连续性毛细血管的物质交换主要是通过吞饮小泡的作用来完成的。连续性毛细血管主要分布于结缔组织、肌组织、肺和中枢神经等处。

(2) 有孔毛细血管(fenestrated capillary)　内皮细胞有贯穿胞质的环形窗孔,孔有隔膜封闭,基膜完整。有孔毛细血管的物质交换主要是通过内皮细胞窗孔完成。有孔毛细血管主要存在于胃肠黏膜、某些内分泌腺和肾血管球等处。

(3) 血窦(sinusoid)　血窦又称窦状毛细血管。血窦实际是一种扩大了的毛细血管。其特点是腔大、不规则、内皮细胞间有较大空隙、细胞有窗孔、基膜不全或无。血窦的物质交换主要是通过内皮细胞的窗孔及细胞间隙进行。血窦主要分布于肝、脾、骨髓和一些内分泌腺中。

第二节　心

一、心的结构

1. 心的位置、外形和体表投影　心位于胸腔的中纵隔内，约 2/3 位于正中线的左侧，1/3 位于正中线的右侧（图 8-7）。

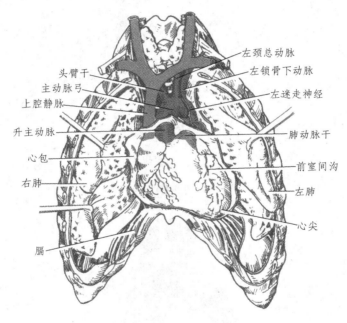

图 8-7　心的位置

心的外形呈一个倒置的前后稍扁的圆锥体，有一尖、一底、二面和三缘。心尖由左心室构成，朝向左前下方，在左侧第 5 肋间隙，左锁骨中线内侧 1~2 cm 处可扪及心尖的搏动（图 8-8）。心底朝向右后上方，与出入心的大血管相连（图 8-9）。

心的下面较平坦，位于膈上，又称膈面。前面又称胸肋面，邻近胸骨体和肋软骨，该面大部分被肺和胸膜遮盖，但其前方一小部分仅隔心包与胸骨体和肋软骨相贴。故临床行心内注射，多在胸骨左缘第 4 肋间隙进针，以免伤及肺和胸膜。

心右缘垂直向下，主要由右心房构成。心左缘由左心耳和左心室构成。下缘接近水平位，由右心室构成。

冠状沟是心表面近心底处的环形沟，是心房和心室在心表面的分界标志。前室间沟为胸

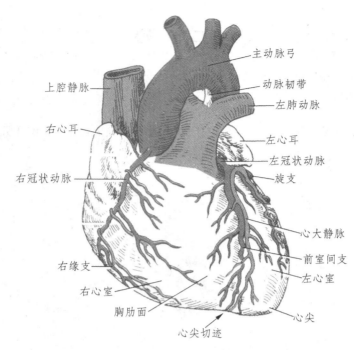

上腔静脉

主动脉弓

右心耳

动脉韧带

左肺动脉

右冠状动脉

左心耳

左冠状动脉

旋支

心大静脉

前室间支

右缘支

左心室

右心室

胸肋面

心尖

心尖切迹

图 8 - 8　心的外形（前面）

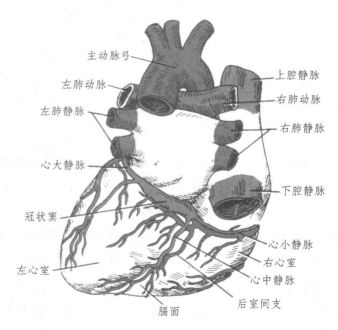

主动脉弓

左肺动脉

上腔静脉

左肺静脉

右肺动脉

右肺静脉

心大静脉

下腔静脉

冠状窦

心小静脉

左心室

右心室

心中静脉

膈面

后室间支

图 8 - 9　心的外形（后面）

肋面自冠状沟向下至心尖右侧的浅沟。后室间沟在膈面,是从冠状沟向下至心尖右侧的浅沟。前、后室间沟是左、右心室的表面分界(图8-9)。

心在胸前壁的体表投影可用下列四个点及其间的连线来确定(图8-10)。

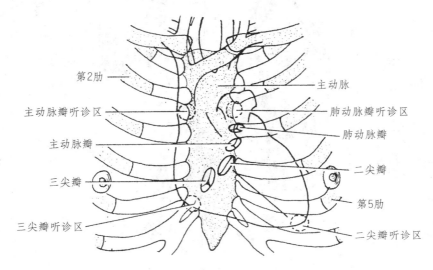

图8-10 心的体表投影

（1）**左上点** 左侧第2肋软骨下缘,距胸骨左缘约1.2 cm处。

（2）**右上点** 右侧第3肋软骨上缘,距胸骨右缘约1 cm处。

（3）**右下点** 右侧第6胸肋关节处。

（4）**左下点** 左侧第5肋间隙,锁骨中线内侧1~2 cm处(或距前正中线7~9 cm处)。

2. 心腔的形态结构 心有四个腔,即左、右心房和左、右心室。左、右心房之间有房间隔;左、右心室之间有室间隔。室间隔(图8-11)的大部分是由心肌构成,称为肌部,其上部靠近心房处缺乏肌质称为膜部,是室间隔缺损的常见部位。在正常情况下,左半心与右半心完全隔开,互不相通(图8-12)。

（1）**右心房**(right atrium) 壁薄腔大,构成心的右上部(图8-13)。右心房有3个入口、1个出口。3个入口:上壁有上腔静脉口,收集上半身的静脉血;下壁有下腔静脉口,收集下半身的静脉血;在下腔静脉口与右房室口之间有冠状窦口,收集心壁的静脉血回流到右心房。1个出口称为右房室口,向左前下方通向右心室。在右心房后内侧壁、即房间隔下部有一卵圆形浅窝称为**卵圆窝**,为胚胎时期卵圆孔闭锁后的遗迹。右心房向左前方突出部分,称为右心耳,其内有凸凹不平的梳状肌。当心功能发生障碍血流淤滞时,易在心耳内形成血凝块,脱落形成栓子。

（2）**右心室**(right ventricle) 位于右心房的左前下方,构成胸肋面的大部分。右心室有1个入口、1个出口(图8-14)。入口即右房室口,口周缘附有3片三角形瓣膜,称为右房室瓣(三

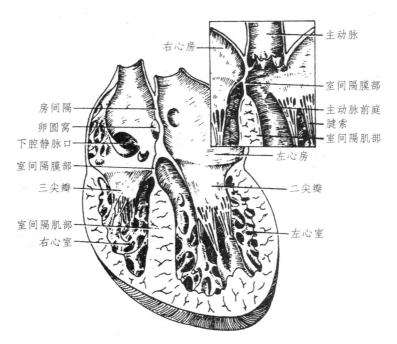

右心房
主动脉
房间隔
卵圆窝
下腔静脉口
室间隔膜部
三尖瓣
室间隔肌部
右心室
室间隔膜部
主动脉前庭
腱索
室间隔肌部
左心房
二尖瓣
左心室

图 8-11 房间隔和空间隔

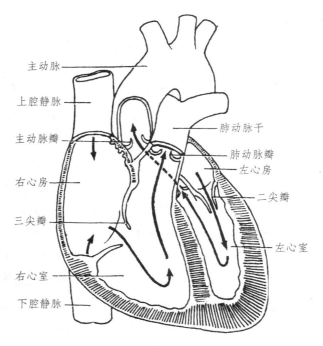

主动脉
上腔静脉
主动脉瓣
右心房
三尖瓣
右心室
下腔静脉
肺动脉干
肺动脉瓣
左心房
二尖瓣
左心室

图 8-12 心腔各腔血流方向

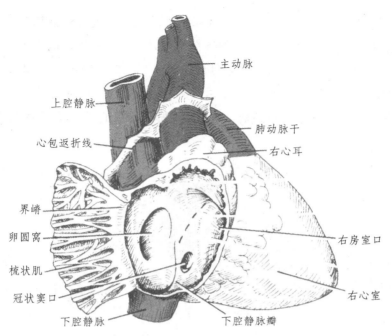

主动脉

上腔静脉

心包返折线

界嵴

卵圆窝

梳状肌

冠状窦口

下腔静脉

肺动脉干

右心耳

右房室口

右心室

下腔静脉瓣

图 8 - 13　右心房

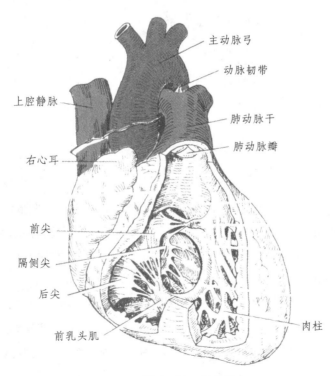

主动脉弓

动脉韧带

上腔静脉

肺动脉干

肺动脉瓣

右心耳

前尖

隔侧尖

后尖

前乳头肌

肉柱

图 8 - 14　右心室

尖瓣)。瓣膜尖朝向室腔,并借数条腱索与心室壁上的乳头肌相连。瓣膜基底部附着于房室口周围的纤维环上,心室收缩时,瓣膜借血流的推挤相互靠拢,封闭房室口,从而阻止血液逆流入右心房。出口为肺动脉口,口周缘有 3 片半月形瓣膜,称为**肺动脉瓣**,瓣膜呈开口向上的袋状结构。当心室舒张时,由于肺动脉干内血液回流的压力,使 3 片瓣膜相互贴紧而封闭肺动脉口,可阻止血液从肺动脉干返流回右心室。右心室向肺动脉口的延伸部分,称为肺动脉圆锥。

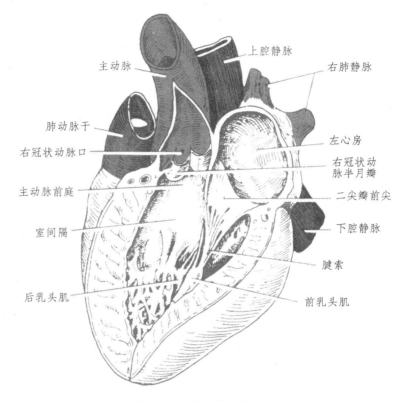

图 8 - 15 左心房和左心室

(3) **左心房**(left atrium) 构成心底的大部分。前部向右前突出的部分称为左心耳。内有与右心耳相似的梳状肌。有 4 个入口,1 个出口。左心房后壁的两侧有左、右肺上、肺下静脉 4 个入口,导入由肺静脉回流的动脉血(图8 - 15)。左心房的出口为左房室口,通向左心室。

(4) **左心室**(left ventricle) 构成心尖及心的左缘。左心室也有 1 个入口、1 个出口(图 8 - 15)。入口即左房室口,口的周缘附有 2 片三角形瓣膜,称为**左房室瓣**(二尖瓣)。瓣膜尖借腱索连于室壁发达的乳头肌,心室收缩时,瓣膜封闭房室口,阻止血液逆流入左心房(图 8 - 12)。出口为主动脉口,通向主动脉,口周缘有 3 片半月形瓣膜,称为**主动脉瓣**。其形态和功能与肺动脉瓣相同。

3. 心壁的微细结构 心壁分三层,由内向外为心内膜、心肌膜及心外膜。

（1）心内膜（endocardium） 是一层衬在心壁内面光滑的薄膜,与血管的内膜相延续。由内皮、内皮下层和心内膜下层构成,心内膜下层有心传导系统的分支。心内膜在房室口和动脉口处分别折叠成瓣膜。

（2）心肌膜（myocardium） 是构成心壁的主体,分为心房肌和心室肌。心房肌较心室肌薄,左心室肌最厚。心房肌和心室肌不相延续,均附着于心纤维环上,所以心房肌的兴奋不能直接传给心室肌(图8-16)。在心肌纤维之间的结缔组织中,有丰富的血管、淋巴管和神经等。

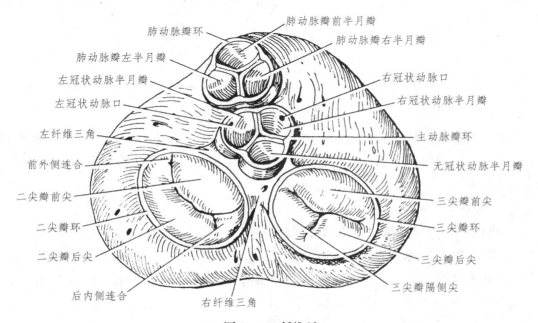

图 8-16 纤维环

（3）心外膜（epicardium） 为心壁外面的一层浆膜,为浆膜心包的脏层。内有冠状动脉主干及其分支、静脉、神经和脂肪组织等。

4. 心的传导系统 心的传导系统(图8-17)由特殊分化的心肌纤维构成,包括窦房结、房室结、房室束、左、右束支及浦肯野纤维。心传导系统能自动产生节律性兴奋和传导冲动,引起心房和心室的节律性收缩。

（1）**窦房结**（sinuatrial node） 位于上腔静脉与右心房交界处的心外膜深面,是心的正常起搏点。

（2）**房室结**（atrioventricular node） 位于冠状窦口与右房室口之间的心内膜深面,其作用是将窦房结传来的冲动传向心室,保证心房收缩后再开始心室的收缩。

（3）**房室束、左右束支及其分支** 房室束（atrioventricular bundle）又称希氏（His）束,沿室

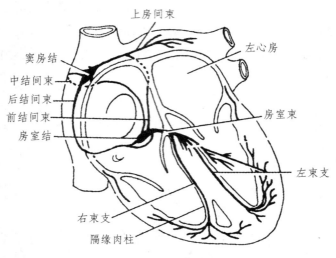

图 8-17　心传导系统

间隔膜部下行至肌部上缘分为左、右两束支。房室束的左右束支分别沿室间隔的两侧心内膜深面下行,逐渐分为细小的分支,称为浦肯野纤维(Purkinje fiber),分布于左、右心室肌内,引起心室肌收缩。

5. 心的血管

1)动脉　营养心的动脉为发自主动脉起始部的左、右冠状动脉(图 8-8,图 8-9)

(1)**右冠状动脉**(right coronary artery)　发自升主动脉起始部,在肺动脉干和右心耳之间沿冠状沟行向右后方,进入后室间沟内,称为后室间支。右冠状动脉分布于右心房、右心室、室间隔后下 1/3 部、部分左心室膈面、窦房结和房室结。

(2)**左冠状动脉**(left coronary artery)　发自升主动脉起始部,在肺动脉干和左心耳之间行向左前方,到达冠状沟分为两支:旋支沿冠状沟向后行至心的膈面;**前室间支**沿前室间沟下行,于心尖附近转而向后与后室间支吻合。左冠状动脉主要分布于左心房、左心室、膈面、室间隔前上 2/3 部及右心室前部一小部分。

2)**静脉**　心的静脉,多与动脉伴行,最后汇入**冠状窦**。冠状窦位于冠状沟的后部,借冠状窦口开口于右心房(图 8-9)。

6. 心包　心包(pericardium)是包裹心及大血管根部的膜性囊,可分为纤维心包和浆膜心包(图8-18)。纤维心包是坚韧的结缔组织囊,向上与出入心的大血管根部外膜相续,向下则与膈中心腱紧贴。浆膜心包薄而光滑,为一密闭的浆膜囊。浆膜心包分为脏、壁两层,脏层即心外膜,壁层衬于纤维心包的内面。脏、壁两层在大血管根部互相移行,围成密闭的腔隙称为心包腔,内含少量浆液,起润滑作用。

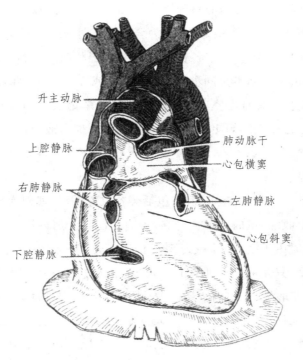

升主动脉

上腔静脉

右肺静脉

下腔静脉

肺动脉干

心包横窦

左肺静脉

心包斜窦

图 8－18　心包

二、心的泵血功能

1. 心率与心动周期

1) **心率**　心脏每分钟跳动的次数称为心跳频率(简称心率)。正常人安静时的心率为60～100 次/分,平均 75 次/分。新生儿心率较快,可达 130 次/分。以后随年龄的增长而逐渐减慢,到青春期接近成人的心率。

2) **心动周期**　心脏 1 次收缩和舒张构成的 1 个机械活动周期,称为心动周期(cardiac cycle)。通常所说的心动周期是指心室的活动周期。心有节律的收缩和舒张活动称为心搏(心跳)。按正常成人心率为每分钟 75 次计算,则每个心动周期持续 0.8 秒。在 1 个心动周期中,两个心房首先收缩,持续 0.1 秒,接着心房舒张,持续 0.7 秒。当心房进入舒张期后不久,心室即开始收缩,持续为 0.3 秒。在心房收缩时,心室尚

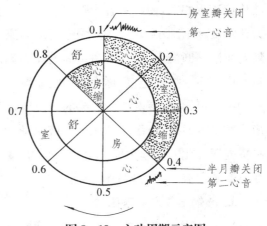

房室瓣关闭

第一心音

半月瓣关闭

第二心音

图 8－19　心动周期示意图

处于舒张状态,当心房进入舒张后,心室开始收缩,继而心室转为舒张,在心室舒张期的前0.4秒期间,心房也处于舒张状态,把这段时间称为全心舒张期(图8-19)。

在一个心动周期中,心房和心室各自按一定的时程和次序进行收缩和舒张,相互交替活动。两心房或两心室的活动基本是同步的。不论心房或心室,心缩期均短于心舒期,这有利于静脉血的回流及心室充盈,保证心室有效地射血。当心率增快时,心动周期缩短,收缩期和舒张期都相应缩短,但以舒张期缩短更为显著,这将相对减少血液充盈量和心的休息时间,不利于心脏持久的活动。

2. 心的泵血过程

1) 心室收缩与射血　心室收缩与射血包括等容收缩期、快速射血期和减慢射血期。心房收缩结束后,心室开始收缩,室内压迅速升高,当室内压高于房内压时,房室瓣随即关闭,阻止血液倒流入心房。此时由于室内压仍低于动脉内压,动脉瓣处于关闭状态,因此血液不能流出心室,心室的容积不变,只是心肌张力增加,使心室内压急剧上升,所以将此期称为**等容收缩期**。随着心室的进一步收缩,当室内压超过主动脉压和肺动脉压时,血液就冲开动脉瓣而快速射入动脉称为**快速射血期**。快速射血期后,大量血液已由心室进入动脉,使动脉压相应增高,心室容积逐步减小,此时心室肌收缩强度减弱和心室内压逐渐开始下降,射血速度已很缓慢,称为**减慢射血期**。

2) 心室的舒张与充盈　心室的舒张与充盈包括等容舒张期、快速充盈期、减慢充盈期和心房收缩期。

心室开始舒张,室内压下降,主动脉内血液向心室反流而推动动脉瓣关闭,阻止了血液倒流。此时室内压仍高于房内压,房室瓣仍处于关闭状态,无血液流入心室,故心室虽舒张但容积不变,称为**等容舒张期**。当室内压继续下降到低于房内压时,房室瓣被血液冲开,心房的血液快速流入心室,使心室容积随之增大,称为**快速充盈期**。随着心室内血液不断增加,房室压力差梯度逐渐减小,血液以较慢速度继续流入心室,使心室容积进一步增大,称为**减慢充盈期**。随着血液不断流入心室,使房室间的压力渐趋平衡,此时,心房开始收缩,升高房内压,进一步将心房内血液挤入心室,称为**心房收缩期**。

由上可知,心室舒缩所引起的室内压升降是导致心房和心室之间、心室和动脉之间压力差形成的基本原因,而压力差又是血液流动和瓣膜开闭的直接推力。瓣膜在保证血液单向流动和室内压变化方面起重要作用。所以,心室舒缩活动是心射血和充盈的动力,而瓣膜的开闭则在血流单向流动方面起关键作用。

3. 心输出量及影响因素

1) 每搏输出量与射血分数　一侧心室在一次心搏中所射出的血液量称为**每搏输出量**

(stroke volume)，简称**搏出量**。正常人左、右心室的搏出量几乎相等，在静息状态下，正常成年人的搏出量为 60～80 ml，平均 70 ml。心室舒张末期充盈量最大，此时心室的容积称为舒张末期容积。搏出量与心室舒张末期容积的百分比，称为**射血分数**。静息状态下，正常成人的射血分数维持在 55%～65%，它对于判断心脏射血功能具有重要意义。

　　2) **每分输出量与心指数**　一侧心室每分钟所射出的血液总量，称为每分输出量(minute volume)，简称**心输出量**，是每搏输出量与心率的乘积。以心率为 75 次/min，搏出量为 60～80 ml 计算，则每分输出量为 4.5～6.0 L/min。心输出量与体表面积成正比关系。体表面积不同的人，心输出量也有差别。以单位体表面积(m^2)计算心输出量，称为**心指数**。我国中等身材成年人体表面积约为 1.6～1.7 m^2，若以静息时心输出量 5～6 L/min 计算，则心指数为 3.0～3.5 L/min·m^2，此也称为静息心指数。

　　3) **影响心输出量的因素**　心输出量等于搏出量与心率的乘积。凡影响搏出量和心率的因素均能影响心输出量。

　　(1) **搏出量**　影响搏出量的因素有心室舒张末期充盈量、动脉血压和心肌收缩能力。

　　心室舒张末期充盈量是指心室舒张期结束，即将开始收缩时的心室容积，它相当于心室肌的前负荷，即是指肌肉收缩前所负载的负荷。在一定范围内，心室舒张末期容积增大，心肌收缩力就增强，从而使搏出量增多。但心室舒张末期容积过大，反而会导致心肌收缩力减弱，严重时可导致心力衰竭。

　　动脉血压是心室射血的阻力，相当于心室肌的后负荷，指心肌开始收缩时才遇到的负荷或阻力。当动脉血压升高时，等容收缩期延长而心室射血期缩短，搏出量减少，使心室内剩余血量增加，若静脉回流量不变，则引起心室舒张末期容积增加，心室肌收缩力增强，使搏出量增加并恢复到正常水平。但如果动脉血压持续升高，将使心室肌出现代偿性肥厚等病理变化，并导致泵血功能的减退。

　　心肌收缩能力是心肌本身的特征，在同样的前、后负荷条件下，心肌收缩能力越强，搏出量也就越多。

　　(2) **心率**　心率是决定心输出量的基本因素之一。在一定范围内，心率增快可使心输出量增加，但如果心率过快，静息时超过 170～180 次/min，将因心室充盈时间明显缩短，而使心室充盈量减少，于是搏出量减少。当心率太慢，低于 40 次/min 时，也会使心输出量减少。

　　4) **心力贮备**　心输出量随机体代谢需要而增加的能力称为**心力贮备**(cardiac reserve)。心力贮备能力主要决定于每搏输出量和心率能有效提高的程度。

　　(1) **心率贮备**　心率增快可使心输出量增加，动用心率贮备可使心输出量达到静息状态时的 2～2.5 倍。健康成人能使心输出量增加的最高心率为 160～180 次/min，这就是心率贮备的上限。心率超过这个限度,每搏出量和心输出量反而减少。

(2)搏出量贮备 强体力劳动时,每搏输出量可提高到 130～150 ml,再加上心率贮备,每分输出量可由静息时的 4.5～6.0 L/min 提高到 24～30 L/min,为静息时的 5～6 倍。

4. 心音 在心动周期中,由于心肌收缩、瓣膜开闭、血液流动等因素引起的机械振动,传导至胸壁某些部位,形成可用听诊器听到与心搏一致的规则的声音,称为心音(heart sound)。每个心动周期一般可听到前后两个心音,即第一心音和第二心音。

(1)第一心音 第一心音发生在心室收缩期,是心室收缩的开始。音调低而持续时间较长,在心尖部听诊最为清楚。它的响度和性质的变化,反映心肌收缩的强弱和房室瓣的功能状态。

(2)第二心音 第二心音发生在心室舒张期,是心室舒张的开始。音调高而持续时间短,在第二肋间靠近胸骨左、右缘听诊最为清楚。第二心音的强弱可反映动脉血压的高低及动脉瓣的功能状态。

在临床上,如风湿病侵袭到心瓣膜时,可导致瓣膜狭窄或瓣膜关闭不全。这时,由于血流不畅或倒流,将在正常的心音之外出现附加的心音,称为杂音。

三、心肌的生物电现象和生理特性

(一)心肌的生物电现象

心的许多生理特性是以心肌细胞的生物电现象为基础的。心肌纤维的跨膜电位可分为普通心肌纤维的跨膜电位和窦房结细胞的跨膜电位两种。

1. 普通心肌纤维的跨膜电位及产生原理

(1)静息电位 心室肌纤维的静息电位约为 -90 mV,其形成机制与骨骼肌、神经纤维静息电位的形成机制相似,主要是由于 K^+ 外流形成的 K^+ 平衡电位(图 8-20)。

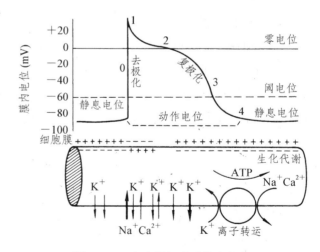

图 8-20 心室肌细胞动作电位和
主要离子流示意图

(2)动作电位 心室肌纤维的动作电位由去极化和复极化两个过程组成。全过程分为 0、1、2、3、4 五期;其中 0 期为去极化过程,1～4 期为复极化过程(图 8-20)。

0 期(去极化过程):心室肌纤维兴奋时,细胞膜内电位由静息状态时的 -90 mV 迅速上升到＋30 mV 左右,形成动作电位的升支,此期极短,历时 1～2 ms,上升幅度大,达 120 mV。0期主要是由于肌膜上的 Na^+ 通道突然大量开放,Na^+ 快速大量内流造成的。

1 期(快速复极初期):心室肌纤维去极化达顶峰后立即开始复极,膜内电位迅速下降,由＋30 mV 下降到 0 mV 左右,称为 1 期,历时约 10 ms。1 期主要是由 Na^+ 通道关闭和 K^+ 外流形成的。

2 期(缓慢复极期或平台期):当 1 期复极结束后,复极化过程变得非常缓慢,膜内电位基本停滞在 0 mV 左右,历时 100～150 ms。形成机制主要是 Ca^{2+} 缓慢内流和 K^+ 外流处于平衡状态的结果。该期是心室肌纤维动作电位区别于神经纤维和骨骼肌的主要特征,也是动作电位持续时间较长、有效不应期特别长的原因。

3 期(快速复极末期):此期膜内电位迅速下降到静息电位水平(－90 mV),完成复极化过程,历时 100～150 ms。形成机制为 Ca^{2+} 通道关闭,K^+ 的通透性升高,快速外流。

4 期(恢复期):在 3 期之后,细胞内电位稳定在－90 mV 水平,这时膜电位虽已恢复到静息电位的水平,但在动作电位形成过程中,膜内 Na^+、Ca^{2+} 增多,膜外 K^+ 增多,致使膜内外的这几种离子浓度有所改变。通过细胞膜离子泵积极地进行着逆浓度差的主动转运,把 Na^+ 和 Ca^{2+} 排到细胞外,同时摄回 K^+,使细胞内外离子浓度恢复到兴奋前静息时的状态,以保持心肌纤维的正常兴奋能力。

2. 窦房结细胞的跨膜电位及特点　与普通心肌纤维相比,窦房结细胞的动作电位特点是分为 0、3、4 期(无明显 1、2 期)。3 期末的最大复极电位约为－70 mV,4 期膜电位不稳定,没有外来刺激的作用就开始缓慢地自动去极化,当去极化达到阈电位(－40 mV)水平时,就可触发一次动作电位。因此,窦房结细胞可以不断地自动产生节律性兴奋(图 8-21)。

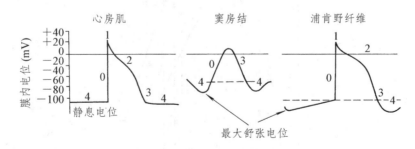

图 8-21　窦房结细胞的动作电位

(二)心肌的生理特性

心肌细胞具有自动节律性、传导性、兴奋性和收缩性等生理特性。

1. 自动节律性　心传导系统的自律细胞在没有任何外来刺激的条件下能自动发生节律性

兴奋的特性称为自动节律性,简称自律性。

在正常情况下,窦房结细胞的自律性最高,约为 100 次/分,房室结约为 40～60 次/分,浦肯野纤维最低,约为 25 次/分。窦房结对心脏兴奋起主导作用,是心脏兴奋的正常开始部位,称为心的正常起搏点,所形成的心脏节律称为窦性节律。其他传导组织称为潜在起搏点。

2. 心肌的传导性 心肌细胞具有传导兴奋的能力称为心肌的传导性。

(1)心脏内兴奋传播的顺序 在正常情况下,由窦房结发出兴奋,通过心房肌传播到左、右心房,引起两心房的兴奋和收缩,同时沿由心房肌组成的"优势传导通路"迅速传播到房室结,再经房室束、左和右束支、浦肯野纤维迅速传至心室肌,引起两心室兴奋和收缩。

(2)心脏内传导的特点及其生理意义 房室结兴奋传导的速度最慢,约为 0.02 m/s;心房肌的传导速度为 0.4 m/s;心室肌的传导速度约为 1 m/s;浦肯野纤维的传导速度最快,约 4 m/s。房室结能将兴奋由心房传至心室,但传导速度缓慢,而使兴奋在此延搁一段时间的现象称为房室延搁。房室延搁使心室在心房收缩完毕之后才开始收缩,避免房室收缩发生重叠,有利于心室充盈和射血。

3. 心肌的兴奋性 心肌纤维在受到适当刺激时所产生兴奋的能力,称为心肌的兴奋性。

1)兴奋性的周期性变化 当心肌纤维受到刺激产生一次兴奋时,兴奋性也随之发生一系列周期性变化,其变化可分为三个时期(图 8 - 22)。

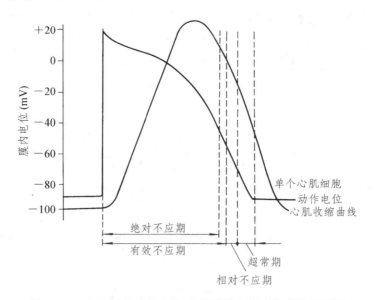

图 8 - 22 心室肌的动作电位、收缩曲线与兴奋性变化示意图

（1）有效不应期　　从动作电位的 0 期去极化开始至复极化 3 期,膜内电位约 -55 mV,这段时间内,不管给予多强刺激都不能再引起任何程度的兴奋,称为绝对不应期。膜内电位从 -55 mV 复极化到 -60 mV 这段时间内,给予阈上刺激可引起局部兴奋,但不产生动作电位,称为局部反应期。绝对不应期与局部反应期合称为有效不应期。

（2）相对不应期　　在有效不应期之后,膜电位复级化从 -60 mV 到 -80 mV 期间,给予阈上刺激,可引起动作电位,称为相对不应期,说明此期兴奋性低于正常。

（3）超常期　　在相对不应期后,膜电位复极化从 -80 mV 至 -90 mV 期间,膜电位与阈电位之间的差距小于正常,从膜电位到达阈电位的差距小,给予阈下刺激也可产生动作电位,表现兴奋性增高,故称为超常期。

2）期前收缩与代偿性间歇　　正常心脏是按窦房结发出的兴奋频率进行节律性活动的,如果在有效不应期之后,下一次窦房结兴奋传来之前,受到一个较强的额外刺激,就有可能引起一次心室的兴奋和收缩。由于这种收缩是在正常窦性收缩之前产生的,所以称为**期前收缩**(或称早搏)。紧接在期前收缩之后传来的一次窦房结兴奋传至心室时,常常落在期前收缩的有效不应期内,因而不能引起心室兴奋和收缩,必须等到下一次窦性兴奋传来时才引起心室的兴奋和收缩,因此常常出现一个较长的心舒期,称为**代偿间歇**(图 8 - 23)。

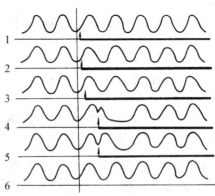

1～3:刺激作用于绝对不应期　4、5:刺激作用于相对不应期　6:对照

图 8 - 23　期前收缩与代偿间歇

4. 心肌的收缩性　　心肌在发生收缩时,外部表现为肌纤维的缩短,这一特性称为收缩性。心肌收缩有以下几个特点。

（1）对细胞外液中的 Ca^{2+} 有明显依赖性　　心肌纤维的肌浆网不发达,贮 Ca^{2+} 量少,而横小管发达,有利于细胞外液中 Ca^{2+} 的内流。故心肌纤维收缩所需的 Ca^{2+} 在很大程度上由细胞外液提供,与终池释放的 Ca^{2+} 一起触发心肌收缩。

（2）同步收缩　　由于心内传导组织传导兴奋的速度很快,兴奋几乎同时到达所有的心房肌或心室肌,表现为同步收缩,其收缩的强度不随刺激强度的改变而改变。同步收缩具有"全或无"特性,一旦产生收缩,则全部心肌都参与收缩,收缩力量大,有利于心脏射血。

（3）不发生强直性收缩　　由于心肌纤维兴奋性变化的特点是有效不应期特别长,心肌只有在前次兴奋所引起的收缩完毕并开始舒张时,才可能接受新的刺激而产生兴奋。因此,心肌就不会产生完全强直性收缩。

5. 离子对心肌生理特性的影响　　血浆中 K^+、Ca^{2+}、Na^+ 浓度变化对心肌活动有明显影响,其中以 K^+ 浓度的变化最为敏感。

(1) K^+　　当血 K^+ 浓度过高时,心肌兴奋性、自律性、传导性和收缩性均下降,表现为收缩力减弱、心动过缓和传导阻滞,严重时心搏可停止于舒张期。临床上给病人补充氯化钾时,必须稀释,缓慢滴入。当血 K^+ 浓度过低时,则兴奋性、自律性、收缩性升高,传导性降低,易引起心律失常。

(2) Ca^{2+}　　当血 Ca^{2+} 浓度升高时,心收缩力加强。蛙离体实验证明,Ca^{2+} 浓度过高,心跳停止于收缩状态。当血 Ca^{2+} 浓度下降时则心肌收缩力减弱。临床给患者静脉注射 Ca^{2+} 溶液时,也需缓慢注射,对心脏病患者尤应慎重。

(3) Na^+　　当血 Na^+ 明显升高时,心脏的自律性、传导性升高,可减轻 K^+ 所引起的传导阻滞。

四、心电图

前文讨论的心肌细胞的生物电现象,是以单个心肌细胞为基础,测量电极分别在细胞膜外和细胞膜内记录下来的跨膜电位变化。临床将心电图机测量电极放置在人体体表一定部位记录出来的心电变化的曲线,称为心电图(electrocardiogram,ECG)。它是反映整个心脏兴奋产生、传导和恢复过程的电位变化。

1. 心电图的导联　　将两电极置于人体表面不同的两点,并用导线与心电图机连接,即可描记心电图波形,这种电极安放的位置和连接方式,称为导联。临床上常用的导联包括标准导联(Ⅰ、Ⅱ、Ⅲ),加压单极肢体导联(aVR、aVL、aVF)及胸导联(V_1、V_2、V_3、V_4、V_5、V_6)等共 12 个导联。

2. 正常心电图的波形及意义　　心电图记录纸上有 1 mm 间隔的细横竖线,横格代表时间,纵格代表电压。通常设定心电图记录纸以 25 mm/s 速度移动,则每一横向小格代表 0.04 秒,如定标电压为 1 mV/10 mm,则每一纵向小格代表 0.1 mV。正常人每个心动周期的典型心电图是由 P 波、QRS 波和 T 波以及各波之间代表时间的线段组成(图8-24)。

(1) P 波　　是心房兴奋时产生的,反映两

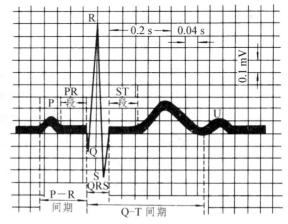

图 8-24　正常体表心电图

心房去极化过程的电位变化。一般为向上的凸波,起点代表心房兴奋开始,终点代表左、右心房已全部兴奋。在肢体导联中,历时 0.08~0.11 秒,波幅不超过 0.25 mV。

(2) QRS 波群 代表心室兴奋,是反映两心室去极化过程的电位变化。典型的 QRS 波群包括三个紧密相连的电位变化,Q 波向下,紧接着是向上且高而尖峭的 R 波,最后是向下的 S 波。起点标志心室开始兴奋,终点标志两心室已全部兴奋。从 QRS 波群起点到终点的时间叫 QRS 时间,正常人总共持续 0.06~0.10 秒,代表心室肌兴奋扩布所需时间。

(3) T 波 是向上的波,反映两心室复极化过程的电位变化。波幅一般为 0.1~0.25 V,历时 0.05~0.25 秒。QRS 波群主波方向为正时,T 波直立;QRS 波群主波方向为负时,T 波多倒置。

(4) P-R 间期(或RQ 间期) 从 P 波起点到 QRS 波起点之间的时间。代表心房开始兴奋并传导到心室,引起心室兴奋所需的时间。一般成人在 0.12~0.2 秒。如 P-R 间期延长,表示房室传导阻滞。

(5) ST 段 指 QRS 波群终点与 T 波起点之间的线段。反映心室各部的心肌纤维处于动作电位的平台期。正常 ST 段与基线平齐。在某些心脏疾病时,可出现 ST 段偏移基线。

(6) QT 间期 指从 QRS 波群起点到 T 波终点之间的时间。代表心室开始去极化到全部复极化完毕所需的时间,与心率有一定的关系。正常人为 75 次/min,QT 间期小于 0.4 秒。心率快时缩短,心率慢时延长。

(7) U 波 是 T 波后 0.02~0.04 秒可能出现的一个较宽而低的波,方向与 T 波一致,大多在 0.05 mV 以下,其意义和成因尚不清楚。

第三节 动 脉

一、肺循环的动脉

肺动脉干(pulmonary trunk)短而粗,起于右心室,在升主动脉的前方上升,斜向左后至主动脉弓下方分为左、右肺动脉。左肺动脉(left pulmonary artery)分为 2 支经肺门进入左肺上、下叶,右肺动脉(right pulmonary artery)分为 3 支进入右肺上、中、下叶。

在肺动脉干分叉处稍左侧,与主动脉弓下缘之间有一结缔组织索,称为**动脉韧带**(图 8-8)。动脉韧带是胎儿时期动脉导管闭锁后的遗迹。若出生后 6 个月尚未闭锁,则称为**动脉导管未闭**,是先天性心脏病的一种。

二、体循环的动脉

1. 主动脉 主动脉(aorta)是体循环的动脉主干,起自左心室,根据其行程全长分为3段,即升主动脉、主动脉弓和降主动脉(图8-25)。

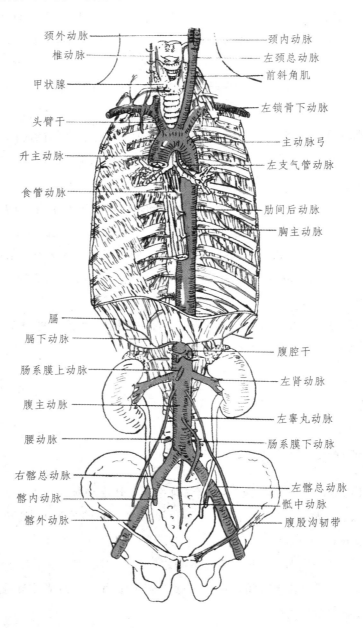

颈外动脉　颈内动脉
椎动脉　左颈总动脉
甲状腺　前斜角肌
头臂干　左锁骨下动脉
升主动脉　主动脉弓
食管动脉　左支气管动脉
　肋间后动脉
　胸主动脉
膈
膈下动脉　腹腔干
肠系膜上动脉　左肾动脉
腹主动脉　左睾丸动脉
腰动脉　肠系膜下动脉
右髂总动脉　左髂总动脉
髂内动脉　骶中动脉
髂外动脉　腹股沟韧带

图8-25　主动脉分支及分布

（1）**升主动脉**（ascending aorta）　起自左心室，斜向右前上方，至右侧第 2 胸肋关节后移行为主动脉弓。升主动脉的起始部发出左、右冠状动脉分布于心。

（2）**主动脉弓**（aortic arch）　是升主动脉的延续，呈弓形弯向左后方，至第 4 胸椎体下缘移行为降主动脉。主动脉弓壁内有压力感受器，具有调节血压的作用。主动脉弓下方有 2～3 个粟粒状小体，称为主动脉小球，是化学感受器，能感受血液中二氧化碳浓度的变化。主动脉弓的凸侧向上发出三个分支，从右向左依次为头臂干、左颈总动脉和左锁骨下动脉。头臂干又称无名动脉，向右上方行至右胸锁关节后方分为右颈总动脉和右锁骨下动脉。

（3）**降主动脉**（descending aorta）　降主动脉以膈为界，又分为**胸主动脉**（thoracic aorta）和**腹主动脉**（abdominal aorta）。腹主动脉在第 4 腰椎体下缘分为左、右**髂总动脉**（left end right common iliac artery）。

2. 头颈部的动脉　颈总动脉（common carotid artery）是头颈部动脉的主干（图 8 - 26）。右颈总动脉起始于头臂干，左颈总动脉直接起自主动脉弓。两侧颈总动脉均经过胸锁关节的后方进入颈部，在胸锁乳突肌的深面，沿气管、喉和食管的外侧上升至甲状软骨上缘处分为颈内动脉和颈外动脉。在颈总动脉分叉处有两个重要的结构，分别为颈动脉窦和颈动脉小球。

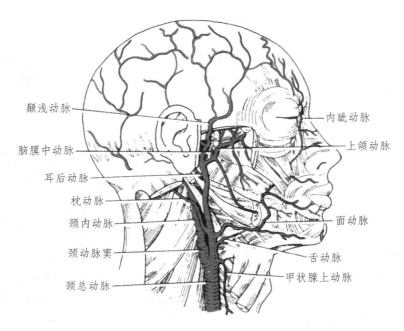

图 8 - 26　头颈部的动脉

颈动脉窦（carotid sinus）是颈总动脉末端和颈内动脉起始部的膨大部分，壁内有压力感受器，可反射性地引起心跳减慢，末梢血管扩张等，使血压下降。

颈动脉小球(carotid glomus)是位于颈内、外动脉分叉处后方的扁椭圆形小体，属化学感受器，可感受血液中二氧化碳浓度的变化。当血中二氧化碳浓度升高时，可反射性地引起呼吸加深、加快，以排出过多的二氧化碳。

1）**颈内动脉**(internal carotid artery)　由颈总动脉发出后，向上经颅底的颈动脉管入颅腔，分支分布于脑和视器。

2）**颈外动脉**(external carotid artery)　由颈总动脉发出后，上行穿腮腺实质至下颌颈处分为上颌动脉和颞浅动脉两个终支。主要分支如下。

（1）**甲状腺上动脉**(superior thyroid artery)　自颈外动脉起始部发出，行向前下方至甲状腺侧叶上端，分支分布于甲状腺和喉。

（2）**面动脉**(facial artery)　由颈外动脉发出后，经下颌下腺深面，在咬肌前缘处绕过下颌骨下缘至面部，再经口角和鼻翼的外侧上行至眼内眦，易名为**内眦动脉**。面动脉沿途分支分布于下颌下腺、面部肌肉及皮肤、腭扁桃体等处。面动脉在咬肌前缘与下颌体下缘交界处位置表浅，在活体上可摸到动脉搏动，当面部出血时，可在该处压迫止血。

（3）**颞浅动脉**(superficial temporal artery)　经外耳门前方和颧弓根部上行。分支分布于腮腺和额、颞、顶部软组织。在活体外耳门前上方颧弓根部可摸到颞浅动脉搏动，并可在此进行压迫止血。

（4）**上颌动脉**(maxillary artery)　位于下颌支的深面，分支较多，分布于口腔、鼻腔和硬脑膜等处。其中分布到脑膜的分支为脑膜中动脉，在颅底经棘孔入颅腔，经过翼点内面行走。故当颞区颅骨骨折时，易损伤该血管，引起硬脑膜外血肿。

3. 锁骨下动脉及上肢的动脉

1）**锁骨下动脉**(subclavian artery)　右锁骨下动脉起自头臂干，左锁骨下动脉起自主动脉弓。两侧锁骨下动脉分别经胸廓上口到颈根部，经胸膜顶前方穿斜角肌间隙至第1肋外缘处移行为腋动脉。锁骨下动脉的主要分支如下（图8-27）。

（1）**椎动脉**(vertebral artery)　起于锁骨下动脉上壁，向上穿第6至第1颈椎横突孔，经枕骨大孔入颅腔。分支分布于脑和脊髓。

（2）**胸廓内动脉**(internal thoracic artery)　起于锁骨下动脉下壁，向下入胸腔，沿第1～6肋软骨后面下降，穿膈后进入腹直肌鞘移行为腹壁上动脉，并与腹壁下动脉吻合。沿途分支分布于胸前壁、乳房、心包、膈、腹直肌等处。

（3）**甲状颈干**(thyrocervical trunk)　以短干起于锁骨下动脉上壁，立即分为数支至颈部和肩部。其主要分支有**甲状腺下动脉**，分支分布于甲状腺和喉等处。

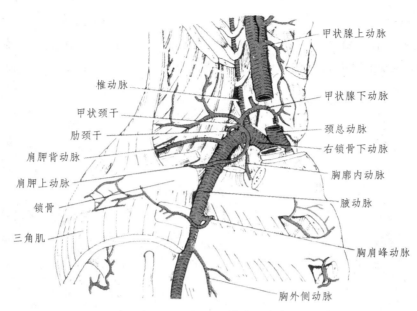

椎动脉
甲状颈干
肋颈干
肩胛背动脉
肩胛上动脉
锁骨
三角肌

甲状腺上动脉
甲状腺下动脉
颈总动脉
右锁骨下动脉
胸廓内动脉
腋动脉
胸肩峰动脉
胸外侧动脉

图 8 - 27　锁骨下动脉及分支

2）上肢的动脉

（1）腋动脉（axillary artery）　行于腋窝深部，出腋窝移行为肱动脉。其主要分支有胸肩峰动脉、胸外侧动脉和肩胛下动脉等，主要分布于肩部和胸前外侧壁（图 8 - 28）。

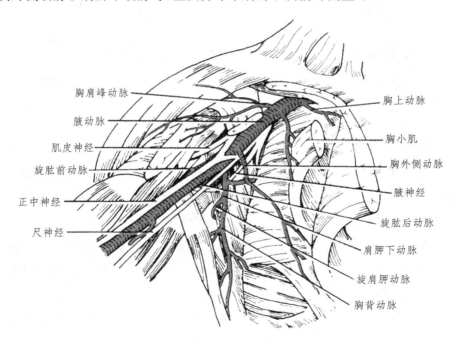

胸肩峰动脉
腋动脉
肌皮神经
旋肱前动脉
正中神经
尺神经

胸上动脉
胸小肌
胸外侧动脉
腋神经
旋肱后动脉
肩胛下动脉
旋肩胛动脉
胸背动脉

图 8 - 28　腋动脉及其分支

（2）**肱动脉**（brachial artery）　为腋动脉的直接延续，沿肱二头肌内侧缘下行至肘窝分为**桡动脉**和**尺动脉**。在肘窝稍上方，肱二头肌腱内侧可触及肱动脉的搏动，是测量血压的听诊部位。当前臂和手部出血时，可在臂中部，肱二头肌内侧缘处将肱动脉压向肱骨止血（图8-29）。

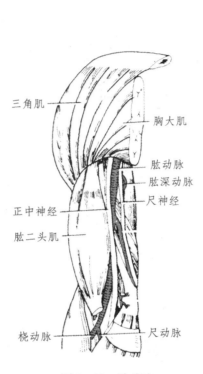

图8-29　肱动脉

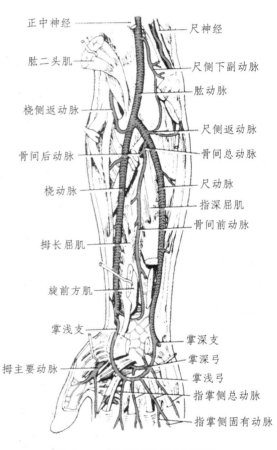

图8-30　前臂的动脉（掌侧面）

（3）**桡动脉**（radial artery）**和尺动脉**（ulnar artery）　位于前臂的掌侧面，分别在前臂肌前群的桡侧部和尺侧部内下行，经腕部到达手掌分支分布于前臂和手。桡动脉下端在桡骨茎突的前内侧位置表浅，可触及其搏动，是临床触摸脉搏的常用部位（图8-30）。

（4）**掌浅弓和掌深弓**　由桡动脉和尺动脉的终末分支在手掌互相吻合而成（图8-31）。**掌浅弓**（superficial palmar arch）位于掌腱膜与指屈肌腱之间，由尺动脉终支与桡动脉的掌浅支吻合而成。自弓的凸缘发出分支分布于手掌及第2～5指的相对缘。当手指出血时可在手指两侧压迫止血。**掌深弓**（deep palmar arch）位于指屈肌腱深面，由桡动脉的终支与尺动脉的掌深支吻合而成。掌深弓发出的分支与掌浅弓的分支吻合。

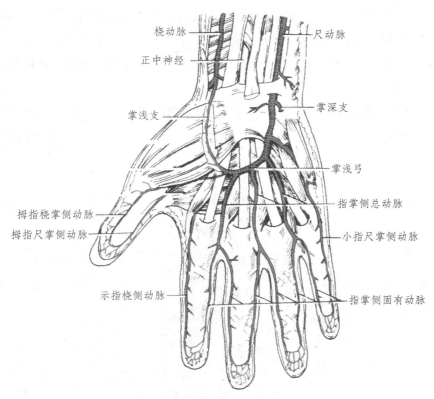

图 8 - 31 手的动脉

4. 胸部的动脉 胸部的动脉主干是胸主动脉(thoracic aorta),续于主动脉弓,在后纵隔内,先行于食管的左侧,下行到第 8～9 胸椎处交叉于食管后面,到第 12 胸椎平面穿膈的主动脉裂孔入腹腔,易名为腹主动脉。胸主动脉沿途分壁支和脏支(图 8 - 32)。

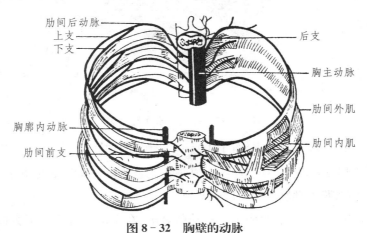

图 8 - 32 胸壁的动脉

（1）**壁支**　壁支主要有 11 对**肋间后动脉**位于肋间隙内,沿肋沟走行。最下一对行于第 12 肋下缘,称为肋下动脉。壁支主要分布于胸壁、腹壁上部、背部和脊髓等处。

（2）**脏支**　主要有支气管支、食管支和心包支。为分布于气管、支气管、食管和心包的一些小分支(图 8 - 25)。

5. 腹部的动脉　腹主动脉(abdominal aorta)是腹部的动脉主干,位于脊柱前方,其分支也有壁支和脏支(图 8 - 33)。在腰椎体前方下行至第 4 腰椎体下缘处分为左、右髂总动脉。

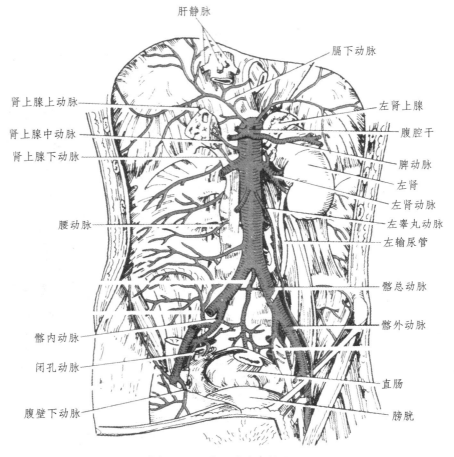

肝静脉

膈下动脉

肾上腺上动脉

肾上腺中动脉

肾上腺下动脉

左肾上腺

腹腔干

脾动脉

左肾

左肾动脉

左睾丸动脉

左输尿管

腰动脉

髂总动脉

髂外动脉

髂内动脉

闭孔动脉

直肠

腹壁下动脉

膀胱

图 8 - 33　腹主动脉及其分支

1) **壁支**　主要有 4 对**腰动脉**,分布于腹后壁、脊髓及其被膜。

2) **脏支**　脏支包括成对和不成对两类,成对脏支包括肾动脉和睾丸动脉(卵巢动脉),不成对脏支有腹腔干、肠系膜上动脉和肠系膜下动脉。

（1）**腹腔干**(celiac trunk)　腹腔干为一动脉短干,在主动脉裂孔稍下方起始于腹主动脉,立即分为**胃左动脉、脾动脉和肝总动脉** 3 支。分支分布于肝、胆、胰、脾、胃、十二指肠和食管腹段(图 8-34,35)。①胃左动脉(left gastric artery),斜向左上方至胃的贲门部,沿胃小弯向右走行,与胃右动脉相吻合。分布于食管腹段及胃小弯侧的胃壁。②脾动脉(splenic artery),沿胰体的上缘左行,至脾门附近分支入脾,除沿途发出胰支分布于胰体和胰尾外,在脾门附近还

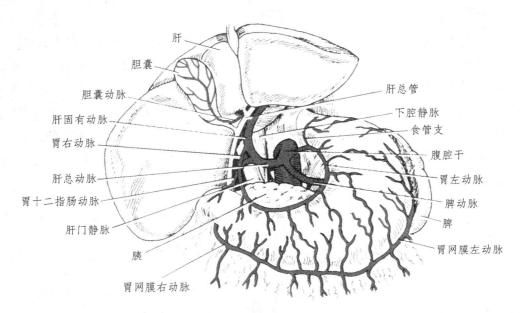

图 8-34　腹腔干及其分支(前面观)

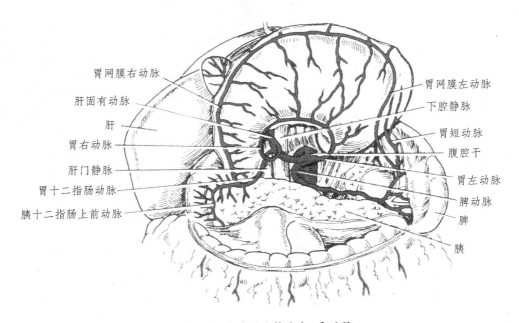

图 8-35　腹腔干及其分支(后面观)

发出**胃短动脉**分布于胃底,发出**胃网膜左动脉**分布于胃大弯侧的胃壁和大网膜,并与胃网膜右动脉吻合。③**肝总动脉**(common hepatic artery),向右前行,分为肝固有动脉和胃十二指肠动脉。肝固有动脉分支有肝左、右支及胃右动脉,主要分布于肝、胆囊和胃小弯侧的胃壁;胃十二指肠动脉分支有胃网膜右动脉,主要分布于胃大弯侧的胃壁、大网膜、十二指肠降部和胰头。

(2)**肠系膜上动脉**(superior mesenteric artery) 在腹腔干起始处的稍下方发自腹主动脉前壁,经胰头与十二指肠水平部之间进入肠系膜根内。其主要分支有:①空、回肠动脉,行于肠系膜内,空、回肠动脉在肠系膜内分支彼此吻合成动脉弓,该弓在空肠为1~2级,在回肠可达3~4级。从最后一级动脉弓发出直行小支进入肠壁,分布于空肠和回肠;②回结肠动脉,分布于回肠末端、盲肠和升结肠的起始端,并发出1支阑尾动脉,分布于阑尾;③右结肠动脉,在回结肠动脉上方发出,分布于升结肠,并与中结肠动脉和回结肠动脉的分支吻合;④中结肠动脉,进入横结肠系膜内,分布于横结肠(图8-36)。

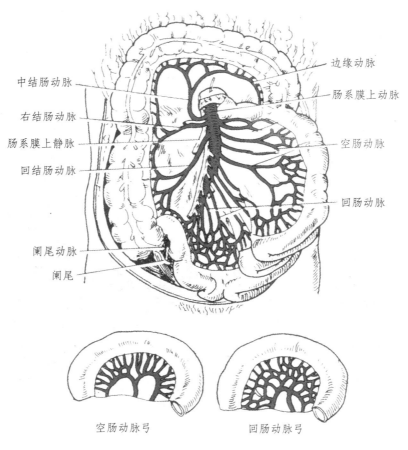

图8-36 肠系膜上动脉及其分支

（3）**肠系膜下动脉**（inferior mesenteric artery） 约在第3腰椎平面发自腹主动脉前壁,沿腹后壁腹膜深面行向左下方进入乙状结肠系膜内。主要分支有:①**左结肠动脉**,分布于降结肠,并与中结肠动脉和乙状结肠动脉吻合;②**乙状结肠动脉**,进入乙状结肠系膜内,分布于乙状结肠。③**直肠上动脉**,是肠系膜下动脉的直接延续,分布于直肠上部。并与乙状结肠动脉和直肠下动脉吻合(图8-37)。

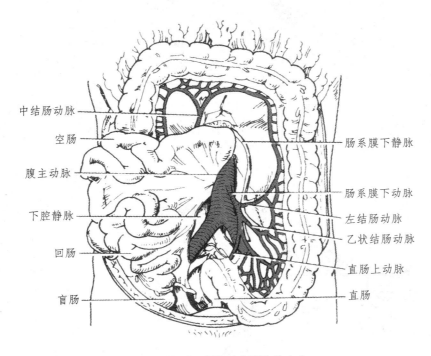

中结肠动脉　空肠　腹主动脉　下腔静脉　回肠　盲肠

肠系膜下静脉　肠系膜下动脉　左结肠动脉　乙状结肠动脉　直肠上动脉　直肠

图 8 - 37　肠系膜下动脉及其分支

（4）**肾动脉**（renal artery） 约平第1～2腰椎高度起于腹主动脉侧壁,横行向外经肾门入肾(图8-33)。

（5）**睾丸动脉**（testicular artery） 细而长,发自肾动脉稍下方,沿腰大肌前面斜向外下方,经腹股沟管入阴囊,分布于睾丸。在女性为**卵巢动脉**（ovarian artery）,分布于卵巢和输卵管(图8-33)。

6. 盆部及下肢的动脉

1）**盆部的动脉**　盆部动脉的主干是**髂总动脉**,左、右髂总动脉在第4腰椎体下缘处起于腹主动脉。髂总动脉斜向外下方,至骶髂关节处分为髂内动脉和髂外动脉(图8-38,图8-39)。

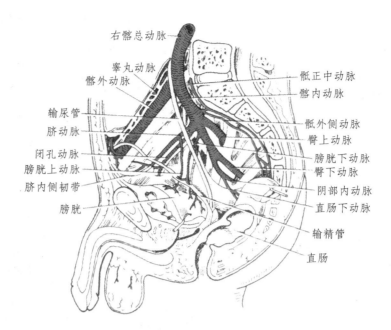

图 8-38　男性盆腔血管

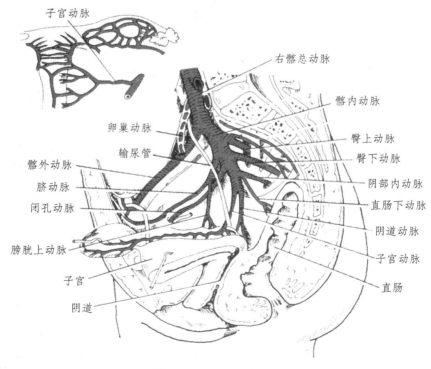

图 8-39　女性盆腔血管

（1）**髂内动脉**（internal iliac artery）　为一短干，沿盆腔侧壁下行，发出壁支和脏支，分布于盆腔器官和盆壁。

壁支主要有：①闭孔动脉，伴闭孔神经穿闭孔至大腿内侧，分布于大腿内侧群肌和髋关节；②臀上动脉，经梨状肌上孔至臀部，分布于臀中、小肌和髋关节；③臀下动脉，经梨状肌下孔至臀部，分布于臀大肌和髋关节（图 8－40）。

脏支主要有：①脐动脉，为胎儿时期的动脉干，出生后远侧段闭锁形成脐内侧韧带，近侧段保留管腔，发出 2～3 支膀胱上动脉，分布于膀胱尖和膀胱体；②膀胱下动脉，下行至膀胱下部，男性分布于膀胱底、精囊、前列腺及输尿管下段；女性分布于膀胱、输尿管下段和阴道；③直肠下动脉，分布于直肠下部，与直肠上动脉和肛动脉吻合；④子宫动脉，沿盆腔侧壁下行，进入子宫阔韧带内，在子宫颈外侧 2 cm 处越过输尿管的前方，再沿子宫颈上行，分布于阴道、子宫、输卵管、卵巢等处；⑤阴部内动脉，出梨状肌下孔，绕坐骨棘经坐骨小孔入坐骨直肠窝，向前进入会阴深部，其分支分布于肛区、会阴部和外生殖器。

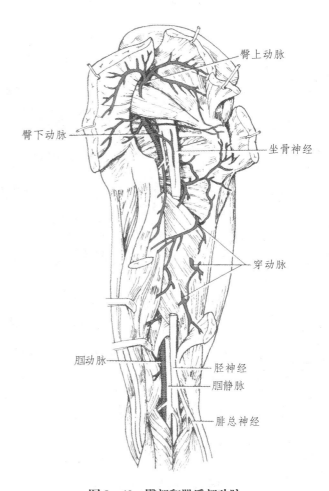

图 8－40　臀部和股后部动脉

（2）**髂外动脉**（external iliac artery）　自髂总动脉发出后，沿腰大肌内侧缘下行，经腹股沟韧带中点的深面至股前部，移行为股动脉。髂外动脉在腹股沟韧带稍上方发出腹壁下动脉，该动脉上行进入腹直肌鞘，与腹壁上动脉吻合分布于腹直肌。

2）**下肢的动脉**　下肢的动脉干依次有股动脉、腘动脉、胫前动脉、胫后动脉和足背动脉。

（1）**股动脉**（femoral artery）　在股三角内向下向后进入腘窝，移行为腘动脉。股动脉的主要分支是**股深动脉**，股深动脉在腹股沟韧带下方 2～5 cm 处发出，分支分布于股内侧肌群、股前肌群、股后肌群和股骨（图 8－41）。

股动脉在股三角处位置表浅,可摸到其搏动,当下肢大出血时,可在腹股沟韧带中点稍下方将股动脉压向耻骨进行止血。

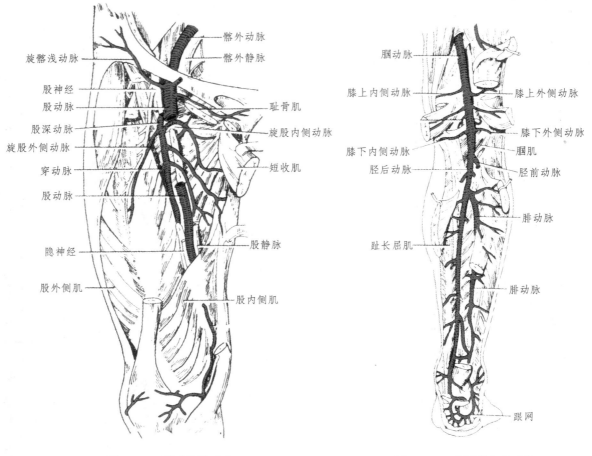

图 8-41　股动脉及分支　　　　　　图 8-42　小腿后部的动脉

（2）腘动脉（popliteal artery）　行于腘窝深部,至腘窝下缘处分为胫前动脉和胫后动脉。腘动脉分支分布于膝关节和邻近诸肌（图 8-42）。

（3）胫前动脉（anterior tibial artery）　自腘动脉发出后,向前穿小腿骨间膜至小腿前面,在小腿前群肌之间下行至踝关节前方移行为足背动脉。胫前动脉分支分布于小腿前群肌（图 8-43）。

（4）胫后动脉（posterior tibial artery）　自腘动脉发出后,沿小腿后面浅、深两层肌之间下行,经内踝后方至足底分为足底内侧动脉和足底外侧动脉（图 8-42）。胫后动脉分支分布于小腿后群肌和外侧群肌、足底。

（5）足背动脉（dorsal artery of foot） 足背动脉位置表浅，在内、外踝连线的中点处，可触其搏动，分支分布于足背和足底（图 8-44）。

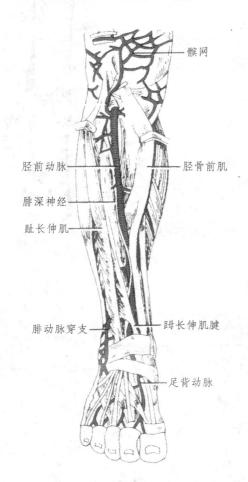

图 8-43 小腿前面的动脉

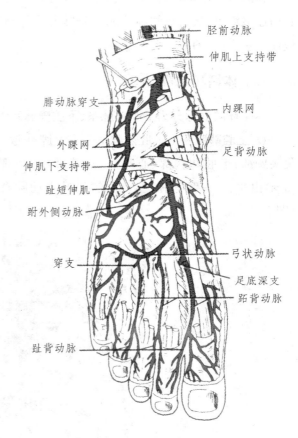

图 8-44 足背的动脉及分支

第四节 静 脉

静脉与动脉相比，其特点是：①数量较多，管径较粗，管壁较薄，压力较低，血流缓慢。②常有静脉瓣，**静脉瓣**成对，呈半月形，游离缘朝向心，由内膜凸入管腔褶叠形成，有防止血液逆流的作用。四肢静脉瓣较多，躯干较大的静脉较少或无，如上、下腔静脉、肝门静脉、面部静脉等无静脉瓣。③体循环的静脉分浅、深两类，**浅静脉**位于浅筋膜内，又称皮下静脉，浅静脉不与动脉伴行，最终注入深静脉，临床常经浅静脉注射、输液等；**深静脉**多与同名动脉伴行，引流范围与伴行动脉的分布范围大体一致(图 8 - 45)。

一、肺循环的静脉

肺静脉(pulmonary vein)肺的静脉起自肺泡周围的毛细血管网,在肺内逐级汇合,最后每侧肺形成 2 条肺上、下静脉经肺门出肺,穿过心包注入左心房(图 8 - 9)。

二、体循环的静脉

体循环的静脉分为**上腔静脉系、下腔静脉系**和**心静脉系**。

1. 上腔静脉系 上腔静脉系是由上腔静脉及其属支组成,主要收集头颈部、上肢和胸部(心除外)的静脉血。上腔静脉(superior vena cava)由左、右头臂静脉汇合而成,沿升主动脉右侧下行,注入右心房(图 8 - 46)。

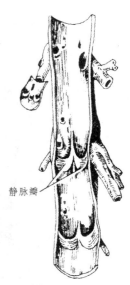

图 8 - 45 静脉瓣

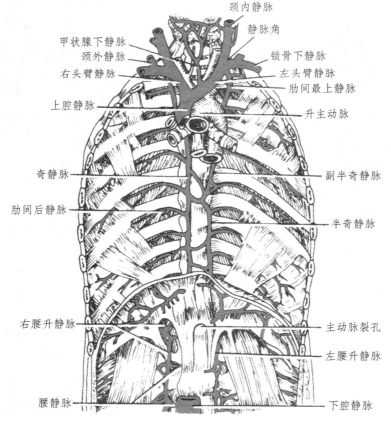

图 8 - 46 上腔静脉及属支

头臂静脉(无名静脉)(brachiocephalic vein)是由颈内静脉和锁骨下静脉在胸锁关节后方汇合而成,汇合处的夹角称为静脉角。静脉角是淋巴导管注入的部位。

1)头颈部的静脉 主要包括颈内静脉和颈外静脉两条静脉干(图8-47)。

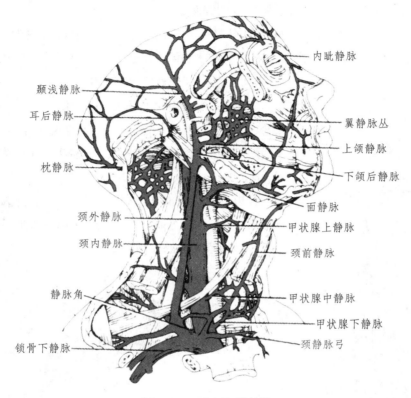

图8-47 头颈部的静脉

（1）颈内静脉(internal jugular vein) 于颈静脉孔处与颅内的乙状窦相延续,伴颈内动脉、颈总动脉下行至胸锁关节后方与锁骨下静脉汇合成头臂静脉。

颈内静脉的颅内属支汇集了脑、脑膜、视器、前庭蜗器及颅骨的静脉血。颈内静脉的颅外属支汇集了面部、颈部的静脉血。其主要的属支是面静脉(图8-47)。

面静脉起自内眦静脉,与面动脉伴行,下行至舌骨平面注入颈内静脉。面静脉无静脉瓣,且通过内眦静脉、眼静脉与颅内的海绵窦相交通。因此,面部发生化脓性感染时,不应挤压,以免引起颅内感染。故临床上将鼻根至两侧口角之间的三角区域称"危险三角区"。

（2）颈外静脉(external jugular vein) 颈外静脉是颈部最大的浅静脉,由下颌后静脉及耳后静脉汇合而成。下颌后静脉由颞浅静脉和上颌静脉在腮腺内合成,收集颞部头皮及面部外侧区的静脉血。颈外静脉沿胸锁乳突肌表面下行至锁骨上方穿深筋膜注入锁骨下静脉。颈外静脉位置表浅,是临床上常用于静脉穿刺的部位。

（3）**头皮静脉** 头皮静脉指分布于颅顶部的浅静脉,可经导静脉与颅内硬脑膜静脉窦相交通。头皮静脉浅表易见,较大的有颞浅静脉,额静脉,耳后静脉及枕静脉等。由于头皮静脉较固定而不易滑动,是临床用于小儿静脉输液的穿刺部位。

2）**锁骨下静脉（subclavian vein）** 是腋静脉的直接延续,位于颈根部,在胸锁关节的后方与颈内静脉汇合成头臂静脉。由于该静脉管腔大、位置恒定,临床上常作为静脉穿刺、心血管造影及长期留置导管的穿刺部位。

3）**上肢的静脉** 上肢的深静脉与同名动脉伴行,最后经腋静脉汇入锁骨下静脉。上肢的浅静脉包括**头静脉、贵要静脉、肘正中静脉**及其属支,是临床常用注射和抽血的穿刺部位(图8-48)。

（1）**头静脉（cephalic vein）** 起自手背静脉网(图8-49)的桡侧,渐绕至前臂前面的桡侧上行,沿肱二头肌外侧上行至肩部,穿深筋膜注入腋静脉。

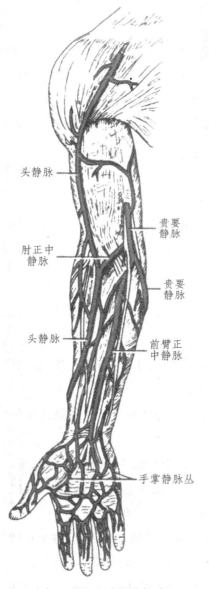

图 8 - 48 上肢的浅静脉

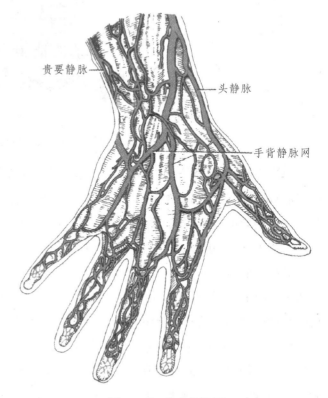

图 8 - 49 手背静脉网

（2）**贵要静脉**（basilic vein） 起自于手背静脉网的尺侧，转至前臂尺侧上行。沿肱二头肌内侧上行至臂中份穿深筋膜注入肱静脉。

（3）**肘正中静脉**（median cubital vein） 斜行于肘窝皮下，为一短粗的静脉干，在肘窝处连接头静脉和贵要静脉。

4）**胸部的静脉** 胸部静脉包括**奇静脉**和**椎静脉丛**。**奇静脉**起自腹后壁右腰升静脉，穿膈沿脊柱右前方上行至第 4 胸椎体高度，向前绕右肺根上方注入上腔静脉。奇静脉沿途收集右侧肋间后静脉、食管静脉、支气管静脉及半奇静脉的血液（图 8-46）。**半奇静脉**起自腹后壁左腰升静脉，穿膈沿脊椎左侧上行至第 8～9 胸椎体高度越过脊柱注入到奇静脉。半奇静脉汇集了左侧下部的肋间静脉、食管静脉、支气管静脉及副半奇静脉的血液。**副半奇静脉**汇集左侧上部的肋间静脉血液，沿脊柱左侧下行注入到半奇静脉。

椎静脉丛包括**椎内**和**椎外静脉丛**，分布于椎管的内、外，主要汇集脊髓、椎骨及附近肌肉的静脉血。椎静脉丛的血液分别注入腰静脉、肋间后静脉等处。内、外静脉丛间彼此互相吻合，下部与盆部静脉丛相交通，上部经枕骨大孔与颅内的硬脑膜静脉窦相沟通。因此，椎静脉丛是沟通上、下腔静脉的重要途径之一，也是临床上盆、腹、胸部的感染、肿瘤及寄生虫引起颅内传播的重要原因之一（图 8-50）。

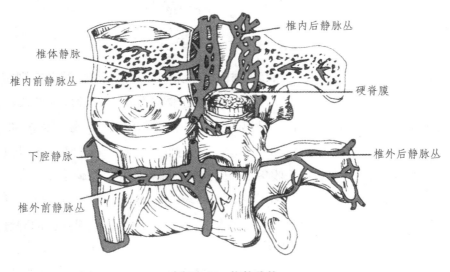

图 8-50 椎静脉丛

2. 下腔静脉系 下腔静脉系由**下腔静脉**（inferior vena cava）及其属支组成，收集下肢、盆部和腹部的静脉血。下半身的静脉主干是下腔静脉，它由左、右髂总静脉在第 4～5 腰椎体的右前方汇合而成。沿腹主动脉的右侧上行，穿膈的腔静脉孔入胸腔注入右心房。髂总静脉由髂内静脉和髂外静脉在骶髂关节的前方汇合而成(图 8 - 51)。

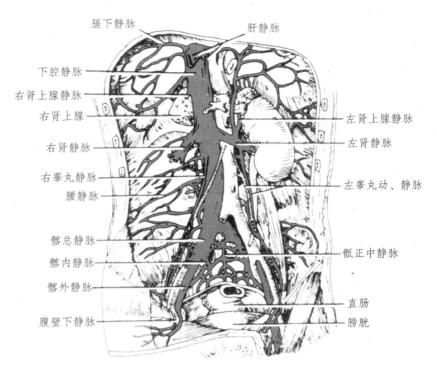

图 8 - 51　下腔静脉及属支

　　1) **下肢的静脉**　分深、浅静脉。深静脉与同名动脉伴行,由胫前、后静脉在腘窝处汇合成腘静脉后,上行延续为股静脉,经腹股沟韧带后方续于髂外静脉。股静脉在腹股沟区位置表浅,临床上常在此作静脉穿刺。下肢的浅静脉主要有小隐静脉和大隐静脉(图 8 - 52)。

　　(1) **小隐静脉**(small saphenous vein)　起自足背静脉弓外侧,经外踝后方至小腿后面上行到腘窝,穿深筋膜,注入腘静脉。沿途收集足外侧部及小腿后面的浅静脉血液。

　　(2) **大隐静脉**(great saphenous vein)　起自足背静脉弓的内侧,经内踝前方沿小腿的内侧上行至腹股沟韧带的下方注入股静脉。沿途收集足、小腿的内侧及大腿前面的静脉血。大隐静脉在内踝前方位置恒定且表浅,是临床上作静脉穿刺、注射的常选部位。

　　大隐静脉在注入股静脉之前有 5 条属支,即**腹壁浅静脉、阴部外静脉、旋髂浅静脉、股内侧浅静脉和股外侧浅静脉**。

　　2) **盆部的静脉**　盆部静脉的主干包括**髂外静脉**和**髂内静脉**。

　　(1) **髂外静脉**(external iliac vein)　是股静脉向上的延续,其属支有腹壁下静脉,接受腹前壁的静脉血。

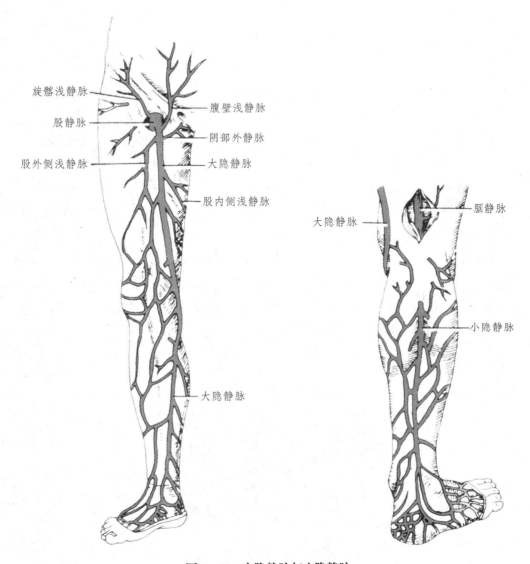

旋髂浅静脉

股静脉

股外侧浅静脉

腹壁浅静脉

阴部外静脉

大隐静脉

股内侧浅静脉

大隐静脉

腘静脉

小隐静脉

大隐静脉

图 8 - 52   大隐静脉与小隐静脉

（2）**髂内静脉**（internal iliac vein）   收集盆部和会阴部等处回流的静脉血，收集范围与髂内动脉的分布范围相一致。属支分壁支和脏支。脏支汇集了直肠静脉丛、膀胱静脉丛、阴部静脉丛、子宫静脉丛的静脉血。直肠静脉丛的上部汇入直肠上静脉，注入到肠系膜下静脉，最后注入到肝门静脉；中部的静脉汇入直肠下静脉，注入到髂内静脉；下部的静脉汇入到肛静脉，经阴部内静脉注入到髂内静脉。壁支汇集了盆壁的静脉血。

3）**腹部的静脉**   腹部的静脉直接或间接地注入到下腔静脉，分壁支和脏支。壁支包括膈下静脉、腰静脉，均与同名动脉伴行，收集膈下面及腹后壁的静脉血。脏支包括睾丸（卵巢）静脉、肾静脉、肾上腺静脉、肝静脉等。

（1）睾丸静脉（testicular vein）　起自睾丸和附睾小静脉吻合成的蔓状静脉丛，左侧睾丸静脉以直角汇入左肾静脉，右侧睾丸静脉以锐角直接汇入下腔静脉。女性为卵巢静脉（ovarian vein），汇入部位与男性相同。由于左侧睾丸静脉呈直角注入左肾静脉，故睾丸静脉曲张多见于左侧。

（2）肾静脉（renal vein）　与肾动脉伴行，在肾门处有 3～5 条静脉汇合而成，经肾动脉前面向内行注入下腔静脉。

（3）肾上腺静脉（suprarenal vein）　左侧注入左肾静脉，右侧注入下腔静脉。

（4）肝静脉（hepatic vein）　起自肝内小叶下静脉，汇合成肝左静脉、肝中静脉和肝右静脉后，在肝的腔静脉沟处注入下腔静脉。

（5）肝门静脉系　是由肝门静脉及其属支组成。肝门静脉（portal vein of hepatis）长 6～8 cm，是由脾静脉和肠系膜上静脉汇合而成。肝门静脉收集腹腔内除肝和直肠下段以外的腹腔不成对脏器的静脉血。肝门静脉的主要属支除脾静脉和肠系膜上静脉外，还有肠系膜下静脉、胃左静脉、附脐静脉、胃右静脉和胆囊静脉（图 8 - 53）。

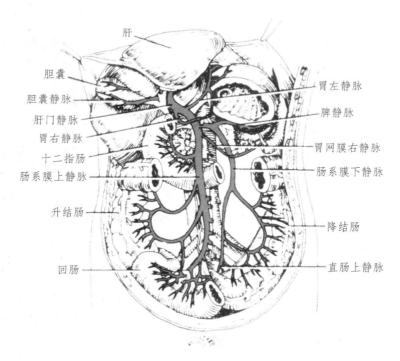

图 8 - 53　肝门静脉及属支

肝门静脉与上、下腔静脉间存在着多处吻合,并形成侧支循环,其主要吻合处在**食管静脉丛**、**脐周静脉网**和**直肠静脉丛**(图 8-54)。①胃左静脉在贲门处与**食管静脉丛**吻合,与汇入上腔静脉的奇静脉构成交通;②直肠上静脉与**直肠静脉丛**吻合,与汇入髂内静脉的直肠下静脉构成交通;③附脐静脉在脐周与**脐周静脉网**吻合,向上与胸腹壁静脉和腹壁上静脉构成交通,向下与腹壁下静脉和腹壁浅静脉构成交通。

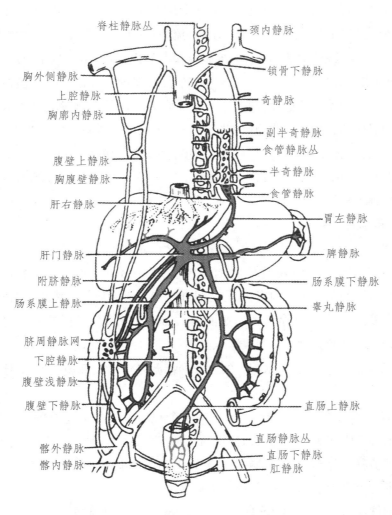

脊柱静脉丛 — 颈内静脉
胸外侧静脉 — 锁骨下静脉
上腔静脉 — 奇静脉
胸廓内静脉 — 副半奇静脉
— 食管静脉丛
腹壁上静脉 — 半奇静脉
胸腹壁静脉 — 食管静脉
肝右静脉 — 胃左静脉
肝门静脉 — 脾静脉
附脐静脉 — 肠系膜下静脉
肠系膜上静脉 — 睾丸静脉
脐周静脉网 —
下腔静脉 —
腹壁浅静脉 —
腹壁下静脉 — 直肠上静脉
髂外静脉 — 直肠静脉丛
髂内静脉 — 直肠下静脉
— 肛静脉

图 8-54 肝门静脉与上下腔静脉的交通

当肝硬化等因素造成肝门静脉血流受阻时,肝门静脉压力增高,此时,肝门静脉的血液经上述交通途径形成侧支循环,通过上、下腔静脉系回流。由于血流量增多,交通支变得粗大和弯曲,出现静脉丛曲张。如食管静脉丛和直肠静脉丛曲张破裂,则可出现呕血和便血。

第五节　血管功能与心血管活动的调节

一、血管的功能

血管的功能是为器官和组织输送血液,合理分配和调节血流量,以完成物质交换的任务。

1. 血压、血流量和血流阻力　血管内的血流对于单位面积血管壁的侧压力称为**血压**(blood pressure)。血压分为动脉血压、静脉血压和毛细血管血压,计量单位用毫米汞柱(mmHg)或千帕(kPa)表示。1 mmHg=0.133 kPa。单位时间内流经血管某一横截面的血量称为**血流量**(blood flow),也称容积速度,单位为 ml/min 或 L/min,与血液的动力和阻力有关。血液在血管内流动时所遇到的阻力称为**血流阻力**(resistance of blood flow),来自血流与血管壁间及血液内部各成分间的磨擦力。血管口径是形成血流阻力的主要因素,在体循环的血流阻力中,大动脉占 19%,小动脉占 47%,毛细血管占 27%,静脉占 7%。因此,通常把小动脉和微动脉的血流阻力称为外周阻力。

2. 动脉血压与动脉脉搏

1) **动脉血压的形成**　动脉血压是指血液对动脉管壁的侧压力,一般是指主动脉压。在有足够血液充盈的前提下,心室收缩射血对血流产生的动力和外周血管口径变化对血流产生的阻力是形成动脉血压的两个主要因素。心室收缩时,射入大动脉的血液由于外周阻力的存在,大约有 1/3 的血液流至外周,其余 2/3 的血液因大动脉管壁有弹性而使之扩张暂时贮存在大动脉内,结果形成较高的动脉血压,即收缩压。心室舒张时,动脉血压下降,由于大动脉管壁弹性回缩作用,推动贮存在大动脉扩张部分的血液继续流向外周血管,使动脉血压在心舒期内仍维持一定高度,即舒张压。

2) **动脉血压的正常值及其生理性变动**　在一个心动周期内,心室收缩时主动脉血压上升所达到的最高值称为**收缩压**,心室舒张时,主动脉血压下降所达到的最低值称为**舒张压**。收缩压与舒张压的差值称为**脉搏压**,简称脉压。脉压可反映动脉血压波动的幅度。一个心动周期中动脉血压的平均值称为**平均动脉压**,约等于舒张压+1/3 脉压。

因为在大动脉中,血压降落很少,通常将在臂部测得的肱动脉压代表主动脉压。健康成人在静息时收缩压为 13.3～16.0 kPa(100～120 mmHg),舒张压为 8.0～10.7 kPa(60～80 mmHg),脉压为 4.0～5.3 kPa(30～40 mmHg),平均动脉压为 13.3 kPa(100 mmHg)左右。如果在静息时的舒张压持续超过 12.0 kPa(90 mmHg)或 40 岁以下的人收缩压持续超过 18.7 kPa(140 mmHg)时,可视为高于正常水平;如果舒张压低于 8.0 kPa(60 mmHg),收缩压低于

12.0 kPa(90 mmHg)时,则视为血压低于正常水平(注:1 mmHg=0.133 kPa)。

动脉血压随年龄、性别、体重、能量代谢率、情绪及区域的不同而存在差异。如男性略比女性高;成人比儿童高;人站立时比平卧时略高;高原地区的居民比平原地区居民要略高。

3) **影响动脉血压的因素** 凡是能影响心输出量和外周阻力的各种因素,以及循环系统内血液充盈的程度都能影响动脉血压。

(1) **每搏输出量** 心脏每搏输出量增加,在其他因素不变的情况下,主动脉内血量增多,可引起收缩压升高。此时,由于收缩压的升高,血流速度加快而迅速流向外周血管,到舒张期末,大动脉内存留的血量与搏出量增加前有所增加,但不如心缩期增加的血量多,故舒张压也升高但升高不明显,导致脉压增大。如果每搏输出量减少,主要使收缩压降低,故脉压减少。因此收缩压的高低能反映心脏每搏输出量的多少,而每搏输出量则主要影响收缩压。如临床上心功能不全时主要表现为收缩压降低、脉压减小。

(2) **心率** 在搏出量与外周阻力不变时,心率加快,由于心舒张期明显缩短,心舒期流向外周的血量减少,存留在大动脉内的血量增多,舒张压明显升高。同时,由于动脉血压的升高而促使心缩期内有较多的血液从主动脉流向外周,所以收缩压也升高但不如舒张压升高明显,故脉压小。如果心率减慢,舒张压比收缩压明显降低,脉压增大。因此,心率主要影响舒张压。

(3) **外周阻力** 当心输出量不变而外周阻力增大时,动脉血压升高,主要使舒张压升高明显。这是由于外周阻力增加,血液流向外周的速度减慢,使心舒张末期存留在大动脉内的血量增多,舒张压升高,脉压减小。如果外周阻力减小时,主要使舒张压降低,脉压增大。因此,舒张压的高低主要反映外周阻力的大小。临床上原发性高血压就主要是外周阻力升高造成的。另外,血液黏滞性增高,也可增加外周阻力,使舒张压升高。

(4) **大动脉的弹性** 大动脉弹性对血压有重要的缓冲作用,使收缩压不至于过高,舒张压不致于过低。老年人的大动脉弹性降低,在心室收缩时主动脉内的血液贮量减少,血液被推动前进的增多,导致收缩压升高。在心室舒张时由于动脉弹性回缩力小,以及流向外周的血量也少,所以舒张压降低,结果脉压明显增大。但当伴有小动脉硬化时,外周阻力增加,因而舒张压也升高。由于年龄对舒张压的影响较小,所以临床上比较重视舒张压的变化,一般以舒张压高于正常水平,作为可能是高血压的指标。

(5) **循环血量与血管系统容量的比例** 循环血量是血压形成的物质基础,是维持正常血压的前提条件。当循环血量减少而血管系统的容量改变不大时,则动脉血压随之下降,临床上需采取输血措施以补充血量。如果循环血量不变而血管容积明显增加时(如大量毛细血管扩张),动脉血压也随之下降,临床上应用血管收缩药物使小血管收缩以减小血管容积,使血压回升。

4）**动脉脉搏**　在每个心动周期中，随着心脏的舒缩活动，动脉内的压力和容积发生周期性变化而导致动脉管壁发生周期性的搏动，称为**动脉脉搏**（arterial pulse），**简称脉搏**。脉搏起始于主动脉，沿管壁向外传播。搏动一般至微动脉以后即消失。

脉搏在一定程度上反映心血管的功能状态，心率快，脉搏就快；心律失常，则脉搏强弱不等，快慢不一；如高血压病人，脉搏紧张度高。动脉硬化患者，动脉弹性降低，脉搏传播快。祖国医学的切脉，就是用手指的触压感觉，依据动脉脉搏的频率、深浅、强弱作为分析诊断疾病的方法之一。

3. 静脉血压与回流　静脉管壁薄、口径大、容量大，因而在静息时，体循环中有 60%～70% 的血液量存在于静脉系统中，故静脉又有容量血管之称。

1）**静脉血压和中心静脉压**　由于从左心室射出的血液，经动脉和毛细血管网时，心室收缩提供的能量大部被消耗。所以，当循环血流通过毛细血管汇集到小静脉时，血压降低到约 12～20 mmHg；血流到右心房时血压可接近于 0 mmHg。通常将各器官静脉的血压，称为**外周静脉压**；把右心房和胸腔内大静脉的压力称为**中心静脉压**（central venous pressure）。

中心静脉压的高低取决于心脏射血能力与静脉回心血量之间的相互关系。如心功能良好和静脉回心血量少，能及时将回心血量射出，则中心静脉压就低，如心功能不良和静脉回心血量多并超过心脏射血能力时，大静脉和右心房内血液堆积，中心静脉压升高。因此，中心静脉压的测定有助于对病人心功能、血管张力和血容量等功能状态的判断，并作为临床控制补液量和补液速度的参考指标。

2）**影响静脉回流的因素**　在单位时间内静脉回流入心的血量，取决于外周静脉压与中心静脉压之间的压力差以及静脉对血流的阻力。因此，能影响这个压力差的因素，都能影响静脉回心血量。能影响压力差的主要因素有：心肌收缩力、体位改变、骨骼肌的挤压作用、呼吸运动等。

（1）**心肌收缩力**　是决定静脉回流的原动力。心肌收缩力越强，心缩期射血越多，心舒期室内压就低，对心房和静脉内血液抽吸的力量就增大，回心血量必然增加。心肌收缩力减弱，血淤积于心房内，中心静脉压升高，静脉回流受阻，静脉回心血量必然减少。

（2）**呼吸运动**　正常胸膜腔内为负压。吸气时，胸内负压值加大，有利于外周静脉血回流；呼气时，胸内负压值减小，静脉回流量也减少。

（3）**骨骼肌的挤压作用**　当骨骼肌收缩时，位于肌内和肌间的静脉受到挤压，在静脉瓣的控制下，血液不断连续性地向心方向流动而不能倒流。所以，肌肉的舒缩活动和静脉瓣的存在在静脉血的回流中起到"肌泵"作用。

（4）体位改变 体位改变可影响静脉回流,如人体从平卧位立即转为立位时,由于重力的作用,心平面以下的静脉回流减慢,从而导致心输出量也相对减少。体弱病人或长期卧床病人,由卧位突然站立起来时,可引起脑供血不足,出现暂时性的头晕甚至昏厥等。

4. 微循环 微循环(microcirculation)是指微动脉与微静脉之间微细血管中的血液循环。微循环既是血液与组织液进行物质交换的重要场所,又有调节局部血流、参与维持动脉血压和影响毛细血管内、外体液分布的功能。微循环的血管包括微动脉、中间微动脉、真毛细血管、**直捷通路、动静脉吻合支和微静脉**等部分(图 8-55)。

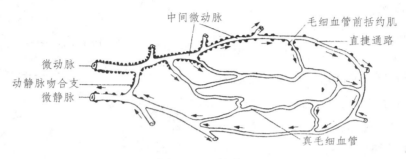

图 8-55 微循环

（1）微动脉 是小动脉的分支,管壁有完整的平滑肌,收缩可使微动脉的血流量减少,故微动脉起着控制微循环血流量的"总闸门"作用。

（2）中间微动脉 是微动脉的分支,管壁平滑肌稀疏。

（3）真毛细血管 即通常所说的毛细血管,是中间微动脉的分支,互相连通成网状。管径6~8 μm,仅允许红细胞单排通过。微循环中的小部分血液流入真毛细血管,最后汇入微静脉。该通路较迂曲,血流缓慢,是血液和组织液之间进行物质交换的主要场所。在真毛细血管的起始处,管壁环绕有少量平滑肌,它的舒缩可调节真毛细血管内的血流量,故称为微循环的"分闸门"。

（4）直捷通路 是中间微动脉与微静脉直接连接,血流速度快,路程最短的毛细血管。**直捷通路的管壁较毛细血管略粗**,并经常处于开放状态。微循环中的大部分的血液经直捷通路流入微静脉。其主要功能不是物质交换,而是使部分血流通过阻力较小的途径流回心脏,以保持血流量相对恒定。

（5）动静脉吻合 是从微动脉发出,直接与微静脉相通的血管。管壁较厚,内有发达的平滑肌,犹如括约肌的作用。血液可由微动脉直接经动静脉吻合流入微静脉,血流速度很快,不进行物质交换,主要功能是参与体温调节。如动静脉吻合在皮肤、鼻尖和耳等处较发达,是调节局部组织血流量的重要结构。

（6）微静脉　管壁较微动脉薄，与小静脉相连续。

（五）组织液的生成

组织液是血浆通过毛细血管壁滤出而成。反之，组织液也可透过毛细血管血管壁进入毛细血管成血浆。毛细血管管壁有一定的通透性，而通透性则是组织液形成的结构基础，血浆中除大分子蛋白质外，其他成分均可通过毛细血管滤出。组织液的生成与回流的动力，取决于**有效滤过压**（effective filtration pressure）。有效滤过压取决于**毛细血管血压、组织液静水压、血浆胶体渗透压和组织液胶体渗透压**。其中，**毛细血管血压和组织液胶体渗透压**是促进组织液生成的力量，称为**滤过力**。而血浆胶体渗透压和组织液静水压是促进组织液回流的力量，称为**重吸收力**。滤过力和重吸收力之差称为有效滤过压。当滤过力大于重吸收力时，液体由毛细血管滤出，即生成组织液。当重吸收力大于滤过力时，液体由组织间隙回流进入毛细血管内，称为组织液回流（图8-56）。

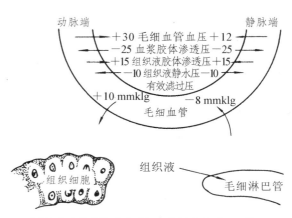

"+"：代表使液体滤出毛细血管的力量；"-"：代表使液体吸收回毛细血管的力量

图 8-56　组织液生成与回流示意图

有效滤过压可用下式表示：

有效滤过压＝（毛细血管血压＋组织液胶体渗透压）－（血浆胶体渗透压＋组织液静水压）

当有效滤过压为正值时，产生滤过作用，有效滤过压为负值时，则产生重吸收作用。已知毛细血管动脉端血压为 30 mmHg，静脉端血压为 12 mmHg，血浆胶体渗透压为 25 mmHg，组织液胶体渗透压 15 mmHg，组织液静水压平均为 10 mmHg。用上述数值计算有效滤过压得出：毛细血管动脉端是（30＋15）mmHg－（25＋10）mmHg＝10 mmHg。毛细血管静脉端是（12＋15）mmHg－（25＋10）mmHg＝－8 mmHg。从计算的结果表明，在毛细血管动脉端，有效滤过压为正值，故液体滤出毛细血管；而在毛细血管静脉端，有效滤过压为负值，所以，在毛细血管动脉端滤出而形成组织液，约90％被重吸收回血液，约10％进入毛细淋巴管形成淋巴液回流入血。

正常情况下，组织液的生成与回流保持着动态平衡，因而保证了血管内与组织细胞间液体含量的相对稳定。如毛细血管血压升高、血浆胶体渗透压降低、淋巴液回流受阻、毛细血管的通透性增大等因素，都能使组织生成过多或回流减少，动态平衡被破坏，细胞间质中液体潴留而形成水肿。

二、心血管活动的调节

1. 神经调节

1）**心血管中枢** 心血管中枢（cardiovascular center），分布于脊髓、脑干、下丘脑和大脑皮质等各个部位，但基本中枢在延髓。

延髓心血管中枢的神经元接受下丘脑和周围神经的传入纤维，通过兴奋或抑制交感神经和副交感神经来调节心血管活动，在心血管活动控制中起决定性作用。下丘脑是重要的调节心血管活动的整合区，刺激下丘脑的不同部位，能诱发升压或降压作用。大脑边缘系统能影响下丘脑和脑干其他部位的心血管神经元的活动，使心血管活动参与到内脏活动、情绪反应等整合过程中。

2）**心血管的神经支配**

（1）**心的神经支配** 支配心脏的传出神经为心交感神经和心副交感神经。心副交感神经走行于迷走神经中，又称心迷走神经。心交感神经兴奋引起心率加快，心肌收缩力增强及房室兴奋传导速度加快。心迷走神经引起心收缩力减弱，心率减慢和传导组织的传导速度降低。阻断支配心的迷走神经，心率增加到 $180\sim200$ 次/分；阻断心交感神经，心率减少到 70 次/分左右。由此说明，正常时心迷走神经紧张占优势。

（2）**血管的神经支配** 支配血管的神经主要是交感神经。人体绝大多数血管只接受交感神经纤维支配。在静息状态下，交感神经纤维发放冲动，使血管平滑肌保持一定程度的收缩状态。当兴奋加强时，表现为血管进一步收缩；当兴奋减弱时，血管舒张。

支配血管的副交感神经纤维分布范围很小，如唾液腺和外生殖器的血管，兴奋时引起血管舒张，主要调节这些器官的局部血流量，而对总外周阻力影响小。

3）**心血管活动的反射性调节**

（1）**颈动脉窦和主动脉弓压力感受性反射** 当血压升高时，颈动脉窦和主动脉弓的压力感受器受牵张刺激发出传入冲动增多，冲动传入心血管中枢，使心迷走中枢的活动加强，引起心率减慢、心肌收缩力减弱、心输出量减少，动脉血压下降。当动脉血压降低时，压力感受器所受的牵张刺激减弱，传入心血管中枢的冲动减少，使心交感中枢紧张性增强，心迷走中枢紧张性减弱，引起心率加快、心肌收缩力增强、心输出量增多、血管平滑肌收缩、外周阻力增大，导致动脉血压回升。由于此反射引起的效应主要为降低血压，故称为**降压反射**（又称**减压反射**）。该反射是维持动脉血压相对稳定的重要负反馈性反射。降压反射的过程归纳如下。

血压升高──→颈动脉窦和主动脉弓压力感受器兴奋──→舌咽神经和迷走神经传入冲动增多

血压下降←──心率下降心输出量减少　　迷走神经传出冲动增多←──心迷走中枢兴奋　　　
　　　　　　　　　　　　　　　心交感神经传出冲动减少←──心交感中枢抑制　　　延髓

血管舒张外周阻力减少←──血管舒张交感血管　　　　　　交感缩血管中枢抑制
　　　　　　　　　　　　神经传出冲动减少

（2）颈动脉小球和主动脉小球化学感受性反射　颈动脉小球和主动脉小球都有特殊的化学感受器，对血液中某些化学成分（如为 O_2 浓度、CO_2 浓度、H^+ 浓度等）的变化产生反射，主要是呼吸加深加快，以维持血液中 O_2 和 CO_2 含量的相对稳定（详见第六章呼吸系统）。化学感受性反射对心血管活动的调节作用不明显，主要是参与应激状态时的循环功能调节。

2. 体液调节　体液调节是指血液和组织液中的某些体液化学物质对心血管活动的调节作用。

（1）肾上腺素和去甲肾上腺素　由肾上腺髓质分泌。肾上腺素对心肌作用较强，使心跳加快、传导加速、心收缩力加强，从而使心输出量增多和血压升高。肾上腺素引起冠状血管、骨骼肌和肝的血管舒张，而对肾、皮肤和胃肠道等器官的血管则为收缩。因此，肾上腺素对血管的作用既有舒张又有收缩，它对外周阻力的影响不大。肾上腺素在临床主要作为强心剂使用。

去甲肾上腺素也能增强心肌收缩力，使心率加快，但对血管平滑肌作用较强，引起明显的收缩作用，使外周阻力增加，引起舒张压和收缩压均升高。所以，临床上将去甲肾上腺素作为升压药。

（2）血管紧张素　肝脏能够合成、释放血管紧张素原。当各种原因造成肾血流量不足时，会刺激肾脏的球旁细胞分泌肾素，肾素可将血液中的血管紧张素原转变为**血管紧张素Ⅰ**。血管紧张素Ⅰ再受转换酶的作用转变为**血管紧张素Ⅱ**。血管紧张素Ⅱ是体内最强的缩血管物质之一，能使阻力血管和容量血管收缩，使外周阻力和回心血量均增加，还能刺激肾上腺皮质球状带分泌醛固酮。醛固酮能促进肾小管对 Na^+ 的重吸收，具有保 Na^+ 排 K^+ 的作用，从而使循环血量增多，血压升高。

（3）血管升压素　又名抗利尿激素，由下丘脑合成的一种激素，主要作用是促进肾远曲小管和集合小管对水的重吸收。在正常情况下，血管升压素在血压调节中可能不起重要作用。但当机体处于失水、失血等情况下，动脉血压降低，可以引起血中血管升压素浓度显著升高，使骨骼肌和内脏器官的小动脉以及冠状动脉强烈收缩，使外周阻力明显增加，升高血压。由于血管升压素对冠状动脉有收缩作用，临床上对心肌缺血患者，忌用血管升压素。

第六节 淋 巴 系

淋巴系(lymphatic system)由淋巴管道、淋巴组织和淋巴器官组成。当血液流经毛细血管时,部分血浆从毛细血管滤出到细胞间隙形成组织液。组织液与组织、细胞进行物质交换后,大部分被重吸收入血液,小部分进入毛细淋巴管形成淋巴液,简称为淋巴(图 8 - 57)。淋巴液沿淋巴管向心流动,最后汇入静脉。因此,淋巴系是心血管系的辅助系统,协助静脉引流组织液。此外,淋巴组织和淋巴器官具有产生淋巴细胞、过滤淋巴液和进行免疫应答的功能。

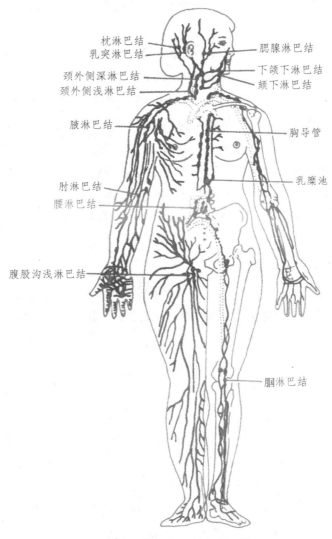

枕淋巴结
乳突淋巴结
颈外侧深淋巴结
颈外侧浅淋巴结
腋淋巴结
肘淋巴结
腰淋巴结
腹股沟浅淋巴结
腮腺淋巴结
下颌下淋巴结
颏下淋巴结
胸导管
乳糜池
腘淋巴结

图 8 - 57 全身淋巴管和淋巴结

一、淋巴管道

淋巴管道包括毛细淋巴管、淋巴管、淋巴干和淋巴导管。

1. 毛细淋巴管　毛细淋巴管(lymphatic capillary)以膨大的盲端起始于组织间隙中,互相吻合成毛细淋巴管网。毛细淋巴管由很薄的内皮细胞构成,内皮细胞之间的间隙较大,无基膜和周细胞。其功能特点是通透性较大,可收集组织液中毛细血管不能吸收的大分子物质,如蛋白质、细菌、异物、肿瘤细胞等。另外,在小肠绒毛内的毛细淋巴管称为中央乳糜管,能吸收脂肪。

2. 淋巴管　淋巴管(lymphatic vessel)由毛细淋巴管汇合而成。管壁结构与静脉相似,但其管径细,管壁薄,瓣膜多。淋巴管有浅、深两种:浅淋巴管位于皮下,多与浅静脉伴行;深淋巴管与深部血管神经伴行。

3. 淋巴干　淋巴管在向心回流的行程中通常要经过一个或多个淋巴结,淋巴结发出的淋巴管在膈的下方和颈根部汇合成淋巴干(lymphatic trunks)。淋巴干有9条,左颈干、右颈干,收集头颈部左、右侧的淋巴;左锁骨下干、右锁骨下干,收集左、右侧上肢和脐以上胸腹壁浅层的淋巴;左支气管纵隔干、右支气管纵隔干,收集胸腔器官和脐以上胸、腹壁深层的淋巴;左腰干、右腰干,收集下肢、盆部、腹后壁及腹腔成对脏器的淋巴;一条肠干,收集腹腔内消化器官的淋巴。

4. 淋巴导管　淋巴导管有两条,即胸导管和右淋巴导管。

(1)胸导管(thoracic duct)　是人体最大的淋巴管,由左、右腰干和肠干在第1腰椎前方汇合而成。起始处膨大称为乳糜池。胸导管向上穿膈的主动脉裂孔进入胸腔,沿脊柱前方上行出胸廓上口至颈根部,接收左颈干、左锁骨下干、左支气管纵隔干后注入左静脉角。胸导管收集左侧上半身和下半身的淋巴回流(图8-58)。

(2)右淋巴导管(right lymphatic duct)　位于右颈根部,由右颈干、右锁骨下干、右支气管纵隔干汇合而成,立即注入到右静脉角。右淋巴导管收集右侧上半身淋巴回流(图8-57,图8-58)。

二、淋巴器官

淋巴器官包括淋巴结、脾和胸腺等。

1. 淋巴结

1)淋巴结的形态及微细结构　淋巴结(lymph nodes)为大、小不等的圆形或椭圆形小体,质软色灰红。一侧隆凸,有数条输入淋巴管进入;另一侧凹陷称为淋巴结门,有1~2条输出淋巴管、神经和血管出入(图8-59)。

淋巴结表面有薄层致密结缔组织构成的被膜。被膜的结缔组织伸入实质形成小梁,小梁在淋巴结内分支并相互连成网,构成淋巴结的支架。淋巴结的实质分为浅层的皮质和深层的

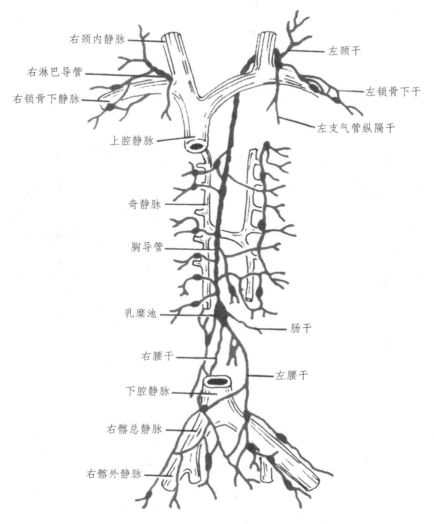

右颈内静脉
右淋巴导管
右锁骨下静脉
上腔静脉
奇静脉
胸导管
乳糜池
右腰干
下腔静脉
右髂总静脉
右髂外静脉

左颈干
左锁骨下干
左支气管纵隔干
肠干
左腰干

图 8-58 淋巴干和淋巴导管

髓质两部分。皮质和髓质内都有淋巴窦通过。

(1)**皮质** 位于被膜深面,由浅层皮质、副皮质区和皮质淋巴窦组成(图 8-60)。①浅层皮质,主要由淋巴小结及小结之间的弥散淋巴组织构成。淋巴小结大部分为 B 细胞,其余为巨噬细胞等。淋巴小结受到抗原刺激后增大,并产生生发中心。生发中心的中央为一些体积较大的 B 细胞,周围是一些体积较小的 B 细胞。②副皮质区,位于皮质深层,为较大片的弥散淋巴组织,其淋巴细胞主要为 T 细胞。副皮质区还有巨噬细胞和少量 B 细胞等。在细胞免疫应答时,此区的细胞分裂相增多,区域迅速扩大。③皮质淋巴窦,位于被膜深面和小梁周围,与髓窦相通(图8-61)。皮质淋巴窦内有一些巨噬细胞附于内皮细胞表面,淋巴在窦内流动缓慢,有利于巨噬细胞对异物的清除。淋巴窦内的细胞可以穿过内皮进入皮质淋巴组织,而淋巴组织中的细胞成分也不断地进入淋巴窦。这样,淋巴组织便成为一种动态的结构,有利于免疫应答。

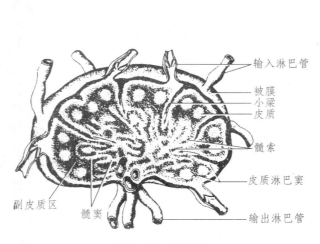

图 8-59　淋巴结

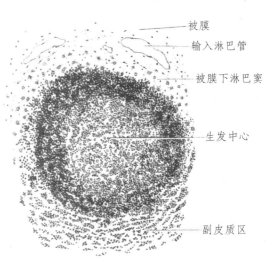

图 8-60　淋巴结皮质

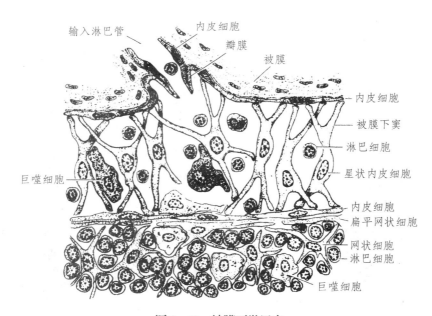

图 8-61　被膜下淋巴窦

　　(2) 髓质　由髓索和其间的髓窦构成。髓索也称淋巴索,内含 B 细胞、T 细胞、浆细胞和巨噬细胞。浆细胞来自皮质淋巴小结并在此分泌抗体。髓窦与皮质淋巴窦的结构相似,但较宽大,腔内的巨噬细胞较多,故有较强的滤过功能(图 8 - 62)。

2)淋巴细胞的再循环 淋巴器官和淋巴组织内的淋巴细胞可经淋巴管进入血流循环于全身,又可再返回淋巴器官或淋巴组织,穿出毛细血管后微静脉进入组织内,在全身淋巴器官之间或淋巴组织之间不断地迁移,这种现象称为**淋巴细胞再循环**。毛细血管后微静脉是指紧接毛细血管的微静脉,血管的通透性较大,在淋巴结内,内皮的间隙更大,以致淋巴细胞能穿过。

淋巴细胞再循环的意义是增加淋巴细胞识别抗原的机会,使分散在全身各处的淋巴细胞成为一个相互关连的统一体。

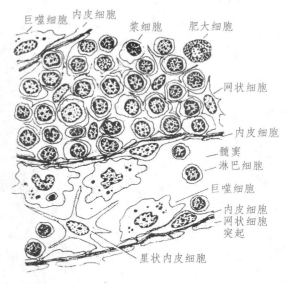

图 8 - 62 淋巴结髓质

3)淋巴结的功能

(1)滤过淋巴 病原微生物侵入皮下或黏膜后,经毛细淋巴管回流入淋巴结,淋巴缓慢流经淋巴窦,巨噬细胞可清除其中的异物。淋巴结对细菌的滤过清除率可达 99.5%。

(2)参与免疫应答 当抗原进入淋巴结后,巨噬细胞可捕获和处理抗原,将抗原信息传递给 T 细胞和 B 细胞。淋巴结中的 T 细胞和 B 细胞受抗原刺激后母细胞化,再大量分裂繁殖,最后分化成效应性 T 淋巴细胞和浆细胞,分别参与细胞免疫应答和体液免疫应答。

4)人体各部主要的淋巴结群

(1)头颈部的淋巴 头颈部的淋巴结多位于头颈交界处和颈内、外静脉的周围。头部的淋巴结主要有**耳后淋巴结、腮腺淋巴结**和**下颌下淋巴结**,收集相近的组织和器官淋巴回流。头面部淋巴结的输出管直接或间接地注入颈外侧深淋巴结(图 8 - 63)。颈部的淋巴结主要有:**颈外侧浅淋巴结**,沿颈外静脉排列,收纳颈部浅淋巴管和头部淋巴结的输出管的淋巴;**颈外侧深淋巴结**,沿颈内静脉排列,数目多达 10~15 个,输出管合成颈干。颈外侧深淋巴结的下部,位于锁骨的上方,又称**锁骨上淋巴结**。胃癌或食管癌患者,癌细胞可经胸导管由颈干逆行到左锁骨上淋巴结。

(2)上肢的淋巴结 上肢的深、浅淋巴管最终都汇入到**腋淋巴结**。腋淋巴结收纳上肢、胸前外侧壁、乳房和肩部等处的淋巴;其输出管合成锁骨下干(图 8 - 64)。

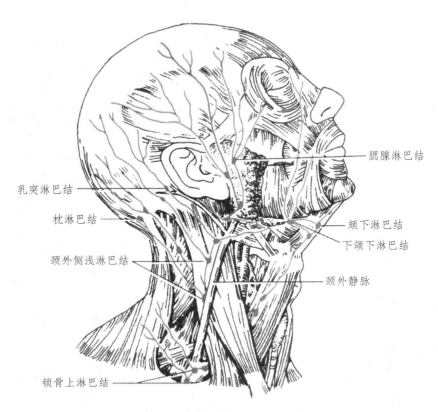

乳突淋巴结

枕淋巴结

颈外侧浅淋巴结

锁骨上淋巴结

腮腺淋巴结

颏下淋巴结

下颌下淋巴结

颈外静脉

图 8‑63 头部的淋巴结和淋巴管

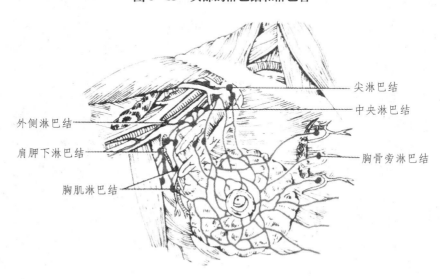

外侧淋巴结

肩胛下淋巴结

胸肌淋巴结

尖淋巴结

中央淋巴结

胸骨旁淋巴结

图 8‑64 腋淋巴结和乳房淋巴管

（3）胸部的淋巴结 胸部淋巴结包括胸壁淋巴结和胸腔脏器淋巴结两部分。胸壁的淋巴结主要有沿胸廓内血管排列的胸骨旁淋巴结,收纳腹前壁上部、膈和肝上面、乳房内侧和胸前壁等处的淋巴;胸腔脏器的淋巴结主要有支气管肺门淋巴结、气管旁淋巴结。胸骨旁淋巴结和气管旁淋巴结等的输出管汇合成支气管纵隔干(图 8 - 65,图 8 - 66)。

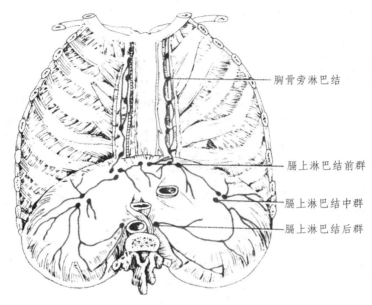

图 8 - 65　胸骨旁淋巴结和膈上淋巴结

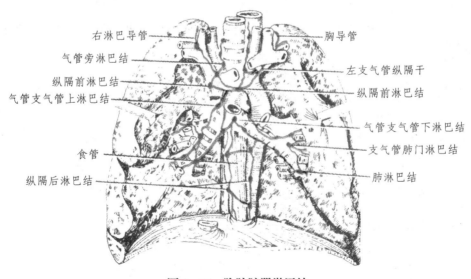

图 8 - 66　胸腔脏器淋巴结

　　(4)腹部的淋巴结　位于腹后壁和腹腔脏器周围,沿血管排列,腹后壁主要有**腰淋巴结**,收纳腹后壁和腹腔内成对脏器的淋巴以及髂总淋巴结的输出管,腰淋巴结输出管合成左、右腰干;腹腔器官淋巴结主要有腹腔淋巴结、肠系膜上淋巴结和肠系膜下淋巴结,收集范围与同名动脉分布的范围相同。腹腔淋巴结、肠系膜上淋巴结和肠系膜下淋巴结的输出淋巴管汇合成一条肠干,向上行注入乳糜池(图8-67,图8-68)。

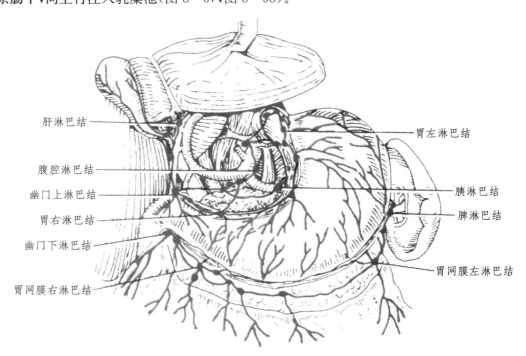

肝淋巴结
腹腔淋巴结
幽门上淋巴结
胃右淋巴结
幽门下淋巴结
胃网膜右淋巴结

胃左淋巴结
胰淋巴结
脾淋巴结
胃网膜左淋巴结

图8-67　沿腹腔干及其分支排列的淋巴管和淋巴结

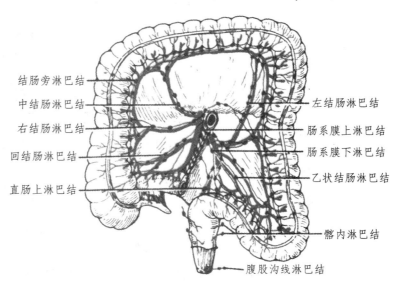

结肠旁淋巴结
中结肠淋巴结
右结肠淋巴结
回结肠淋巴结
直肠上淋巴结

左结肠淋巴结
肠系膜上淋巴结
肠系膜下淋巴结
乙状结肠淋巴结
髂内淋巴结
腹股沟线淋巴结

图8-68　大肠的淋巴管和淋巴结

（5）盆部淋巴结　沿髂内、外血管及髂总血管排列，主要有**髂内淋巴结**、**髂外淋巴结**和**髂总淋巴结**。髂内淋巴结收纳盆腔脏器、会阴深部的淋巴。髂外淋巴结收纳腹股沟浅、深淋巴结、膀胱及子宫颈的淋巴。髂总淋巴结收纳髂内、外淋巴结的输出管，注入腰淋巴结（图 8-69）。

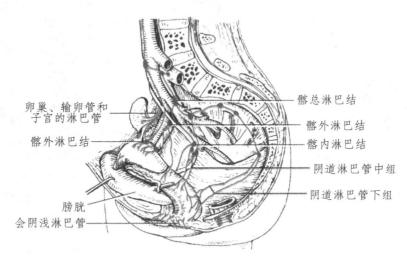

图 8-69　女性盆部淋巴结

（6）下肢的淋巴结　主要有腹股沟浅淋巴结和腹股沟深淋巴结。腹股沟浅淋巴结位于腹股沟韧带及大隐静脉根部。收纳腹前外侧壁下部、臀部、会阴部、外生殖器和下肢大部分浅淋巴管的淋巴。腹股沟深淋巴结位于股静脉根部周围。收纳腹股沟浅淋巴结的输出管和下肢深淋巴，其输出管注入髂外淋巴结（图 8-57）。

2. 脾

1）**脾的位置和形态结构**　脾（spleen）位于左季肋区，第 9～11 肋之间，长轴与第 10 肋一致，正常情况下脾在肋弓下不能触及。脾质软较脆，受暴力打击时易破裂（图 8-70）。

脾可分为膈、脏两面，上、下两缘，前、后两端。脏面近中央处有脾门，是血管、神经等出入的地方。下缘钝圆；上缘较锐，前部有 2～3 个脾切迹，是触诊脾的标志。

2）**脾的微细结构**　脾的表面覆盖有被膜，实质分为红髓和白髓两部分（图 8-71）。

脾的被膜较厚，表面覆有间皮，被膜结缔组织伸入脾内形成小梁，构成脾的支架。小梁内有平滑肌纤维，收缩可调节脾的储血量。脾动脉自脾门入脾后，分支随小梁伴行，称为小梁动脉。

（1）**白髓**　由动脉周围淋巴鞘和淋巴小结两部分组成。小梁动脉的分支离开小梁称为中央动脉。**动脉周围淋巴鞘**为分布在中央动脉周围的厚层弥散淋巴组织，由大量的 T 细胞和少量巨噬细胞等构成。**淋巴小结**位于动脉周围淋巴鞘一侧，由大量 B 细胞构成。当发生细胞免疫应答时，动脉周围淋巴鞘内 T 细胞分裂增殖，鞘增厚，淋巴小结大量增多。

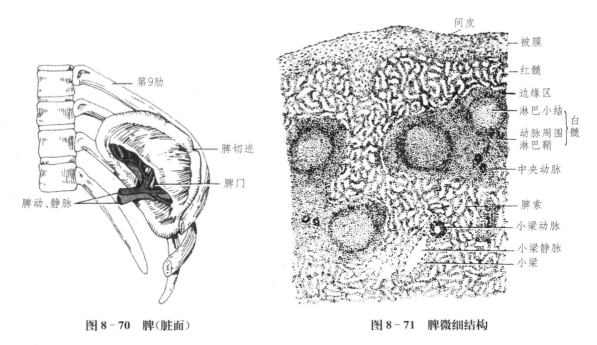

图 8-70 脾（脏面）   图 8-71 脾微细结构

（2）红髓　由脾索和脾血窦构成。**脾索**为脾血窦之间富含血细胞的索状淋巴组织,索内含有较多 B 细胞、浆细胞、巨噬细胞和其他血细胞。中央动脉主干穿出白髓进入脾索,分支形成笔毛动脉,其末端直接开口于脾索内,使血液流入脾索。**脾血窦**是静脉性血窦,相互连接成网。内皮细胞之间有 0.2～0.5 μm 宽的间隙,脾索内的血细胞可经此进入血窦。血窦外有许多巨噬细胞,其突起可通过内皮间隙伸向窦腔。所以,脾索是脾滤血的主要场所。脾血窦汇入小梁静脉,再于脾门汇合为脾静脉出脾。

3）**脾的血液通路**　脾的血液通路如下:

脾动脉→小梁动脉→中央动脉→笔毛微动脉→脾索→脾血窦→小梁静脉→脾静脉

4）**脾的功能**

（1）滤血　脾的滤血作用主要在脾索。此处含大量的巨噬细胞,可吞噬清除血液中衰老的红细胞和病原体。故当脾肿大或脾功能亢进时,红细胞破坏过多,可引起贫血。

（2）造血　脾在胚胎时期有造血功能,出生后变为淋巴器官,可产生淋巴细胞,但在严重贫血或某些病理状态下,可代偿性地恢复造血功能。

（3）储血　脾可储存约 400 ml 的血液,在剧烈运动或大失血时,脾可将其储存的血液输入血液循环,以应急需,对调节循环血量起一定作用。

（4）免疫应答　脾是对血源性抗原物质产生免疫应答的部位。进入血液的细菌、疟原虫和血吸虫等可以引发脾内发生免疫应答,脾因此可发生肿大。

3. 胸腺

1) **胸腺的位置和形态结构**　胸腺(thymus)是中枢淋巴器官,位于胸骨柄后方,上纵隔的前部,分为不对称的左、右两叶。幼儿期胸腺较大,至青春期后逐渐萎缩退化,成人胸腺多被脂肪组织所代替(图8-72)。

2) **胸腺的微细结构**　胸腺表面有薄层的结缔组织被膜,被膜伸入胸腺实质将胸腺分隔成许多不完整小叶,每个小叶由浅部的皮质和深部的髓质构成(图8-73)。

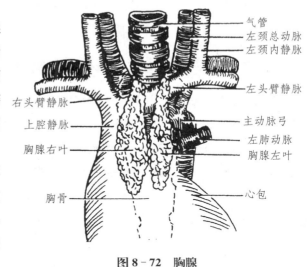

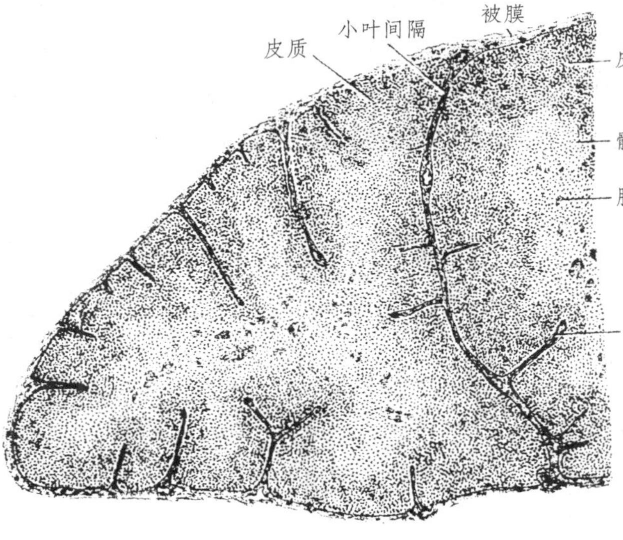

图8-72　胸腺

（气管、左颈总动脉、左颈内静脉、左头臂静脉、主动脉弓、左肺动脉、胸腺左叶、心包、右头臂静脉、上腔静脉、胸腺右叶、胸骨）

图8-73　胸腺微细结构

（皮质、小叶间隔、被膜、皮质、髓质、胸腺小体、小叶间隔）

（1）**皮质**　皮质以胸腺上皮细胞为支架,内含大量胸腺细胞和少量巨噬细胞。上皮细胞可以分泌胸腺素和胸腺生成素,对胸腺细胞起支持和诱导分化作用。胸腺细胞即T细胞的前身,占胸腺皮质细胞的85%～90%。浅层的淋巴细胞大而幼稚,近髓质处的淋巴细胞较小而成熟。胸腺是形成初始T细胞的场所,出生前数周,大量初始T细胞不断地迁移到全身淋巴器官或淋巴组织内,进行细胞免疫应答。

（2）**髓质**　髓质由大量的胸腺上皮细胞、少量胸腺成熟细胞和巨噬细胞等构成。部分胸腺上皮细胞构成胸腺小体，由胸腺上皮细胞呈同心圆排列而成。胸腺小体可能与 T 细胞培育有关。

三、单核吞噬细胞系统和抗原提呈细胞

单核吞噬细胞系统是由单核细胞和由其分化而来的具有吞噬功能的细胞组成，广泛分布于机体内，包括血液中的单核细胞、结缔组织内的巨噬细胞、肝巨噬细胞、肺巨噬细胞、神经组织的小胶质细胞和骨组织的破骨细胞等。单核吞噬细胞系统既有吞噬作用，又有免疫应答的功能，构成有机的统一体，对防御疾病起十分重要的作用。

（1）抗原提呈细胞（antigen presenting cell，APC）　是指能够捕捉、加工、处理抗原，并将抗原传递给抗原特异性的淋巴细胞的一类免疫细胞。APC 主要包括单核吞噬细胞系统、B 细胞和树突状细胞。

（2）树突状细胞（dendritic cell，DC）　是一大类重要的专职 APC，其细胞膜向外伸展出许多树状突起，可通过树突捕获和滞留抗原异物。DC 起源于骨髓，通过血流进入非淋巴组织，居住在那里直至与抗原相遇，捕捉处理抗原后通过血液或淋巴迁移到淋巴器官，把抗原呈递给 T 细胞，激发细胞免疫应答，其抗原提呈能力远强于巨噬细胞和 B 细胞。体内DC的数量较少，但分布很广，如皮肤中的朗格汉斯细胞和消化道组织中的树突状细胞等。

思考题

1. 试述体循环及肺循环的路径。

2. 简述心的位置、外形及心各腔的构造。

3. 心的体表投影如何？

4. 何谓心输出量？影响心输出量的因素有哪些？

5. 第一心音和第二心音是如何产生的？听诊有何特点？

6. 心肌有哪些生理特性？

7. 什么是期前收缩和代偿间隙？

8. 血浆中 K^+、Ca^{2+} 浓度的变化对心肌有哪些影响？

9. 典型心电图有哪些基本波型？各波有何意义？

10. 简述腹腔不成对脏支的分支和分布。

11. 体表可触摸到哪些动脉搏动？面部出血应在何处压迫止血？

12. 简述肝门静脉的组成、主要属支及其收集范围。

13. 肝硬化造成肝门静脉高压，引起哪些主要的临床表现？肝门静脉系的血液是如何进行

侧支循环的？

14. 动脉血压是如何形成的？影响动脉血压的因素有哪些？试举例说明。

15. 试述微循环的组成和血流通路。

16. 试述降压反射的过程及生理意义。

17. 从手背静脉网注入药物，经哪些途径到达阑尾？

18. 口服核黄素，可经哪些途径从尿中排出？

19. 试述淋巴导管和淋巴干的汇集关系及收集范围。

20. 体表浅淋巴结有哪些？试以某处炎症为例，说明可引起哪些相关的淋巴结肿痛？

（应志国）

第九章　泌　尿　系　统

　　泌尿系统(urinary system)由肾、输尿管、膀胱及尿道四部分组成(图9－1)。肾为生成尿液的器官,输尿管为输送尿液入膀胱的管道,膀胱为暂时贮存尿液的器官,最终尿液经尿道排出体外。

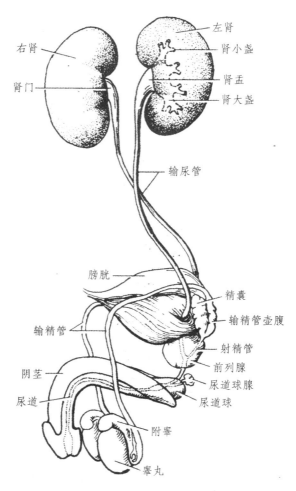

右肾
肾门
左肾
肾小盏
肾盂
肾大盏
输尿管
膀胱
精囊
输精管壶腹
射精管
前列腺
尿道球腺
尿道球
附睾
睾丸
输精管
阴茎
尿道

图9－1　男性泌尿生殖系统模式图

　　排泄是指机体将物质代谢的终产物和进入体内的异物以及过剩的物质,经血液循环由相应的途径排出体外的过程。

人体有多种排泄途径(表9-1),肾脏是机体的主要排泄器官,在维持内环境的稳定中起着重要作用。此外,肾还具有分泌肾素、前列腺素和促红细胞生成素等内分泌功能。肾功能发生障碍,代谢产物将蓄积于体内,内环境的理化性质发生改变,严重时出现尿毒症,可危及生命。

表9-1　　　　　　　　　　　　人体排泄途径及其排泄物

排泄途径	排泄物
呼吸器官	CO_2、水、挥发性药物等
消化器官	唾液腺排出少量铅和汞等,消化道排出胆色素、无机盐等
肾	水、尿素、尿酸、肌酐、盐类、药物、毒物等
皮肤	水、盐类和少量尿素等

第一节　肾

一、肾的形态和位置

肾(kidney)是成对的实质性器官,左右各一,形似蚕豆,新鲜时呈红褐色。一般左肾狭长,右肾短宽(图9-2)。肾的大小因人而异,一般男性肾略大于女性肾。肾可分为上、下两端,前、后两面和内、外两缘。肾的上端宽薄,下端窄厚;前面较凸,后面较平坦;内侧缘中部凹陷称为肾门(renal hilum),有血管、神经、淋巴管和肾盂等结构出入。出入肾门的结构总称为肾蒂(renal pedicle)。肾门向肾内凹陷形成肾窦(renal sinus),内含肾小盏、肾大盏、肾盂、肾的血管、神经、淋巴管和脂肪等。

肾位于脊柱两侧,腹膜后间隙内,

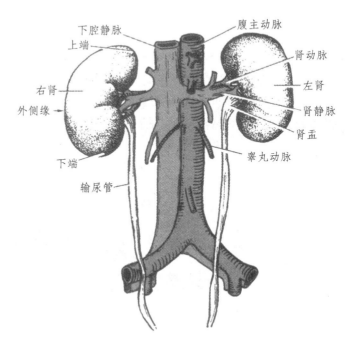

图9-2　肾和输尿管(前面观)

为腹膜外器官(图9-3),呈"八"字形排列。左肾上端平第11胸椎体下缘,下端平第2腰椎体下缘;右肾因受肝的影响一般较左肾略低,在第12胸椎体上缘与第3腰椎体上缘之间。

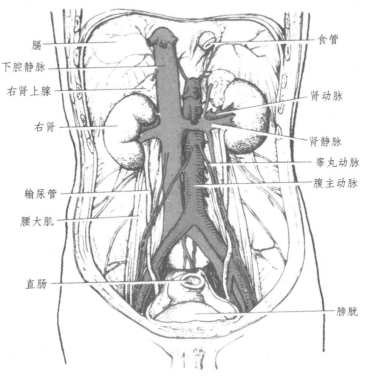

膈
下腔静脉
右肾上腺
右肾
输尿管
腰大肌
直肠

食管
肾动脉
肾静脉
睾丸动脉
腹主动脉
膀胱

图9-3 肾的位置

肾门约平对第1腰椎高度。肾门在腰背部的体表投影,位于竖脊肌外缘与第12肋形成的夹角处,临床上称为肾区(real region)(图9-4)。患某些肾病时,肾区有触压痛和叩击痛。

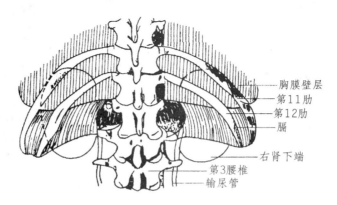

胸膜壁层
第11肋
第12肋
膈
右肾下端
第3腰椎
输尿管

图9-4 肾与肋骨、椎骨的位置关系

二、肾的被膜及肾的剖面结构

1. 肾的被膜 肾的被膜有三层,自内向外依次为纤维囊、脂肪囊和肾筋膜(图9-5)。肾的正常位置主要靠肾的被膜固定,肾血管、腹膜、腹内压及邻近器官的承托也起到一定作用。

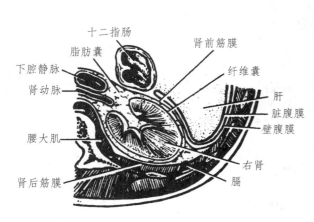
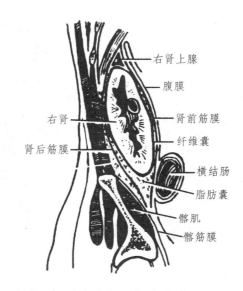

水平面(平第1腰椎,上面观)　　　　矢状面(经右肾右肾上腺,右面观)

图9-5　肾的被膜

(1) **纤维囊**(fibrous capsule)　为紧贴肾实质表面的薄层致密坚韧的结缔组织膜,易与肾实质分离。在病理情况下,与肾实质发生粘连而不易剥离。

(2) **脂肪囊**(fatty renal capsule)　为纤维囊外的囊状脂肪层,并经肾门与肾窦内的脂肪组织相连续。脂肪囊对肾有支持和保护作用。

(3) **肾筋膜**(renal fascia)　为覆盖在脂肪囊外周的致密结缔组织膜,分前后两层包裹肾及肾上腺。两层筋膜在肾上腺上方和肾的外侧缘处相融合;向内侧,前层筋膜跨越脊柱及大血管与对侧前层相延续;后层筋膜与腰大肌筋膜相融合;两层筋膜在肾的下方分离,其间有输尿管道通过。由于肾筋膜下方完全开放,当肾的固定结构薄弱时,会引起肾下垂或游走肾。

2. 肾的剖面结构 肾实质可分为肾皮质和肾髓质两部分(图9-6)。**肾皮质**(renal cortex)位于肾实质浅部,富含血管,新鲜标本呈红褐色颗粒状。部分皮质深入髓质之间,称为**肾柱**。**肾髓质**(renal medulla)位于肾皮质深部,色泽淡,主要由15~20个肾锥体构成。肾锥体的基底朝向皮质,尖端钝圆,伸向肾窦,突入肾小盏内,称为**肾乳头**。肾乳头的顶端有乳头管的开口,尿液由此排至肾小盏内。肾小盏合成 2～3 个肾大盏,再汇合成**肾盂**(renal pelvis)。肾盂呈扁漏斗状,出肾门向下渐变细,与输尿管相移行。

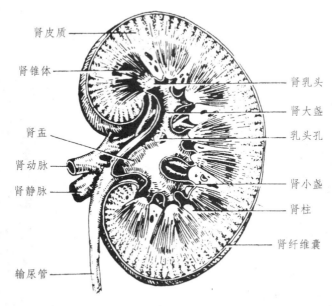

图 9 - 6　右肾的冠状切面结构(后面观)

三、肾的组织结构

肾实质由大量泌尿小管组成,泌尿小管为单层上皮构成的管道,包括肾单位和集合小管两部分。其间有少量结缔组织、血管和神经等构成肾间质(图 9 - 7)。

1. 肾单位　肾单位(nephron)是肾结构和功能的基本单位,由肾小体和肾小管构成(图 9 - 8,图 9 - 9)。每个肾约有 100 多万个肾单位。肾小体位于皮质和肾柱内。肾小管起始部迂曲行走于肾小体附近,称为近端小管曲部或**近曲小管**,继而向下直行入肾锥体内,称为**近端小管直部**。随后管径骤然变细,称为**细段**,包括降支和升支两部分。升支细段折返向上管径增粗走行于肾锥体和皮质内,称为**远端小管直部**。近端小管直部、细段和远端小管直部共同构成"U"形的襻,称为**髓襻**(medullary loop)。髓襻长短不一,长者可达髓质深部。远端小管直部在皮质内移行为远端小管曲部或**远曲小管**(图 9 - 8),蟠曲行走于原肾小体附近,最后汇入集合管。

根据肾小体在皮质中的位置深浅不同,可将肾单位分为浅表肾单位和髓旁肾单位两种。浅表肾单位的肾小体位于皮质浅部,体积较小,髓襻和细段均较短。浅表肾单位数量多,约占肾单位总数的 85％,在尿液形成中起重要作用。髓旁肾单位的肾小体位于皮质深部,体积较大;髓襻和细段均较长,可达乳头部。髓旁肾单位数量较少,约占肾单位总数的15%,但对尿液浓缩具有重要的作用。

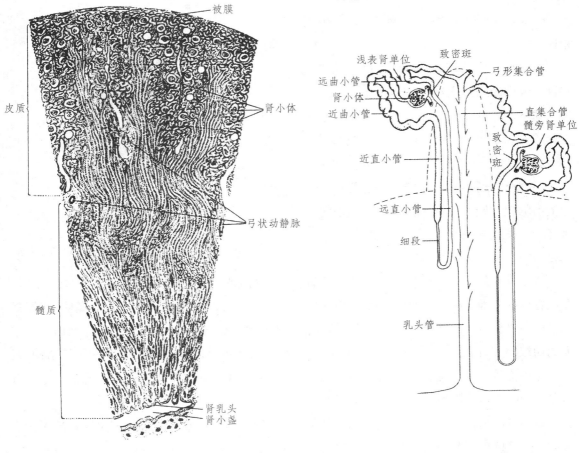

图9-7 肾(低倍)

图9-8 肾单位组成

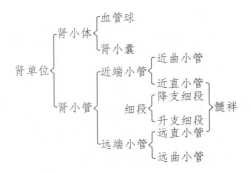

图9-9 肾单位的组成

1) 肾小体（renal corpuscle）　肾小体似球形，直径为 $200\ \mu m$，由血管球和肾小囊组成（图9－10）。其一端为血管极，有微动脉出入，另一端为尿极，使肾小囊与近曲小管相连。

（1）血管球（glomerulus）　血管球是包在肾小囊内的一小团蟠曲的毛细血管。由一条入球微动脉从血管极进入肾小囊内后经分支形成，随后毛细血管汇成一条出球微动脉，仍由血管极离开肾小囊。因此，血管球是动脉性毛细血管网。由于入球微动脉管径较出球微动脉粗，故血管球内的血压较一般毛细血管高。电镜下，血管球为有孔型毛细血管，孔径为 $50\sim100\ nm$（图9－11）。

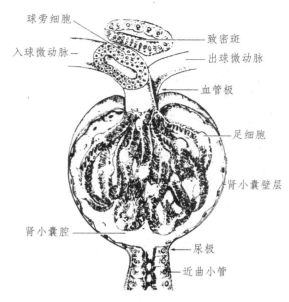

图 9 - 10　肾小体与球旁器

（2）肾小囊（renal capsule）　肾小囊为肾小管起始部膨大凹陷而形成的双层囊，似杯状，包在血管球的外面。内层为脏层，外层为壁层，两层上皮之间的狭窄腔隙称为肾小囊腔，在尿极与近曲小管相通。脏层上皮细胞形态特殊，称为足细胞。在电镜下，足细胞从胞体伸出几个较大的初级突起，初级突起再分出许多次级突起，相邻的次级突起相互嵌插形成栅栏状结构，紧包在毛细血管基膜外面（图9－11）。相邻次级突起间有约 $25\ nm$ 的裂隙，称为裂孔。孔上覆有薄膜（厚 $4\sim6\ nm$）称为裂孔膜。

肾小体类似滤过器，血管球毛细血管内的血浆经有孔内皮、基膜和足细胞裂孔膜滤入肾小囊腔，形成滤液，这三层结构称为**滤过膜**（filtration membrane）或**滤过屏障**（filtration barrier）（图9－11）。滤入肾小囊腔内的滤液称为原尿，原尿除不含大分子的蛋白质外，其成分与血浆相似。

2) 肾小管（renal tubule）　肾小管为单层上皮细胞围成的小管，上皮基底面有基膜及少量结缔组织。肾小管有选择性重吸收和排泄等功能（图9－12）。

（1）近端小管　近端小管曲部管径较粗，管壁厚，管腔较小且不规则。上皮细胞近似锥体状，细胞界限不清，胞质嗜酸性，细胞腔面有刷状缘。电镜下可见刷状缘由大量密集规则排列的微绒毛组成，使细胞腔面的表面积明显扩大，有利于原尿的重吸收和物质交换。近端小管直部结构与曲部相似，但上皮细胞较矮，微绒毛等不如曲部发达。

（2）细段　细段管壁薄，由单层扁平上皮围成，水和电解质易通过。

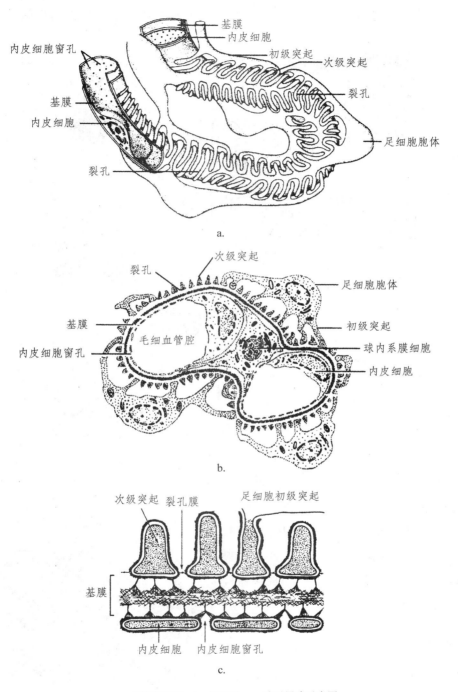

a. 立体模式图   b. 切面图   c. 滤过屏障示意图

图 9 - 11   滤过屏障超微结构模式图

（3）**远端小管**　远端小管由单层立方上皮围成,管径细,管壁薄,管腔大,细胞界限清楚,染色较淡。

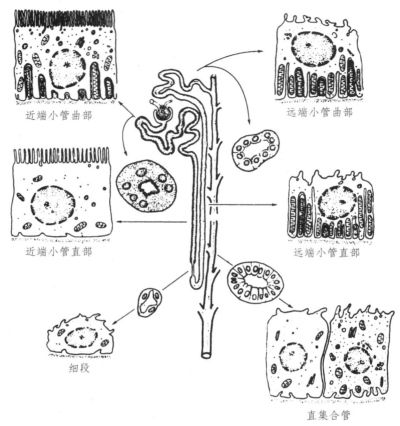

近端小管曲部

远端小管曲部

近端小管直部

远端小管直部

细段

直集合管

图 9 - 12　泌尿小管各段上皮细胞结构

2. 集合小管　集合小管(collecting tubule)位于皮质和肾锥体内,管壁上皮细胞为单层柱状(图 9 - 13),胞质内有碳酸酐酶。集合小管能进一步重吸收水,使原尿进一步浓缩,形成终尿经乳头管排入肾小盏。

四、球旁复合体

球旁复合体(juxtaglomerular complex)位于肾小体血管极,由球旁细胞和致密斑等结构组成(图 9 - 10)。

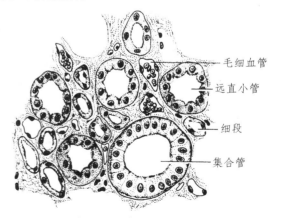

毛细血管

远直小管

细段

集合管

图 9 - 13　肾髓质横切面图

1. 球旁细胞 球旁细胞(juxtaglomerular cell)为血管极处入球微动脉管壁中膜的平滑肌细胞分化而成的肌上皮样细胞。细胞较大,呈立方形,胞质内有丰富的分泌颗粒,颗粒内含肾素。肾素是一种蛋白水解酶,可使血浆中的血管紧张素原转变成血管紧张素Ⅰ,后者可进一步转化为血管紧张素Ⅱ。血管紧张素有较强的缩血管作用,可使血压升高;还可以刺激肾上腺皮质分泌醛固酮,后者可促进肾小管对钠的重吸收。球旁细胞还可生成促红细胞生成因子。因此,肾脏疾病常常伴随贫血。

2. 致密斑 贴近肾小体血管极入球微动脉侧的远曲小管,管壁上皮细胞呈高柱状,形成密集细胞群,称为致密斑(macula densa)。致密斑是一种化学感受器,能敏锐地感受远曲小管内 Na^+ 浓度变化。当滤液内 Na^+ 浓度降低时,能将信息传递给球旁细胞,促使其分泌肾素。

五、肾的血液循环特点

1. 肾的血管 肾动脉进入肾实质后分出数支叶间动脉,在肾柱内上行至皮质与髓质交界处,横行分支为弓形动脉。弓形动脉再分出若干小叶间动脉,呈放射状走行于皮质内,直达被膜下形成毛细血管网。小叶间动脉沿途向周围发出许多入球微动脉,进入肾小体形成血管球,再汇成出球微动脉离开肾小体。浅表肾单位的出球微动脉离开肾小体后,分支形成球后毛细血管网,分布在肾小管周围。毛细血管网再依次汇合成小叶间静脉、弓形静脉和叶间静脉,与相应的动脉伴行,最后形成肾静脉出肾。髓旁肾单位的出球微动脉不仅形成球后毛细血管网,而且还发出许多直小动脉直行降入髓质,而后在髓质的不同深度折返向上形成直小静脉,从而构成"U"形直小血管襻,并与髓襻伴行(图 9-14)。

2. 肾血液循环的特点

(1)肾的血流量大 肾动脉直接起于腹主动脉,短而直,静息时每分钟流经两肾的血液量约 1 200 ml,相当于心输出量的 20%~25%。人体血液每 4~5 分钟通过肾一次。

(2)两套毛细血管网 肾内血管通路出现两次毛细血管,即血管球毛细血管网和球后毛细血管网。血管球的入球微动脉粗而短,出球微动脉细而长,由此形成了血管球内的血压较高,有利于肾血管球的滤过作用。出球微动脉在肾小管周围再次形成毛细血管网,此时血压已明显降低,有利于重吸收。

(3)肾髓质内的直小血管 肾髓质内的直小血管襻与髓襻伴行,其功能特点使肾髓质高渗梯度得以保持,有利于肾小管和集合小管的重吸收和尿的浓缩。

3. 肾血流量的调节

(1)自身调节 离体肾灌流实验表明,当灌流压在 80~180 mmHg 范围内变动时,肾血流量保持相对稳定。这种肾血流量不依赖于神经和体液因素的作用,而在一定的血压变动范围

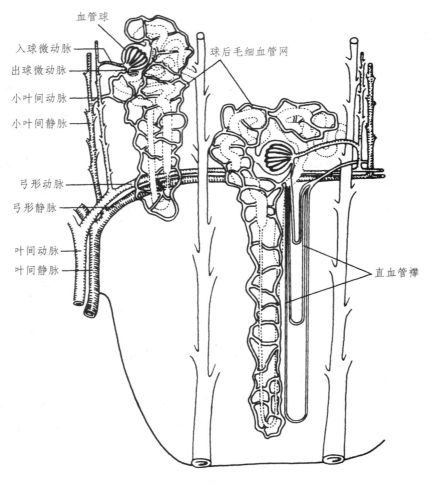

图 9 - 14 肾血液循环图

内保持相对稳定的现象称为肾血流量的自身调节。肾血流量维持相对稳定,保证了肾泌尿活动在一定范围内,不受动脉血压变化影响,使泌尿功能正常进行。

（2）神经体液调节 分布到肾的神经以交感神经为主。肾交感神经兴奋时,可使肾血管收缩,血流量减少。调节肾血流的体液因素主要有肾上腺素和血管升压素等。正常人在静息状态下,交感神经的紧张性和体液调节作用都很低,对肾血流量无明显的影响。人体剧烈运动时,体内交感神经活动增强,使肾上腺髓质分泌肾上腺素和去甲肾上腺素增多,两者均使肾血管收缩,肾血流量减少,以保证肌肉和脑的血供。当人体发生失血性或中毒性休克时,为保证心、脑等重要器官的血供,除交感—肾上腺髓质系统活动增强外,还伴随血管升压素和血管紧张素等活性物质的释放增多,导致肾血管的强烈收缩,肾血流量明显减少,造成少尿、无尿,严重时可造成急性肾衰竭。

第二节 尿 生 成

尿生成是一个连续、复杂的过程。首先通过肾小体的滤过形成原尿,再经肾小管和集合小管的重吸收及其分泌作用,以及对尿液的浓缩和稀释作用,最后形成终尿(图 9-15)。

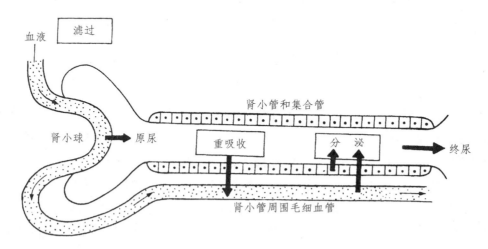

图 9-15 尿生成的基本过程示意图

一、肾小体的滤过功能

肾小体滤过作用的结构基础是滤过膜及其通透性,动力是肾小体的有效滤过压。

1. 滤过膜及其通透性 滤过膜三层结构上均有孔道,构成了分子大小的机械屏障,使相对分子质量大于 69 000 的蛋白质不能滤过。同时,滤过膜三层结构上均覆盖着带负电荷的糖蛋白,对血浆中带有负电荷的蛋白质有相斥作用,构成了分子电荷的电学屏障。当肾发生某种病变时,滤过膜通透性异常,可出现蛋白尿。

2. 有效滤过压 有效滤过压(effective filtration pressure)是肾小体滤过作用的动力,在滤过膜通透性和肾血浆流量不变时,原尿的生成主要由有效滤过压所决定(图9-16)。

决定有效滤过压的因素有三个,即血管球毛细血管血

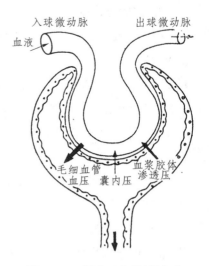

图 9-16 肾小球有效滤过压变化示意图

压、血浆胶体渗透压和囊内压。前者是动力,后两者是阻力。

$$肾小体有效滤过压＝血管球毛细血管血压－(血浆胶体渗透压＋囊内压)$$

用微穿刺技术测定,入球微动脉端和出球微动脉端的压力几乎相等,为 45 mmHg;囊内压为 10 mmHg;血浆胶体渗透压在血管球入球端为 25 mmHg,通过血管球毛细血管网,随水分与晶体物质不断被滤过,血浆胶体渗透压逐渐升高至 35 mmHg。

根据以上数据计算:

$$入球端有效滤过压＝45－(25＋10)＝10 \text{ mmHg}$$
$$出球端有效滤过压＝45－(35＋10)＝0$$

由此可见,原尿主要由入球端一段毛细血管滤过产生,而出球端并没有原尿生成。产生滤过作用的毛细血管的有效长度取决于有效滤过压下降的速率。当有效滤过压的下降的速率减小时,产生滤过作用的毛细血管有效长度延长,原尿生成增多,反之,则减少。

单位时间内两肾生成原尿的量称为**肾小体滤过率**,又称肾小球滤过率。一般成人肾小体滤过率为 125 ml/min。一昼夜滤出的原尿量可达 180 L,而一昼夜终尿量仅为 1.5 L,是滤出量的 1% 左右。肾小体滤过率和肾血浆流量的比值称为**滤过分数**(filtration fraction,FF)。每分钟肾血浆流量约为 660 ml,因此滤过分数＝125/660×100%＝19%。滤过分数的值表明,流经肾的血浆约有 1/5 由肾血管球滤过到肾小囊腔中,其余 4/5 进入出球微动脉。肾小体滤过率和滤过分数均是衡量肾功能的重要指标。

3. 影响肾小体滤过的因素

(1) 有效滤过压　当动脉血压降到 80 mmHg 以下时,血管球毛细血管压将相应下降,有效滤过压降低,滤过率减少。当动脉血压下降到 40 mmHg 以下时,肾小体滤过率下降到零,尿生成停止。正常情况下,肾小囊内压比较稳定。但肾盂或输尿管结石,肿瘤压迫或其他原因引起的输尿管阻塞,可使肾盂内压升高,肾小囊内压也将升高,有效滤过压降低,肾小体滤过率因此减小。正常人的血浆蛋白浓度比较稳定,血浆胶体渗透压波动不明显,对肾小体滤过率影响不大。

(2) 滤过膜的面积和通透性　正常情况下,滤过膜的面积和通透性都比较稳定。成人两肾总滤过面积约 1.5 m²。但在病理情况下。如急性肾小球肾炎时,由于肾血管球毛细血管的管腔变窄,使具有滤过功能的面积减少,肾小体滤过率亦减少。另外,滤过膜机械和电学屏障出现异常,可导致少尿、蛋白尿,甚至血尿。

(3) 肾血浆流量　当**肾血浆流量**(renal plasma fiow,RPF)增加时,毛细血管的可滤过段延长,肾小体滤过率增多。相反,在各种原因所致的休克时,由于交感神经兴奋,肾血管收缩,肾血浆流量将显著减少,毛细血管可滤过段明显缩短,肾小体滤过率也因此显著减少。

二、肾小管和集合小管的重吸收及其分泌功能

1. 重吸收的方式 原尿进入肾小管后称为小管液(tubular fluid)。小管液在流经肾小管和集合管时,管壁上皮细胞将其中部分物质选择性转运到血液中为**重吸收**(reabsorption),肾小管和集合管上皮细胞将自身产生的物质或血液中的物质运至小管液为**分泌**(secretion)(图 9-17)。全部的葡萄糖和氨基酸以及大部分的水和盐类在近端小管被重吸收,而肌酐、K^+ 和 H^+ 则被分泌到小管液中排出体外。

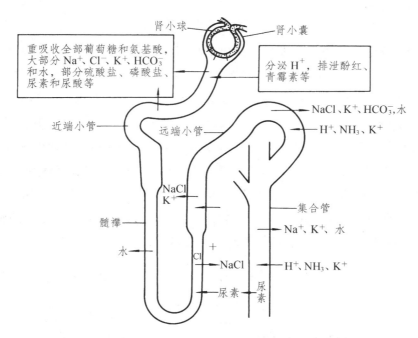

图 9-17 肾小管和集合管的重吸收及其分泌作用示意图

Na^+、K^+、葡萄糖和氨基酸等物质是主动重吸收,吸收的过程需要耗能。尿素、Cl^- 和水为被动重吸收,顺浓度差、电位差和渗透压而进行。

2. 几种物质的重吸收和分泌

（1）Na^+、Cl^- 和水的重吸收 小管液中的 Na^+、Cl^- 和水 99% 以上被重吸收。各段小管对 Na^+、Cl^- 和水的重吸收率是不同的,近端小管约吸收 70%,余部分在髓襻、远端小管和集合小管内重吸收。Na^+ 主动重吸收造成小管内外之间的电位差,Cl^- 顺内外电位差被动重吸收(图 9-18)。水的重吸收是靠渗透作用进行的,由于小管对 Na^+、Cl^-、HCO_3^-、葡萄糖和氨基酸等

物质的重吸收,提高了细胞间隙的渗透压,从而促进了水的吸收。

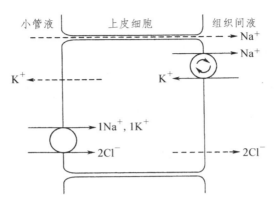

图 9 - 18 Na⁺、Cl⁻的重吸收过程

（2）HCO_3^- 的重吸收与 H^+ 的分泌　血液中,HCO_3^- 是以钠盐 $NaHCO_3$ 的形式存在。$NaHCO_3$ 进入小管液中离解为 Na^+ 和 HCO_3^-。HCO_3^- 大部分也在近端小管被重吸收。由于 HCO_3^- 不易透过上皮细胞管腔膜,它与小管分泌的 H^+ 结合生产 H_2CO_3,在管腔膜上的**碳酸酐酶**(carbonic anhydrase, CA)作用下,分解为 CO_2 和 H_2O。CO_2 是脂溶性物质,能迅速以单纯扩散方式进入上皮细胞内,在细胞内,CO_2 和 H_2O 再形成 H_2CO_3,后者很快离解成 H^+ 和 HCO_3^-。细胞内的 H^+ 和小管液中的 Na^+ 通过与管腔膜上 $Na^+ - H^+$ **交换体**结合,进行逆向转运。使 H^+ 被分泌入小管液中,而小管液中的 Na^+ 则被转运进入上皮细胞,即 $Na^+ - H^+$ **交换**。HCO_3^- 同 Na^+ 一起再组成 $NaHCO_3$ 进入血液(图 9 - 19)。HCO_3^- 是体内主要的碱储备物质,所以,H^+ 的分泌是机体排酸保碱的最重要的机制和过程,对体内酸碱平衡的维特具有重要的意义。

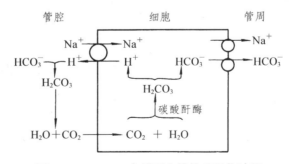

图 9 - 19 HCO_3^- 在近端小管的重吸收过程

（3）K^+ 的重吸收和分泌　小管液中 65％～70％左右的 K^+ 在近端小管被重吸收。25％～30％在髓襻被重吸收,只有极少部分从尿排出。尿液中的 K^+ 主要由远曲小管和集合小管分泌。远曲小管和集合小管上皮细胞内 K^+ 的浓度较高,管腔膜对 K^+ 有通透性,K^+ 顺着电、化学梯度差扩散进入小管液,此过程即 K^+ 的分泌。K^+ 的分泌和 Na^+ 的主动重吸收有耦联的关系,称为 $Na^+ - K^+$ 交换。由于 $Na^+ - K^+$ 交换和 $Na^+ - H^+$ 交换都是 Na^+ 依赖性的,故两者之间呈竞争性抑制。例如,酸中毒时,小管上皮细胞内的碳酸酐酶活性增强,H^+ 生成增多,$Na^+ - H^+$ 交换增强,而 $Na^+ - K^+$ 交换减弱,K^+ 随尿排出减少,将导致血钾升高。相反,高血钾症时又可导致酸中毒。

(4)葡萄糖和氨基酸的重吸收　葡萄糖和氨基酸在近曲小管被全部重吸收,尿中几乎不含葡萄糖。近端小管对葡萄糖的重吸收有一定的限度,当血糖浓度达到 180 mg/100 ml 时,肾小管对葡萄糖的重吸收已达到极限,尿中将出现葡萄糖,称为糖尿。此时的血糖浓度称为**肾糖阈**(renal threshold for glucose)。

(5)NH_3 的分泌　NH_3 由远曲小管和集合小管的上皮细胞生成。NH_3 是脂溶性物质,其扩散的方向和量取决于管周组织液和小管液的 pH 值。NH_3 的分泌与 H^+ 的分泌密切相关。由于小管的泌 H^+ 作用,使小管液 pH 值较低,所以 NH_3 易扩散进入小管液。分泌入小管液中 NH_3 与 H^+ 结合生成 NH_4^+,随尿排出体外。NH_4^+ 的生成即有利于 H^+ 的继续分泌,也有利于 NH_3 向小管液中扩散。由于 NH_3 的分泌可促使 H^+ 的分泌,所以同样具有维持机体酸碱平衡的作用。

3. 影响肾小管和集合小管重吸收的因素

(1)小管液中溶质的浓度　小管液中溶质所形成的渗透压,是对抗肾小管重吸收水分的力量。小管液中溶质浓度升高,渗透压升高,就会妨碍肾小管和集合小管对水的重吸收而使尿量增多的现象,被称为**渗透性利尿**(osmotic diuresis)。例如,糖尿病患者的多尿和临床上所使用的一些经肾小体滤出而不被肾小管重吸收的药物(如甘露醇、山梨醇等)的利尿消肿作用,均属于渗透性利尿。

(2)肾小管滤过率　近瑞小管对小管液的重吸收量与肾小体滤过率之间存在着定比关系。即近瑞小管的重吸收量始终占滤过量的 65%～70%。这种关系称为**球-管平衡**(glomerulo-tubular balance)。球管平衡的存在可以使滤过率高时,尿量不致过多;滤过率低时,尿量不致过少。

三、尿液

尿量通常指一昼夜排出的尿液的量,正常人一般在 1 500 ml 左右。若每昼夜的尿量经常在 2 500 ml 以上,则为多尿(polyuria);少于 500 ml 为少尿(oliguria);不足 100 ml 为无尿(anuria)。机体要将每天的代谢产物排出体外,至少需要 500 ml 的尿量。

尿的成分中 95%～97% 是水,其余是电解质和非蛋白氮化合物等。非蛋白氮化合物是机体排出的含氮废物,主要有尿素、肌酐、尿酸、氨、尿胆素原和胆红素等。

正常尿一般呈酸性,pH 值在 5.0～7.0 之间,最大变动范围为 4.5～8.0。以蛋白质为主的食物,蛋白质分解后产生的硫酸盐和磷酸盐等可使尿液酸化;多食蔬菜和水果,其中的有机酸在体内氧化,碱基生成增多,故尿呈弱碱性。

尿的比重一般在 1.015～1.025 之间,若尿的比重长期在 1.010 以下。表示尿浓缩功能障碍,为肾功能不全的表现。

第三节　尿液的浓缩稀释及其调节

一、尿液的浓缩和稀释

肾的尿液浓缩和稀释能力,对维持人体水平衡具有重要作用。尿液的浓缩和稀释是以尿液和血浆的渗透压相比较而言。当体内缺水时,机体将排出渗透压明显高于血浆的高渗尿,尿液的渗透浓度最高可达 1 200 mmol/L(1 200 mOsm/(kg・H_2O)),即尿液被浓缩。而体内水过剩时,将排出低于血浆渗透压的低渗尿,尿液的渗透浓度最低可到 50 mOsm/(kg・H_2O),即尿液被稀释。

尿液的浓缩和稀释在髓襻、远端小管和集合小管内,主要是通过对水的重吸收使尿液浓缩。由于肾脏对水的重吸收方式是渗透,这就要求小管周围组织液是高渗的。在肾的髓质部,肾小管通过主动重吸收 Na^+、Cl^-,控制水的通透性,使小管周围组织液的 NaCl 堆积,渗透浓度升高,形成高渗。实验测定表明,从肾髓质外层向乳头部深入,内髓部小管周围组织液的渗透浓度逐渐升高到血浆渗透浓度的 4 倍,为 1 200 mmol/L(1 200 mOsm/(kg・H_2O)),形成并持续保持肾髓质小管周围组织液的高渗梯度(图 9-20)。在不同动物的观察发现,肾髓质的渗透浓度越高,尿的浓缩能力就越强。如沙鼠肾脏可产生 20 倍于血浆渗透浓度的高渗尿。

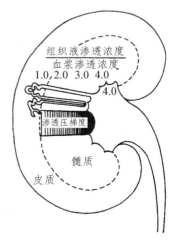

图 9-20　肾髓质渗透梯度示意图

二、尿液浓缩和稀释的调节

抗利尿激素和醛固酮是调节水重吸收的重要激素,调节的部位在远曲小管和集合管。

1. 抗利尿激素　抗利尿激素(antidiuretic hormone，ADH)，又称血管加压素，来源于下丘脑的视上核。ADH 主要是作用在远曲小管和集合小管上的水通道蛋白，形成水通道，增加对水的通透性。小管液中的水在周围组织液高渗透浓度的作用下被重吸收，使尿液浓缩，尿量减少。

血浆晶体渗透压和血容量的改变，都可通过反馈机制，调节 ADH 的分泌和释放。当体内水分大量丢失时，血浆晶体渗透压升高，通过反射使 ADH 释放量增加，以减少水的排出，使尿液浓缩；当血容量减少时，血压降低，也可使 ADH 分泌和释放增多，水重吸收增多，有利于血容量和血压的恢复；当大量饮入清水时，体液被稀释，血浆晶体渗透压降低，引起 ADH 分泌减少，尿量增多，尿液稀释，此现象被称为水利尿。

2. 醛固酮　醛固酮是肾上腺皮质球状带分泌的一种激素。其主要作用是促进远曲小管和集合小管上皮细胞对 Na^+ 的重吸收以及 K^+ 的排泄，对 Na^+ 的重吸收也促进了对水的重吸收，因而具有保 Na^+ 排 K^+ 和增加细胞外液容量的作用(过多可引起水钠潴留、高血压)。

醛固酮的分泌主要受肾素-血管紧张素-醛固酮系统的调节和血 K^+、Na^+ 浓度的反馈性调节。机体失血和血压降低时，可启动肾素-血管紧张素-醛固酮系统(图 9-21)，促进醛固酮的合成和分泌。血 K^+ 浓度升高或血 Na^+ 浓度降低时，可直接刺激肾上腺皮质球状带，使醛固酮分泌增多；反之，则使醛固酮分泌减少。

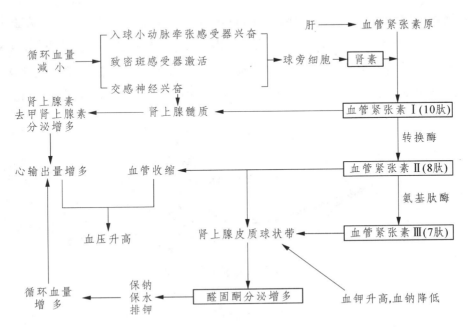

图 9-21　肾素-血管紧张素-醛固酮系统的产生和作用示意图

第四节　输尿管道与尿液的排放

一、输尿管

输尿管(ureter)为一对细长的肌性管道(图9-3),起自肾盂,经腹腔和盆腔下行入膀胱。全长25～30 cm,管径0.5～0.7 cm。管壁由黏膜、肌层和外膜构成,黏膜形成多条纵行皱襞。

输尿管依行程可分为三段:①腹段,位于腹后壁腹膜后方,沿腰大肌前面下行,至小骨盆入口处,左侧跨左髂总动脉末端的前方、右侧跨右髂外动脉起始处的前方进入盆腔移行为盆部。②盆段,沿盆壁表面行至前内侧而达膀胱底,斜穿入膀胱壁而移行为壁内部。③壁内段,长1.5～2.0 cm,以输尿管口开口于膀胱内面。开口处黏膜折叠成瓣膜,当膀胱充盈时,输尿管壁和瓣膜受压而封闭,可防止尿液返流。

输尿管全长有三处生理性狭窄:①位于肾盂与输尿管移行处;②在骨盆上口,输尿管越过髂血管交叉处;③穿过膀胱壁处,是输尿管最狭窄处。这些狭窄是结石易滞留的部位。

二、膀胱

1. 膀胱的形态和位置　膀胱(urinary bladder)是贮尿的囊状肌性器官,一般正常成人的容量300～500 ml,最大可达800 ml,新生儿容量为50 ml。膀胱充盈时呈卵圆形,空虚时呈三棱锥体形,膀胱可分为四部分(图9-22):膀胱尖(apex of bladder)细小,朝向前上方;膀胱底(fundus of bladder)近似三角形,朝向后下方;尖与底之间部分为膀胱体(body of bladder);膀

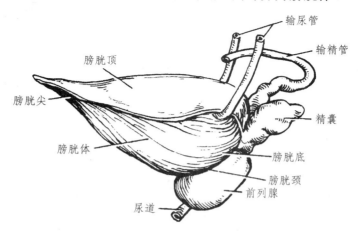

图9-22　膀胱侧面观

胱颈(neck of bladder)位于膀胱的最下方,以尿道内口与尿道相连接。膀胱各部之间无明显界线。

成人膀胱位于盆腔的前部。其前方为耻骨联合;后方在男性有精囊腺、输精管壶腹和直肠;女性有子宫和阴道。膀胱的下方在男性邻接前列腺;女性则邻接尿生殖膈。

膀胱空虚时,膀胱尖一般不超过耻骨联合上缘。充盈时,膀胱尖上升至耻骨联合以上,此时由腹前壁返折向膀胱的腹膜也随之上移。在耻骨联合上方进行膀胱穿刺术,可避免伤及腹膜(图 9 - 23)。

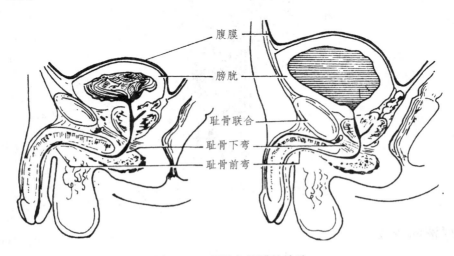

图 9 - 23 膀胱与腹膜的关系

新生儿膀胱位置高于成人,其大部分腹腔内。随年龄增长而逐渐降入盆腔,至青春期达成人位置;老年人因盆底肌肉松弛,膀胱位置则更低。

2. 膀胱壁的构造 膀胱壁由黏膜、肌层和外膜所构成。膀胱空虚时黏膜形成许多皱襞,当膀胱充盈时,皱襞可减少或消失。位于两输尿管口与尿道内口之间的三角形区域,黏膜光滑无皱襞,称为**膀胱三角**(trigone of bladder)(图 9 - 24),是膀胱肿瘤和结核的好发部位。

膀胱的黏膜上皮为变移上皮,表层细胞近游离面的胞质较为浓密,可防止膀胱内尿液的侵蚀。肌层厚,由内纵、中环和外纵三层平滑肌组成,各层肌纤维相互交错,构成逼尿肌,对排尿起重要作用。中层环行肌在尿道内口处增厚为**尿道内括约肌**。

三、尿道

男性尿道见生殖系统,本节仅介绍女性尿道。**女性尿道**(female urethra)长约 5 cm,起于膀胱的尿道内口,经阴道前方向前下行,穿尿生殖膈,以尿道外口开口于阴道前庭(图9-25)。

在穿过尿生殖膈时,有尿道阴道括约肌环绕,有紧缩尿道、阴道和控制排尿的作用。由于女性尿道短、宽而直,故易发生逆行性尿路感染。

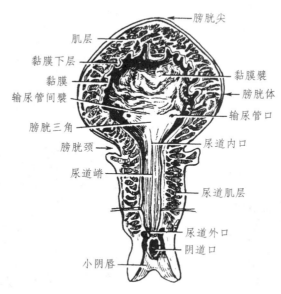

图 9-24　女性膀胱和阴道(额状断面)

四、尿液的排放

尿液在膀胱内贮存达一定量时,即可引发排尿反射(micturition reflex)而被排出体外。

(1)膀胱与尿道的神经支配　膀胱逼尿肌和尿道内括约肌受交感神经和副交感神经支配。副交感神经自脊髓骶段发出,经盆内脏神经等到达膀胱,兴奋时,可使膀胱逼尿肌收缩,尿道内括约肌松弛,促进排尿。交感神经自脊髓胸段发出,经腰内脏神经等到达膀胱,兴奋时使膀胱逼尿肌松弛,尿道内括约肌收缩,抑制排尿。尿道外括约肌受阴部神经支配,受意识控制,一般处于收缩状态。

(2)排尿反射　控制排尿反射的初级中枢在脊髓骶段,高级中枢在大脑皮质。通常情况下,膀胱处于轻度收缩状态,使膀胱内压经常保持在 $1.0\ kPa(10\ cmH_2O)$ 以下水平。贮尿量增加到 $400\sim500\ ml$ 时,膀胱内压达 $1.5\sim1.8\ kPa(15\sim18\ cmH_2O)$。此时膀胱壁牵张感受器受刺激而兴奋,冲动沿盆内脏神经(也称盆神经)中的传入纤维到达脊髓骶段初级排尿中枢,再上行至大脑皮质高级排尿中枢,产生尿意。当环境允许时,初级排尿中枢兴奋,经盆内脏神经传出冲动,使膀胱逼尿肌收缩,尿道内括约肌松弛,尿液进入后尿道。后尿道感受器受尿液刺激,冲动再经盆内脏神经中的传入纤维传入初级排尿中枢,反射性地抑制阴部神经的活动,使尿道外括约肌松弛,于是尿液被驱出。尿液对尿道的刺激,可通过正反馈进一步反射性加强排尿中枢的活动,直至尿液排出为止(图 9 - 25)。

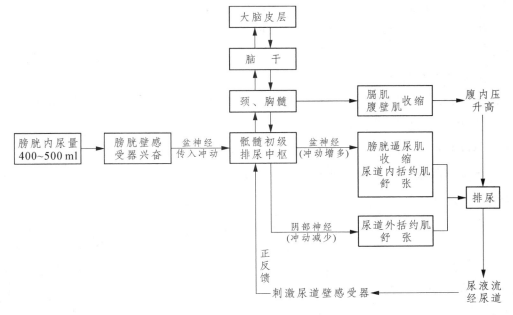

图 9 - 25 排尿反射示意图

在排尿反射中,大脑皮质等高位中枢对脊髓初级中枢有易化或抑制的控制作用。但以抑制作用占优势。小儿时期,由于大脑尚未发育完善,对初级中枢的控制能力较弱,故排尿次数多,易发生夜间遗尿现象。

排尿或贮尿发生障碍,临床上常见的有尿频、尿潴留和尿失禁。尿频常由于膀胱炎症或机械刺激所引起,表现为排尿次数多;**尿潴留**(urine retention)多由于脊髓初级排尿中枢活动障碍所致,排尿反射不能进行,膀胱内充满尿液而不能排出;**尿失禁**(urine incontinence)多由于初级排尿中枢失去了高级排尿中枢的控制所致,如脊髓横断伤等。

思考题

1. 试述肾的位置、额状切面的结构及肾的被膜。

2. 试述肾单位的构成及主要的微细结构特点。

3. 何谓滤过膜,滤过膜障碍会导致哪些异常?

4. 肾的血液供应有哪些特点,与尿的形成有何关系?

5. 何谓球旁复合体,有何作用?

6. 何谓有效滤过压,形成有效滤过压有哪些因素?

7. 影响肾小体滤过作用的因素有哪些?

8. 试述抗利尿激素和醛固酮如何调节尿的浓缩和稀释。

9. 为什么糖尿病患者会出现糖尿和尿量增多的现象?

10. 简述尿的生成过程。

11. 试述尿的产生及排出途径。

12. 大量饮清水、大量出汗(或呕吐、腹泻)和静脉注射 50% 葡萄糖液 100 ml 以及大量静脉滴注生理盐水,尿量各有何变化,其机理如何?

13. 试述输尿管分段、狭窄部位及其意义。

14. 试述膀胱的位置和形态,膀胱三角的位置、结构特点和临床意义。

15. 简述排尿反射的过程。

(赵凤臣　陶　然)

第十章　生殖系统

生殖系统的主要功能是产生生殖细胞、繁殖后代、延续种族；分泌性激素、促进性发育。生殖系统分为男性生殖系统和女性生殖系统，包括内生殖器和外生殖器两部分。

第一节　男性生殖系统

男性内生殖器由睾丸、附睾、输精管、射精管、男性尿道和附属腺（精囊、前列腺、尿道球腺）组成。男性外生殖器包括阴茎和阴囊（图 10-1）。

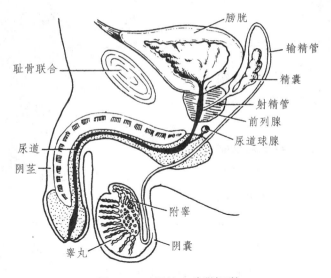

耻骨联合

尿道

阴茎

睾丸

膀胱

输精管

精囊

射精管

前列腺

尿道球腺

附睾

阴囊

图 10-1　男性生殖器概观

一、睾丸

睾丸（testis）是男性的生殖腺，具有产生精子和分泌雄激素的功能。

1. 睾丸的形态和位置　睾丸位于阴囊内，左、右各一，呈内、外略扁的椭圆形，分上、下两端，前、后两缘，内、外两面。其后缘有血管、神经和淋巴管出入，并与附睾和输精管睾丸部相接触。睾丸表面和阴囊内面均被覆浆膜，称为**睾丸鞘膜**（tunica vaginalis of testis）。鞘膜贴睾丸面的为脏层,贴阴囊内面的为壁层,脏、壁两层之间的密闭腔隙,称为鞘膜腔,内有少量浆液(图10－2)。

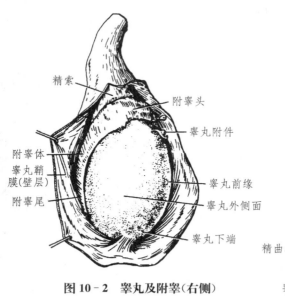

图 10－2　睾丸及附睾(右侧)

2. 睾丸的结构　睾丸表面覆有鞘膜脏层,深面为一层致密结缔组织膜,称为白膜(tunica albuginea)。白膜在睾丸后缘增厚形成睾丸纵隔,睾丸纵隔向睾丸实质内发出许多放射状的睾丸小隔,将睾丸实质分成100～200个锥体形的睾丸小叶,每个小叶内有1～4

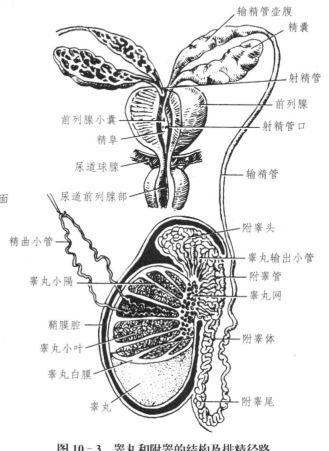

图 10－3　睾丸和附睾的结构及排精径路

条蟠曲的精曲小管(图10－3)。精曲小管之间的疏松结缔组织,称为睾丸间质。每个小叶内的精曲小管汇合成精直小管,入睾丸纵隔交织成睾丸网,由睾丸网发出12～15条睾丸输出小管,在睾丸后缘上部进入附睾头。

(1)精曲小管　精曲小管(seminiferous tubule)是产生精子的部位。其管壁由生精上皮构成。生精上皮由支持细胞和5～8层生精细胞组成。支持细胞呈不规则的锥体形,对生精细胞有支持营养作用。

生精细胞位于支持细胞之间,呈多层排列。自青春期开始,在垂体促性腺激素的作用下,生精细胞不断分裂增生,其发育需经五个阶段:精原细胞(spermatogonia)是生精细胞中的干细胞,紧贴基膜,经过数次分裂分化成为初级精母细胞;初级精母细胞(primary spermatocyte)位于精原细胞近腔侧,圆形、体积较大、直径约$18\mu m$,经过第一次成熟分裂(减数分裂)形成两个次级精母细胞;**次级精母细胞**(secondary spermatocyte)更靠近管腔,直径约$12\mu m$,完成第二次成熟分裂产生两个精子细胞。**精子细胞**(spermatid)位于管腔面,直径约$8\mu m$,不再分裂,经过变态形成精子(图10-4)。**精子**(spermatozoon)形似蝌蚪,分头、尾两部。头部中有高度浓缩的细胞核,核的前2/3有顶体覆盖,顶体是特殊的溶酶体,内含多种水解酶,在受精过程中发挥重要作用。精子尾部细长,助运动(图10-5)。

精子形成后,游离于精曲小管管腔内,后经睾丸输出小管移入附睾贮存。

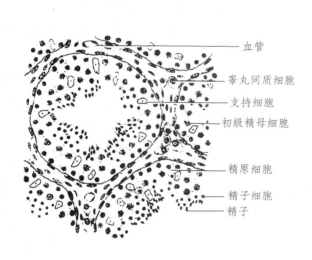

图 10-4 生精小管与睾丸间质仿真图

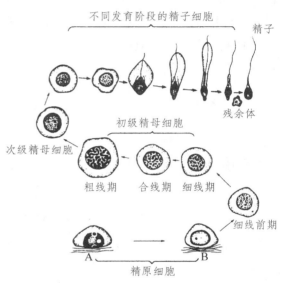

图 10-5 精子发生示意图

由于生精细胞增殖十分活跃,易受放射线、乙醇和睾丸温度增高等理化因素的影响,导致精子畸形或功能障碍。

(2)**睾丸间质** 睾丸间质是位于精曲小管之间的疏松结缔组织,内含睾丸间质细胞,体积较大,胞质嗜酸性较强,常成群分布。睾丸间质细胞的主要功能是合成分泌雄激素,其主要成分是睾酮。睾酮的生理作用有:①促进男性生殖器官的生长、发育;②促进精子的生成;③促进男性第二性征的出现及性功能的维持,男性第二性征如:生胡须,嗓音低沉,喉结突出,骨骼粗壮,肌肉发达等;④促进体内蛋白质的合成代谢和机体的生长发育;⑤促进红细胞的生成。睾酮的分泌受垂体促性腺激素(间质细胞刺激素)的调节,当血中睾酮浓度增高时,可以通过下丘脑-腺垂体-性腺轴进行负反馈调节,维持血液中的睾酮在正常水平。

二、附睾、输精管、射精管

1. 附睾 附睾（epididymis）位于睾丸的上端和后缘，呈新月形。上端膨大，下端细小，自上而下分头、体、尾三部。附睾头由睾丸输出小管蟠曲而成，附睾尾末端返折向上移行为输精管。附睾的功能为储存精子，还可分泌液体营养精子，促进精子成熟并维持活力。

2. 输精管 输精管（ductus deferens）长约 50 cm，起于附睾的末端，沿附睾内侧、睾丸的后缘上行至阴囊根部，经腹股沟管进入盆腔，在膀胱底的后方，与精囊的排泄管合成射精管。从腹股沟管深环到睾丸上端之间的圆索状结构称精索（spermatic cord），由输精管、睾丸动脉、蔓状静脉丛、神经、淋巴管和精索表面被膜等构成。输精管腔小壁厚，在活体触摸时，有细硬条索状感觉。

3. 射精管 射精管（ejaculatory duct）由输精管末端和精囊排泄管合成，长约 2 cm，斜穿前列腺实质，开口于尿道前列腺部。

三、附属腺

1. 精囊 精囊（seminal vesicle）又叫精囊腺，位于膀胱底的后方，输精管末端的外侧，为一对长椭圆形的囊状腺，其排泄管与输精管末端合成射精管（图 10-6），分泌物参与精液的组成。

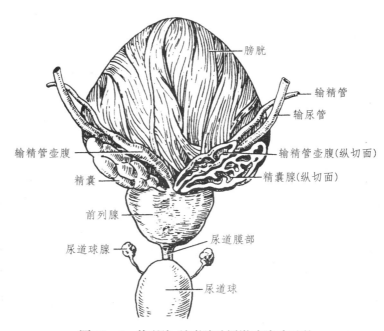

图 10-6　前列腺、精囊腺及尿道球腺后面观

2. 前列腺 前列腺(prostate)呈栗子形,位于膀胱与尿生殖膈之间,包绕尿道起始部。前列腺上端宽大与膀胱颈相接,下端尖细接尿生殖膈。在体后面的纵行浅沟称为**前列腺沟**(sulcus of prostate)。直肠指诊可触及此沟,前列腺肥大时,此沟消失。前列腺的排泄管开口于尿道前列腺部后壁。分泌物参与精液的组成。前列腺分为 5 叶:前叶、中叶、后叶和两侧叶(图10-7)。老年人患前列腺肥大时,可压迫尿道,造成排尿困难。

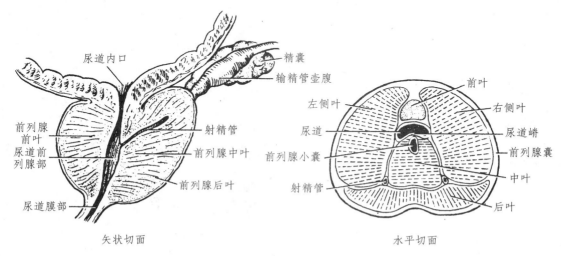

图 10-7 前列腺(横断面)

3. 尿道球腺 尿道球腺(bulbourethral gland)成对,似豌豆大小,位于尿生殖膈内。分泌物经细长的排泄管排入尿道球部。

精液由精子和附属腺的分泌物组成,精液呈乳白色,弱碱性适于精子的生存和活动。正常成年男性一次射精约 3~5 ml,含精子 3 亿~5 亿个。每毫升精液精子数量少于 2 000 万个,受精机会显著减少,低于 400 万个,则不易受精。

四、阴囊和阴茎

1. 阴囊 阴囊(scrotum)位于阴茎的后下方,为一皮肤性囊袋,由阴囊中隔分为左、右两腔,容纳睾丸和附睾(图10-8)。阴囊壁由皮肤和肉膜构成,皮肤薄而柔软,有伸展性;肉膜是阴囊的浅筋膜,含有平滑肌纤维,平滑肌的舒缩可调节阴囊内的温度略低于体温,有利于精子的发育与生存。

2. 阴茎 阴茎(penis)为男性的性交器官,可分头、体、根三部分。头端膨大为**阴茎头**(glans penis),尖端有矢状位的尿道外口;中部为**阴茎体**(body of penis),呈圆柱形,悬于耻骨联合的前下方;后端为**阴茎根**(root of penis),固定于耻骨下支和坐骨支(图10-9)。

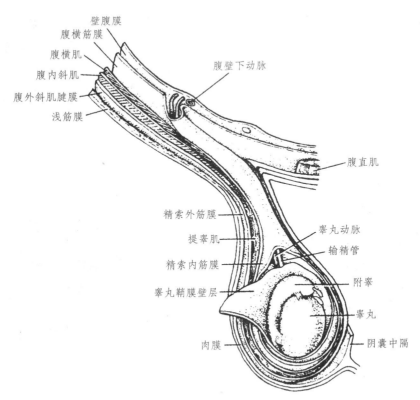

图 10 - 8 阴囊结构模式图

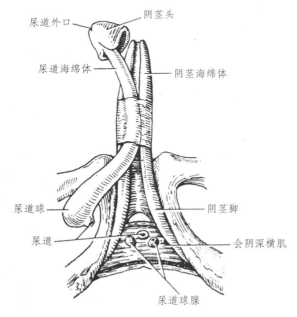

图 10 - 9 阴茎外形及海绵体

阴茎由两个阴茎海绵体和一个尿道海绵体构成,外面包有筋膜和皮肤(图10-10)。尿道海绵体位于阴茎海绵体的腹侧,尿道贯穿其全长。其前端膨大为阴茎头、后端膨大为尿道球。阴茎海绵体左、右各一,位于阴茎的背侧,前端变细嵌入阴茎头后面的凹陷处,后端分开形成左、右阴茎脚附于耻骨下支。阴茎的皮肤薄而柔软,有伸展性。它在阴茎颈的前方形成双层游离的皮肤皱襞包绕阴茎头称为阴茎包皮。阴茎包皮与阴茎头腹侧中线处连有一条纵行的皮肤皱襞称为**包皮系带**(frenulum of prepuce)。临床上作包皮环切术时,注意勿伤及包皮系带,以免影响阴茎正常的勃起。

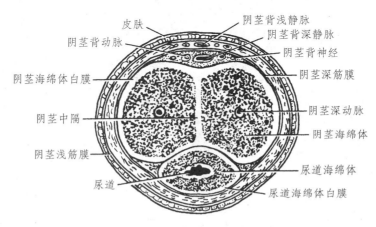

图 10-10 阴茎中部水平切面

五、男性尿道

男性尿道(male urethra)具有排尿和排精的功能。起于膀胱的尿道内口,止于尿道外口,成人尿道长 16~22 cm,全长可分三部:即前列腺部、膜部和海绵体部(图 10-11)。

(1) 前列腺部(prostatic part) 为尿道穿过前列腺的部分,长约 3 cm,后壁有射精管和前列腺排泄管的开口。

(2) 膜部(membranous part) 为尿道穿过尿生殖膈的部分,长约 1.5 cm,周围有尿道外括约肌环绕,该肌为横纹肌,有控制排尿的作用。

(3) 海绵体部(cavernous part) 为尿道穿过尿道海绵体的部分,长约 15 cm。尿道球内的尿道最宽,称为尿道球部,尿道球腺开口于此。

临床上将前列腺部和膜部称为后尿道;将海绵体部称为前尿道。

男性尿道全长有 3 处狭窄和 2 个弯曲。3 个狭窄分别位于尿道内口、尿道膜部和尿道外口。其中以尿道外口最狭窄(图 10-11)。2 个弯曲是耻骨前弯和耻骨下弯。**耻骨前弯**

（prepubic cuvature）位于耻骨联合前下方，凹向下方，阴茎勃起或将阴茎向上提起时此弯曲即可变直而消失。**耻骨下弯**（subpubic curvature）位于耻骨联合下方，凹向上，此弯曲位置恒定不变。临床上行导尿术或膀胱镜检查时，应注意尿道的狭窄和弯曲，以免损伤尿道（图 10 - 12）。

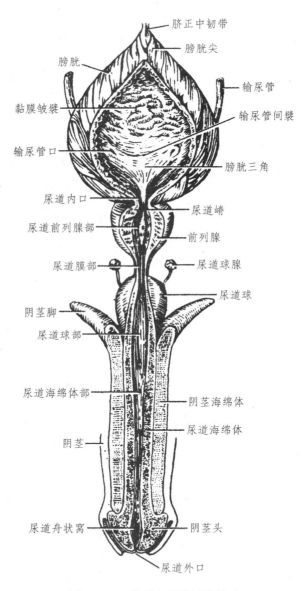

图 10 - 11　膀胱和男性尿道前面

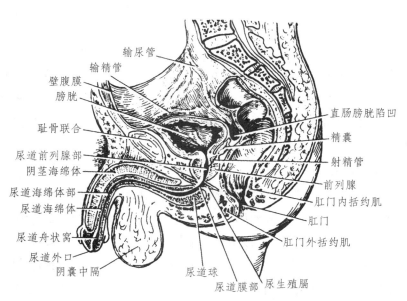

图 10 - 12　男性盆腔正中矢状断面

第二节　女性生殖系统

女性内生殖器由卵巢、输卵管、子宫、阴道和前庭大腺组成。女性外生殖器即女阴(图10 - 13)。

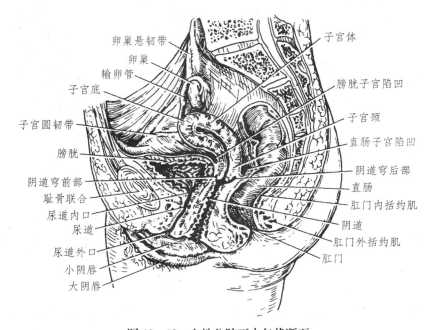

图 10 - 13　女性盆腔正中矢状断面

一、卵巢

1. 卵巢的位置和形态　　卵巢（ovary）是女性的生殖腺，左、右各一，位于盆腔侧壁、髂总动脉分叉处，被子宫阔韧带后层所包绕。卵巢呈扁椭圆形，分内、外两面，上、下两端，前、后两缘。内侧面朝盆腔，与小肠相邻；外侧面贴靠盆腔侧壁的卵巢窝，上端与输卵管伞相接触，并借卵巢悬韧带连于骨盆侧壁；下端借卵巢固有韧带连于子宫；前缘借卵巢系膜连于子宫阔韧带，有血管、神经等出入，称为**卵巢门**（hilum of ovary）；后缘游离。

幼女的卵巢较小，表面光滑，性成熟期卵巢最大，此后由于多次排卵，卵巢的表面形成瘢痕，显得凹凸不平。35～40 岁卵巢开始缩小，50 岁左右随月经停止而逐渐萎缩。

2. 卵巢的结构和功能　　卵巢表面被覆单层扁平或立方上皮。上皮深面为一薄层的致密结缔组织构成的白膜。卵巢的实质分为周围的皮质和中央的髓质。皮质很厚，内含不同发育阶段的卵泡；髓质内含疏松结缔组织、血管和神经（图 10-14）。近卵巢门处的结缔组织中有少量门细胞，可分泌雄激素。

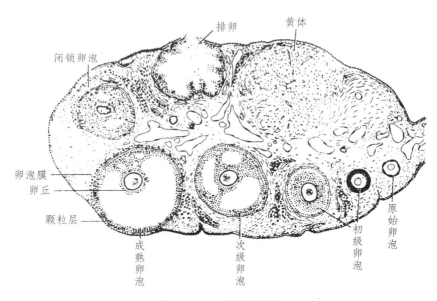

图 10-14　卵巢结构图

1）**卵泡的发育与成熟**　　卵泡发育过程要经过原始卵泡、生长卵泡和成熟卵泡三个阶段。

（1）**原始卵泡**（primordial follicle）　　由一个初级卵母细胞和周围一层扁平的卵泡细胞组成。初级卵母细胞可长期停滞在第一次成熟分裂前期，直到排卵前才完成第一次成熟分裂。

新生儿,卵巢内约有 30 万个原始卵泡,至青春期减少到 4 万个。卵泡细胞具有支持和营养卵母细胞的作用。

(2) 生长卵泡(growing follicle)　从青春期开始,在垂体促性腺激素(卵泡刺激素)的作用下,部分原始卵泡发育为生长卵泡,包括早期的初级卵泡和晚期的次级卵泡。

初级卵泡(primary follicle)　初级卵母细胞逐渐增大,卵泡细胞与初级卵母细胞出现一层嗜酸性膜,称为透明带。透明带是卵泡细胞与初级卵母细胞共同分泌的蛋白,含精子受体,与受精关系密切。卵泡细胞分裂增生,由扁平变为立方或柱状,由单层变为复层。紧靠透明带的一层卵泡细胞变为柱状,呈放射状排列,称为放射冠。

次级卵泡(secondary follicle)　在颗粒细胞之间出现大小不等的腔隙,逐渐融合成一个大的卵泡腔,腔内充满卵泡液。卵泡腔不断扩大,将初级卵母细胞及其周围的一些颗粒细胞挤到卵泡的一侧,形成一个突入卵泡腔的隆起,称为卵丘。数层卵泡细胞构成卵泡壁,称为颗粒层。此时卵泡细胞改称颗粒细胞(图 10-10)。在卵泡生长的同时,其周围的结缔组织逐渐形成卵泡膜,卵泡膜内层的细胞称为膜细胞。

膜细胞和颗粒细胞能分泌雌激素。雌激素的生理作用是:①促进卵泡发育、成熟和排卵;促进输卵管上皮增生分泌和运动,有利于受精卵的运行;促使子宫发育,子宫内膜发生增生期的变化;促进阴道上皮增生、角化并合成大量糖原。②促进女性第二性征的出现,如乳腺发育,骨盆宽大,音调较高,臀部肥厚,皮下脂肪较多等。③其他,如加速骨的生长、促进髂软骨愈合,促进蛋白质的合成,促进肾对水钠的重吸收等。

(3) 成熟卵泡(mature follicle)　在卵泡刺激素和黄体生成素的作用下,卵泡发育为成熟卵泡。成熟卵泡是卵泡发育的最后阶段,卵泡细胞停止增殖,卵泡液进一步增多,卵泡向卵巢表面突出。在排卵前 36~48 小时,初级卵母细胞完成第一次成熟分裂,产生一个次级卵母细胞和一个第一极体。

2) 排卵(ovulation)　发生在月经周期的第 14 天。成熟卵泡内的卵泡液剧增,内压升高,最后破裂。次级卵母细胞、透明带和放射冠随卵泡液一起从卵巢表面排入腹膜腔的过程,称为排卵。通常左、右卵巢交替排卵,每次排一个卵,偶尔也有一次排两个或两个以上的。女性一生中排 400~500 个卵。次级卵母细胞迅速进入第二次成熟分裂,并停滞在分裂中期。

排出的卵,如在 24 小时内受精,次级卵母细胞则继续完成第二次成熟分裂,产生一个成熟的卵细胞和一个第二极体。卵母细胞经过两次成熟分裂,其染色体数目减半,形成单倍体(23,X)。若排卵后 24 小时内末受精,次级卵母细胞则退化吸收。

3) 黄体(corpus luteum)　成熟卵泡排卵后,残留的卵泡壁塌陷,卵泡膜细胞和血管伸入颗粒层,在垂体促性腺激素(黄体生成素)的作用下,发育成一个体积较大富含血管的细胞团,新鲜时呈黄色,称为**黄体**。黄体细胞分泌孕激素和雌激素。孕激素亦称孕酮,通常在雌激素作用的基础上发挥以下作用:①促使子宫内膜进一步增厚,腺体增生分泌,有利于受精卵着床。②降低子宫平滑肌兴奋性,为受精卵的着床和生存提供适宜的环境。③使子宫颈黏液分泌减少变稠,使精子难以通过。④促进乳腺腺泡发育,为分娩后泌乳做准备。

黄体存在的时间,取决于排出的卵是否受精。若排出的卵未受精,黄体维持 14 天左右退化,称为月经黄体。若排出的卵已受精,黄体则继续发育,大约维持 6 个月后退化,此时的黄体称为**妊娠黄体**。妊娠黄体除分泌大量的孕激素和雌激素外,还分泌松弛素,可促进子宫内膜增生,子宫平滑肌松弛,以维持妊娠。黄体萎缩退化后,由结缔组织代替形成白体。

4)**闭锁卵泡**(atretic follicle)　绝大多数卵泡在发育的不同阶段中退化,退化的卵泡称为闭锁卵泡。

二、输卵管

输卵管(uterine tube)是一对输送卵子的肌性管道,长 10~14 cm,位于子宫阔韧带的上缘内。其外侧端游离以输卵管腹腔口开口于腹膜腔;内侧端以输卵管子宫口与子宫腔相通(图10-15)。输卵管由外侧向内侧分为以下四部分。

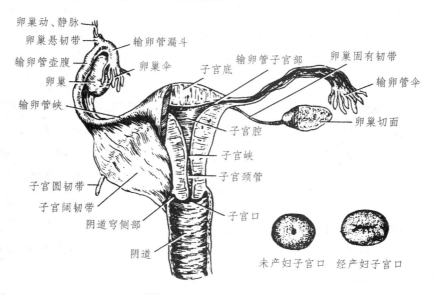

图 10-15　女性内生殖器

（1）输卵管漏斗部（infundibulum of uterine tube）　为输卵管外侧端的膨大部分，呈漏斗形，口的周缘有许多指状突起，称为输卵管伞，是手术时识别输卵管的标志。

（2）输卵管壶腹部（ampulla of uterine tube）　约占输卵管全长的 2/3，粗而弯曲，卵子通常在此部受精。

（3）输卵管峡部（isthmus of uterine tube）　短而直，管腔狭窄，是输卵管结扎术的常选部位。

（4）输卵管子宫部（uterine part）　是输卵管穿过子宫壁的部分。

输卵管管壁自内向外依次由黏膜、肌层和浆膜三层构成。黏膜层的上皮为单层柱状纤毛上皮，肌层为平滑肌。上皮纤毛向子宫方向摆动，有利于卵子或受精卵的运行，并可阻止外来病菌进入腹腔。

三、子宫

子宫（uterus）是孕育胎儿和形成月经的中空肌性器官，壁厚而腔小（图 10-15）。

1. 子宫的形态和分部　成人未产妇的子宫呈前后稍扁的倒置梨形，长约 8 cm，宽约 4 cm，厚约 2 cm。可分子宫底、子宫体和子宫颈三部分（图 10-15）。子宫底（fundus of uterus）位于两侧输卵管子宫口以上的圆凸部分；下端呈细圆柱状的部分为子宫颈（neck of uterus）。子宫颈下端伸入阴道内称子宫颈阴道部，在阴道以上部分称为子宫颈阴道上部；子宫颈与子宫底之间的部分称为子宫体（body of uterus），颈与体连接部稍狭细，称为子宫峡，长约 1 cm。妊娠期，子宫峡逐渐伸展变长，可延长至 7~11 cm。子宫颈是肿瘤的好发部位。子宫与输卵管相接的部位称为子宫角。

子宫的内腔分为子宫腔和子宫颈管两部分。子宫腔位于宫体内，呈前后略扁的三角形裂隙；子宫颈管位于子宫颈内，上口通子宫腔，下口通阴道，称为子宫口。未产妇的子宫口为圆形，经产妇的子宫口呈横裂形，其前后缘分别称为前唇和后唇。

2. 子宫的位置　子宫位于小骨盆中央，在膀胱与直肠之间，当膀胱空虚时，成人子宫呈轻度的前倾前屈位（图 10-13）。前倾是指子宫的长轴与阴道长轴之间向前开放的钝角；前屈是指子宫体与子宫颈之间向前开放的钝角。体位的变化、膀胱和直肠的充盈程度均可影响子宫的位置。

3. 子宫的固定装置　子宫正常位置的维持有赖于盆底肌的承托和子宫周围韧带的牵引。固定子宫的韧带如下（图 10-16）。

（1）子宫阔韧带（broad ligament of uterus）　位于子宫两侧，是自子宫侧壁向两侧延伸至盆侧壁的双层腹膜构成。子宫阔韧带的上缘游离，内包输卵管，在韧带内还有卵巢、子宫圆韧

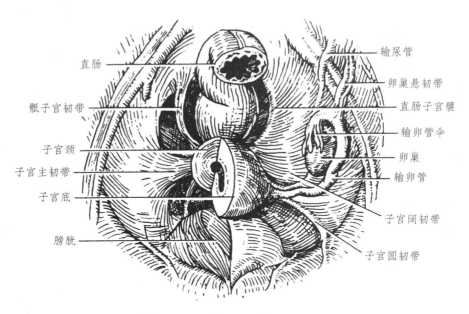

图 10-16　子宫的固定装置模式图

带、子宫动脉、子宫静脉、淋巴管和神经等。子宫阔韧带可限制子宫向两侧移动(图 10-16,图 10-17)。

（2）**子宫圆韧带**（round ligament of uterus）　由结缔组织和平滑肌组成,呈圆索状。它起自子宫角的下方,在阔韧带内向前外侧通过腹股沟管止于大阴唇皮下。该韧带是维持子宫前倾的主要结构。

（3）**子宫主韧带**（cardinal ligament of uterus）　在子宫阔韧带下部的双层腹膜之间,从子宫颈两侧缘连于骨盆侧壁,此韧带由结缔组织和平滑肌组成。子宫主韧带是防止子宫向下脱垂的主要结构。

（4）**子宫骶韧带**（uterosacral ligament）　由结缔组织和平滑肌组成。起自子宫颈后面,向后绕过直肠两侧附着于骶骨前面。子宫骶韧带与子宫圆韧带协同维持子宫的前屈位。

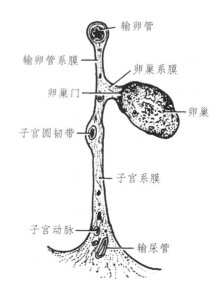

图 10-17　子宫阔韧带矢状面

4. 子宫壁的结构　子宫壁由外而内分为外膜、肌层、内膜三层(图 10-18)。

（1）**子宫外膜**（perimetrium）　覆盖子宫底部和体部的为浆膜,覆盖子宫颈处的为纤维膜。

（2）**肌层**（myometrium）　很厚,由成束的平滑肌纤维束和结缔组织构成。肌束间有较大的血管穿行。

（3）内膜（endometrium）　子宫内膜由上皮和固有层组成。上皮属单层柱状上皮，由分泌细胞和散在的纤毛细胞组成。固有层为结缔组织，含子宫腺及螺旋动脉。螺旋动脉向内膜浅表部呈螺旋状走行，形成毛细血管网和较大的血窦。

子宫内膜分浅层的功能层和深层的基底层。基底层较薄，约占内膜厚度的 1/5，有增生、修复功能层的能力。功能层较厚，约占内膜厚度的 4/5，自青春期开始在卵巢激素的作用下，发生周期性剥脱出血即月经。

5. 子宫内膜的周期性变化　从青春期开始，子宫内膜功能层在卵巢周期性分泌激素的影响下，每隔 28 天左右出现一次剥脱、出血、修复和增生的过程，这种周期性变化，称为月经周期。月经周期可分为三期（图 10-19）。

（1）月经期（menstrual phase）　为月经周期的第 1～4 天。由于排卵未受精，月经黄体退化，孕酮和雌激素分泌量急剧减少，螺旋动脉呈痉挛性收缩，内膜功能层缺血坏死，随后螺旋动脉暂短扩张，血液积聚于内膜功能层，坏死的功能层剥落，与血液一起经阴道排出，形成月经。一次月经的血液排出量一般为 35 ml 左右。

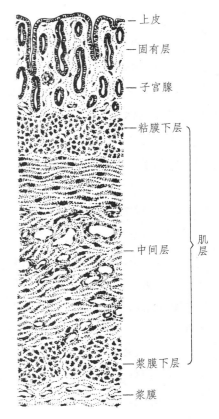

图 10-18　子宫壁结构图

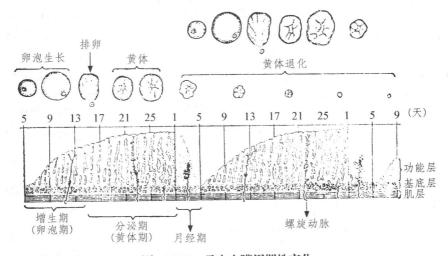

图 10-19　子宫内膜周期性变化

（2）增生期（proliferative phase）　为月经周期的第 5～14 天。此时卵巢内新的一批卵泡生长发育，卵泡分泌的雌激素逐渐增多。在雌激素的作用下，子宫内膜由基底层增生修复，逐渐增厚，子宫腺和螺旋动脉增长。当内膜功能层逐渐变厚至 2～4 mm 时，卵泡成熟并排卵。

（3）分泌期（secretory phase）　为月经周期的第 15～28 天。排卵后卵巢内出现黄体。子宫内膜在黄体分泌的孕酮和雌激素的作用下继续增厚，子宫腺腔内充满分泌物，内有大量糖原。固有层内液体增多，而呈生理性水肿状态，内膜厚度达 5 mm 以上。螺旋动脉增长，更加弯曲。此时的子宫内膜的变化适宜于胚泡的植入和发育。如卵未受精，子宫内膜则再次转入月经期。

6. 子宫内膜周期性变化的调节　子宫内膜周期性变化主要是在大脑皮质的控制下，通过下丘脑-垂体-卵巢轴进行调节。

下丘脑的某些神经元具有内分泌功能，能分泌促性腺激素释放激素。促性腺激素释放激素作用于垂体前叶，分泌垂体促性腺激素（卵泡刺激素和黄体生成素），卵泡刺激素可促进卵巢的卵泡生长、成熟并分泌大量雌激素。子宫内膜在雌激素的作用下呈增生期的变化。

排卵前，血中雌激素的浓度达到高水平，通过正反馈效应作用于下丘脑，进而使腺垂体分泌大量的促性腺激素，其中黄体生成素的增加最为明显。在高浓度的黄体生成素作用下，导致成熟的卵泡破裂排卵。

排卵后，黄体生成，黄体分泌雌激素和孕激素，使子宫内膜进入分泌期。当血中孕激素增加到一定浓度时，负反馈作用于下丘脑和腺垂体，抑制黄体生成素的释放。于是，黄体退化，血中雌激素和孕激素减少，子宫内膜进入月经期。卵巢激素的减少解除了对丘脑下部的抑制，又促使其增加分泌促性腺激素释放激素，并开始新的周期循环。

四、阴道

阴道（vagina）是一前后略扁的肌性管道，富有伸展性，是女性的性交器官和胎儿娩出及排出月经的通道（图 10-13）。阴道位于小骨盆中央，前有膀胱和尿道，后邻直肠。阴道上部较宽阔，环包子宫颈阴道部，在子宫颈周围形成环形间隙，称为阴道穹。阴道穹后部最深，与直肠子宫陷凹之间仅隔以阴道后壁和腹膜。临床上腹膜腔内有积液时，可经阴道后穹进行穿刺或引流，以协助诊断和治疗。阴道下部较窄借阴道口开口于阴道前庭。

阴道黏膜形成许多环形皱襞。黏膜上皮为非角化的复层扁平上皮。排卵前后在雌激素的作用下，上皮细胞中出现许多糖原。细胞脱落后，糖原被阴道内的乳酸杆菌分解为乳酸，使阴道保持酸性，有较强的抑菌作用，是机体的一种自身防护机制。

五、前庭大腺

前庭大腺（greater vestibular gland）为女性生殖的附属腺（图 10－20），相当于男性的尿道球腺，成对，形如豌豆，位于阴道口两侧，导管开口于阴道前庭，分泌物有润滑阴道口的作用。

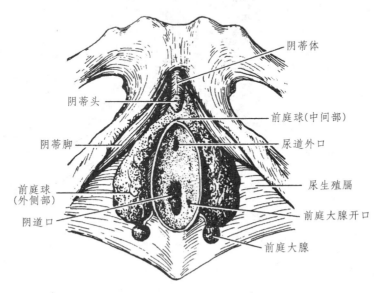

图 10－20　阴蒂、前庭球和前庭大腺

六、女阴

女阴（vulva）又称女性外生殖器，包括阴阜、大阴唇、小阴唇、阴蒂、前庭球和阴道前庭等结构（图10－21）。

（1）**阴阜**　为位于耻骨联合前方的皮肤隆起，皮下富有脂肪，性成熟期以后，生有阴毛。

（2）**大阴唇**　是一对纵行隆起的皮肤皱襞，富含色素，生有阴毛，大阴唇前端和后端左、右连合，形成唇前连合和唇后连合。

（3）**小阴唇**　位于大阴唇的内侧，是一对较薄的皮肤皱襞，表面光滑无毛，小阴唇前端延伸为阴蒂包皮和阴蒂系带，后端两侧互相会合形成阴唇系带。

（4）**阴蒂**　由两条海绵体组成，相当于男性阴茎海绵体，表面有阴蒂包皮，在两侧小阴唇前端连接处的裸露部分称为阴蒂头，有丰富的感觉神经末梢，感觉敏锐。

（5）**前庭球**　相当于男性的尿道海绵体（图 10－20）呈蹄铁形，位于大阴唇皮下和阴蒂体与尿道外口之间皮下。

（6）**阴道前庭**　是两侧小阴唇之间裂隙，前有尿道外口，后有阴道口，处女的阴道口有处女

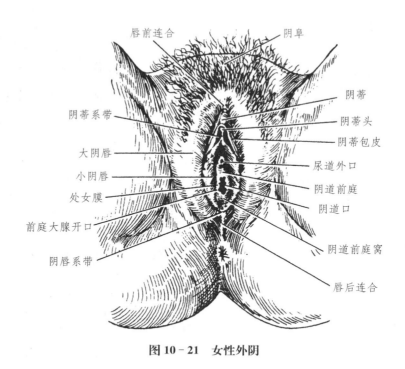

唇前连合　　　　　阴阜

阴蒂系带　　　　　　　　阴蒂
　　　　　　　　　　　阴蒂头
大阴唇　　　　　　　　阴蒂包皮
小阴唇　　　　　　　尿道外口
处女膜　　　　　　　阴道前庭
　　　　　　　　　　阴道口
前庭大腺开口
　　　　　　　　　阴道前庭窝
阴唇系带
　　　　　　　　唇后连合

图 10 - 21　女性外阴

膜,处女膜破裂后,阴道口周围留有处女膜痕(图 10 - 21)。

七、乳房和会阴

1. 乳房　男性乳房不发育,女性乳房在青春期后开始发育成长,妊娠期和哺乳期乳房增大,有分泌活动。

(1)**乳房的位置形态**　乳房(breast)位于胸大肌的前方,成年未经哺乳妇女的乳房呈半球形,紧张而有弹性。乳房中央有乳头,顶端有输乳管的开口。乳头周围色素沉着区称为乳晕。乳头和乳晕的皮肤较薄,易受损伤而感染。

(2)**乳房的结构**　乳房(图 10 - 22,图 10 - 23)由皮肤、乳腺、结缔组织和脂肪组织构成。结缔组织主要包绕乳腺,形成不完整的囊,并嵌入乳腺内,将腺体分割成 15～20 个乳腺叶。每个乳腺叶是一个复管泡状腺,以乳头为中心,呈放射状排列,有一条排泄管称为输乳管,输乳管在近乳头处膨大称为输乳窦,末端开口于乳头。乳房手术时,应采取放射状切口,以减少对输乳管的损伤。

乳房的皮肤与胸肌筋膜之间有许多结缔组织纤维束相连,称为**乳房悬韧带**,对乳房起支持作用。当乳腺癌侵及此韧带时,纤维组织增生,韧带缩短,牵拉皮肤,向内凹陷致使皮肤表面形成许多小凹,类似橘皮,临床上称为橘皮样变,是乳腺癌的常见体征。

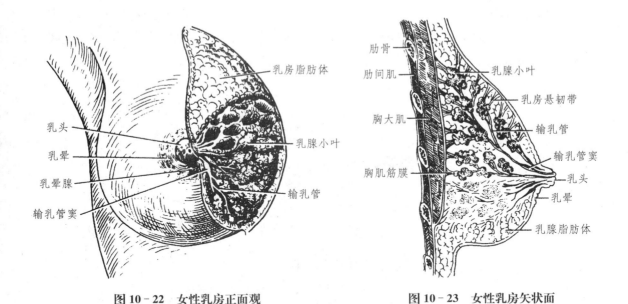

图 10-22　女性乳房正面观　　　　　　　　图 10-23　女性乳房矢状面

2. 会阴　会阴(perineum)分狭义会阴和广义会阴两种概念。狭义会阴即产科会阴是指外生殖器与肛门之间的软组织,产妇分娩时应保护好此处,以防会阴撕裂。广义会阴系指封闭骨盆下口的所有软组织。其境界呈菱形,与骨盆下口一致,前为耻骨联合,后为尾骨尖,两侧界由前向后依次为耻骨下支、坐骨支、坐骨结节和骶结节韧带(图 10-24)。通过两侧坐骨结节的连线,将会阴分为前后两部,前部为尿生殖三角(尿生殖区),后部为肛门三角(肛区)。

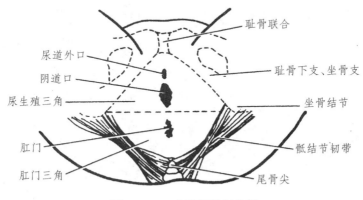

图 10-24　会阴周界与分部

(1)尿生殖三角(尿生殖区)　此区分深、浅两层肌。深层有会阴深横肌和尿道括约肌(图 10-25)。两肌及覆盖在它们上、下面的筋膜,共同构成尿生殖隔(urogenital diaphragm)。尿生殖隔封闭小骨盆下口的前下份,男性有尿道通过,女性有尿道和阴道通过。浅层主要有会阴浅横肌和球海绵体肌(阴道括约肌)等,它们多起于或止于会阴中心腱,对会阴中心腱起固定作用。会阴中心腱是位于狭义会阴皮肤深面的腱性组织,是多个肌的附着部位,具有加固盆底承托盆内脏器的作用。

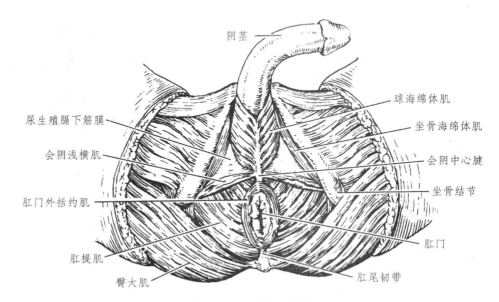

图 10-25　男性会阴肌

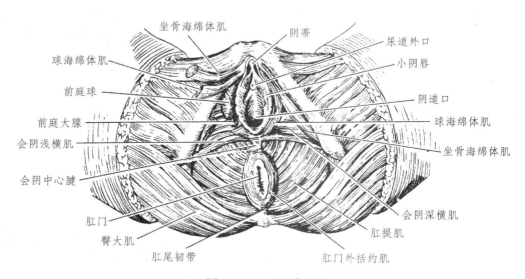

图 10-26　女性会阴肌

(2)肛门三角(肛区)　此区主要的盆底肌是肛提肌和肛门外括约肌。肛提肌呈漏斗形封闭小骨盆下口的大部分,它起自盆腔侧壁肌纤维向下内行走,止于直肠壁、会阴中心腱及尾骨等,并在中线与对侧的同名肌会合,构成骨盆底壁的大部分(图 10-26)。肛提肌的作用是加强和托起盆底,承托盆腔器官,并对肛管和阴道有括约作用。

两侧的肛提肌以及覆盖在它们上、下面的筋膜,共同构成**盆膈**(pelvic diaphragm),其中部有直肠穿过。

思考题

1. 简述生殖系统的组成和功能。
2. 简述精子产生的过程及排出途径。
3. 简述前列腺的位置、毗邻关系和形态。
4. 男性患者导尿,导尿管依次经过尿道的哪些狭窄和弯曲?
5. 简述卵泡的生长发育阶段。
6. 简述输卵管的位置、分部及意义。
7. 试述子宫的形态和分部。
8. 试述雌激素和孕激素的作用。
9. 试述月经周期与卵巢周期性变化的关系。
10. 试述阴道穹的位置、分部和阴道后穹的临床意义。

(方才根)

第十一章 感 觉 器 官

感觉器官由特殊感受器及其附属器构成。感受器是机体接受内、外界环境各种刺激的组织结构,它能够将刺激的能量,如声能、光能、热能、机械能等转化为生物电能,以神经冲动的方式由感觉神经传导至中枢,最后到达大脑皮质,产生感觉。

感受器广泛分布于人体,种类繁多,形态各异,分为一般感受器和特殊感受器。一般感受器的结构较简单,是由感觉神经的末梢形成的结构,如皮肤内的痛觉、温度觉、触觉和压觉感受器;内脏和血管壁内的感受器;肌和肌腱中的本体感受器等。特殊感受器具有特殊的感觉细胞,构造较复杂,如视觉、听觉、嗅觉和味觉等感受器。本章只介绍视器、前庭蜗器及皮肤。

第一节 视 器

视器(visual organ)又称眼,由眼球和眼副器两部分组成。在脑从外界获取的所有信息中,大约有95%以上来自视觉,所以眼是人体最重要的感觉器官。

一、眼球

眼球(eyeball)近似球形,位于眼眶内,其后方有视神经连于间脑。眼球包括眼球壁和眼球内容物两部分(图 11 - 1)。

1. 眼球壁 眼球壁可分为三层,由外向内依次为外膜、中膜和内膜。

1) **外膜(纤维膜)** 由坚韧的纤维结缔组织构成,可分为角膜和巩膜两部分。

(1) **角膜(cornea)** 位于纤维膜层前 1/6,无色透明,向前凸出的曲度较大,富有弹性,具有屈光作用。角膜无血管,但有丰富的感觉神经末梢,感觉敏锐。角膜发生炎症时,疼痛剧烈。

(2) **巩膜(sclera)** 位于纤维膜层后 5/6,为乳白色坚韧不透明的厚膜,巩膜具有保护和支持作用。巩膜与角膜交界处的深部有一环形小管,称为**巩膜静脉窦**(sinus venous sclerae),是房水回流的通道。

2) **中膜(血管膜)** 含有丰富的血管和色素细胞,呈棕黑色。中膜由前向后分为虹膜、睫状体和脉络膜三部分。

(1) **虹膜(iris)** 位于中膜最前部,角膜后方呈圆盘状的薄膜,中央有一圆孔,称为**瞳孔**

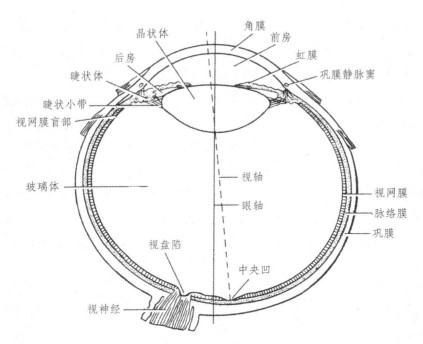

图 11 - 1 右眼球的水平切面

（pupil）。虹膜内有两种不同方向排列的平滑肌纤维。环绕瞳孔周围排列的,称为**瞳孔括约肌**
（sphincter pupillae）,受副交感神经支配,收缩时可缩小瞳孔;由瞳孔向周围呈辐射状排列的,
称为**瞳孔开大肌**（dilator pupillae）,受交感神经支配,可开大瞳孔。在弱光下或看远方时,瞳孔
开大;反之,瞳孔缩小。在活体,透过角膜可看见虹膜和瞳孔,虹膜的颜色随人种而不同,有蓝、
黑、棕、灰等色,国人多为棕色。

　　（2）**睫状体**（ciliary body）　连于虹膜的后方,是中膜最厚的部分,在眼球的水平切面上呈
三角形（图 11 - 2）。睫状体前部有许多向内的突起,称为**睫状突**（ciliary processes）。由睫状突

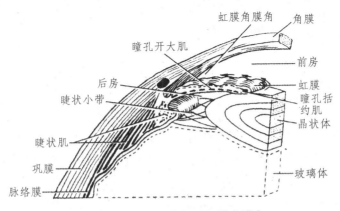

图 11 - 2 眼球前半部及虹膜角膜角

发出细丝状的睫状小带与晶状体相连。睫状体内有平滑肌，称为**睫状肌**（ciliary muscle）。该肌受副交感神经支配，收缩时使睫状突向晶状体靠近，睫状小带松弛，从而调节晶状体变厚。反之，睫状肌舒张时导致睫状小带紧张，调节晶状体变薄。

（3）**脉络膜**（choroid）　与睫状体相延续，占中膜的后 2/3，含有丰富的血管和色素细胞，具有营养眼球和遮光作用。

3）**内膜**　又称视网膜（retina），衬在中膜的内面，可分为盲部和视部两部分，盲部贴在虹膜与睫状体内面，无感光作用；视部贴在脉络膜内面，具有感光作用。在视网膜后部偏鼻侧处，有一白色圆盘状隆起，为视神经纤维汇集处，称为**视神经盘**（optic disc）。此处因无感光功能，称为生理性盲点。视网膜中央动脉从视神经盘中心进入眼球后发出许多分支供应视网膜。视神经盘的颞侧约 3.5 mm 处，有一黄色圆形小区，称为**黄斑**（macula lutea）。黄斑的中心略凹陷，称为**中央凹**（fovea centralis），是感光、辨色最敏锐的部位（图 11 - 3）。

视网膜外层为色素上皮层，有使视细胞避免过强光线刺激的作用。内层为神经层，结构复杂，由外向内为视细胞、双极细胞和节细胞（图 11 - 4）。在病理情况下，视网膜内外两层可彼此分离，称为视网膜剥离。

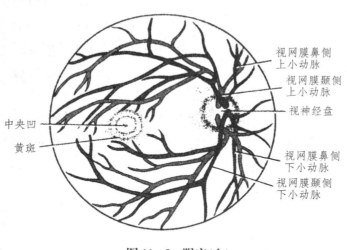

图 11 - 3　眼底（右）

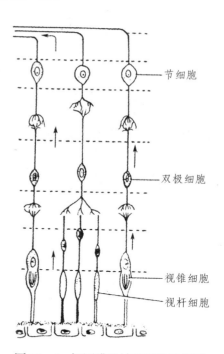

图 11 - 4　视网膜的神经细胞示意图

（1）**视细胞**　分为视锥细胞和视杆细胞，具有感光功能。

视锥细胞　主要分布于视网膜的中央部，能够感受强光，并具有辨色能力。在黄斑的中央凹处只有视锥细胞，无视杆细胞，是视觉分辨能力最强的部位。视锥细胞含有的感光物质是视色素，能感受强光和颜色。人和绝大多数哺乳动物有 3 种视锥细胞，分别含有**红敏**色素、**蓝敏**

色素和绿敏色素。各种颜色的物体映入视网膜时,会使3种视锥细胞的感光色素按不同比例分解,从而产生神经冲动,这样的信息传入脑,就产生不同的色觉。正常视网膜可分辨约150种不同的颜色。如缺少感红光(或绿光)的视锥细胞,则不能分辨红(绿)色,为红(绿)色盲。完全不能分辨颜色,称为全色盲。全色盲较少见。色盲多为遗传性缺陷。色弱主要是对某种颜色的辨别力差,与视神经功能状态和机体健康状态有关。

视杆细胞 主要分布于视网膜的周边部,对光的敏感度较高,在暗环境中能够感受弱光刺激而引起视觉。视杆细胞不能辨色,只能在暗光下起作用。视杆细胞含有的感光物质,称为**视紫红质**,它由视黄醛和视蛋白结合而成。在光的作用下,视紫红质分解为视黄醛和视蛋白,同时放出能量,使视杆细胞发生电位变化,产生神经冲动。在感光的过程中,视紫红质不断地分解和合成。暗光下,合成大于分解,光线越弱,视杆细胞内处于合成状态的视紫红质越多,视网膜对弱光也越敏感,这是人在暗处能够连续工作的基础。在强光下,由于视紫红质分解大于合成,较多的视紫红质处于分解状态,视杆细胞几乎不能感受光的刺激。

如果从明亮的地方突然进入暗处,最初对任何东西都看不清楚,经过一定时间,视觉才逐渐恢复,这种现象称为暗适应。暗适应的过程主要与视紫红质在暗处合成的速度有关,随着视紫红质的再合成增多,对暗光的感受能力增强,暗视力又逐渐恢复。相反,如果从暗处突然进入亮处,最初只感到耀眼的光亮,看不清物体,经过较短的时间即能恢复视觉,这种现象称为明适应。明适应的机制是,在暗处视杆细胞合成了大量的视紫红质,遇到强光迅速分解,产生耀眼的光感,之后,由视锥细胞承担起亮光下的视觉。

在视紫红质分解和合成的过程中,部分视黄醛被消耗,需要维生素A补充。若体内维生素A缺乏,视紫红质合成减少,暗适应能力严重下降,会引起暗视觉障碍,称为夜盲症。

(2)**双极细胞** 双极细胞是连接视细胞和节细胞的联络神经元。

(3)**节细胞** 节细胞是长轴突的多极神经元,其轴突在视神经盘处集中,穿过眼球壁,构成视神经。

2. 眼球内容物 眼球内容物包括房水、晶状体和玻璃体。

1)**房水**(aqueous humor) 房水是无色透明的液体,充满在眼房内。眼房(camera aquosa)是位于角膜与晶状体及睫状体之间的间隙,被虹膜分为眼前房和眼后房,两者借瞳孔相通。眼前房的周缘为虹膜与角膜形成的夹角,叫虹膜角膜角,又称前房角,是房水循环的必经之路。

房水由睫状体产生,先进入眼后房,经瞳孔流入眼前房,再经前房角,渗入巩膜静脉窦,最后流入眼静脉。房水具有屈光、维持眼压及营养角膜和晶状体的作用。房水循环障碍,房水滞留在眼房内可致眼压升高,损伤视力,临床上称为青光眼。

2)**晶状体**(lens) 位于虹膜与玻璃体之间,无色透明,呈双凸透镜状,后面更凸,有较高的弹性,无血管和神经。晶状体的周缘借睫状小带系于睫状突。睫状小带由透明无弹性的纤维交错构成,靠睫状肌的舒缩,牵拉晶状体改变曲度。晶状体因病变而混浊时,称为白内障。

3)**玻璃体**(vitreous body) 为无色透明的胶状物质,充填于晶状体和视网膜之间,具有屈光和支撑视网膜的作用。如由于各种原因引起其支撑作用减弱,可导致视网膜剥离。

3. 眼球的折光系统及其调节

1)**眼的折光系统** 角膜、房水、晶状体和玻璃体均为无色透明,无血管分布,合称为眼的**折光系统**。光线穿过折光系统发生多次折射后,才能到达视网膜,形成倒置缩小的实像,经感光细胞转化为神经冲动,由视神经传入脑,最后经中枢神经系统的整合形成直立的视觉。

2)**眼的调节** 当眼在观察不同距离的物体时,需要进行适当的调节。眼的调节包括晶状体的调节、瞳孔的调节和两眼会聚。但主要靠晶状体形状的改变来实现眼的调节。

当眼在看远物体(6 m 以外)时,从物体上各点发出的光线可认为是平行光线,经眼的折光系统折射后,不需要调节,即可落在视网膜上形成清晰的物像。当眼看近物时,从物体发出的光线不是平行的,而是呈不同程度的辐散状,光线通过眼的折光系统成像在视网膜之后,产生模糊的物像。此时需要晶状体的调节才能看清近物。调节过程是:视近物时,在视网膜形成模糊的物像,该信息传入视觉中枢后,反射性地引起睫状肌收缩,睫状突向晶状体的方向靠近,使睫状小带松弛,晶状体则依靠自身的弹性凸度加大,折光力增强,使物像前移聚焦于视网膜上(图 11-5)。物体距眼越近,入眼光线的辐散程度越大,因而也需要晶状体作更大程度的变凸。长时间看近物,睫状肌则一直处于紧张状态,眼睛容易感到疲劳。

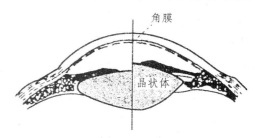

左侧为静息时的情况,右侧示看近物经过调节后的情况,注意晶状体前凸比后凸明显

图 11-5 眼调节前后晶状体形状的改变

晶状体的调节能力是有限度的,主要取决于晶状体的弹性。晶状体的弹性与年龄有关。随着年龄的增加,晶状体自身的弹性下降,看近物时眼的调节能力降低,此称为老视,看近物时可用凸透镜矫正。

除此之外,看近物时还会引起反射性的瞳孔缩小,以及两眼球向鼻侧会聚来增加视觉的清晰度。

3)**眼的折光异常** 当眼球的形态发生改变或折光系统异常,使平行光线不能在视网膜上聚焦成像时,称为眼的折光异常或屈光不正。常见的有近视、远视和散光。

(1)**近视** 由于眼球的前后径过长,或角膜和晶状体的曲率过大,使远物发来的平行光线聚焦于视网膜的前方,故视远物模糊。近视眼看近物时,成像的焦点向后移,落在视网膜上,所以能看清近物。矫正近视可用凹透镜(图 11-6)。

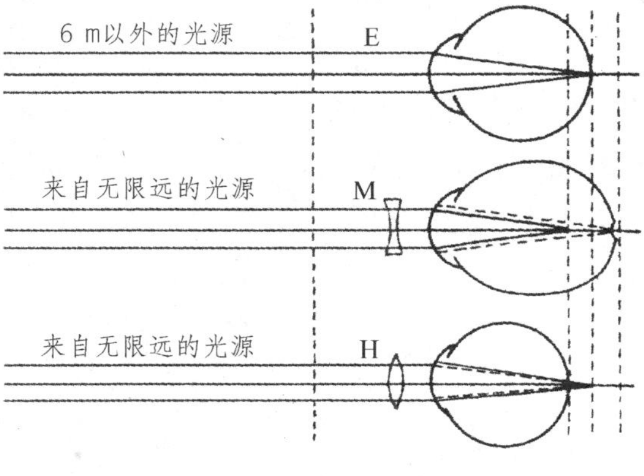

E. 正常眼　M. 近视眼　H. 远视眼虚线表示透镜的矫正作用

图 11-6　眼折光异常及矫正

(2) 远视　主要由于眼球的前后径过短,或折光系统的曲率过小所致。远视眼看远物,物像聚焦于视网膜的后方,经过适当的调节,可以看清物体;但看近物时,物像更加向后,晶状体的调节即使达到最大限度也难看清。矫正远视眼用凸透镜。

(3) 散光　一般指角膜不呈正球面,即角膜表面不同方位的曲率不一致,造成视物不清或物像变形。矫正散光用柱面镜,以纠正角膜某一方位的曲率异常。

3. 视力与视野

1) 视力　视力是指眼分辨两点之间最小距离的能力。通常以视角的大小为指标。视角是物体两点发出的光线,进入眼球通过节点交叉时所形成的夹角。夹角越小,视力越好,视力表就是根据这个原理设计的。正常眼能分辨的两点最小视角为 1 分角。此时,在视网膜上形成物像的两点,分别刺激两个视锥细胞,其间还隔着一个未受刺激的视锥细胞,这样即可区分为两点(图 11-7)。此时的视力用对数视力表定为 5.0。由于中央凹处的视锥细胞较密集,直径较小,所以,视力可大于此数值。

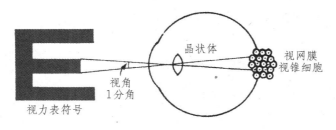

图 11-7　视力与视角示意图

2）视野　视野是指单眼固定注视正前方某一点时，所能看到的范围。一般颞侧与下侧视野大，鼻侧与上侧视野小。各种颜色的视野范围亦不一致，白色最大，黄、蓝、红色次之，绿色最小。用视野计可绘出视野图（图 11 - 8）。检查视野有助于诊断视神经、视网膜和视觉传导路的病变。

二、眼副器

眼副器（accessory organs of eye）包括眼睑、结膜、泪器和眼球外肌、眶脂体和眶筋膜等结构（图 11 - 9），有保护、运动和支持眼球的作用。

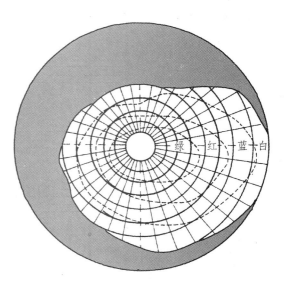

图 11 - 8　视野图

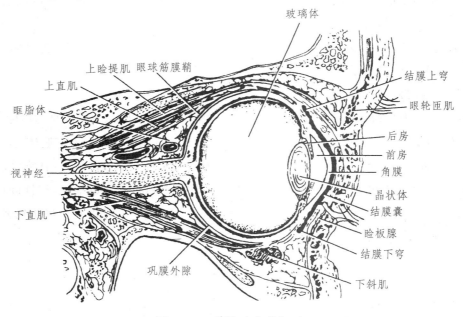

图 11 - 9　右眼眶（矢状切面）

1. 眼睑　眼睑（eyelids）位于眼球前方，分为上睑、下睑，具有保护眼球的作用。上、下睑之间的裂隙称为睑裂，睑裂的内、外侧端分别称为内眦和外眦。睑的游离缘称为睑缘，长有睫毛，睫毛根部有睫毛腺。此腺的急性炎症称为麦粒肿。上、下睑缘近内眦处各有一米粒般大小的突起称为**泪乳头**(lacrimal papilla),其顶部有一针尖样小孔称为**泪点**(lacrimal punctum),是泪小管的开口。

眼睑自外向内依次为皮肤、皮下组织、肌层、睑板和睑结膜。其皮肤细而薄,皮下组织疏松,容易形成水肿。肌层包括眼轮匝肌和上睑提肌。睑板由致密结缔组织构成,呈半月形,硬似软骨,其内有许多**睑板腺**(tarsal glands),与睑缘呈垂直排列,开口于睑缘。睑板腺分泌油样液体,有润滑睑缘、防止泪液外溢的作用。睑板腺被堵塞时,则会引发睑板腺囊肿,称为霰粒肿。

2. 结膜 结膜(conjunctiva)是一层薄而透明的黏膜,富有血管。结膜按覆盖部位可分为三部分。衬于眼睑后面的部分,称为**睑结膜**(palpebral conjunctiva);衬于眼球巩膜表面的部分,称为**球结膜**(bulbar conjunctiva),在角膜的周缘处,球结膜移行为角膜上皮;**结膜穹**(conjunctival fornix)位于睑结膜与球结膜相互移行处,分别称为结膜上穹和结膜下穹。睑裂闭合时,整个结膜围成囊状腔隙,称为**结膜囊**(conjunctival sac)。结膜易发生沙眼和结膜炎等疾患。俗称的"红眼病"即为急性结膜炎。

3. 泪器 泪器(lacrimal apparatus)由泪腺和泪道组成。泪道包括泪点、泪小管、泪囊和鼻泪管(图 11 - 10)。泪腺位于眼眶上壁外侧的泪腺窝内,有十余条排泄管开口于结膜上穹外上部。泪腺分泌的泪液借眨眼活动涂于眼球表面,具有防止角膜干燥、冲洗灰尘和杀菌等作用。多余的泪液流至内眦经泪点流入泪小管。泪小管起于上、下泪点,先垂直于睑缘行走 2 mm,然后呈直角转向内侧汇合在一起,进入泪囊上部。泪囊位于泪囊窝内,

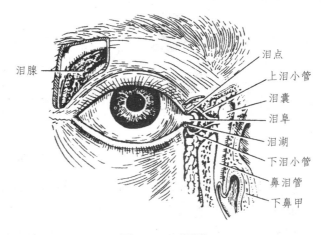

泪腺

泪点
上泪小管
泪囊
泪阜
泪湖
下泪小管
鼻泪管
下鼻甲

图 11 - 10 泪器

上端为盲端,下端与鼻泪管相连,鼻泪管下端开口于下鼻道的前部。临床常经泪点进行泪道冲洗术。

4. 眼外肌 眼外肌(extraocular muscles)配布于眼球周围,共7块,包括6条运动眼球的肌和1条上睑提肌。上睑提肌能提上睑;内直肌和外直肌分别使眼球转向内侧和外侧;上直肌和下直肌分别使眼球转向上内和下内;上斜肌使眼球转向下外;下斜肌使眼球转向上外(图11-11)。眼球的正常运动,是以上各肌协同作用的结果。例如,眼侧视时,是一侧眼的内直肌和另一眼的外直肌共同作用的结果。眼肌的功能障碍,可导致斜视或复视。

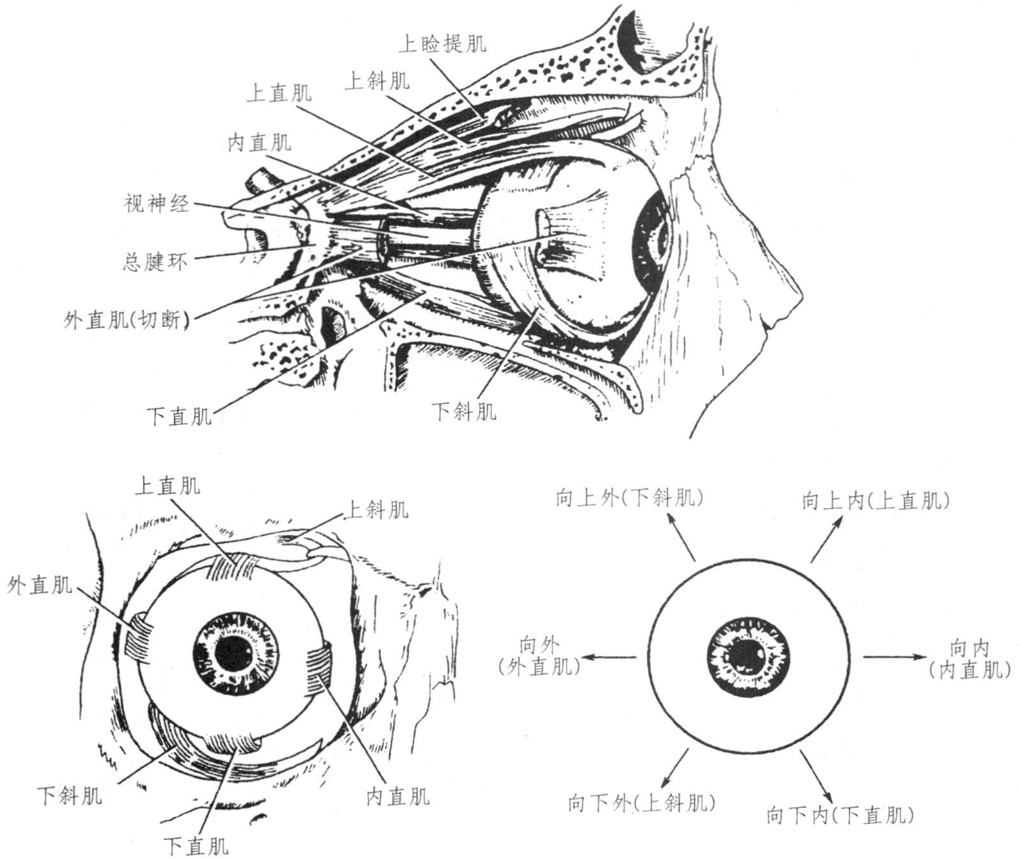

图 11-11 眼肌及作用

5. 眶脂体和眼球筋膜 眼眶内除眼球、眼肌和泪器外,其间隙填充了许多脂肪组织,称为眶脂体,具有保护和支持的作用。在眶脂体与眼球之间,有一层致密结缔组织纤维膜称为眼球筋膜鞘。眼球筋膜鞘与眼球之间的空隙称为巩膜外隙,有利于眼球的灵活转动。

三、眼的血管

眼的血液供应来自眼动脉。眼动脉(ophthalmic artery)是颈内动脉在颅内的分支,经视神经管入眶,分支分布于眼球、泪器和眼球外肌等。眼动脉还发出视网膜中央动脉,穿入视神经内,至视神经盘处分为数支,布于视网膜。视网膜中央动脉及其分支均有同名静脉并行。临床上,用眼底镜能直接观察这些结构,以协助某些疾病的诊断。

眼的静脉血由眼静脉收集,向后注入颅内的海绵窦,向前与面部的内眦静脉相交通。

第二节　前庭蜗器

前庭蜗器(vestibulocochlear organ)又称耳(ear),由前庭器(vestibular apparatus)和听器(auditory apparatus)组成,包括外耳、中耳和内耳三部分(图 11 - 12)。外耳和中耳收集和传导声波,内耳含听觉和位置觉感受器。

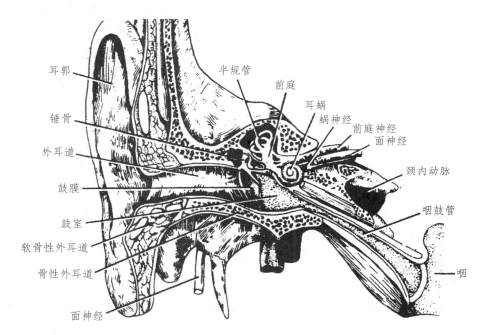

图 11 - 12　前庭蜗器全貌模式图(右侧)

一、外耳

外耳(external ear)包括耳郭、外耳道和鼓膜。

1. 耳郭　耳郭(auricle)位于头部两侧,大部分以弹性软骨为支架,外覆皮肤,富含血管和神经。耳郭下部的小部分无软骨,仅含结缔组织和脂肪,名为耳垂(auricular lobule),是临床常用的采血部位。耳郭的中部有深凹的外耳门,向内通外耳道。耳郭有收集声波的作用。中医学认为耳郭上有许多穴位,各代表着人体不同部位和脏器,是中医针灸耳针常用选穴部位。

2. 外耳道　外耳道(external acoustic meatus)长约 2.5 cm。其外 1/3 为软骨部,与耳郭的软骨相延续;内 2/3 为骨部,位于颞骨内。外耳道是一弯曲的管道,做外耳检查时,向后上方牵拉耳郭,可将外耳道拉直,以便观察鼓膜。婴幼儿外耳道发育不完全,短而直,鼓膜较水平,故检查鼓膜时应将耳郭向后下方牵拉。外耳道皮肤与软骨膜、骨膜结合紧密，炎性疖肿时疼痛剧烈。外耳道皮肤内含有耵聍腺，可分泌耵聍。外耳道是声波传导的通道。

3. 鼓膜 鼓膜（tympanic membrane）为椭圆形半透明薄膜，呈浅漏斗状，位于外耳道与中耳鼓室之间。其外侧面向前、下、外倾斜。鼓膜的中心向内陷，称为鼓膜脐。鼓膜的上 1/4 薄而松弛，为松弛部，在活体呈粉红色；下 3/4 坚实紧张，为紧张部，在活体呈灰白色。紧张部的前下部有一锥形反光区，称为光锥（图 11-13）。由于鼓膜很薄，中耳炎症或强大声波的作用下易发生穿孔。鼓膜如同电话机受话器中的振膜，能随声波同步振动，将声波不失真地传向中耳。

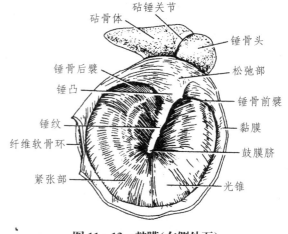

图 11-13 鼓膜（右侧外面）

二、中耳

中耳（middle ear）由鼓室、咽鼓管和乳突小房组成，是声波传导的重要部分。

1. 鼓室 鼓室（tympanic cavity）位于鼓膜与内耳之间，是颞骨内含空气的小腔，内衬黏膜。鼓室有六个壁，其上壁是鼓室盖，以一层薄骨板分隔鼓室与颅中窝。中耳炎可侵犯上壁引起耳源性脑膜炎。下壁又称颈静脉壁，是分隔鼓室与颈内静脉起始部位的薄骨板。外侧壁大部分由鼓膜构成。内侧壁邻内耳的前庭，其上部有一卵圆形的孔，称为前庭窗，由镫骨所封闭；下部有一圆形孔，称为蜗窗，被第二鼓膜封闭（图 11-14）。鼓室前壁有咽鼓管通鼻咽，后壁有乳突小房的开口。

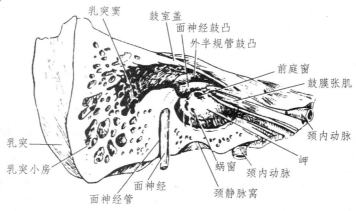

图 11-14 鼓室内侧壁

鼓室内有3块听小骨,即锤骨、砧骨和镫骨。3块听小骨以关节相连,构成听骨链(图11-15),介于鼓膜和前庭窗之间。锤骨居外侧,紧附于鼓膜内面;砧骨居中;镫骨在内侧,附于前庭窗的周缘,封闭前庭窗。

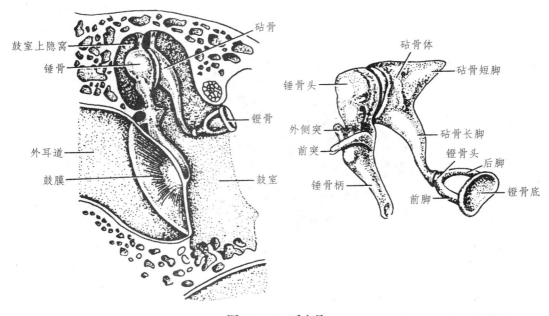

图 11－15　听小骨

当声波引起鼓膜振动时,借听骨链的传导,使镫骨在前庭窗上来回摆动,将声波的振动传至内耳。由于鼓膜的振动面积比前庭窗的面积大17倍,加上听骨链具有杠杆放大的作用,最终使声波振动的幅度减小,而压强增大22倍之多,从而提高了传音的效率,以致在安静的情况下,微弱的声音即可被感觉到。

2. 咽鼓管　咽鼓管(auditory tube)是连接咽与鼓室的管道,分后外侧的骨部和内侧的软骨部。咽鼓管鼻咽部的开口常处于闭合状态,在吞咽和打呵欠时才开放。咽鼓管的作用是使鼓室与外界大气压保持平衡,有利于鼓膜的振动。如果因感冒等原因使咽鼓管阻塞,鼓室内的压力由于空气被组织吸收而降低,造成鼓膜内陷,影响正常听力。小儿咽鼓管较成人的粗短,并近水平位,故咽部感染易经此管蔓延至鼓室,引起中耳炎症。

3. 乳突小房　乳突小房(mastoid cells)是颞骨乳突内许多相互融通的含气小腔,其上方借**乳突窦**(mastoid antrum)与鼓室相通。

三、内耳

内耳(internal ear)位于颞骨岩部的骨质内,在鼓室和内耳道底之间,由一系列复杂的管道组成,又称为迷路。迷路包括骨迷路和膜迷路。骨迷路是曲折的骨性隧道,膜迷路是套在骨迷路内密闭的膜性管道。膜迷路内充满液体,称为内淋巴;膜迷路和骨迷路之间的间隙也充满了液体,称为外淋巴。内、外淋巴互不流通(图11-16)。

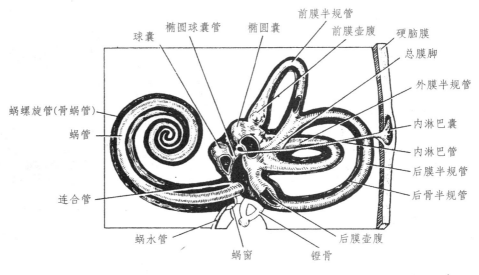

图 11-16　内耳模式图

1. 骨迷路　骨迷路(bony labyrinth)分为三部分,由后外向前内依次是骨半规管、前庭和耳蜗(图11-17)。

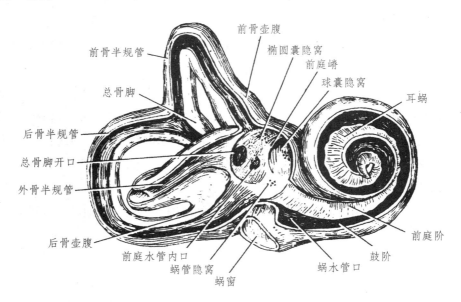

图 11-17　骨迷路

（1）**骨半规管**（bony semicircular canals）　是3个互相垂直的半环形小管，分别称为前、后、外骨半规管。它们都有两个骨脚，一端为单骨脚，另一端为膨大的壶腹脚，其上膨大部分称为**骨壶腹**。前、后半规管的单骨脚合成一个总骨脚，因此3个半规管只以5个孔与前庭相连通。

（2）**前庭**（vestibule）　略呈椭圆形，位于骨迷路的中部，其外侧壁即鼓室的内侧壁，有前庭窗和蜗窗。

（3）**耳蜗**（cochlea）　连于前庭的前方，形似蜗牛壳，由中央圆锥形的蜗轴和一条环绕蜗轴约两圈半的蜗螺旋管构成。蜗轴呈锥形，它向蜗螺旋管内伸出骨螺旋板。骨螺旋板并不完全分隔蜗螺旋管，它的游离缘由蜗管连接到蜗螺旋管的外侧壁，因而将蜗螺旋管完全分隔成上下两半。骨螺旋板和蜗管上方的管腔称为**前庭阶**，它起自前庭，终至蜗顶；下方的管腔称为**鼓阶**，自蜗顶终于蜗窗的第二鼓膜。前庭阶和鼓阶在蜗顶处借蜗孔彼此相通（图11-18）。

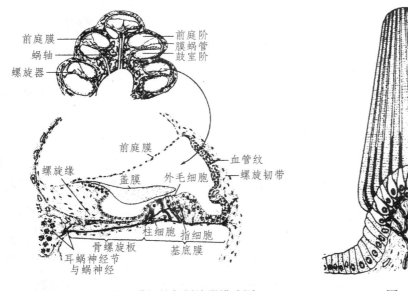

图 11-18　耳蜗、膜蜗管与螺旋器模式图

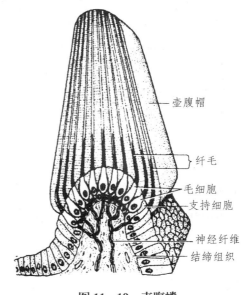

图 11-19　壶腹嵴

2. 膜迷路　膜迷路（membranous labyrinth）是借纤维束固定于骨迷路内的封闭膜性管和囊，包括膜半规管、椭圆囊、球囊和蜗管。

1）**膜半规管**（semicircular ducts）　位于骨半规管内。在骨壶腹内有膨大的膜壶腹，其壁上有**壶腹嵴**。壶腹嵴呈嵴状隆起，突入壶腹内，表面覆以毛细胞和支持细胞组成的上皮（图11-19）。毛细胞属于感觉上皮，有细长的纤毛，伸入圆顶状的壶腹帽内。壶腹帽由支持细胞分泌的糖蛋白组成。

壶腹嵴是感受旋转变速运动的位觉感受器。由于3个半规管互相垂直排列，当机体作任何方向旋转时,都会引起半规管中的内淋巴流动,使壶腹帽倾斜,从而刺激毛细胞产生兴奋,通过前庭神经传入脑,产生旋转运动的感觉,同时引起姿势反射以维持身体平衡。此外,当旋转运动开始和停止时,还会引起眼球反射性的不随意颤动,称为眼震颤。

2) 椭圆囊(utricle)和球囊(saccule)　椭圆囊和球囊是位于前庭内两个相互连通的小囊。椭圆囊较大,与3个膜半规管相通;球囊较小,与蜗管相通。椭圆囊和球囊的壁上有椭圆囊斑和球囊斑。囊斑的上皮也由支持细胞和毛细胞组成。支持细胞的分泌物在囊斑表面形成一层含碳酸钙结晶的胶质膜,称位砂膜,毛细胞的纤毛伸入位砂膜中。椭圆囊斑和球囊斑(图11-20)。无论人体在何种方向做直线变速运动时,由于位砂的惯性作用而发生移位,使毛细胞的纤毛弯曲。于是,毛细胞受刺激兴奋,产生神经冲动沿前庭神经传入脑。椭圆囊斑和球囊斑亦是位觉感觉器,能感受直线变速运动的刺激以及头部的位置觉。机体在感受位觉的同时,还引起姿势的调节反射,维持身体平衡。

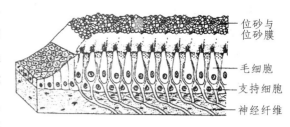

位砂与位砂膜

毛细胞
支持细胞
神经纤维

图11-20　位觉斑模式图

前庭的位觉感受器受到过强、过长的刺激或前庭功能过于敏感时,会引起恶心、呕吐、眩晕、出汗等反应,如晕车、晕船等。

3) 蜗管(cochlear duct)　蜗管呈三角形,连于骨螺旋板外缘,自蜗底盘至蜗顶。蜗管的上壁称前庭膜,外侧壁粘膜较厚,下壁称基底膜。基底膜上有螺旋器,是听觉感受器,主要由毛细胞和盖膜等组成。毛细胞表面有纤毛,名听毛;盖膜呈胶质状,覆盖在听毛的上方(图11-18)。在基底膜中,有20 000根横行排列的细丝,称听弦。靠近蜗底,听弦较短;至蜗顶,听弦逐渐加长。听弦是对声波频率产生共振的基础。

耳蜗具有感音功能,是由于把传入到耳蜗的机械振动转变为听神经纤维的神经冲动,即将机械能转换为电能。在这一转变过程中,耳蜗基底膜的振动是一个关键性因素。声波的振动由镫骨传至前庭窗时,引起了前庭阶的外淋巴波动,继而引起内淋巴的波动和基底膜的振动。当基底膜振动时,基底膜与盖膜之间发生位移,使听毛弯曲变形,毛细胞受刺激而引起电位变化,产生神经冲动,经耳蜗神经传入大脑皮质的听觉中枢,产生听觉。

耳蜗还能区别不同的音调。音调的高低是由声波的频率决定的。人耳能够听到的频率范围为16~20 000 Hz,低于16 Hz和高于20 000 Hz的振动波,人耳都听不到。耳蜗对不同频率的声波产生共振的位置不同是分析音调的基础。声波传入内耳引起基底膜振动,高频率声波引起近蜗底处基底膜产生共振的振幅最大,而声波频率愈低,最大振幅出现的部位愈靠近蜗顶。不同的声波频率会引起基底膜相应区域产生共振,其螺旋器因此受刺激而兴奋,当大脑皮质分析这些传入的信息时,就会产生不同的音调感觉。

人们常用听力来表达听觉的灵敏度,通常以分贝(dB)作为声音强度的相对单位。一般讲话的声音其强度在 30～70 dB,大声喊叫时可达 100 dB。日常生活中常说的噪音是指那些杂乱无章的非周期振动所产生的声音,强度一般在 60 dB 以上。长期受噪音刺激,对听觉是一种缓慢的损害,可使听力下降,形成噪音性的耳聋。临床上常用分贝数表示听觉灵敏度的丧失情况。在测得各种频率听觉灵敏度丧失的分贝数之后,将它们连接起来,绘制成听力曲线,可用来帮助鉴别耳聋的原因。

3. 声波的传导 声波传入内耳的途径有两条,即空气传导和骨传导。

(1)空气传导 声波经外耳道传至鼓膜,再经听骨链和前庭窗传入内耳,这是引起正常听觉的主要途径。如中耳疾患造成鼓膜或听小骨缺损时,声波可经第二鼓膜传入,但听觉敏感度大为减弱。

(2)骨传导 声波直接引起颅骨的振动,使位于颞骨骨质中的耳蜗内淋巴液产生振动。骨传导对正常听觉的产生作用极微,临床常用音叉检查骨传导的存在,以帮助诊断某些耳的疾患。

第三节 皮 肤

皮肤(skin)覆盖体表,其面积约为 1.6～1.7 m²,是面积最大的器官。皮肤具有保护机体、感受刺激和调节体温等多种功能。皮肤内有皮肤衍生的毛发、指(趾)甲、皮脂腺和汗腺,统称为皮肤附属器官。

一、皮肤的结构

皮肤分为浅层的表皮和深层的真皮(图 11-21),两层紧密联系,借皮下组织与深部组织相连。

1. 表皮 表皮(epidermis)是皮肤的最外一层,由角化的复层扁平上皮构成,不含血管和淋巴管,上皮细胞间有丰富的游离神经末梢。表皮在身体各部厚薄不均,一般厚约 0.07～0.12 mm,从基底到表面可分为 5 层。

(1)基底层 由一层低柱状的基底细胞

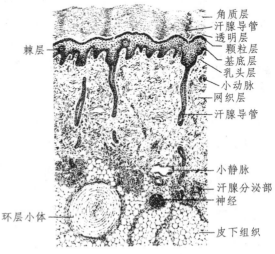

图 11-21 手掌皮肤

组成,不断地增生分裂,向表层推移,表皮各层细胞均由此分裂增值而来。在皮肤的创伤愈合中,基底细胞具有重要的再生修复作用。基底细胞之间有少量**黑素细胞**(melano-cyte),能产生黑色素,吸收和散射紫外线,保护皮肤免受辐射损伤。皮肤的色泽主要和黑色素的含量有关。

(2)**棘层** 由4~10层多边形细胞组成。细胞表面有许多棘状突起,与相邻的细胞嵌合在一起,以增加表皮所需的强韧性。在棘层的浅部,有一些散在的多突起细胞,称为朗格汉斯细胞。朗格汉斯细胞能捕获侵入皮肤中的抗原物质,然后游走出表皮,进入淋巴管道,迁移至淋巴结,将抗原提呈给 T 细胞,引发免疫应答。

(3)**颗粒层** 由2~3层梭形细胞组成。细胞核和细胞器已经退化,细胞质内有粗大的透明角质颗粒。

(4)**透明层** 由数层扁平细胞组成。细胞界限不清,细胞质呈均质透明状,细胞核已消失。

(5)**角质层** 由数层至数十层扁平的角化细胞组成。细胞内充满干硬的角蛋白,是已完全角化的死细胞。角蛋白耐酸碱,抗摩擦。

上皮细胞由基底层细胞不断分裂增殖,新生的细胞向浅层推移,逐渐挤压推移变为扁平,最后形成角质层。角质层靠近表面的细胞经过一段时间后,逐渐脱落,成为皮屑。角质层细胞的更新周期为3~4周。

2. 真皮 真皮(dermis)位于表皮深面,由致密结缔组织构成,一般厚1~2 mm。真皮分为乳头层和网织层,两层之间并没有明显的分界。

(1)**乳头层** 较薄,紧邻表皮的基底层。结缔组织呈乳头状突向表皮,称真皮乳头。真皮乳头使表皮与真皮的接连面积扩大,既连接牢固,又有利于表皮从真皮中获取营养。乳头层纤维细密,有许多的毛细血管、游离神经末梢和触觉小体,手指处尤其丰富。

(2)**网织层** 较厚,在乳头层的深部。网织层的结缔组织纤维粗大,密集成网,使皮肤具有较强的韧性和弹性。网织层内含有许多细小的血管和神经,以及毛囊、皮脂腺、汗腺和环层小体。

临床常用的皮内注射就是把极少量药物注入表皮与真皮乳头层之间,使药物的吸收较慢,常用于药物过敏试验和卡介苗接种等。

3. 皮下组织 皮下组织即浅筋膜,在真皮深面,连接皮肤和肌肉,不属于皮肤的组成部分。皮下组织由疏松结缔组织和脂肪组织构成,具有缓冲、保温和贮存能量的作用。皮下组织含较大的血管、淋巴管和神经,毛囊和汗腺也常延伸到此层中。皮下组织内还有全身的浅静脉,位置表浅,透过皮肤在体表易于看见。

皮下注射即把少量药物注入皮下组织内,常用于预防接种和局部麻醉。

二、皮肤的附属器

1. 毛(hair) 人体皮肤除手掌和足底等处外,均有毛发分布。毛由排列规则的角化上皮构成,分为毛干、毛根和毛球三部分。露在皮肤外面的部分叫毛干,埋入皮肤内的称毛根(图 11－22)。毛根周围包有由上皮和结缔组织构成的毛囊。毛根和毛囊的下端合为一体并膨大,称毛球。毛球底部凹陷,有富含毛细血管的结缔组织突入,形成毛乳头。毛球是毛的生长点,毛乳头对毛球具有营养作用。全身各处毛的生长周期长短不一,头发的生长周期为 3～5 年,而其他的部位仅有数月。旧毛脱落之前,毛球萎缩退化,毛囊的底部又生成新的毛球,长出新毛,将旧毛推出。毛的一侧有斜行的平滑肌束,称立毛肌,受交感神经支配,收缩时使毛发竖直。

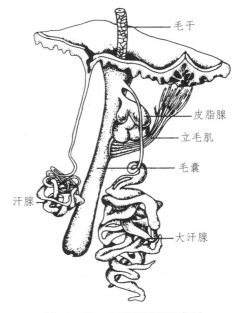

图 11－22 皮肤附属器仿真图

毛干
皮脂腺
立毛肌
毛囊
汗腺
大汗腺

2. 皮脂腺 皮脂腺(sebaceous gland)多位于毛囊与立毛肌之间,分泌皮脂,导管开口于毛囊上部。性激素有促进皮脂生成的作用,故青春期皮脂分泌旺盛。若皮脂腺导管阻塞,可引起炎症和痤疮。老年人因为皮脂腺萎缩,所以皮肤和毛发变为干燥,没有光泽。

3. 汗腺 汗腺(sweat gland)是单曲管状腺,分泌部盘曲成团,位于真皮和皮下组织内,导管细长,开口于皮肤表面。

腋窝、阴部的皮肤,含有一种大汗腺,分泌黏稠的乳状液,经细菌分解后产生特别的气味,俗称狐臭。

4. 指(趾)甲 甲由排列紧密的表皮角质层形成。甲的外露部分叫甲体;甲体近端埋入皮肤内,叫甲根。甲体深面的组织叫甲床,甲根附着处的甲床上皮叫甲母质,是甲的生长区。甲体两侧与皮肤之间的沟,叫甲沟。

思考题

1. 简述眼球壁的各结构和功能。

2. 眼的屈光系统由哪些结构组成? 看近物时,眼如何调节?

3. 简述房水的循环途径及其临床意义。

4. 眼球外肌有哪几块？各有什么作用？

5. 近视、远视和散光的原因是什么？如何矫正？

6. 内耳如何感受直线变速和旋转变速的感觉？

7. 听觉如何产生？

（胡煜辉）

第十二章 神 经 系 统

第一节 概 述

神经系统（nervous system）由脑、脊髓以及与脑和脊髓相连的周围神经组成（图12-1）。神经系统是人体最复杂的系统，在体内起主导作用，控制和调节着各个系统的活动，使机体成为一个有机整体。神经系统借助感受器接受内外环境的各种信息，经传入神经至脑，通过脑和脊髓各级中枢的整合，再经周围神经控制和调节身体各个系统的活动，使机体能够适应外环境的变化和调节机体内环境的平衡，保持生命活动的进行。人类在长期的生产劳动和社会生活中，形成了语言文字，大脑皮质高度发展成为思维与意识活动的物质基础，不仅能认识世界，而且能主动地改造客观世界。

一、神经系统的常用术语

（1）灰质和白质　在中枢神经内，神经元的胞体和树突聚集的部位，称灰质（gray matter）。分布在大脑和小脑表面的灰质又称皮质（cortex）。在中枢神经内，神经纤维聚集的部位，称白质（white matter）。分布在大脑和小脑深面的白质又称

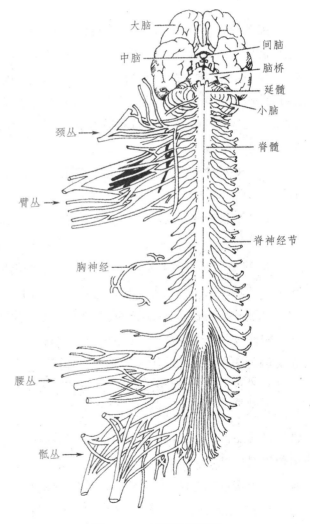

图 12-1　神经系统概况

大脑
中脑
间脑
脑桥
延髓
小脑
颈丛
脊髓
臂丛
脊神经节
胸神经
腰丛
骶丛

髓质(medulla)。

（2）神经核和神经节　形态和功能相似的神经元的胞体聚在一起，在中枢内称神经核(nucleus)，在周围神经中称神经节(ganglion)。

（3）纤维束和神经　在白质内，行程与功能相同的神经纤维走在一起称纤维束(fasciculus)或传导束。周围神经中，神经纤维形成粗细不等的纤维束，称神经(nerve)。

（4）网状结构　在中枢神经内，神经纤维交织成网状，网眼内含有分散的灰质团块，这些灰白相间的区域称为网状结构(reticular formation)。

二、突触传递

突触(synapse)传递是指突触前细胞的信息，通过传递，引起突触后细胞活动的过程。此过程需要有神经递质和受体的结合才能完成。

1. 神经递质　神经递质(neurotransmitter)是指由突触前神经元合成并在末梢释放，特异性地作用于突触后神经元或效应器细胞上的受体，致使突触后神经元或效应器细胞产生效应的某些化学物质。神经递质的种类很多，按产生的部位不同，可分为外周神经递质和中枢神经递质两大类。

（1）外周神经递质　主要有乙酰胆碱(acetycholine，Ach)和去甲肾上腺素(norepinephrine，NE)。

（2）中枢神经递质　主要分为三类。①胆碱类：乙酰胆碱；②单胺类：多巴胺、去甲肾上腺素、5-羟色胺；③氨基酸类：谷氨酸、γ-氨基丁酸、甘氨酸。

2. 突触传递过程与突触后电位　神经冲动传到突触，使突触小泡将递质释放到突触间隙中。递质迅速与突触后膜上的特异性受体结合，突触后膜对不同离子的通透性发生改变，产生兴奋性突触后电位或抑制性突触后电位，进而引起突触后神经元的兴奋或抑制。

（1）兴奋性突触后电位(EPSP)　其特征是突触后膜出现局部去极化。由于突触小泡释放兴奋性递质，与受体结合后，提高了突触后膜对 Na^+、K^+ 的通透性，但以 Na^+ 的通透性增高为主。Na^+ 扩散入细胞内，突触后膜膜电位绝对值减小，出现局部去极化，造成静止膜电位更接近阈电位，但并不足以引发动作电位，即兴奋性突触后电位(图 12 - 2)。当突触前神经元活动增强或参与活动的突触数目增

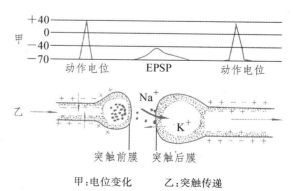

甲：电位变化　　乙：突触传递

图 12 - 2　兴奋性突触电位产生原理图

多时,兴奋性突触后电位可以总和起来,达到阈电位致使突触后神经元爆发动作电位。

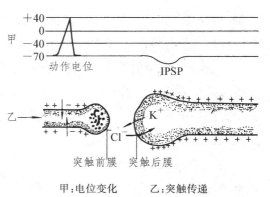

（2）**抑制性突触后电位（IPSP）**　其特征是突触后膜产生超极化。突触前神经元的兴奋传到末梢,释放抑制性递质,与受体结合后,引起突触后膜 Cl^- 通道开放,Cl^- 由膜外进入膜内,突触后膜发生超极化,突触后神经元的静止膜电位更加远离阈电位,不产生兴奋,而出现抑制效应(图12-3)。

图 12-3　抑制性突触后电位产生原理图

三、神经元的联系方式

神经元的联系方式很多,主要有辐散式、聚合式、链锁式、环路式等几种(图12-4)。

一个神经元通过其轴突末梢的分支与许多神经元建立突触联系,称辐散式。许多神经元的轴突末梢都与同一个神经元建立突触联系,称聚合式。一个神经元接一个神经元传递兴奋称链锁式。一个神经元的轴突侧支,经过若干中间神经元联系后,又返回来与该神经元建立突触联系,称环路式。

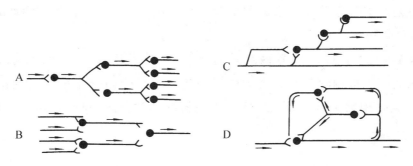

A. 辐散式　B. 聚合式　C. 链锁式　D. 环路式

图 12-4　中枢神经元的联系方式

四、中枢兴奋传播的特征

1) **单向传递**　在反射活动中,神经冲动通过化学性突触时,只能从突触前神经元向突触后神经元传递。这是由于神经递质通常由突触前膜释放,作用于突触后膜受体所决定的。

2) **中枢延搁**　兴奋通过反射中枢时,时间较慢,这种现象称中枢延搁。这是因为兴奋通过突触时,需要经历递质的释放、扩散、与突触后膜受体结合、产生突触后电位等一系列过程,消耗时间较长。在反射活动中,通过的突触数目越多,反射时间越长。

3)**总和**　在反射活动中,单根神经纤维的传入冲动不能引发传出效应,因为单根神经纤维的传入冲动并不足以引发突触后神经元的动作电位,但若干根神经纤维的传入冲动引起的兴奋性突触后电位可以发生空间总和与时间总和,达到阈电位时爆发动作电位。总和在中枢神经系统的活动中有重要作用。

4)**对内环境变化的敏感性和易疲劳性**　突触对内环境的各种变化十分敏感,如缺氧、二氧化碳增多等均可影响突触传递。如酸中毒时,神经元兴奋性降低,突触传递活动减弱,甚至出现昏迷。

在反射弧中,突触是最易出现疲劳的部位。疲劳的产生与突触前膜递质耗竭有关。疲劳的出现,可制止过度兴奋,因此有一定的保护作用。

5)**中枢抑制现象**　中枢神经系统的反射活动,除有兴奋活动外,还有抑制活动,它们都表现在突触传递的过程中。反射活动能协调进行,是中枢神经系统内既有兴奋又有抑制的结果。中枢抑制可出现在突触后膜,也可出现在突触前膜,分别称突触后抑制和突触前抑制。

(1)**突触后抑制**　是通过抑制性中间神经元发挥作用,即先兴奋抑制性中间神经元,由后者释放抑制性递质,使突触后膜产生 IPSP。突触后抑制的意义是保证反射活动的协调,防止神经元过度和过久兴奋。

(2)**突触前抑制**　通过改变突触前膜的活动,释放的递质减少,使突触后神经元的EPSP降低,从而产生抑制的现象。突触前抑制在中枢神经内分布较广,主要见于感觉传入的途径中。其生理意义是控制从外周传入中枢的感觉信息,对感觉传入的调节有重要作用。

第二节　中枢神经系统

中枢神经系统包括脑和脊髓,分别位于颅腔和椎管内。两者经枕骨大孔相连续。

一、脊髓

1. 脊髓的位置和形态　脊髓(spinal cord)位于椎管内,上端在枕骨大孔处与延髓相连,下端在成人平第1腰椎体的下缘。长约40～45 cm,约占椎管的上2/3。新生儿脊髓下端可平第3腰椎。故临床腰椎穿刺常在第3、4或第4、5腰椎间进行,不致损伤脊髓。

脊髓呈前后略扁的圆柱形,平第5、6颈椎水平有颈膨大,平第12胸椎水平有腰骶膨大,两膨大处分别连有到上、下肢的神经。脊髓末端缩细为**脊髓圆锥**(conus medullaris)。自此处向下延为细长无神经组织的**终丝**(filum terminale),其末端附于尾骨的背面(图12-5)。

脊髓表面可见6条纵贯脊髓全长的沟、裂。脊髓前面正中较深的沟称前正中裂,后面正中较浅的沟称后正中沟。二者将脊髓分为左右对称的两半。在前正中裂的两侧,各有一前外侧沟;在后正中沟两侧,各有一后外侧沟。前外侧沟连有脊神经前根,由运动纤维组成(图12-6)。后外侧沟连有脊神经后根,是感觉神经纤维。每个后根上附有一个脊神经节,由假单极神经元组成。每一对应的脊神经前、后根在椎间孔处合并成一条脊神经,从相应的椎间孔穿出。由于脊髓比脊柱短,腰、骶部的前后神经根要在椎管内垂直下行一段距离才从相应的椎间孔穿出,因此,在脊髓圆锥下方,这些神经根称为**马尾**(cauda equina)。

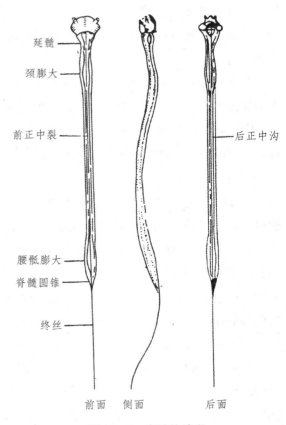

图12-5 脊髓的外形

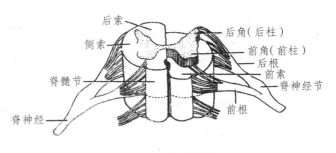

图12-6 脊髓与神经

2. 脊髓节段与椎骨的位置关系 脊髓两侧连有31对脊神经,每对脊神经所连的一段脊髓,称为一个脊髓节段。因此,脊髓可相应分为31个节段。即8个颈节、12个胸节、5个腰节、5个骶节和1个尾节。

脊柱的长度与脊髓节段不相对应。一般脊髓节段高于相应的椎骨(图12-7)。了解其对应关系,在临床上有实用意义。

3. 脊髓的内部结构　脊髓由灰质和白质两大部分组成(图12-6,图12-8)。在脊髓的横切面上,中央有一细小的中央管(central canal),纵贯脊髓,内含脑脊液。围绕中央管周围是"H"形的灰质,灰质的外部是白质。

1)灰质　主要由神经元胞体、树突和神经胶质组成。在横切面上,灰质的突起称角。

(1)前角(anterior horn)　为每侧灰质向前突出扩大的部分,也称前柱,主要由大型多极运动神经元构成。它发出的躯体运动纤维,组成脊神经前根,支配骨骼肌。前角运动神经元主要有两种类型,即大型的α运动神经元和小型的γ运动神经元。前者为支配骨骼肌收缩的神经元;后者的纤维支配肌梭的梭内肌,调节肌紧张。当脊髓前角受损时,可引起同侧相应骨骼肌随意运动障碍、张力低下、反射消失、肌萎缩等,临床称为**软瘫**。

(2)后角(posterior column)　为灰质的后部狭长部分,也称后柱,内含联络神经元,接受来自后根的纤维。由后角发出的纤维,组成上行传导束,将感觉冲动传至脑的高级中枢;有的则在脊髓各节段之间起联络作用。

(3)侧角(lateral column)　在脊髓胸1节段至腰3节段的前角与后角之间,灰质向外侧突出的部分为侧角,又称侧柱。侧角内含有交感神经元,发出纤维随脊神经前根出椎管。在脊髓的骶2～4节段前角的基底部,相当于胸段侧角的部位,含有副交感神经元,称为**骶副交感核**。发出纤维随脊神经前根出椎管。

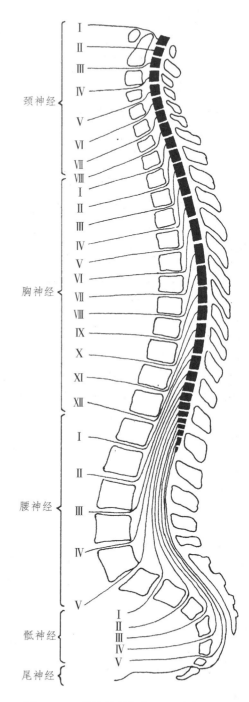

图12-7　脊髓节段与椎骨的对应关系

脊髓前、后角之间的外侧,灰、白质交织成网状结构。

2）**白质** 每侧白质借脊髓表面的沟、裂分为三个索:①后索,位于后正中沟和后外侧沟之间;②外侧索,位于后外侧沟和前外侧沟之间;③前索,位于前外侧沟和前正中裂之间。**各索由若干纤维束组成。**

纤维束主要有两类:上行纤维束,起自脊神经节和脊髓的灰质,它将脊神经传入的感觉神经冲动继续上传入脑;下行纤维束,起自脑的不同部位,下行终于脊髓的各个节段,将脑发出的冲动传至脊髓。此外,紧贴灰质周围,还有较多的纤维束,称为固有束,在脊髓不同的节段间起联络作用。脊髓的上行和下行纤维束如图 12-8 所示。

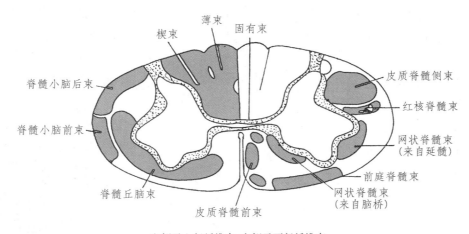

左侧示上行纤维束,右侧示下行纤维束

图 12-8 脊髓内纤维束的分布

（1）**上行纤维束** **薄束**(fasciculus gracilis)和**楔束**(fasciculus cuneatus)位于后索内,传导躯干和四肢的意识性本体感觉(即肌、腱、关节的位置觉、运动觉和振动觉)和精细触觉(两点辨别觉和纹理觉)的冲动。薄束位于后正中沟的两侧,传导来自下半身的神经冲动,故此束纵贯脊髓的全长;楔束位居薄束外侧,传导来自上半身(头面部除外)的神经冲动,故只见于胸 4 节段以上的脊髓。后索病变,本体觉和辨别觉的信息不能传入大脑皮质,患者闭目时,不能确定肢体的位置。

脊髓丘脑束(spino-thalamic tract):位居外侧索和前索中,将来自躯干和四肢的痛觉、温度觉及触压觉冲动上传入脑。

（2）**下行传导束** **皮质脊髓束**(corticospinal tract),大部分在外侧索下行,称为**皮质脊髓侧束**;小部分在前索中下行,称皮质脊髓前束。皮质脊髓束起源于大脑皮质运动中枢,将来自大脑皮质的神经冲动,传至脊髓前角运动神经元,管理骨骼肌的随意运动。

红核脊髓束(rubrospinal tract),位于外侧索,起于中脑的红核,止于前角运动神经元,参与调节肌紧张和运动协调。

网状脊髓束(reticulospinal tract),位于前索和外侧索,起于脑干网状结构,止于前角运动神经元,作用同红核脊髓束。

4. 脊髓的功能

1)**传导功能** 来自躯体各种感受器的传入冲动,经脊神经后根进入脊髓,然后经上行传导路径到达大脑皮质。脑发出的神经冲动又经过下行传导束到脊髓侧角,再经脊神经传至效应器。

2)**反射中枢** 脊髓是一些反射活动的低级中枢,常见的反射如下。

(1)**屈肌反射与对侧伸肌反射** 在脊椎动物的皮肤受到伤害性刺激时,受刺激一侧肢体出现屈曲反应(关节的屈肌收缩、伸肌弛缓),称为屈肌反射。若刺激强度加大时,除了同侧肢体发生屈肌反射外,还可出现对侧肢体伸直的反射活动,称为对侧伸肌反射。屈肌反射和对侧伸肌反射对维持姿势有重要的生理意义。

(2)**牵张反射**(stretch reflex) 骨骼肌受到外力牵拉而伸长时,可反射性引起受牵拉的肌收缩,称牵张反射。包括腱反射和肌紧张。

腱反射(tendon reflex)是指快速牵拉肌腱时发生的牵张反射。表现为被牵拉肌迅速而明显地缩短(图12-9)。临床上常采用检查腱反射的方法,了解神经系统某些功能状态。如果腱反射减弱或消失,常提示该反射弧的某个部分有损伤;腱反射亢进,说明控制脊髓的高级中枢作用减弱,可能是高级中枢有病变的指征。

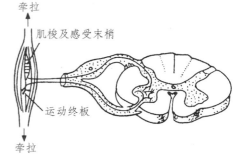

图12-9 腱反射示意图

肌紧张(muscle tonus)是由缓慢而持续地牵拉肌腱所引起的牵张反射。表现为骨骼肌轻度而持续地收缩,维持肌的紧张性收缩状态。

肌紧张是维持躯体姿势最基本的反射。肌紧张减弱或消失,提示反射弧的传入、传出通路或脊髓反射中枢的损伤;肌紧张增强则提示高位脑中枢发生病变。

(3)**排尿反射和排便反射** 脊髓还是膀胱排尿反射和直肠排便反射中枢,但平时这些反射活动受高位中枢的控制。当脊髓损伤时,可出现排尿、排便障碍。

3)**脊休克**(spinal shock) 是指脊髓与高位中枢断离后暂时丧失反射活动进入无反应状态的现象。数周或数月以后,以脊髓为基本中枢的反射活动可逐渐恢复。

二、脑

脑(brain)位于颅腔内,平均重约1 400 g,包括端脑、间脑、小脑和脑干四部分(图12-10,

图 12－11)。脑干又分中脑、脑桥和延髓三部分。

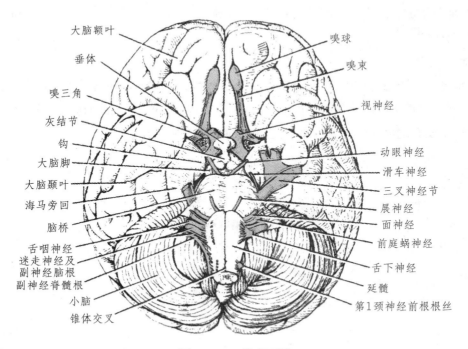

图 12－10 脑底面图

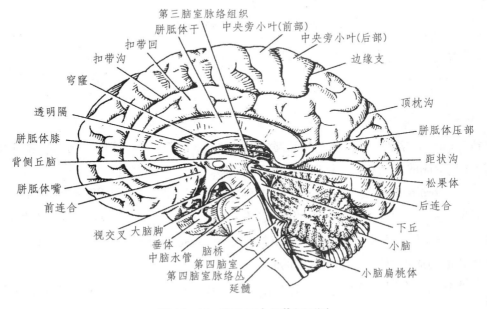

图 12－11 脑的正中矢状切面图

1. 脑干 脑干(brain stem)位于颅后窝枕骨大孔与鞍背间的骨面。自下而上由延髓、脑桥和中脑三部分组成。脑干上与间脑相接,下与脊髓相续,后方连有小脑。延髓、脑桥与小脑间的腔隙为第四脑室。

1)脑干的外形

(1)腹侧面 延髓(medulla oblongata)上部膨大,下部缩细,表面有与脊髓相续的同名沟、裂。延髓上部前正中裂两侧各有一纵形隆起,称为锥体,其深面为皮质脊髓束(图 12 - 12)。自锥体下方,皮质脊髓束大部分纤维左右交叉,构成锥体交叉。

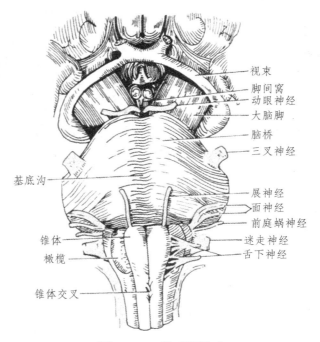

视束
脚间窝
动眼神经
大脑脚
脑桥
三叉神经
基底沟
展神经
面神经
前庭蜗神经
锥体
橄榄
迷走神经
舌下神经
锥体交叉

图 12 - 12 脑干腹侧面

脑桥(pons)下缘借延髓脑桥沟与延髓分界,上缘与中脑相连。脑桥腹侧面膨隆,向两侧逐渐细窄,并与背侧的小脑相连。膨隆部正中有一条纵行浅沟,称为**基底沟**。

中脑(midbrain)腹侧面有一对柱状结构,称为大脑脚。两脚间的凹窝称为**脚间窝**。

(2)背侧面 延髓下部后正中沟两侧,各有两个纵行隆起,内侧的称**薄束结节**,外侧的称**楔束结节**(图 12 - 13)。两者深面分别有**薄束核**与**楔束核**,是薄束和楔束的传导中继站。延髓上部与脑桥背面构成菱形窝,是第四脑室的底。

中脑背侧有四个圆形隆起,上一对称为上丘,与视觉反射有关;下一对称为下丘,与听觉反射有关。

脑神经共有 12 对,除嗅神经连于端脑和视神经连于间脑外,其余 10 对脑神经均与脑干相

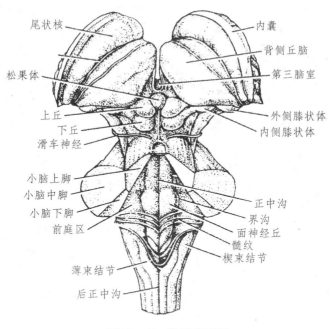

图 12 - 13 脑干背侧面

连。在脑干腹侧面,舌下神经则经延髓前外侧沟穿出;舌下神经外侧自上而下依次是舌咽神经、迷走神经和副神经;在延髓脑桥沟由内向外依次是展神经、面神经、前庭蜗神经;在脑桥外侧,连有三叉神经;动眼神经自中脑脚间窝穿出。滑车神经由中脑背面下丘的下方穿出。

2)脑干的内部结构　脑干由灰质、白质和网状结构组成。

(1)灰质　脑干的灰质为不连续的分散团块,称为神经核。包括:①脑神经核,与脑神经相连,又分为脑神经运动核和脑神经感觉核。脑神经核的名称和位置多与其相连的脑神经名称和连脑部位大致相对应(图 12 - 14)。如延髓内含有与舌咽神经、迷走神经、副神经及舌下神经有关的脑神经核;脑桥内含有与展神经、面神经、前庭蜗神经及三叉神经有关的脑神经核;中脑内则含有与动眼神经和滑车神经有关的脑神经核。②传导中继核,如延髓中的薄束核和楔束核,中脑内的黑质和红核等。

(2)白质　主要由纤维束组成。

内侧丘系(medial lemniscus),属上行纤维束,由薄束核和楔束核发出的纤维,呈弓状绕过延髓中央管,在其腹侧左、右交叉,称为内侧丘系交叉;交叉后的纤维在中线两侧上升称为内侧丘系。内侧丘系传递来自对侧躯干和四肢的意识性本体觉和精细触觉冲动。

脊髓丘系,属上行传导束,是脊髓丘脑束的续行。

锥体束(pyramidal tract),由大脑皮质发出的运动纤维下行而成。包括皮质脑干束和皮质

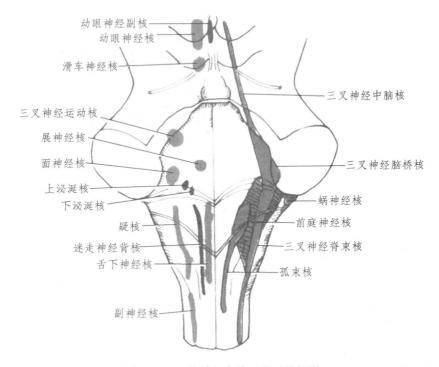

动眼神经副核
动眼神经核
滑车神经核
三叉神经中脑核
三叉神经运动核
展神经核
面神经核
三叉神经脑桥核
上泌涎核
下泌涎核
蜗神经核
前庭神经核
疑核
三叉神经脊束核
迷走神经背核
舌下神经核
孤束核
副神经核

图 12 - 14　脑神经在脑干背面的投影

脊髓束。由大脑皮质发出的运动纤维一部分下行至脑干中,陆续终止于脑神经运动核的称皮质脑干束,又称皮质核束;另一部分纤维继续下降至延髓上部构成皮质脊髓束。在锥体下端,大部分纤维左、右相互交叉至对侧,下行于脊髓外侧索,即皮质脊髓侧束;小部分未交叉的纤维在脊髓的前索内下行,即皮质脊髓前束。

(3) 网状结构　在脑干中央区域,纤维纵横交织,其间散布着大量大小不等的神经元,称为脑干网状结构。

3) **脑干的功能**

(1) 传导功能　联系大脑皮质与脊髓和小脑的上、下行纤维必须经过脑干。

(2) 反射功能　脑干内有多个反射的低级中枢,如延髓网状结构内有呼吸中枢和心血管活动中枢,这两个中枢又称"生命中枢"。另外,脑桥内有角膜反射中枢、中脑内有瞳孔对光反射中枢等。

(3) 调节肌紧张　主要通过脑干网状结构易化区和抑制区加强或抑制肌紧张及肌的运动(图 12 - 15)。

易化区位于中脑、脑桥和延髓背外侧区域。主要作用是通过脊髓 γ 神经元加强伸肌的肌紧张和肌运动。同时,对 α 运动神经元也有一定的易化作用。

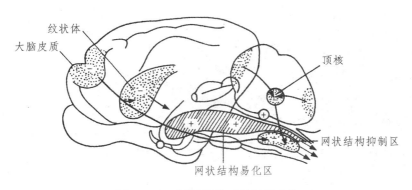

图 12 – 15　网状结构下行调节系统

抑制区较小，位于延髓腹内侧区域。通过抑制 γ 运动神经元，使肌梭敏感性降低，从而降低肌紧张。这一区接受大脑皮质运动区、纹状体等来的下行冲动。

正常情况下，易化区活动较强，抑制区活动较弱，二者在一定水平上相对平衡，以维持正常肌紧张。动物实验中发现，在中脑上下丘之间切断脑干，动物会出现四肢伸直、头尾昂起、脊柱挺硬等伸肌过度紧张现象，称为去大脑僵直。这是因为切断了大脑皮质、纹状体等部位与脑干网状结构抑制区的功能联系，使抑制区功能减弱，而易化区活动更加具有优势，使伸肌的肌紧张加强所致。人类出现去大脑僵直时说明病变已严重侵犯脑干，是预后不良的信号。

2. 小脑

1）**小脑的位置和外形**　小脑（cerebellum）位于颅后窝内，在脑桥和延髓的后上方。小脑两侧膨大，称为小脑半球；中间较狭窄，称为小脑蚓（图 12 – 16）。小脑半球下面前内侧的部分较突起，称小脑扁桃体（tonsil of cerebellum）（图 12 – 17）。小脑扁桃体靠近枕骨大孔和延髓，当颅内压升高时，常被挤压而嵌入枕骨大孔，压迫延髓，危及生命，临床称为**小脑扁桃体疝**。

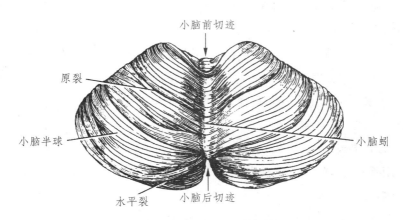

图 12 – 16　小脑外形（上面观）

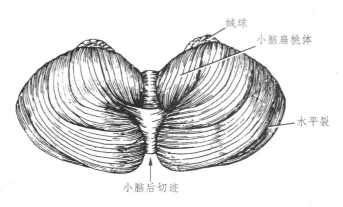

图 12-17　小脑外形(下面观)

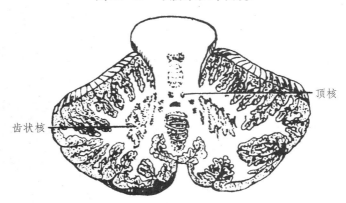

图 12-18　小脑水平切面示小脑核

2) **小脑的内部结构**　小脑表层为灰质,称为小脑皮质。深部为白质,称为小脑髓质(图 12-18)。髓质内有数对灰质团块,称为小脑核,其中最大的核是**齿状核**。

3) **小脑的功能**　小脑是一个重要的运动调节中枢。它对维持姿势、调节肌紧张、协调随意运动有重要作用。

(1) **维持身体姿势平衡**　小脑与前庭的位觉感受器及前庭神经核活动有关联,协调骨骼肌运动,调节躯体平衡。小脑损伤,患者表现为身体不能维持平衡,站立不稳,步态蹒跚。

(2) **调节肌紧张**　小脑还接受来自脊髓本体感觉的信息,发出的纤维至脑干网状结构易化区和抑制区,对肌紧张有加强和抑制作用。

(3) **调控骨骼肌完成随意、精细运动**　小脑损伤后,患者不能完成精细的动作,肌张力减弱,不能正确的用手指鼻,意向性震颤,取物时手指过度伸张,走路时抬腿过高等。这种动作协调障碍,称为**小脑性共济失调**。

第四脑室(fourth ventricle)是位于脑桥、延髓和小脑间的室腔,内含脑脊液(图 12-19)。呈锥体形,底即菱形窝,顶朝向小脑。第四脑室向下通脊髓中央管,向上借中脑水管与第三脑室相通,借第四脑室的一个正中孔和两个外侧孔,与蛛网膜下隙相通。

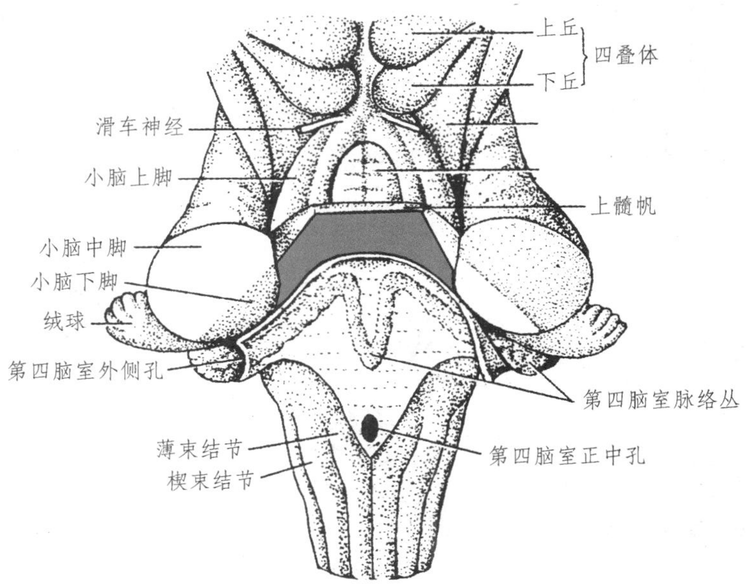

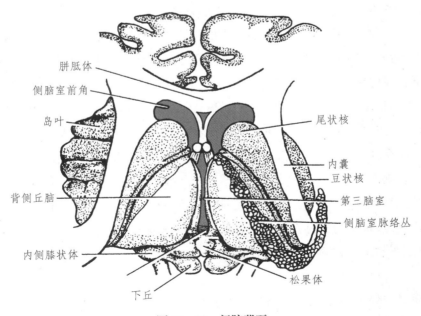

图 12 - 19　第四脑室

3. 间脑　间脑(diencephalon)位于中脑和端脑之间,大部分被大脑半球掩盖。间脑主要由丘脑、后丘脑和下丘脑组成。间脑内的室腔称为第三脑室(图 12 - 20)。

图 12 - 20　间脑背面

1）**丘脑**（dorsal thalamus） 是间脑背侧的一对卵圆形灰质团块，又称背侧丘脑。在丘脑灰质的内部，有一由白质构成的内髓板，在水平面上该板呈"Y"字形，它将丘脑分隔为前核群、内侧核群和外侧核群三部分（图 12-21）。内髓板中，也有由神经元聚集的散在核团，称为板内核。外侧核群的腹侧后部称为腹后核，全身各部躯体的感觉冲动，在该核中继后才能传至大脑皮质。由腹后核发出的投射到大脑皮质的纤维束称为丘脑皮质束，参与完成特异性投射系统。

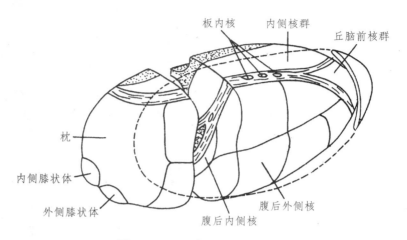

图 12-21　丘脑主要核团示意图

由丘脑中继核发出的纤维投射到大脑皮质的神经通路，称为**感觉投射系统**。根据不同的投射途径可分为特异性投射系统和非特异性投射系统（图 12-22）。

特异性投射系统：全身不同的感受器传入的神经冲动（嗅觉除外），大多在丘脑腹后核换神经元后，发出丘脑皮质束形成投射纤维至大脑皮质特定区域而产生特定的感觉，称为特异性投射系统。特异性投射系统包括躯干、四肢、头面部的本体觉投射纤维和痛、温、触觉投射纤维。由内侧膝状体和外侧膝状体发出听觉和视觉的投射纤维也归属于特异性投射系统。特异性投射系统的特点是每一投射纤维只能传递一种神经冲动，感受器与大脑皮质感觉区之间有点对点的定位关系。特异性投射系统的功能是产生具有意识的感觉并激发大脑皮质发出传出冲动。

非特异性投射系统：各种特异性感觉传导纤维上行通过脑干时，发出侧支与脑干网状结构神经元发生突触联系，经过多次更换神经元，到达丘脑板内核群，然后发出纤维，弥散地投射到大脑皮质的广泛区域，称为非特异性投射系统。非特异性投射系统失去了传导的专一性和定位性，其功能主要是维持和调整大脑皮质的兴奋性，使之能保持觉醒状态，这一作用又称上行激活作用。

大脑皮质只有处于觉醒状态下，才能产生感觉、思维和记忆等，当非特异感觉投射系统受到损伤或阻断时，机体将处于昏睡状态。如临床上用巴比妥、乙醚等药物进行催眠、麻醉，与阻

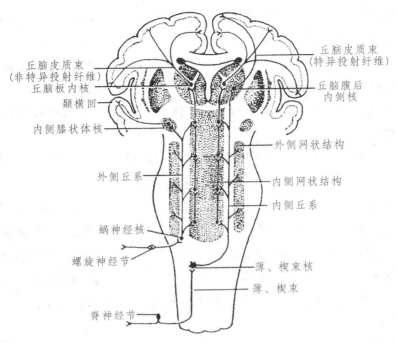

黑色区代表脑干网状系统　实线代表丘脑特异性投射系统　虚线代表脑非特异性投射系统

图 12 - 22　感觉投射系统示意图

滞非特异性投射系统有关。

特异性投射系统和非特异性投射系统之间的配合,使大脑皮质既能处于觉醒状态,又能产生各种特定感觉。

2) **后丘脑**(metathalamus)

丘脑后外侧的下方有一对隆起,内侧的称内侧膝状体,是听觉冲动传导的中继核;外侧的称外侧膝状体,是视觉冲动传导的中继核(图 12 - 21)。

3) **下丘脑**(hypothalamus)

位于丘脑前下方,由视交叉(optic chiasma)、**灰结节**(tuber cinereum)、**乳头体**(mammillary body)和**漏斗**(infundibulum)组成。漏斗下部连接垂体(图12 - 23)。

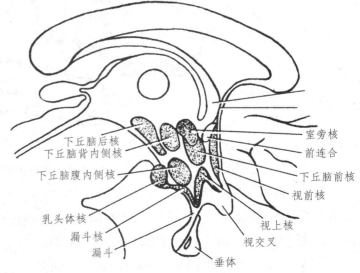

图 12 - 23　下丘脑的主要核团

下丘脑内的主要核团有视上核和室旁核。视上核位于视交叉的上方,分泌加压素;室旁核位于第三脑室的侧壁,分泌催产素(缩宫素)。

下丘脑的神经元联系广泛,功能复杂。下丘脑是神经内分泌高级中枢,它通过与垂体的密切联系,将神经调节和体液调节融为一体,调节机体的内分泌活动。下丘脑与大脑边缘叶共同调节内脏活动,也是自主神经活动的高级中枢,对体温、摄食、生殖、水电解质平衡和情绪改变等进行广泛的调节。

4)**第三脑室** 第三脑室是位于两侧丘脑和下丘脑之间的矢状裂隙。前部借室间孔与左、右侧脑室相通,向后下借中脑水管与第四脑室相通。

4. 端脑 端脑(telencephalon)主要由左、右大脑半球组成。人类的大脑半球高度发展,笼罩了间脑、中脑和小脑的上面。左、右大脑半球之间的纵向深裂,称大脑纵裂,纵裂深部有连接两侧大脑半球的白质板,称为**胼胝体**(corpus callosum)。两大脑半球后部与小脑间的横裂称大脑横裂。

1)**大脑半球的外形** 大脑半球表面凸凹不平,满布深浅不同的脑沟,沟与沟之间的隆起为脑回(图12-24)。每侧大脑半球有3个面,即上外侧面、内侧面和下面。

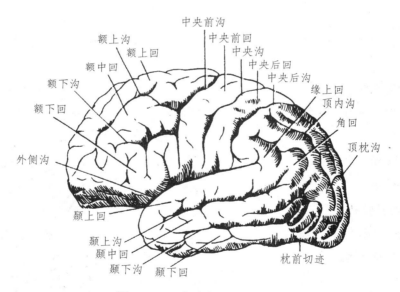

图12-24 大脑半球背外侧面

(1)**大脑半球的分叶** 大脑半球借3条叶间沟分为5个叶。3条叶间沟是:**外侧沟**,在半球的上外侧面,自前下斜行向后上方;**中央沟**,在半球的上外侧面,自半球上缘中点稍后方斜向前下;**顶枕沟**,位于半球内侧面后部,自胼胝体后端稍后方,斜向后上,并转至上外侧面。

大脑半球的5个叶是:**额叶**(frontal lobe),为外侧沟之上,中央沟之前的部分;**顶叶**(parietal lobe),为中央沟之后,顶枕沟以前的部分;**颞叶**(temporal lobe),为外侧沟以下的部分;**枕叶**

(occipital lobe)，位于顶枕沟后方；**岛叶**（insula），隐于外侧沟深部。

（2）大脑半球各面的重要沟回 在半球上外侧面，中央沟以前，有与其平行的中央前沟，两沟之间的脑回称**中央前回**（precentral gyrus）。自中央前沟的中部向前发出上、下两条沟，分别称为**额上沟**（superior frontal sulcus）和**额下沟**（inferior frontal sulcus）。额上沟和额下沟，将额叶中央前回以前的部分，分为**额上回**（superior frontal gyrus）、**额中回**（middle frontal gyrus）和**额下回**（inferior frontal gyrus）。在中央沟后方，也有一条与其平行的中央后沟，两沟之间的脑回称为**中央后回**（postcentral gyrus）。包绕外侧沟后端的脑回称**缘上回**（supramarginal gyrus）。围绕颞上沟后端的脑回称为**角回**（angular gyrus）。在外侧沟的下方，有一条大致与之平行的颞上沟，两沟之间为**颞上回**。自颞上回转入外侧沟的下壁处，有数条斜行的短回称为**颞横回**（transverse temporal gyrus）。

在半球内侧面，间脑上方有联络左、右半球的**胼胝体**（corpus callosum）。位于胼胝体背侧和头端的脑回称为**扣带回**（cingulate gyrus）。扣带回中部背侧，有中央前回、后回在半球内侧面的延续部，称为**中央旁小叶**（paracentral lobule）（图 12－25）。胼胝体后端自顶枕沟前下向枕叶的弓形沟称为**距状沟**（calcarine sulcus）。距状沟的前下方，自枕叶向前伸向颞叶的沟，称为**侧副沟**（collateral sulcus）。侧副沟前部上方的脑回，称为**海马旁回**（parahippocampal gyrus），其前端向后弯曲的部分，称为**钩**（uncus）。海马旁回和扣带回等脑回，位于大脑半球和间脑交界处的边缘，故合称为**边缘叶**（limbic lobe）。

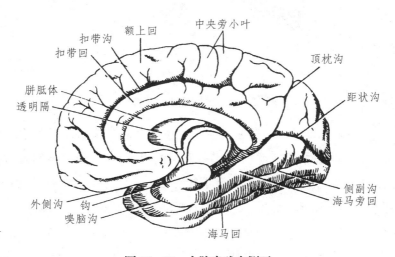

图 12－25 大脑半球内侧面

在半球下面，额叶下面有嗅球，嗅球向后连嗅束。嗅球和嗅束参与嗅觉冲动的传导。

2）**大脑半球的内部结构** 大脑半球的表层是灰质，称为大脑皮质；深层是白质，称为大脑髓质。在大脑半球的基底部埋于白质的灰质团块，称为基底核。半球内的室腔称为侧脑室。

（1）**大脑皮质及其功能定位**　大脑皮质是人体最高神经中枢，由大约 140 亿个神经元组成，皮质总面积约 2 200 cm²。机体的各种功能活动在大脑皮质的不同部位有定位关系，形成许多重要的中枢，称大脑皮质的功能定位。具有临床实践意义的功能中枢如下（图 12－26）。

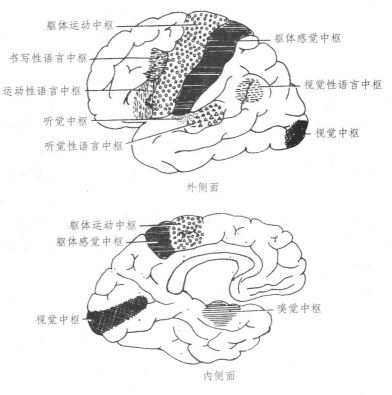

图 12－26　大脑皮质的功能区

① 躯体感觉区（somato sensory area）：位于中央后回和中央旁小叶的后部。接受对侧半身感觉传导纤维。身体各部在此区的投影如一个倒置的人形（头面部不倒置），传导下肢感觉冲动的纤维投射到中央后回的上部和中央旁小叶的后部。传导头颈部感觉冲动的纤维投射到中央后回的下部。感觉区某部位受损，会引起对侧半身相应部位的感觉障碍。

② 躯体运动区（somatic motor area）：位于中央前回和中央旁小叶前部。管理对侧半身的骨骼肌运动。身体各部在此区的投影也如一个倒置的人形（头面部不倒置）。中央前回上部和中央旁小叶前部与下肢的运动有关，中央前回的下部管理头面部骨骼肌运动。运动区某一局部损伤，会引起对侧半身相应部位的骨骼肌运动障碍。

③ 视区（visual area）：位于枕叶内侧面，距状沟上、下两侧的皮质。

④ 听区（auditory area）：位于颞横回，每侧听区接受双侧的听觉冲动传入。

⑤ 内脏运动中枢：位于边缘叶，是调节内脏运动神经的高级中枢。

⑥ 语言中枢：语言功能是人类在社会历史发展中逐渐形成的，为人类大脑皮质所特有。语言功能区是指理解他人说的话和写、印出来的文字，并以说或写的形式表达自己的思维活动的中枢。凡不是由于听觉、视觉或骨骼肌运动障碍引起的语言缺陷，均称为失语症。

语言中枢主要有：

● 运动性语言中枢（motor speech area）（**说话中枢**）：位于额下回后部。此区损伤，喉肌不瘫痪，也能发音，但不能将音节、词组等组成能表达思维活动的语言，临床称为**运动性失语症**。

● 书写性语言中枢（writing area）：位于额中回后部。此区受损，手虽能运动，但失去了书写文字符号的能力，临床称为**失写症**。

● 视觉性语言中枢（visual speech area）（**阅读中枢**）：位于角回。接近视区。此区受损，视觉无障碍，但不能阅读，也不能理解文意，临床称为**失读症**。

● 听觉性语言中枢（auditory speech area）（**听话中枢**）：位于颞上回的后部。此区受损，听觉虽无障碍，也能听到他人讲话的声音，但不能理解其语言的意思，称为**感觉性失语**。

语言中枢常集中在一侧大脑半球，此称语言中枢的优势半球。临床证明，善用右手的人和部分善用左手的人，语言中枢位于左侧大脑半球。因此，就大多数人而言，只有损伤左侧大脑半球，才有可能出现语言、文字方面的功能障碍。

人类两侧大脑半球存在机能不对称性，分工不同。现已证明：左半球主要对抽象思维、语言、计算、逻辑推理等方面起主导作用；右半球则在形象感知、空间定位、面貌识别、音乐和美术的欣赏等方面优于左半球。

（2）基底核　基底核（basal nuclei）位于大脑岛叶皮质的深部，是大脑半球髓质内灰质团块的总称。包括**豆状核、尾状核、杏仁体**等（图 12 - 27）。尾状核与豆状核合称为**纹状体**（corpus striatum）。

① 豆状核（lentiform nucleus）：位于丘脑的外侧，被两层白质髓板分隔成三部分，内侧两部分称**苍白球**（globus pallidus），或称旧纹状体。外侧部分较大称壳。壳和尾状核合称新纹状体。

② 尾状核（caudate nucleus）：弯曲如弓，从三面环绕背侧丘脑。其前端膨大，中部较细，尾部折向前，末端连有杏仁体。

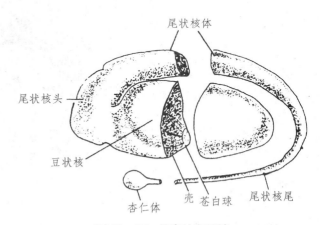

图 12 - 27　基底核和丘脑

③ 杏仁体(amygdaloid body)：与尾状核尾部相连，属于边缘系统。其功能与内脏活动、行为和内分泌活动有关。

基底核主要对躯体运动进行调节，与肌紧张调节和姿势调整有关。临床上纹状体病变可出现震颤麻痹(Parkinson 病)和舞蹈病。

(3) **大脑髓质**　位于皮质的深面，由大量的神经纤维构成。可为分 3 种：**投射纤维**，是连接大脑皮质和皮质下结构的上、下行纤维；**联合纤维**，是连接左、右大脑半球的纤维；**联络纤维**是联络同侧大脑半球各叶或各回的纤维。

① 内囊(internal capsule)：属于投射纤维，位于丘脑、尾状核与豆状核之间(图 12 - 28)，成自上行的感觉纤维束和下行运动纤维束。在端脑的水平切面上，左、右内囊呈开口向外的"》《"形(图 12 - 29)。内囊可分三部分：位于尾状核头和豆状核间的部分，称为**内囊前肢**；位于豆状核与丘脑之间的部分称为**内囊后肢**，内有皮质脊髓束、丘脑皮质束和视辐射等通过；前、后肢的结合部称为**内囊膝**，有皮质核束通过。一侧内囊损伤，可出现对侧半躯体感觉和躯体运动障碍，双眼对侧半视野偏盲。临床上称"三偏"综合征。

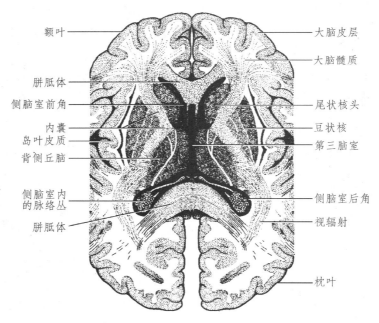

图 12 - 28　大脑半球水平切面(经内囊)

② 胼胝体(corpus callosum)：属联合纤维，位于大脑纵裂的底部。其纤维呈放射状向前、后、左、右散开，广泛联系两侧大脑半球。在脑的正中切面上，胼胝体呈弓形，前部如钩，后部粗厚，弯向后下。

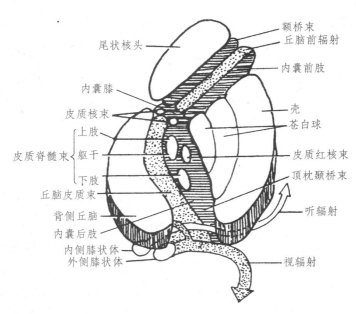

图 12 - 29　右侧内囊的水平切面示主要纤维束的分布

（4）侧脑室　位于大脑半球内，是左、右对称的腔隙，内含脑脊液。借室间孔与第三脑室相通（图 12 - 30）。

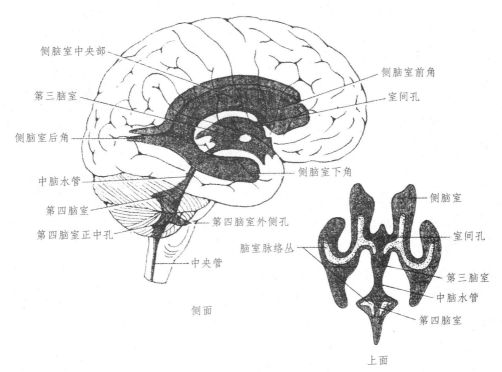

图 12 - 30　脑室投影图

3) **边缘系统**(limbic system)　由边缘叶及与其密切联系的皮质下结构,如杏仁体、下丘脑、丘脑前核群等共同组成。其功能与内脏活动、情绪和记忆有关,所以有"内脏脑"之称。

4) **痛觉**　痛觉是人体受到伤害性刺激时产生的一种不愉快感觉,常伴有情绪变化和防卫反应,具有保护意义。痛觉可分为以下几种。

(1) **皮肤痛**　一般认为痛觉感受器是游离神经末梢,是一种化学感受器。超过一定强度的理化刺激,均可成为伤害性刺激,使局部组织释放H^+、K^+、5-羟色胺、缓激肽、前列腺素等致痛物质,作用于痛觉感受器,产生神经冲动,传入中枢,引起痛觉。痛觉按性质可分为快痛和慢痛。快痛是受到刺激后立即出现的尖锐刺痛。特点是痛觉产生和消失迅速,感觉清楚,定位明确,可引起逃避性动作。慢痛一般在快痛之后约1秒出现,特点是定位不精确,持续时间长,为强烈的烧灼痛。慢痛常常难以忍受,并伴有情绪及心血管和呼吸方面的变化。

(2) **内脏痛**　是临床上许多疾病伴有的症状。特征是缓慢、持续、定位不精确,对刺激分辨能力差;对机械牵拉、缺血、痉挛、炎症和化学刺激敏感,但对烧灼、切割等引起皮肤痛的刺激不敏感。

(3) **牵涉痛**　当某些脏器发生病变时,在身体体表的一定部位产生感觉过敏或疼痛的感觉现象,称为牵涉痛。如心肌梗死或心绞痛时,可出现心前区和左上臂尺侧疼痛;胆囊炎症时,右肩感到疼痛;患阑尾炎时,初期可出现脐周围或上腹部疼痛。这些现象产生的原因,目前并不完全清楚,一般认为传导患病脏器疼痛冲动的内脏感觉神经和被牵涉区皮肤的感觉神经,进入同一个脊髓节段。因此,从患病脏器传入冲动,可以扩散到邻近的躯体感觉神经元,从而产生牵涉痛。了解牵涉痛的部位,对诊断某些内脏疾病具有一定的意义。

5. 脑的高级功能　人脑除了能产生感觉、协调躯体运动和内脏活动外,还有一些更为复杂的高级功能,如条件反射、学习和记忆、语言、睡眠与觉醒等。这些功能主要属大脑皮质活动。

1) **条件反射**　由条件刺激与非条件刺激在时间上结合形成的大脑皮质高级反射活动,称**条件反射**(conditioned reflex)。

条件反射是在非条件反射基础上形成的,也可以经过训练建立起来。在动物实验中,给狗喂食会引起唾液分泌,这是非条件反射,食物是非条件刺激。平时给狗以铃声刺激,不会引起狗的唾液分泌,因为铃声刺激与食物无关。但是如果每次给狗喂食以前,先给铃声刺激,后给狗食物,经多次结合后,每当铃声一出现时,即使不给它食物,狗也会分泌唾液。这是由于铃声与食物多次结合应用后,铃声已成为食物的信号。此时铃声称为信号刺激或条件刺激。条件反射形成的基本条件,是条件刺激与非条件刺激在时间上的结合,这个过程称强化。强化次数越多,条件反射越巩固。任何刺激经过强化后都可以成为条件刺激,建立条件反射。

条件反射建立以后,如果反复使用条件刺激而得不到非条件刺激的强化,这时条件反射的就会逐渐减弱,以至最后完全消退。这种现象称为条件反射的消退。

条件反射是无限量的,既可消退,也可重建。条件反射的建立使机体对环境变化具有更大的预见性、灵活性、精确性和适应范围,使机体对环境变化的刺激到来之前,即可作出相应的反应。

2) 第一信号系统和第二信号系统　第一信号系统(first signal system)是人类和动物所共有的。大脑皮质以现实具体的信号(第一信号)如光、声、嗅、味、触等感觉作为条件刺激,建立条件反射的功能系统,称第一信号系统。

第二信号系统(second signal system)是人类所特有的。大脑皮质以抽象信号(第二信号)如语言、文字等发挥刺激作用,建立条件反射的功能系统,称为第二信号系统。语言文字对人体心理活动和生理活动有重要影响。因此,医护人员不仅要注意自然环境因素对病人的影响,还要注意语言的表达,以改善病人的心理状态,促进其痊愈。

3) 觉醒与睡眠　觉醒(wakefulness)和睡眠(sleep)是人和高等动物维持生命必须的生理过程。觉醒与睡眠随昼夜的变化而交替出现。机体只有在觉醒状态下,才能进行各种活动,如工作、学习和生活等。睡眠可使精力和体力得到恢复。睡眠障碍,会导致中枢神经系统,尤其是大脑皮质活动失常。人每天所需睡眠的时间,随年龄、个体和工作状况的不同而异,一般成年人需 7～9 小时,儿童需 12～14 小时,新生儿需 18～20 小时,老年人较短,需5～7 小时。

(1) 睡眠的生理变化　睡眠时神经系统主要表现为抑制状态,各种生理活动减退,可出现:嗅、视、听、触觉等功能暂时减退;骨骼肌肌紧张和腱反射减弱;自主神经的功能发生一系列变化,例如血压下降、心率变慢、体温下降、呼吸减慢、胃液分泌增多、唾液分泌减少等。

(2) 睡眠的时相及其生理意义　通过对睡眠过程观察,发现睡眠是由交替出现的两种时相组成的,分别称为正相睡眠和异相睡眠。

正相睡眠也称慢波睡眠。其生理变化为呼吸平稳,心率减慢,血压下降,代谢降低,全身骨骼肌张力降低,但保持一定姿势。慢波睡眠时,机体能量消耗明显减少,垂体生长激素分泌明显增多,有利于消除疲劳、促进生长和体力恢复。

异相睡眠也称快波睡眠。表现为各种感觉功能进一步减退,以致唤醒阈升高。骨骼肌进一步松弛,常发生阵发性眼球快速运动,血压升高,心率加快,呼吸快而不规则以及部分躯体抽动等。梦多发生在此时相。成人睡眠,先以慢波睡眠入睡,1～2 小时后,转入快波睡眠。后者持续 20～30 分钟,又转入慢波睡眠,如此两个睡眠时相彼此转换,在整个睡眠期间反复 4～5次,越接近睡眠后期,快波睡眠的持续时间越长。快波睡眠时相和慢波睡眠时相,均可转为觉醒。快波睡眠时,脑内蛋白质合成加快,有利于增强记忆,并促进精力恢复。

(3) 梦的意义　做梦是人体一种正常的、必不可少的生理和心理现象。人入睡后,一小部分脑细胞仍在活动,这就是梦的基础。做梦如果发生在快波时间,醒后往往能够回忆其梦境;如果发生在慢波睡眠时间则常常难以记起。正常的梦境活动,是保证机体正常活力的重要因素和锻炼大脑思维能力的重要方式之一。

第三节　脑和脊髓的被膜、血管及脑脊液循环

一、脑和脊髓的被膜

脑和脊髓的外面都包有三层被膜,由外向内依次是硬膜、蛛网膜和软膜。它们有保护和支持脑和脊髓的作用。

1. 硬膜　硬膜是一层结缔组织膜,分硬脊膜和硬脑膜。

1)**硬脊膜**(spinal dura mater)　为厚而坚韧的管状膜,包绕脊髓和脊神经根。上端附于枕骨大孔边缘,与硬脑膜相续,下端达第 2 骶椎水平逐渐变细,包裹马尾,末端附于尾骨。硬脊膜与椎管之间的狭窄腔隙,称为**硬脊膜外隙**(腔)(epidural space),内含疏松结缔组织、脂肪、淋巴管和椎内静脉丛,有脊神经根通过,腔内略呈负压。临床上进行硬膜外麻醉,即将麻药注入此腔,以阻滞脊神经的传导(图 12 - 31)。

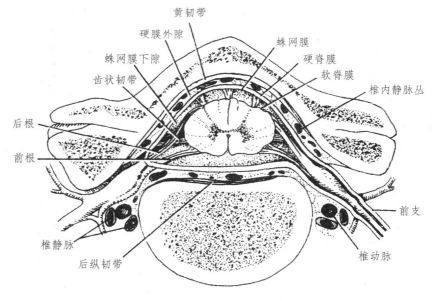

图 12 - 31　脊髓的被膜

2)**硬脑膜**(cerebral dura mater)　由两层合成,硬脑膜外层为衬于颅骨内面的骨膜,与颅顶骨结合较松,与颅底骨紧密相贴(图 12 - 32)。颅顶损伤时,易形成硬脑膜外血肿;颅底骨折时,往往连同硬脑膜和蛛网膜撕裂,造成严重的脑脊液外漏。

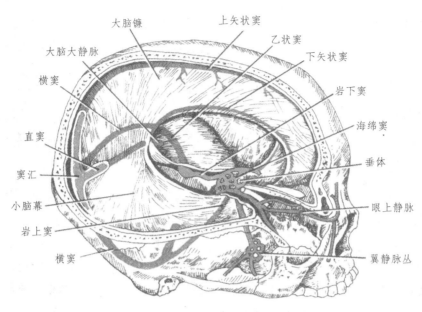

图 12-32　硬脑膜与硬脑膜窦

（1）硬脑膜内层折叠成板状结构，深入各脑部之间起固定和承托作用。这些特殊结构如下：

① 大脑镰（cerebral falx）　形如镰刀，呈矢状位伸入大脑纵裂内。

② 小脑幕（tentorium of cerebellum）　呈半月形横向伸入大、小脑之间，前缘游离称为小脑幕切迹，其前有中脑通过。当颅内压增高时，位于小脑幕切迹上方的海马旁回和钩，可被挤入小脑幕切迹下方，压迫中脑的大脑脚和动眼神经，形成小脑幕切迹疝。

（2）硬脑膜在某些部位内外两层分开，形成特殊的颅内静脉管道，称为硬脑膜窦。主要有上**矢状窦、下矢状窦、直窦、横窦、乙状窦和海绵窦**。海绵窦（图 12-33）位于蝶骨体的两侧，动眼神经、滑车神经、眼神经和上颌神经贴窦的外侧壁通过，窦内有颈内动脉和展神经穿行。因此，海绵窦炎症时可累及上述结构。硬脑

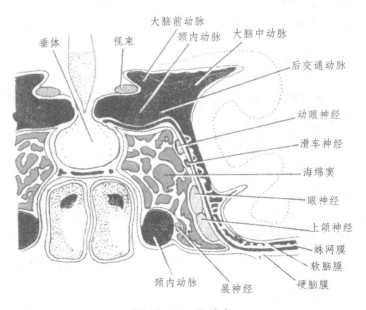

图 12-33　海绵窦

膜窦的血液流向如下所示。

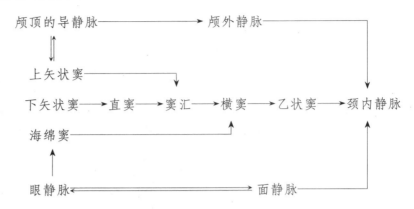

2. 蛛网膜 蛛网膜为一层透明结缔组织膜,缺乏神经和血管。蛛网膜与软膜之间有一个间隙,称为**蛛网膜下隙**(腔)(subarachnoid space),隙内充满脑脊液。蛛网膜下隙在某些部位扩大,称为**蛛网膜下池**。重要的有终池(terminal cistern),位于脊髓圆锥下端与第 2 骶椎平面之间,内有马尾。临床常在此处进行穿刺,抽取脑脊液或注入药物而不伤及脊髓。

蛛网膜在上矢状窦两侧形成许多细小的颗粒状突起,突入窦内,称为**蛛网膜粒**。蛛网膜粒是脑脊液向静脉回流的重要途径。

3. 软膜 软膜薄而透明,富含血管,分为软脊膜和软脑膜,分别紧贴脊髓和脑的表面,并深入其沟、裂中。软脊膜自脊髓圆锥以下形成终丝。在脑室附近,软脑膜、毛细血管和室管膜上皮共同突入脑室,形成脑室脉络丛。脉络丛能产生脑脊液。

二、脑和脊髓的血管

1. 脑的血管 脑平均重量不到全身体重的 3%,但其血流量和耗氧量却占全身血流量和耗氧量的 1/5。因此,脑细胞对缺氧、缺血非常敏感。脑血流阻断 5 秒即可引起意识丧失,阻断 5 分钟可导致脑细胞不可逆的损害。

1) **脑动脉** 主要来自颈内动脉和椎动脉。前者供应大脑半球的前 2/3 和部分间脑的血液。后者供应大脑半球的后 1/3、间脑后部、小脑和脑干的血液(图 12 - 34)。

(1) **颈内动脉**(internal carotid artery) 此动脉粗大,占大脑半球血流量的 80%。起自颈总动脉,经颈动脉管入颅,分出大脑前动脉、大脑中动脉和眼动脉。**大脑前动脉**(anterior cerebral artery)向前进入大脑纵裂,沿胼胝体沟背侧后行(图 12 - 35),主要供应顶枕沟以前的大脑半球内侧面和上外侧面的上部及部分间脑;**大脑中动脉**(middle cerebral aretry)沿外侧沟向后上行走,沿途发出分支分布于大脑半球上外侧面的大部分及岛叶、内囊和纹状体等(图 12 - 36)。

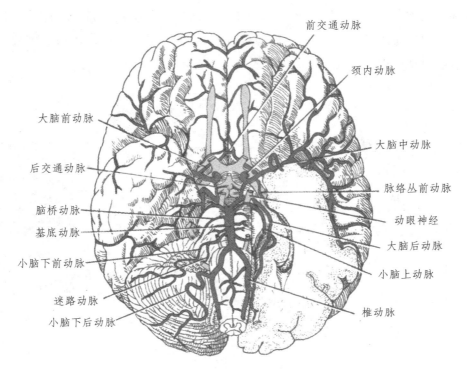

前交通动脉

颈内动脉

大脑前动脉

大脑中动脉

后交通动脉

脉络丛前动脉

脑桥动脉

动眼神经

基底动脉

大脑后动脉

小脑下前动脉

小脑上动脉

迷路动脉

椎动脉

小脑下后动脉

图 12－34　脑底动脉及大脑动脉环

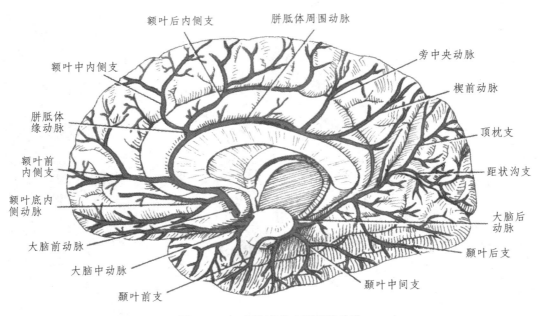

额叶后内侧支

胼胝体周围动脉

额叶中内侧支

旁中央动脉

楔前动脉

胼胝体
缘动脉

顶枕支

额叶前
内侧支

距状沟支

额叶底内
侧动脉

大脑后
动脉

大脑前动脉

颞叶后支

大脑中动脉

颞叶中间支

颞叶前支

图 12－35　大脑半球内侧面的动脉

大脑动脉还发出细长的中央支供应大脑髓质的深部、基底核、内囊和间脑等结构（图 12-37）。大脑中动脉发出供应内囊的中央支，又称豆纹动脉，在脑动脉硬化的病人极易破裂导致脑溢血，压迫内囊，出现严重的功能障碍。**眼动脉**主要分布于视器。

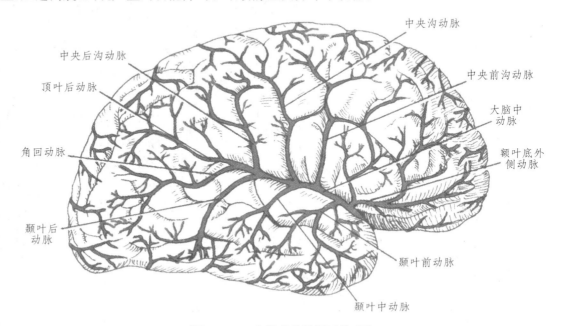

中央后沟动脉
顶叶后动脉
角回动脉
颞叶后动脉
中央沟动脉
中央前沟动脉
大脑中动脉
额叶底外侧动脉
颞叶前动脉
颞叶中动脉

图 12-36　大脑半球外侧面的动脉

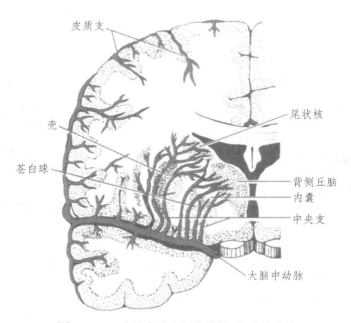

皮质支
壳
苍白球
尾状核
背侧丘脑
内囊
中央支
大脑中动脉

图 12-37　大脑半球内部纹状体、内囊的动脉

（2）椎动脉（vertebral artery）　起自锁骨下动脉,穿第 6 至第 1 颈椎横突孔,经枕骨大孔入颅后,在脑桥延髓交界处左、右侧椎动脉合并成一条基底动脉（basilar artery）（图 12－34）。基底动脉沿脑桥的基底沟上行,至脑桥上缘分为左、右大脑后动脉。分支分布于大脑半球内侧面的后 1/3 和下面、小脑、脑干和脊髓。

（3）大脑动脉环（cerbral arterial circle）（Willis 环）　由前交通动脉、大脑前动脉、颈内动脉、后交通动脉和大脑后动脉互相吻合,形成围绕在视交叉、灰结节和乳头体周围的血管环,称为大脑动脉环（图 12－34）。大脑动脉环有调节脑血流的作用。

2）**脑的静脉**　不与动脉伴行,可分浅、深两组,浅静脉汇入邻近的硬脑膜窦,深静脉汇成大脑大静脉,注入直窦。

2. 脊髓的血管

1）**动脉**　椎动脉发出脊髓前、后动脉,沿脊髓的前、后表面下降,途中得到肋间后动脉和腰动脉的分支补充和加强（图 12－38）。脊髓前、后动脉发出分支进入脊髓内部,营养脊髓。

2）**静脉**　与动脉伴行,大多数静脉注入硬膜外隙的椎静脉丛。

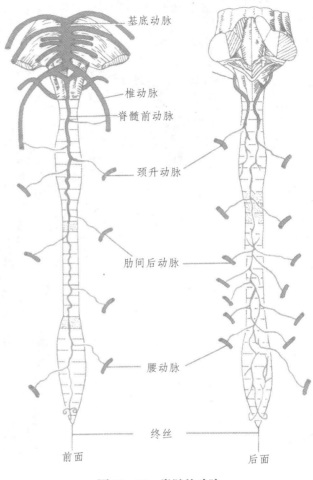

图 12－38　脊髓的动脉

基底动脉

椎动脉

脊髓前动脉

颈升动脉

肋间后动脉

腰动脉

终丝

前面　　后面

三、脑脊液及其循环

脑脊液（cerebral spinal fluid）由脑室脉络丛产生,充满脑室和蛛网膜下隙,无色透明。成人总量约 150 ml。正常脑脊液不断产生与回流保持动态平衡。脑脊液对脑和脊髓具有营养、带走代谢产物、缓冲压力、调整颅内压、减少震荡的作用。

脑脊液的循环途径（图 12－39）：左、右侧脑室 $\xrightarrow{\text{室间孔}}$ 第三脑室 $\xrightarrow{\text{中脑水管}}$ 第四脑室

正中孔和两外侧孔 → 蛛网膜下隙 蛛网膜粒 → 上矢状窦。

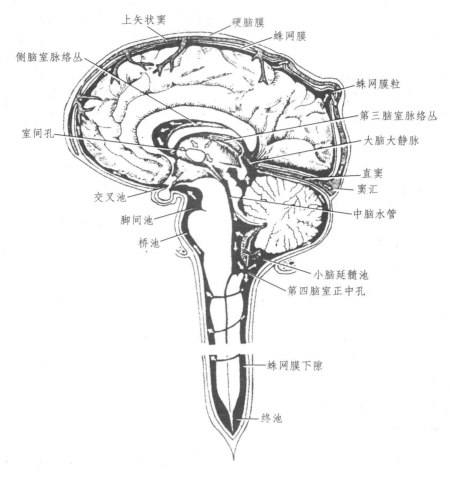

图 12 - 39 脑脊液循环模式图

四、血脑屏障

在中枢神经内,毛细血管内的血液与脑组织之间,具有一层选择性通透性作用的结构,称为**血脑屏障**(blood-brain barrier)。其结构基础是:连续性毛细血管的内皮、内皮细胞间的紧密连接、毛细血管基膜和神经胶质膜等。

血脑屏障可阻止有害物质进入脑组织,维持脑组织内环境的相对稳定,以实现其生理功能。临床选用药物治疗脑部疾病时,必须考虑其通过血脑屏障的能力,才能达到预期效果。

第四节 周围神经系统

一、脊神经

脊神经(spinal nerves)共 31 对,分为:颈神经 8 对、胸神经 12 对、腰神经 5 对、骶神经 5 对、尾神经 1 对。脊神经大部分从相对应的椎间孔穿出,第 1~4 骶神经通过同序数的骶前、后孔穿出,第 5 骶神经和尾神经由骶管裂孔穿出。

脊神经属混合性神经。后根含有躯体感觉纤维和内脏感觉纤维;前根含有躯体运动纤维和内脏运动纤维。脊神经出椎间孔后立即分为前、后两支。后支细小,主要分布于躯干背侧的深层肌和皮肤;前支粗大,主要分布于躯干前外侧及四肢的皮肤、肌肉、骨和关节(图12－40)。

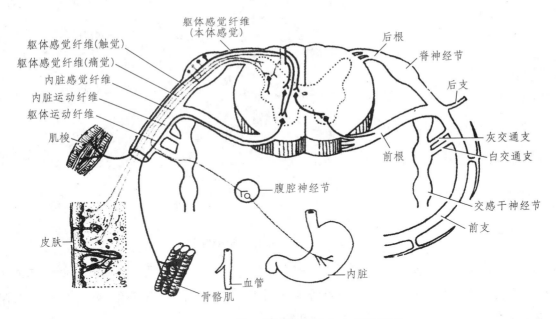

图 12－40 脊神经的组成、分支和分布示意图

除胸神经的前支在胸、腹部保持明显的节段性分布外,其余脊神经的前支分别交织成丛,由丛再发出分支分布。脊神经丛有颈丛、臂丛、腰丛和骶丛。

1. 颈丛

1) 组成和位置 颈丛(cervical plexus)由第 1~4 颈神经前支组成,位于颈侧部胸锁乳突肌上部的深面。

2）**分支与分布**

（1）**皮支**　由胸锁乳突肌后缘中点附近穿出至浅筋膜，呈放射状分布于颈前外侧部、头后外侧、耳郭及肩部相应区域皮肤（图 12－41）。因此，临床作颈部表浅手术时，常在此处作阻滞麻醉。

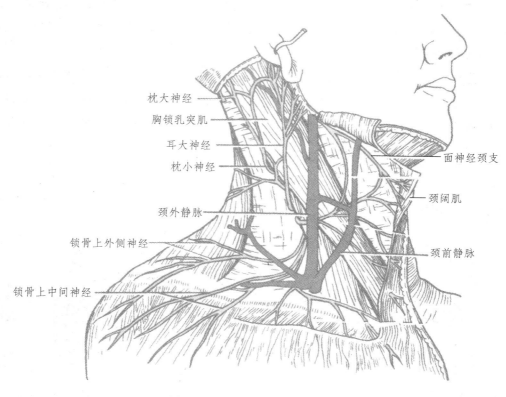

枕大神经
胸锁乳突肌
耳大神经
枕小神经
颈外静脉
锁骨上外侧神经
锁骨上中间神经

面神经颈支
颈阔肌
颈前静脉

图 12－41　颈丛皮支分布示意图

（2）**深支**　主要有膈神经，属混合性神经。下行经胸廓上口入胸腔，越肺根的前方，沿心包外侧面下行达膈（图 12－42）。其运动纤维支配膈肌，感觉纤维分布于心包、纵隔胸膜、膈胸膜和膈下腹膜。右膈神经感觉支还分布于肝和胆囊。

2. 臂丛

1）**组成和位置**　臂丛（brachial plexus）由第 5～8 颈神经前支和第 1 胸神经前支大部分纤维组成。经锁骨下动脉和锁骨的后方进入腋窝，围绕腋动脉行走（图 12－43）。在锁骨中点后方，位置较浅，临床常在此作臂丛阻滞麻醉。

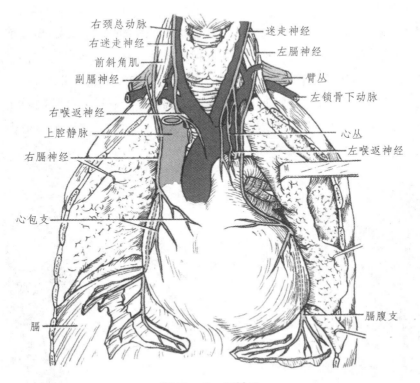

右颈总动脉
右迷走神经
前斜角肌
副膈神经
右喉返神经
上腔静脉
右膈神经
心包支
膈

迷走神经
左膈神经
臂丛
左锁骨下动脉
心丛
左喉返神经
膈腹支

图 12 - 42　膈神经

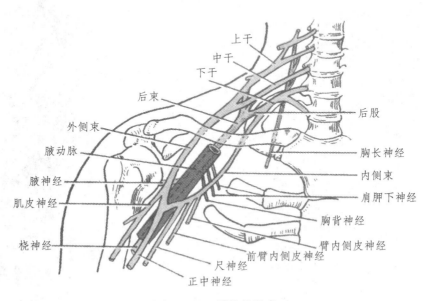

上干
中干
下干
后束
外侧束
腋动脉
腋神经
肌皮神经
桡神经
正中神经
尺神经
前臂内侧皮神经
臂内侧皮神经
胸背神经
肩胛下神经
内侧束
胸长神经
后股

图 12 - 43　臂丛的组成

2）分支与分布

（1）肌皮神经（musculocutaneous nerve）　肌支支配肱二头肌和肱肌。皮支分布于前臂外侧皮肤。

（2）正中神经（median nerve）　沿肱二头肌内侧随肱动脉下降至肘窝，向下行于前臂前群浅、深层肌之间，经腕入手掌（图 12－44，图 12－45）。肌支支配除肱桡肌、尺侧腕屈肌和指深屈肌尺侧半以外所有的前臂屈肌、鱼际肌及第 1、2 蚓状肌；皮支分布于手掌桡侧 2/3 的皮肤、桡侧三个半指的掌面皮肤，以及中节和远节背面的皮肤（图 2－46）。正中神经损伤，临床可出现鱼际肌萎缩，手掌变平坦，称为"猿手"（图 12－47）。

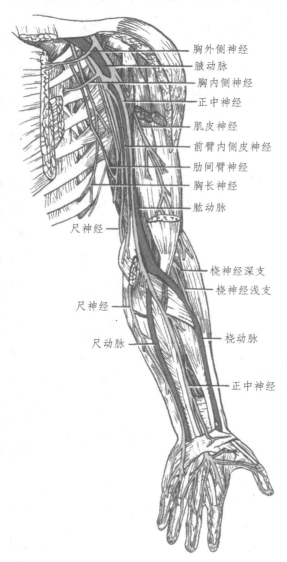

图 12－44　左上肢前面的神经

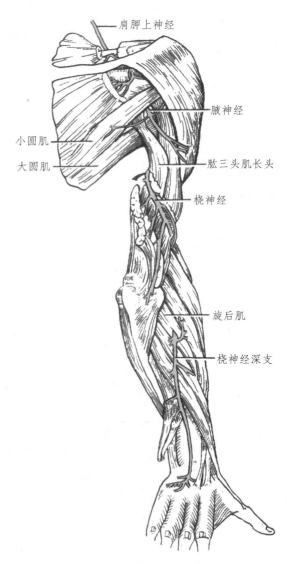

图 12－45　桡神经与腋神经

（3）尺神经（ulnar nerve）　在肱二头肌内侧随肱动脉下行,在臂中部转向后下,经肱骨内上髁后方尺神经沟进入前臂,沿尺动脉的内侧下降达腕部。肌支支配尺侧腕屈肌、指深屈肌尺侧半、小鱼际肌、第3、4蚓状肌;皮支分布于掌面小鱼际皮肤和尺侧一个半指皮肤,手背尺侧半及尺侧两个半指背面皮肤(图12-46)。尺神经在经过尺神经沟时位置表浅,紧贴骨面,骨折时易损伤此神经,可出现"爪形手"(图12-47)。

（4）桡神经（radial nerve）　桡神经是上肢最粗大的神经。在肱三头肌深面紧贴肱骨体中段的桡神经沟向下外行,到肱骨外上髁前方进入前臂背侧深、浅肌群之间(图12-46)。皮支分布于臂和前臂背面、手背桡侧半以及桡侧两个半指背面的皮肤(图12-46);肌支主要支配臂及前臂后肌群。桡神经在沿桡神经沟行走时,紧贴肱骨。当肱骨中段骨折时易损伤此神经,可出现"垂腕"征(图12-47)。

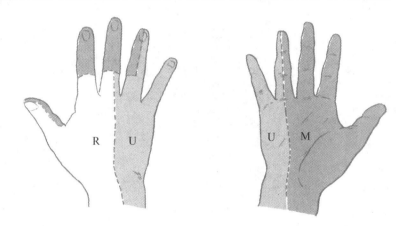

M：正中神经；U：尺神经；R：桡神经

图 12-46　手部神经

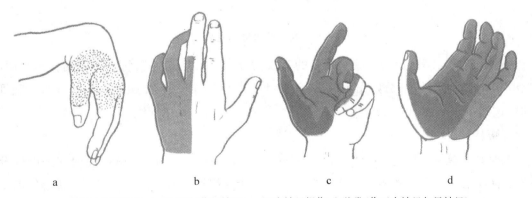

a　　　　　　　　b　　　　　　　　c　　　　　　　　d

a.垂腕(伤桡神经);b.爪形手(伤尺神经);c.正中神经损伤;d.猿掌(伤正中神经与尺神经)

图 12-47　桡、尺、正中神经损伤时的手形及感觉丧失

（5）腋神经（axillary nerve）　自臂丛发出后,绕肱骨外科颈后方至三角肌深面,支配三角肌及肩关节周围的皮肤(图 12 - 45)。肱骨外科颈骨折时易伤及腋神经,表现为三角肌瘫痪,上肢不能外展。

3. 胸神经前支 胸神经前支共 12 对,除第 1 对的大部分参加臂丛,第 12 对的少部分参加腰丛外,其余皆不形成丛。第 1～11 对胸神经位于各自相应的肋间隙称为**肋间神经**,第 12 对胸神经前支位于第 12 肋下方,故名肋下神经。肋间神经伴随肋间后血管,在肋间内、外肌之间,循肋沟行走。下 5 对肋间神经远侧部和肋下神经斜向下内,行于腹内斜肌与腹横肌之间,并进入腹直肌鞘。肋间神经和肋下神经的肌支分布于肋间肌和腹前外侧肌群,皮支分布于胸、腹壁皮肤及相应的壁胸膜和壁腹膜(图 12 - 48)。

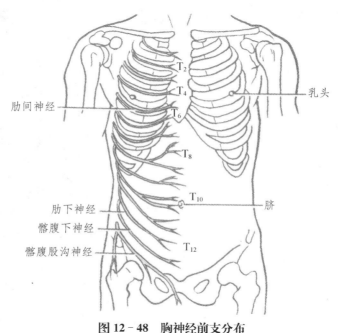

图 12 - 48 胸神经前支分布

胸神经前支,在胸、腹壁皮肤呈明显的节段性分布。第 2 胸神经前支布于胸骨角平面,第 4、6、8、10 对胸神经前支,分别布于乳头、剑突、肋弓和脐平面,第 12 胸神经前支分布于耻骨联合与脐连线中点平面。

4. 腰丛

1) 组成和位置 腰丛(lumbar plexus)位于腰大肌深面,由第 12 胸神经前支一部分及第 1～3 腰神经前支和第 4 腰神经前支一部分组成。第 4 腰神经前支其余部和第 5 腰神经前支组成腰骶干,加入骶丛(图 12 - 49)。

2) 分支与分布

(1) 髂腹下神经(iliohypogastric nerve)及髂腹股沟神经 主要分布于腹股沟区的肌和皮

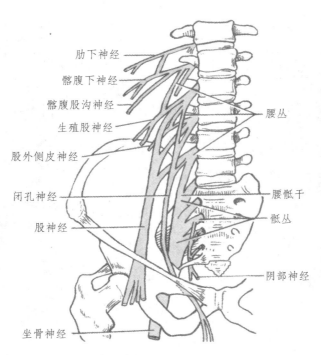

肋下神经
髂腹下神经
髂腹股沟神经
生殖股神经
股外侧皮神经
闭孔神经
股神经
腰丛
腰骶干
骶丛
阴部神经
坐骨神经

图 12－49 腰、骶丛的组成

肤；髂腹股沟神经还分布于阴囊（或大阴唇）。

（2）**股神经**（femoral nerve） 经腹股沟韧带深面，于股动脉外侧进入股三角（图 12－50）。肌支支配股前肌群，皮支除分布于股前皮肤外，还有一长分支，称为隐神经，伴大隐静脉下行至足内侧缘，布于小腿内侧面及足内侧缘皮肤。

5. 骶丛

1）**组成及位置** 骶丛（sacral plexus）由腰骶干和全部骶、尾神经前支组成。骶丛位于盆腔内骶骨及梨状肌前方。

2）**分支分布**（图 12－51）

（1）**臀上神经**（superior gluteal nerve） 伴臀上血管经梨状肌上孔出骨盆，支配臀中、小肌。

（2）**臀下神经**（inferior gluteal nerve） 伴臀下血管经梨状肌下孔出盆腔，支配臀大肌。

（3）**阴部神经**（pudendal nerve） 发出后伴阴部血管出梨状肌下孔，经坐骨小孔进入坐骨肛门窝。支配肛门外括约肌及肛门周围的皮肤，会阴部及外生殖器。

（4）**坐骨神经**（sciatic nerve） 为全身最粗大的神经，经梨状肌下孔出骨盆，在臀大肌深面下行，经股骨大转子与坐骨结节之间至大腿后面，在股二头肌深面下降至腘窝，至腘窝上方分为胫神经和腓总神经。坐骨神经本干的分支布于髋关节及大腿后群肌。

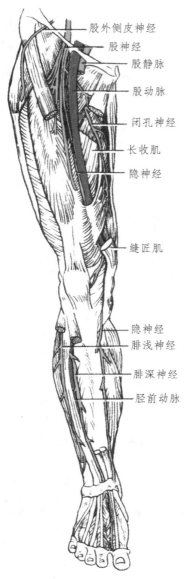

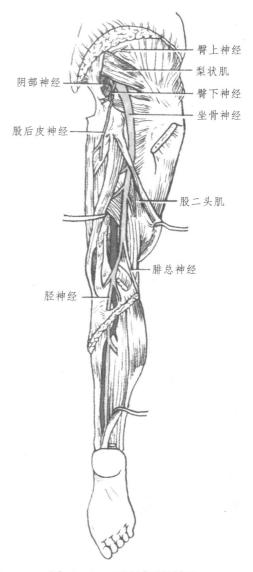

图 12 - 50　下肢前面的神经　　　　　图 12 - 51　下肢后面的神经

股外侧皮神经

股神经

股静脉

股动脉

闭孔神经

长收肌

隐神经

缝匠肌

隐神经

腓浅神经

腓深神经

胫前动脉

臀上神经

梨状肌

阴部神经

臀下神经

坐骨神经

股后皮神经

股二头肌

腓总神经

胫神经

① 胫神经(tibial nerve):为坐骨神经本干的直接延续,在小腿比目鱼肌深面伴胫后动脉下降,经内踝后方入足底,分为足底内侧神经和足底外侧神经。肌支支配小腿后群肌及足底肌;皮支布于小腿后面和足底皮肤。

② 腓总神经(common peroneal nerve):沿腘窝外侧缘下降,绕腓骨颈外侧向前下,分为腓浅神经和腓深神经。腓浅神经在腓骨长、短肌之间下行,分支支配小腿外侧肌群;皮支布于小腿外侧面、足背及第2～5趾背面的皮肤。**腓深神经**穿经小腿肌前群至足背,分支布于小腿前

肌群、足背肌等。

二、脑神经

脑神经(cranial nerves)共 12 对(图 12 - 52)。依据其所含纤维性质不同,可分为感觉性神经、运动性神经和混合性神经。

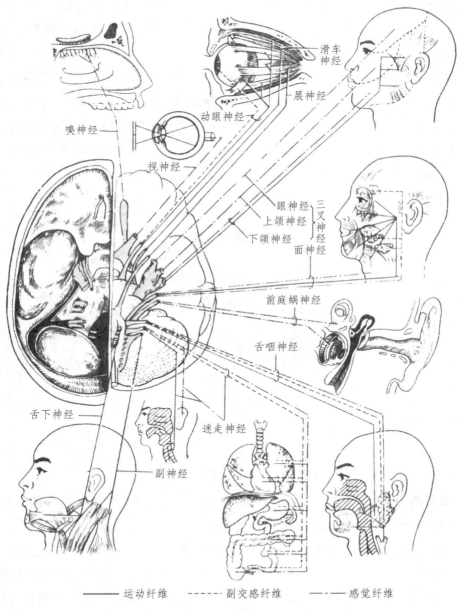

滑车神经

展神经

动眼神经

嗅神经

视神经

眼神经
上颌神经
下颌神经
三叉神经
面神经

前庭蜗神经

舌咽神经

舌下神经

迷走神经

副神经

—— 运动纤维　----- 副交感纤维　—·— 感觉纤维

图 12 - 52　脑神经概况

脑神经和脊神经一样,含有 4 种神经纤维,即躯体运动纤维、躯体感觉纤维、内脏运动纤维、内脏感觉纤维。脑神经的感觉纤维一般都有神经节,称为脑神经节,多位于脑神经穿过颅底裂孔附近,性质与脊神经节相同。

1. 嗅神经(olfactory nerve) 为感觉性神经。起自鼻腔黏膜嗅区的嗅细胞,其周围突分布于嗅黏膜,中枢突组成嗅丝,嗅丝穿过筛孔入颅,止于嗅球,传导嗅觉冲动。

2. 视神经(optic nerve) 为感觉性神经。由视网膜内的节细胞轴突,集中在视神经盘构成视神经。视神经向后穿视神经管入颅腔,形成视交叉,再经视束连于间脑的外侧膝状体,传导视觉冲动。

3. 动眼神经(oculomotor nerve) 为运动性神经(图 12 - 53)。由动眼神经核发出躯体运动纤维和动眼神经副核发出内脏运动(副交感)纤维组成。向前经海绵窦,穿眶上裂入眶。躯体运动纤维支配眼外肌的上睑提肌、上直肌、下直肌、下斜肌和内直肌。内脏运动(副交感)纤维在睫状神经节内换元,节后纤维支配瞳孔括约肌及睫状肌。如动眼神经损伤,可出现眼睑下垂、眼外斜视、瞳孔散大及瞳孔对光反射消失等。

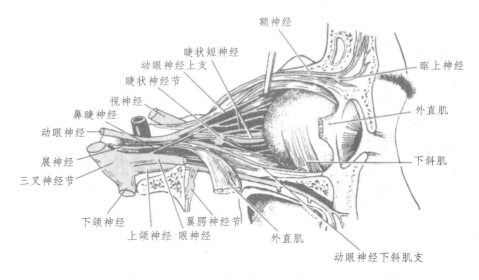

图 12 - 53 眶内的神经(右侧、外面)

4. 滑车神经(trochlear nerve) 为运动性神经。绕过大脑脚外侧向前,经海绵窦的外侧,经眶上裂入眶,支配上斜肌(图 12 - 54)。

5. 三叉神经(trigeminal nerve) 为混合性神经(图 12 - 55)。含有躯体感觉纤维和躯体运动纤维。躯体感觉纤维的胞体集中在三叉神经节内,该节位于颞骨岩部尖端的前面,节内假单极神经元的中枢突组成三叉神经感觉根入脑桥。其周围突形成眼神经、上颌神经和下颌神

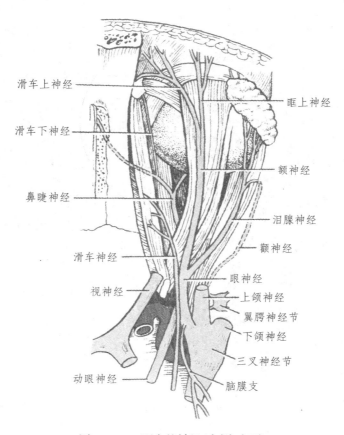

滑车上神经
滑车下神经
鼻睫神经
滑车神经
视神经
动眼神经

眶上神经
额神经
泪腺神经
颧神经
眼神经
上颌神经
翼腭神经节
下颌神经
三叉神经节
脑膜支

图 12‑54　眶内的神经（右侧、上面）

经。躯体运动纤维参与组成下颌神经，因此，下颌神经是混合性神经。

（1）**眼神经**（ophthalmic nerve）　为感觉性神经，向前沿海绵窦外侧壁，经眶上裂入眶，分支布于泪腺、结膜和鼻黏膜以及鼻背的皮肤。其中一支经眶上孔（切迹）出眶，布于额部的皮肤，称为眶上神经。

（2）**上颌神经**（maxillary nerve）　为感觉性神经，经圆孔出颅，穿眶下裂入眶。分支布于硬脑膜、上颌窦、眼裂与口裂之间的皮肤、上颌牙、牙龈以及鼻腔和口腔顶的黏膜。

（3）**下颌神经**（mandibular nerve）　为混合性神经，经卵圆孔出颅，分为数支。其运动纤维支配咀嚼肌；感觉纤维分布于下颌牙及牙龈、口腔底和舌前 2/3 黏膜（传导一般感觉）、耳颞区和口裂以下的皮肤。

6. 展神经（abduent nerve）　为运动性神经。向前穿海绵窦经眶上裂入眶，支配外直肌。一侧展神经损伤，患侧眼向内斜视。

7. 面神经（facial nerve）　为混合性神经（图 12‑56）。含有躯体运动、内脏运动（副交感神

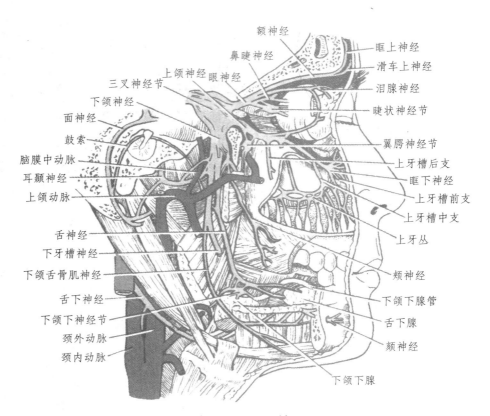

图 12－55　三叉神经

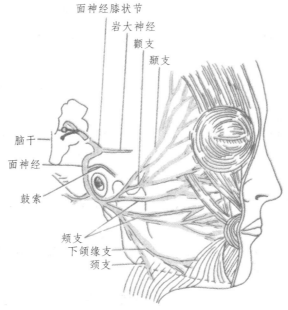

图 12－56　面神经

经)、内脏感觉 3 种纤维。面神经经内耳门进入面神经管,内脏运动纤维和内脏感觉纤维在管内自面神经分出。内脏运动纤维在翼腭神经节、下颌下神经节内换元、节后纤维支配泪腺、下颌下腺和舌下腺等腺体的分泌活动;内脏感觉纤维布于舌前 2/3 的味蕾,司味觉。躯体运动纤维出面神经管至颅外,穿经腮腺实质,发出分支,支配面肌及颈阔肌。

8. 前庭蜗神经(vestibulocochlear nerve)　为感觉性神经(图 12-52)。由前庭神经和蜗神经组成。前庭神经布于壶腹嵴、球囊斑和椭圆囊斑;蜗神经布于螺旋器;前庭蜗神经穿经内耳门后入脑,分别传导平衡觉冲动和听觉冲动。

9. 舌咽神经(glossopharyngeal nerve)　为混合性神经(图 12-57),经颈静脉孔出颅腔。含有 4 种纤维:①内脏运动纤维在耳神经节内换元、节后纤维支配腮腺分泌;②内脏感觉纤维布于舌后 1/3 的黏膜和味蕾(传导一般内脏感觉和味觉),以及咽和中耳等处黏膜。此外,内脏感觉纤维还集成 1~2 条颈动脉窦支,布于颈动脉窦和颈动脉小球,以调节血压和呼吸。③躯体运动纤维支配咽部肌;④躯体感觉纤维,布于耳后皮肤。

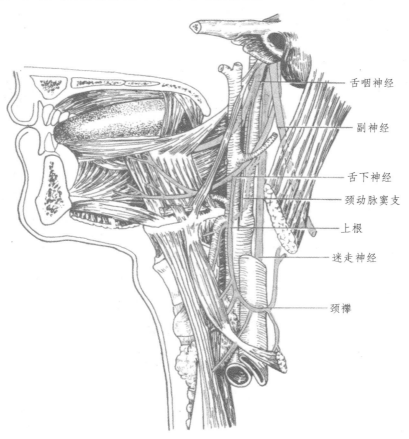

图 12-57　舌咽神经和舌下神经

10. 迷走神经(vagus nerve)　为混合性神经,是脑神经中行程最长,分布最广的神经。含有 4 种纤维成分:①内脏运动纤维是其重要成分,主要分布于颈、胸和腹腔器官,控制心肌及内脏平滑肌和腺体活动;②内脏感觉纤维主要分布于胸、腹腔器官,司内脏感觉;③躯体运动纤维支配软腭和咽喉肌;④躯体感觉纤维,分布于硬脑膜、耳郭及外耳道皮肤。

迷走神经穿过颈静脉孔出颅至颈部,伴颈部大血管下行,经胸廓上口入胸腔。在胸腔内,左侧迷走神经在食管周围形成食管前丛,合成迷走神经前干。右侧迷走神经形成食管后丛,合成迷走神经后干。迷走神经前、后干随食管经膈的食管裂孔入腹腔。分支布于肝、脾、胰、肾、胃及结肠左曲以上肠管(图 12 - 58,图 12 - 59)。

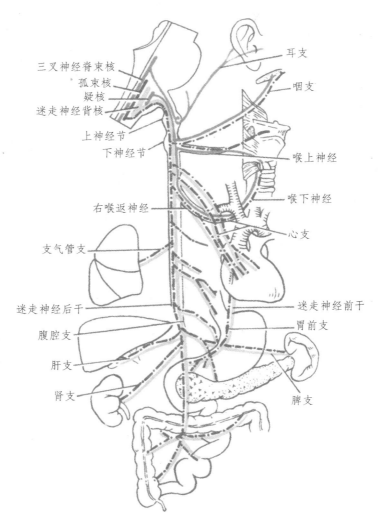

图 12 - 58　迷走神经的分布

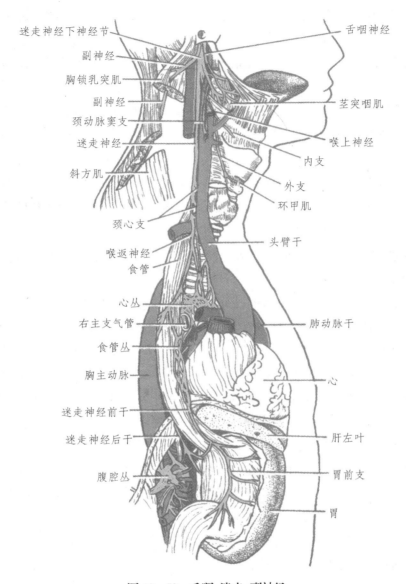

图 12 - 59　舌咽、迷走、副神经

迷走神经在行走过程中,还发出以下重要分支:

（1）喉上神经　在颈内动脉内侧下行,在舌骨大角处分支,布于声门裂以上的喉黏膜、舌根和环甲肌。

（2）颈心支　与交感神经一起构成心丛,由丛发出分支布于心肌。

（3）喉返神经　左侧喉返神经从前方绕主动脉弓返回颈部;右侧喉返神经勾绕右锁骨下动脉返回至颈部。在颈部,两侧喉返神经向上,行于食管和气管之间的沟内,分为数支布于喉内肌和声门裂以下的喉黏膜。喉返神经入喉前与甲状腺下动脉相交叉,在甲状腺手术中,必须注意保护喉返神经,以免引起喉肌麻痹,导致声音嘶哑或呼吸困难。

11. 副神经(accessory nerve) 为运动性神经(图 12 - 59)。经颈静脉孔出颅,支配胸锁乳突肌和斜方肌。

12. 舌下神经(hypoglossal nerve) 为运动神经(图 12 - 57)。经舌下神经管出颅,支配舌肌运动。一侧舌下神经损伤,引起同侧颏舌肌瘫痪,伸舌时舌尖偏向患侧。

三、内脏神经

内脏神经(visceral nervous system)主要分布于内脏、心血管和腺体,按照纤维的性质,可分为内脏运动神经和内脏感觉神经。

1. 内脏运动神经 内脏运动神经(visceral motor nerve)和躯体运动神经相比在形态结构、分布范围等方面有以下特点。

第一,躯体运动神经自低级中枢到其支配的骨骼肌,只有一个神经元。内脏运动神经自低级中枢到其支配的器官,大多在内脏神经节内更换神经元,即需要两个神经元才能完成。第一个神经元称为**节前神经元**,胞体位于脑或脊髓内,它发出的轴突,称为节前纤维;第二个神经元称为**节后神经元**,胞体位于周围部的内脏神经节内,它所发出的轴突,称为节后纤维。

第二,躯体运动神经支配骨骼肌,受意识支配。内脏运动神经支配平滑肌、心肌和腺体,不受意识控制,故又称自主神经或**植物性神经**。例如人们可随意支配自己的肢体活动,而不能随意支配胃肠蠕动和心的跳动。

第三,躯体运动神经只有一种纤维成分,并以神经干的形式分布;内脏运动神经则有交感神经和副交感神经两种纤维成分,它们的节后纤维多攀于血管和内脏器官,形成神经丛,由丛发出分支到所支配的器官。

1)**交感神经** 交感神经(sympathetic nerve)的低级中枢位于脊髓胸1～腰3节段的灰质侧角内,侧角内的神经元即节前神经元。交感神经的周围部包括交感神经节、交感干、交感神经节后的分支以及交感神经丛等(图 12 - 60)。

(1)交感神经节:因其所在位置的不同,可分为椎旁节和椎前节。椎旁节位于脊柱的两侧,共有 22～24 对。每侧的椎旁节借节间支相连接,构成串珠状的交感干(图 12 - 61)。交感干上达颅底,下至尾骨,在尾骨的前面,两干下端合并,终于奇神经节。椎前节位于脊柱的前方,比较重要的有腹腔神经节、主动脉肾神经节、肠系膜上神经节和肠系膜下神经节,分别位于同名动脉根部的附近。

(2)交感神经节前纤维的去向 脊髓侧角发出的节前纤维,随脊神经前根出椎管后,离开

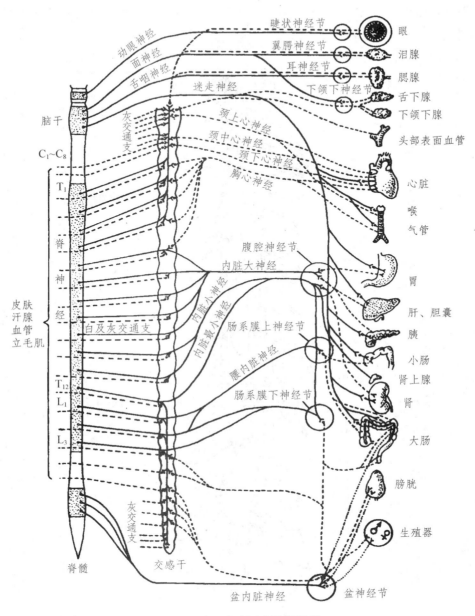

图 12 - 60 内脏运动神经概观

脊神经,进入相应的椎旁节,进入椎旁节后有 3 种去向:①终于相应的椎旁节;②在交感干内上升或下降,穿过数个椎旁节后,终于上方或下方的椎旁节;③穿过椎旁节,终于椎前节。

(3)交感神经节后纤维的去向 由椎旁节和椎前节内的节后神经元发出的节后纤维也有 3 种去向:①返回脊神经,随脊神经分布至躯干和四肢的血管、汗腺和竖毛肌;②攀附于附近动脉表面,形成神经丛,随动脉分支布于所支配的器官;③独立行走即由交感神经节直接分布到所支配的脏器。

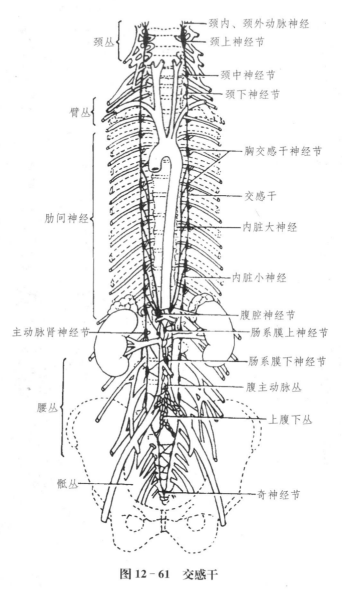

颈丛

颈内、颈外动脉神经
颈上神经节
颈中神经节
颈下神经节

臂丛

胸交感干神经节

交感干

肋间神经

内脏大神经

内脏小神经

腹腔神经节

主动脉肾神经节

肠系膜上神经节

肠系膜下神经节

腹主动脉丛

腰丛

上腹下丛

骶丛

奇神经节

图 12-61　交感干

（4）交感神经的节前和节后纤维分布规律　来自脊髓第 1～5 胸段侧角细胞的节前纤维,更换神经元后,其节后纤维分布到头、颈、胸腔脏器和上肢。来自脊髓第 5～12 胸段侧角细胞的节前纤维,更换神经元后,节后纤维支配肝、脾、肾等实质性脏器和结肠左曲以上的消化管。来自脊髓上腰段侧角细胞的节前纤维,更换神经元后,节后纤维支配结肠左曲以下的消化管、

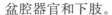

盆腔器官和下肢。

2）副交感神经 副交感神经（parasympathetic nerve）的低级中枢位于脑干的副交感神经核和脊髓第2～4骶段的骶副交感核，副交感神经的节前纤维起自这些核的神经元。副交感神经的周围部有副交感神经节，这些副交感神经节位于其所支配的器官附近或器官壁内，又称器官旁节或器官内节（图12-60）。

（1）脑干的副交感神经 脑干内的副交感神经核（内脏运动核）发出的节前纤维，分别加入第Ⅲ、Ⅶ、Ⅸ、Ⅹ对脑神经，到达所支配的器官附近或器官壁内的副交感神经节，在节内更换神经元后，节后纤维分布于所支配的器官（详见脑神经）。

（2）骶部副交感神经 由脊髓第2～4骶段的副交感核发出的节前纤维，构成盆内脏神经加入盆丛，随盆丛分支分布到所支配的脏器的器官旁节或壁内节换神经元，其节后纤维支配结肠左曲以下的消化管、盆腔器官的平滑肌和腺体。

3）交感神经与副交感神经的主要区别 交感神经与副交感神经同是内脏运动神经，常共同支配一个器官，但两者在神经的来源、结构和分布范围等方面有明显的区别（表12-1）。

表12-1　　　　　　　　　　交感神经和副交感神经的区别

	交 感 神 经	副 交 感 神 经
低级中枢	脊髓胸1～腰3节侧角	脑干内的副交感核和脊髓第2～4骶段的骶副交感核
周围神经节	椎旁节和椎前节	器官旁节和器官内节
节前、后纤维	节前纤维短，节后纤维长	节前纤维长，节后纤维短
分布范围	分布范围广，除分布于头、颈、胸、腹、盆腔器官外，尚遍布全身的血管、皮肤的汗腺和竖毛肌	不及交感神经分布广，大部分血管汗腺和竖毛肌无副交感神经分布

2. 内脏运动神经的递质与受体 内脏运动神经分布到全身的内脏器官，其末梢释放神经递质，与效应器上的受体结合，可产生不同的生理效应。

1）内脏运动神经末梢的递质

（1）乙酰胆碱（ACh） 凡末梢释放神经递质为乙酰胆碱的神经纤维，称为**胆碱能纤维**。在人体内，交感神经的节前纤维、支配汗腺和骨骼肌血管的交感神经节后纤维、副交感神经的节前和节后纤维以及躯体运动神经末梢等都释放乙酰胆碱，故属于胆碱能纤维。

（2）去甲肾上腺素 凡末梢释放神经递质为去甲肾上腺素的神经纤维，称为**肾上腺素能纤维**。人体内大部分交感神经节后纤维末梢释放去甲肾上腺素，属于肾上腺素能纤维。

另外有的纤维释放的递质可能是ATP或肽类化合物，将其命名为嘌呤能或肽能纤维。

2）内脏运动神经的受体　受体位于突触后膜即内脏运动神经的节后神经元的胞膜或效应器细胞膜特定部位，能与突触前膜上释放的神经递质结合。凡能与乙酰胆碱结合的受体，称为**胆碱能受体**；与肾上腺素或去甲肾上腺素结合的受体，称为**肾上腺素能受体**。

（1）胆碱能受体　根据分布和作用的不同，又可分为毒蕈碱型受体和烟碱型受体两种类型。

毒蕈碱型受体（M受体）分布于大多数副交感神经的节后纤维和交感神经胆碱能节后纤维所支配的效应器细胞膜上。乙酰胆碱与M受体结合后，所产生的效应，称为毒蕈碱样作用（M样作用）。其表现为心活动抑制（减弱），支气管、胃肠道平滑肌收缩，逼尿肌、瞳孔括约肌收缩，消化腺、汗腺分泌，以及骨骼肌血管舒张等。阿托品是M受体的阻断剂。临床上使用阿托品，可解除胃肠管平滑肌痉挛，也可引起心跳加快、唾液和汗液分泌减少等反应。

烟碱型受体（N受体）可分两种：N_1受体，存在于内脏神经节细胞膜上；N_2受体，存在于骨骼肌细胞膜上。乙酰胆碱和N受体结合后，产生的效应称为烟碱样作用（N样作用），表现为节后神经元兴奋和骨骼肌兴奋。筒箭毒是N_2受体的阻断剂，常用于手术中使骨骼肌松弛。

（2）肾上腺素能受体　分布于肾上腺素能纤维支配的效应器细胞膜上，根据其作用不同，可分为α肾上腺素能受体和β肾上腺素能受体。

α肾上腺素能受体　简称α受体，主要分布于脑和内脏血管、皮肤与黏膜血管、瞳孔开大肌等处。去甲肾上腺素与α受体结合时，主要产生兴奋收缩效应，可出现血管收缩，瞳孔开大等，但对小肠平滑肌是舒张。α受体阻断剂为酚妥拉明。

β肾上腺素能受体　简称β受体，又分$β_1$和$β_2$两种。$β_1$受体主要分布于心脏组织中，如窦房结、房室传导系统和心肌等处。去甲肾上腺素与$β_1$受体结合后主要产生兴奋效应，表现为心率加快、心肌收缩力加强、传导速度加快。$β_2$受体主要分布于支气管、胃、肠、子宫及许多平滑肌细胞上。去甲肾上腺素与$β_2$受体结合后主要产生抑制效应，如使支气管、胃、肠、子宫及血管平滑肌舒张。β受体阻断剂为普萘洛尔。

肾上腺素能受体不仅能与神经递质去甲肾上腺素结合，也能与血液中的肾上腺素结合，引起与递质相同的生理效应。肾上腺素对α和β受体都有较强的作用，去甲肾上腺素对α受体作用较强，对β受体作用较弱。

3. 交感和副交感神经的功能　内脏运动神经的功能在于调节心肌、平滑肌和腺体的活动。正常情况下，交感神经、副交感神经的活动是相互协调的，使器官的活动保持动态平衡。交感神经和副交感神经的功能区别见表12-2。

表 12-2 　　　　　　　　　　　交感神经和副交感神经对器官的作用比较表

器　官	交　感　神　经	副交感神经
循环系统	心跳加快、加强;腹腔内脏血管、皮肤血管以及分布于唾液腺与外生殖器的血管均收缩　肌肉血管可以收缩或舒张	心跳减慢,收缩力减弱;部分血管(外生殖器的血管等)舒张
呼吸器官	支气管平滑肌舒张	支气管平滑肌收缩,黏膜腺分泌
消化器官	分泌黏稠唾液,抑制胃肠运动,促进括约肌收缩,抑制胆囊活动	分泌稀薄唾液,促进胃液、胰液分泌促进胃肠运动和使括约肌舒张,促进胆囊收缩
泌尿生殖器官	逼尿肌舒张,内括约肌收缩	逼尿肌收缩,内括约肌舒张
眼	瞳孔扩大,睫状肌松弛	瞳孔缩小,睫状肌收缩,促进泪腺分泌
皮肤	竖毛肌收缩,汗腺分泌	无作用
代谢	促进糖原分解,促进肾上腺髓质分泌	促进胰岛素分泌

　　交感神经活动的生理意义是使机体能适应外界环境的急剧变化。如剧烈运动、寒冷缺氧、大出血等情况下,交感神经的活动明显加强,肾上腺髓质分泌增多,功能活跃,从而使机体出现心搏加快、加强,腹腔内器官及皮肤的血管收缩使循环血量增加,血压升高,支气管扩张,肝糖原分解使血糖增高等,这些变化均有利于动员各器官的潜力,适应环境的剧变。交感神经活动常伴有肾上腺髓质的分泌,可将两者视为一个整体,称为交感-肾上腺髓质系统。

　　副交感神经活动的生理意义与交感神经相反,它在机体静息状态下活动较强,主要是促进消化、吸收、保存能量、加强排泄。

　　4. 内脏感觉神经　内脏各器官除接受内脏运动神经支配外,还有丰富的内脏感觉神经(visceral sensory nerve)分布。内脏感觉神经元的胞体位于脊神经节或脑神经节内。此类神经元的周围突随交感神经和副交感神经走行,分布于内脏及心血管的感受器;中枢突随脑神经或脊神经,终于脑神经或脊髓的感觉核。内脏神经传入的感觉冲动引起内脏反射,如排尿、排便反射等,同时经过较复杂的传导途径,将冲动传至大脑皮质,产生内脏感觉。

　　内脏感觉的特点:①正常内脏活动一般不引起感觉,只有强烈的内脏活动时,才能引起感觉(如在饥饿时,胃收缩引起饥饿感觉,直肠和膀胱充盈时引起的膨胀感觉等);②对冷热、膨胀和牵拉刺激敏感,对切割刺激则不敏感;③内脏感觉冲动的传入途径比较弥散,因此定位模糊。掌握内脏感觉的特点,对观察病情的变化有意义。

第五节　脑和脊髓的传导通路

　　人体周围感受器接受内、外环境的各种刺激,将其转变成神经冲动,自周围传至大脑皮质或其他高位中枢,产生感觉。而大脑皮质将这些感觉信息整合后,发出的神经冲动,经传出纤维到达躯体和内脏的各效应器,引起效应。由特定的神经元通过突触连成的神经元链,在脑和脊髓中传导不同感觉和运动的路径,称为传导通路。

一、感觉传导通路

由感受器将神经冲动传入大脑皮质,称为感觉(上行)传导通路(sensory (ascending) pathway)。

1. 躯干和四肢的本体觉传导通路 本体觉亦称深感觉,此通路主要传导来自肌腱、关节、肌的位置觉、运动觉、振动觉和皮肤的精细触觉。

躯干和四肢的本体觉传导通路由三级神经元组成(图 12－62)。第一级神经元为假单极神经元,其胞体位于脊神经节内,周围突随脊神经布于肌、肌腱、关节或皮肤的感受器,中枢突进入脊髓同侧的后索,组成薄束和楔束。薄束和楔束上升至延髓分别终于薄束核和楔束核的第二级神经元,更换神经元后发出二级纤维在延髓中央管的腹侧,左、右相互交叉,形成内侧丘系交叉。交叉后的纤维在中线两侧折而上升,组成内侧丘系。内侧丘系向上经延髓、脑桥、中脑至丘脑的腹后核的第三级神经元,由此发出的纤维组成丘脑中央辐射,经内囊后肢,投射到大脑皮质中央后回的上 2/3 和中央旁小叶后部。

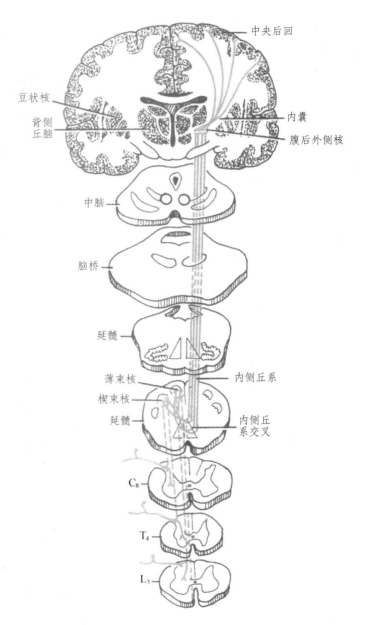

图 12－62 躯干、四肢本体感觉传导通路

头面部的本体觉冲动一般认为通过三叉神经传入脑,但途径尚不明确。

2. 躯干和四肢的痛、温度、粗触觉传导通路 痛、温度和粗触觉又称浅感觉。痛、温度、粗触觉传导通路也由三级神经元组成(图12-63)。第一级神经元也是位于脊神经节内的假单极神经元,周围突经脊神经分布于躯干和四肢皮肤的痛、温和触觉感受器,中枢突经脊神经后根进入脊髓,终于脊髓灰质后角的第二级神经元。更换神经元后发出纤维,先向对侧斜升1~2个脊髓节段,至对侧外侧索的前部和前索形成脊髓丘脑束,经延髓、脑桥和中脑,终于丘脑腹后

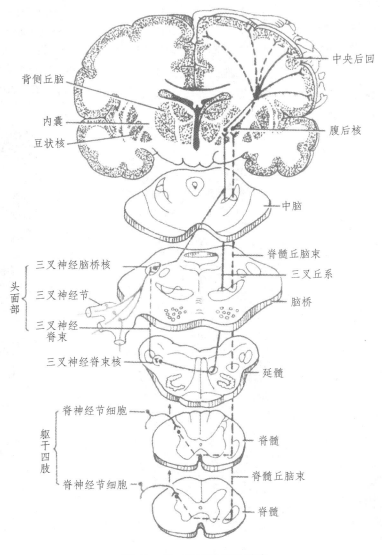

图12-63 浅感觉传导通路

核的第三级神经元。更换神经元后发出的纤维组成丘脑中央辐射,经内囊后肢投射到中央后回的上 2/3 和中央旁小叶的后部。

3. 头面部的痛、温度、粗触觉传导通路 第一级神经元的胞体位于三叉神经节内,周围突布于头面部皮肤和眼、口、鼻黏膜处的痛、温度和触觉感受器。中枢突组成三叉神经感觉根入脑桥,终于三叉神经感觉核群的第二级神经元。更换神经元后发出二级纤维交叉至对侧,组成传导束,伴内侧丘系上升,终于丘脑腹后核的第三级神经元。更换神经元后,发出的纤维经内囊后肢投射到中央后回的下 1/3 部(图 12 - 63)。

4. 视觉传导通路和瞳孔对光反射通路

1)视觉传导通路(visual pathway) 视网膜的视锥细胞和视杆细胞在光刺激下,产生神经冲动。冲动经双极细胞传至节细胞,节细胞的轴突于视神经盘处穿出眼球壁聚集成视神经。两侧视神经在蝶鞍上方,形成视交叉,视交叉向后连视束。在视交叉中,来自两眼视网膜鼻侧

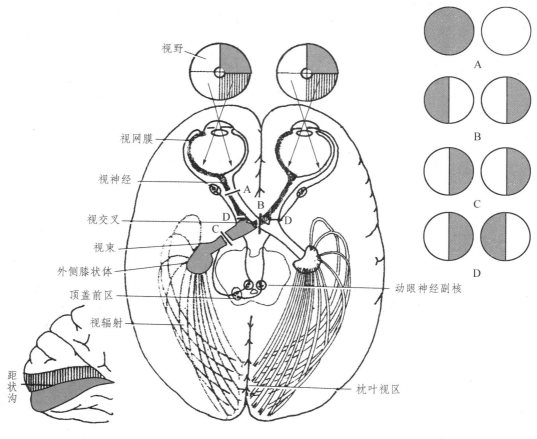

图 12 - 64　视觉传导通路

半的纤维左、右交叉，交叉后加入对侧视束；来自视网膜颞侧半的纤维不交叉，进入同侧视束。因此，每侧视束由来自同侧视网膜颞侧半的纤维和对侧视网膜鼻侧半的纤维共同组成。视束绕过大脑脚向后，大部分纤维终于外侧膝状体。由外侧膝状体发出纤维组成**视辐射**，经内囊后肢后部，投射到枕叶内面距状沟两侧的视区（图 12-64）。

视觉传导通路的不同部位损伤，临床表现不同。如一侧视神经损伤，伤侧眼全盲；一侧视束完全损伤，则引起同侧眼的鼻侧半视野偏盲，对侧眼颞侧半视野偏盲。

2）**瞳孔对光反射通路** 视束中小部分纤维离开视束终于中脑上丘的上方，更换神经元后，发出纤维联系双侧动眼神经副核，由此核发出的纤维随动眼神经出脑，支配瞳孔括约肌和睫状肌，完成瞳孔对光反射和晶状体的调节反射。当光照一侧瞳孔时，引起两眼瞳孔缩小的反应，称为**瞳孔对光反射**（pupillary light reflexpathway）。受光照一侧的眼所产生的缩瞳反应，称为直接对光反射；未接受光照的眼所产生的缩瞳反应，称为间接对光反射。

二、运动传导通路

将大脑皮质或皮质下中枢发出的冲动，传至效应器者，称为运动传导通路。包括锥体系和锥体外系。

1. 锥体系 锥体系（pyramidal system）由上、下两级神经元组成。上**运动神经元**的胞体位于大脑皮质内；下**运动神经元**胞体位于脑干或脊髓内。上运动神经元轴突组成锥体束下行，下行至脑干内止于躯体运动核的纤维，称为皮质核束；下行至脊髓止于脊髓前角的纤维，称为皮质脊髓束。下运动神经元所发出的轴突分别参与脑神经和脊神经的组成，主要管理骨骼肌的随意运动。

1）**皮质核束**（corticonuclear tract）皮质核束又称皮质脑干束（图 12-65），是支配头面部随意运动的纤维。上运动神经元是中央前回下部 1/3 的锥体细胞，其轴突经内囊膝部，大脑脚，下降

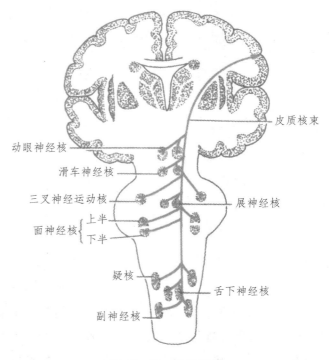

动眼神经核
滑车神经核
三叉神经运动核
面神经核 { 上半 下半
疑核
副神经核

皮质核束
展神经核
舌下神经核

图 12-65 皮质核束

至脑干。纤维陆续终于双侧脑神经躯体运动核(Ⅲ、Ⅳ、Ⅴ、Ⅵ、Ⅶ、Ⅸ、Ⅹ、Ⅺ、Ⅻ),但面神经核的下部(支配睑裂以下表情肌)和舌下神经核,只接受对侧皮质核束的纤维。下运动神经元即脑神经运动核的神经元,其轴突组成脑神经的躯体运动纤维,支配眼外肌、咀嚼肌、面肌、舌肌、咽喉肌等头颈部肌。

当一侧皮质核束损伤时,受双侧皮质核束控制的下运动神经元所支配的骨骼肌,不出现瘫痪;只有面神经核下部和舌下神经核(因只受对侧皮质核束控制)出现瘫痪,表现为对侧睑裂以下的表情肌和对侧的舌肌瘫痪。这种瘫痪,由于损伤发生在脑神经运动核以上的神经元,临床称为**核上瘫**(supranuclear paralysis)。而脑神经运动核或其神经元轴突组成的脑神经损伤,则导致所支配的同侧骨骼肌瘫痪,称为**核下瘫**(infranuclear paralysis)(图12-66)。

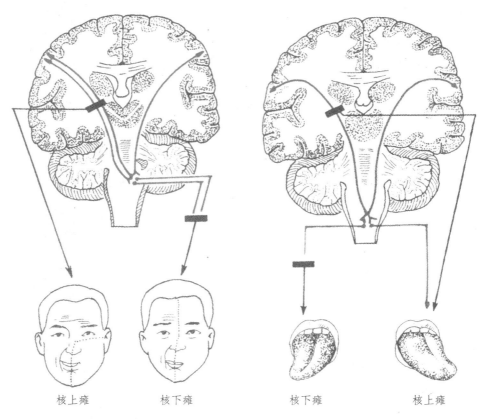

图12-66　核上瘫、核下瘫

2) **皮质脊髓束**(corticospinal tract)　皮质脊髓束是支配躯干和四肢随意运动的纤维。上运动神经元是大脑皮质中央前回上2/3和中央旁小叶前部的锥体细胞,其轴突集合成皮质脊髓束,经内囊后肢,大脑脚,脑桥腹侧部,至延髓形成锥体(图12-67)。在锥体下端,大部分纤维左、右交叉至对侧,形成锥体交叉。交叉后的纤维沿脊髓外侧索下降,称为皮质脊髓侧束。纤维沿途止于脊髓各节的前角运动神经元。在延髓未交叉的纤维,沿同侧的前索下降,称为皮质脊髓前束,它逐节交叉终于对侧脊髓颈、胸节段的前角运动神经元。下运动神经元即前角运动神经元,它所发出的轴突随脊神经,分布于躯干和四肢的骨骼肌。

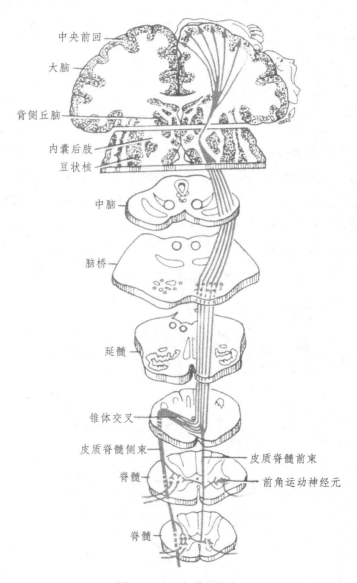

图 12 - 67　皮质脊髓束

当一侧皮质脊髓束(上运动神经元)损伤时,可引起对侧肢体肌瘫痪;若脊髓前角运动神经元(下运动神经元)损伤时,则可引起同侧的肢体肌瘫痪。

总之,锥体系的下运动神经元接受上运动神经元的控制和调节,上、下运动神经元损害后的临床表现是不相同的(表12-3)。

表12-3 上、下运动神经元损伤的区别

项 目	上运动神经元损伤	下运动神经元损伤
瘫痪特点	痉挛性瘫(硬瘫、中枢性瘫)	弛缓性瘫(软瘫、周围性瘫)
肌张力	增高	减低
腱反射	亢进	消失
病理反射	出现(阳性)	不出现(阴性)
早期肌萎缩	不明显	明显

2. 锥体外系 锥体外系(extrapyramidal system)是指锥体系以外与骨骼肌运动有关的下行传导通路的总称。锥体外系的纤维起自大脑皮质的中央前回、中央后回以及其他广泛区域,有的纤维就是锥体束发出的侧支。这些纤维在下行的过程中与纹状体、丘脑、红核、黑质、小脑及脑干网状结构等发生广泛联系,经多次更换神经元,形成复杂的环路,最后通过红核脊髓束和网状脊髓束到达脑干躯体运动核或脊髓前角运动神经元(图12-68)。锥体外系的主要功能是

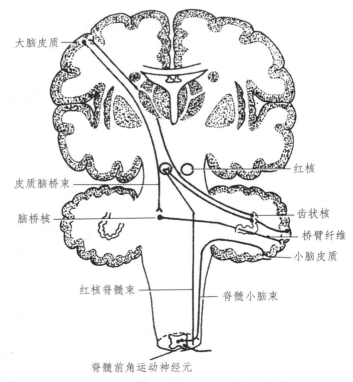

图12-68 锥体外系

调节肌紧张、协调肌群运动以协助锥体系完成精细的随意运动,如写字、刺绣等;还可以保持身体姿势和管理习惯性动作,如跑步、骑车等。跑步的动作一开始是由锥体系发动的,以后就处于锥体外系的管理之下,锥体系则随时可以参与对这一动作的控制。总之,锥体系和锥体外系在运动功能上是相互依赖不可分割的整体,只有在锥体外系的参与下,锥体系才能完成精细的运动指令。

思考题

1. 简述神经系统的组成和功能。

2. 简述突触传递的过程。

3. 什么是兴奋性突触后电位和抑制性突触后电位,二者在神经的传导上有何意义?

4. 试绘图说明脊髓灰质的结构,白质主要传导束的名称、位置及功能。

5. 试述脑干外形的主要结构,连接脑神经的名称及部位。

6. 试述小脑的位置、分部与功能。

7. 下丘脑如何组成,有哪些主要功能?

8. 什么是特异性投射系统和非特异性投射系统?

9. 绘图大脑半球的主要沟回,标出大脑皮质主要的功能中枢。

10. 试述内囊的位置、分部。各部通过哪些主要传导束?

11. 一侧内囊损伤可出现哪些主要临床表现? 为什么?

12. 什么是条件反射、第一信号系统和第二信号系统?

13. 试述脑脊液的产生,功能及循环途径。

14. 简述颈丛、臂丛、腰丛和骶丛的组成、位置及主要分支名称。

15. 肱骨内上髁骨折,肱骨干骨折,肱骨颈骨折,易损伤哪些神经? 可能出现什么症状?

16. 试述坐骨神经的走行及分支分布。

17. 试述舌的一般感觉、味觉和运动舌肌的神经分布。

18. 一侧视神经损伤或一侧动眼神经损伤后,瞳孔对光反射有何变化? 为什么?

19. 试述交感神经和副交感神经在结构及功能上有何不同。

20. 试述内脏运动神经递质和受体的分布与作用。

21. 左足背皮肤被针刺,如何传到大脑皮质产生痛觉?

22. 一患者右侧睑裂以下表情肌瘫痪,伸舌时舌尖偏向右侧,右半身深、浅感觉障碍,右半身运动障碍,可能损伤了什么部位? 为什么?

(张效斌)

第十三章 内分泌系统

第一节 概 述

内分泌系统是神经系统以外的一个重要的调节系统,与神经系统相辅相成,共同维持机体内环境的平衡与稳定,调节机体的生长发育和各种代谢活动。

一、内分泌系统的组成

内分泌系统由内分泌腺(endocrine gland)和分布于其他器官内的内分泌细胞组成。人体主要的内分泌腺有垂体、甲状腺、甲状旁腺、肾上腺、松果体和胸腺等。内分泌细胞分布比较广泛,如胃肠道黏膜、胰岛、卵巢、睾丸、下丘脑、心血管、肺、肾、胎盘和皮肤等器官组织中均存在各种不同的内分泌细胞(图 13-1)。

二、激素

激素(hormone)是由内分泌腺或内分泌细胞所分泌的高效能的生物活性物质,是细胞与细胞之间信息传递的化学媒介。激素必须运送到靶器官才能发挥作用。

被激素作用的细胞、组织和器官,分别称为靶细胞、靶组织和靶器官。大多数激素经血液运输到远距离靶器官、靶组织

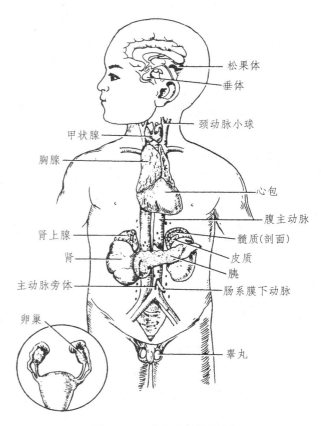

图 13-1 全身内分泌概况

或靶细胞而发挥作用,这种方式称为远距分泌;如肾上腺髓质释放的肾上腺素和去甲肾上腺素经血液对心脏和血管的作用;某些激素,可不经血液运输而在组织液内靠扩散方式作用于邻近

细胞发挥作用,这种方式称为旁分泌;如胃底和胃窦黏膜内的 D 细胞释放的生长抑素对胃酸分泌的抑制作用;如果内分泌细胞分泌的激素在局部扩散,又返回作用于该细胞自身而发挥反馈作用,则称为自分泌,如下丘脑生长激素释放激素对其自身释放的反馈作用途径。此外,下丘脑有许多具有内分泌功能的神经细胞,这类神经细胞既能产生和传导神经冲动,又能合成和释放激素,故称神经内分泌。

1. 激素的分类　激素按化学性质可分为两类,含氮类激素和类固醇(甾体)激素。

1) 含氮激素　蛋白质激素有胰岛素、甲状旁腺激素和腺垂体分泌的激素;肽类激素有下丘脑调节性多肽、神经垂体释放的激素、降钙素和胃肠道激素等。胺类激素有去甲肾上腺素、肾上腺素、甲状腺激素等。

2) 类固醇(甾体)激素　类固醇激素是由肾上腺皮质和性腺分泌的激素,如皮质醇、醛固酮、雌激素、孕激素以及雄激素等。

2. 激素作用的一般特性　激素种类很多,作用复杂,但其作用有以下共同特性。

1) 激素作用的相对特异性　激素被释放入血后,可分布到全身各个部位,与各种组织细胞广泛接触,但某些激素只选择性地作用于某些器官、组织和细胞,这种特性称为激素作用的特异性。有些激素作用的特异性很强,只作用于某一靶腺,如促甲状腺激素只作用于甲状腺,促肾上腺皮质激素只作用于肾上腺皮质等;而有些激素作用广泛,无特定靶腺,如生长素、甲状腺激素等几乎可作用于全身各部位的细胞,此即所谓激素作用的相对特异性。但归根到底,激素作用的特异性是与靶细胞上存在能与该激素发生特异性结合的受体有关。

2) 激素的高效能生物放大作用　各种激素在血液中的含量很低,一般在 nmol/L 数量级。尽管激素含量甚微,却具有显著作用,因为激素与受体结合后,在细胞内发生一系列酶促反应,逐渐放大,形成一个效能极高的生物放大系统。例如 $0.1~\mu g$ 促肾上腺皮质激素释放激素可引起腺垂体释放 $1~\mu g$ 促肾上腺皮质激素,后者能引起肾上腺皮质分泌 $40~\mu g$ 糖皮质激素,从而增加约 $6~000~\mu g$ 的糖原储存。

3) 激素间的相互作用　内分泌系统可看做是一个整合系统,激素之间互相影响,表现为竞争作用、协同作用、拮抗作用和允许作用,以维持机体功能活动的稳态。

(1) 竞争作用　化学结构相似的激素可竞争同一受体位点,它取决于激素与受体的亲和性和激素的浓度。如孕酮与醛固酮受体亲和性很小,但当孕酮浓度升高时,则可与醛固酮竞争同一受体而减弱醛固酮的生理作用。

(2) 协同作用　如生长素、肾上腺素等,虽然作用于代谢的不同环节,但都可升高血糖。

(3) 拮抗作用　胰高血糖素和胰岛素通过各自作用的酶系以相反方向影响代谢,前者使血糖升高;后者使血糖降低,表现了不同程度的拮抗作用。

(4) 允许作用 有的激素本身并不能对某一生理反应起直接作用,但在它存在的条件下,却可使另一种激素的作用明显增强,这种现象称为允许作用。如糖皮质激素本身对心肌和血管平滑肌并无收缩作用,但是只有在它存在时,儿茶酚胺才能充分发挥对心血管的调节作用。

3. 激素作用的机制 关于激素作用的机制,主要有以下两种学说。

1) 含氮激素的作用机制——第二信使(second messenger)学说 该学说认为,含氮激素是第一信使(first messenger)与靶细胞膜上的特异性受体结合后,激活膜内的腺苷酸环化酶,使细胞内产生环磷酸腺苷(cAMP);cAMP作为第二信使,再激活依赖cAMP的蛋白激酶A,继而催化细胞内的磷酸化反应,引起各种生物效应,如腺细胞分泌,肌细胞收缩,细胞膜通透性改变及各种酶促反应等(图13-2)。除了cAMP之外,第二信使还有Ca^{2+}和前列腺素等。

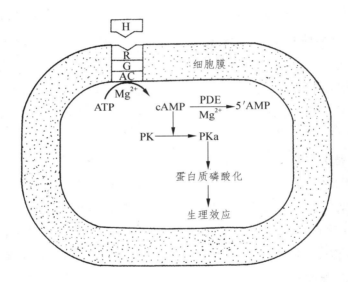

H:激素 R:受体 AC:腺苷酸环化酶 PDE:磷酸二酯酶 PK:蛋白激酶
PKa:活化蛋白激酶 cAMP:环磷酸腺苷 G:鸟苷酸调节蛋白

图13-2 含氮激素的作用机制示意图

2) 类固醇(甾体)激素作用机制——基因表达学说 类固醇激素分子较小,为脂溶性,因此,可通过细胞膜直接进入细胞内,与胞质受体结合,形成激素—胞质受体复合物。受体蛋白发生构型变化,使激素-胞质受体复合物获得通过核膜的能力,从而进入核内与核受体结合,激发DNA转录过程,生成新的mRNA,诱导新蛋白合成,引起相应的生物效应。也有的类固醇激素在进入细胞后,直接经胞质进入核内与核受体结合,调节基因表达(图13-3)。

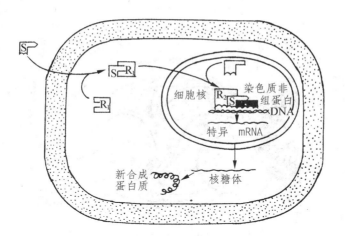

S:激素信号 R₁:胞质受体 R₂:核受体

图 13-3 类固醇激素的作用机制示意图

以上含氮激素与类固醇激素的作用机制并非绝对的,如甲状腺激素虽属含氮激素,但其作用机制却与类固醇激素相似,激素进入细胞后直接与核受体结合,调节基因表达。

第二节 垂 体

垂体(hypophysis)是机体内最重要的内分泌腺,可分泌多种激素,调控其他多种内分泌腺的功能。

一、垂体的位置、形态及分部

垂体位于颅底垂体窝内,借漏斗与下丘脑相连。垂体呈卵圆形如豌豆大小,约重0.5 g。按组织结构特点可将垂体分为神经垂体与腺垂体两部分。神经垂体由神经部和漏斗组成;腺垂体包括远侧部(pars distalis)、结节部(pars tuberalis)和中间部(pars intermedia)三部分。腺垂体的远侧部又称垂体前叶,中间部和神经部称为垂体后叶(图 13-4)。

二、腺垂体的结构与功能

1. 腺垂体 腺垂体(adenohypophysis)占垂体的总重量的75%,内含大量腺细胞。腺细胞一般排列成团索状,腺细胞间有丰富的血窦。在 HE 染色切片中,可根据腺细胞的染色特征分为嗜酸性细胞、嗜碱性细胞和嫌色细胞 3 种(图 13-5)。

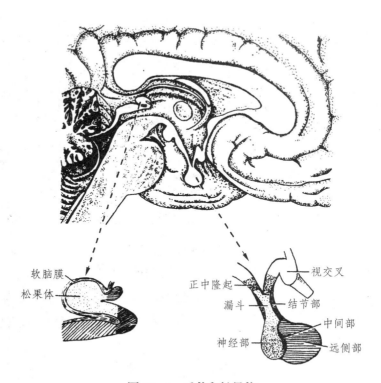

图 13 - 4　垂体和松果体

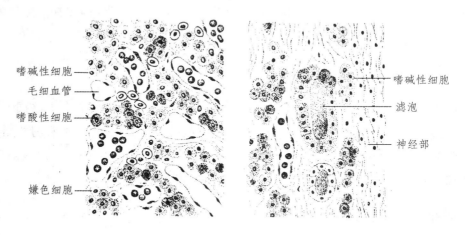

图 13 - 5　垂体的微细结构

1）嗜酸性细胞（acidophil）　数量较多，约占远侧部细胞总数的 40%，细胞体积较大，呈圆形或卵圆形，界限清楚，胞质呈嗜酸性。嗜酸性细胞分为以下两种。

（1）生长激素细胞（somatotroph）　能合成和分泌生长激素（growth hormone，GH），人的

GH 含有 191 个氨基酸,其化学结构与人催乳素近似,故两者间有一定的交叉作用。GH 能促进个体生长发育,特别是骨骼和肌肉的生长;促进蛋白质的合成,促进脂肪分解和升高血糖的作用。幼年期 GH 分泌不足,将出现生长停滞,身材矮小,但智力正常,称为侏儒症;如果幼年期 GH 分泌过多,则引起巨人症。在成年如果 GH 分泌过多,此时由于骨骺已闭合,能引起肢端肥大症。

（2）催乳素细胞(mammotroph)　分泌催乳素(prolactin,PRL),在男性,PRL 可增强黄体生成素对间质细胞的作用,使睾酮的合成增加。PRL 能促进乳腺发育和分泌乳汁。因此在分娩前期和哺乳期,催乳素细胞分泌旺盛。

2) 嗜碱性细胞(basophil)　嗜碱性细胞约占远侧部细胞总数的 15%,细胞特点是胞质呈嗜碱性。嗜碱性细胞可分为 3 种。

（1）促甲状腺激素细胞(thyrotroph)　分泌促甲状腺激素(thyroid stimulating hormone, TSH),可促进甲状腺素的合成与释放,促进甲状腺的正常发育和正常的生理活动。

（2）促性腺激素细胞(gonadotroph)　分泌卵泡刺激素(follicle stimulating hormone, FSH)和黄体生成素(luteinizing hormone, LH),在男性和女性均如此。FSH 在女性促进卵泡发育;在男性则刺激生精小管,以促进精子的发生。LH 在女性可促进卵泡排卵及黄体生成,刺激卵巢分泌雌激素和孕激素;在男性也称间质细胞刺激素,可刺激睾丸间质细胞分泌雄激素。

（3）促肾上腺皮质激素细胞(corticotroph)　分泌促肾上腺皮质激素(adrenocorticotropic hormone, ACTH)。ACTH 主要作用是刺激肾上腺皮质束状带细胞分泌糖皮质激素,并促进肾上腺皮质增生,维持其正常功能和反应性。促肾上腺皮质激素细胞,可能还分泌促黑激素,主要作用于皮肤真皮与表皮之间的黑素细胞,促进合成黑色素,使皮肤和毛发颜色变深。

3) 嫌色细胞(chromophobe cell)　数量最多,约占远侧部细胞总数的 50%,细胞较小,胞质少,着色淡,可能是嗜色细胞脱颗粒或早期阶段的表现。

三、垂体门脉系统和腺垂体功能活动的调节

1. 垂体门脉系统(hypophyseal portal system)　腺垂体主要由大脑基底动脉环发出的垂体上动脉供应血液。垂体上动脉在垂体的漏斗处分支并吻合形成窦状毛细血管网,称为第一级毛细血管网。这些毛细血管网汇集形成数条垂体门微静脉,后者下行进入远侧部,再分支并吻合形成第二级毛细血管网。垂体门微静脉及其两端的毛细血管网共同构成垂体门脉系统,远侧部的毛细血管最后汇集成小静脉,注入垂体周围的静脉窦(图 13-6)。

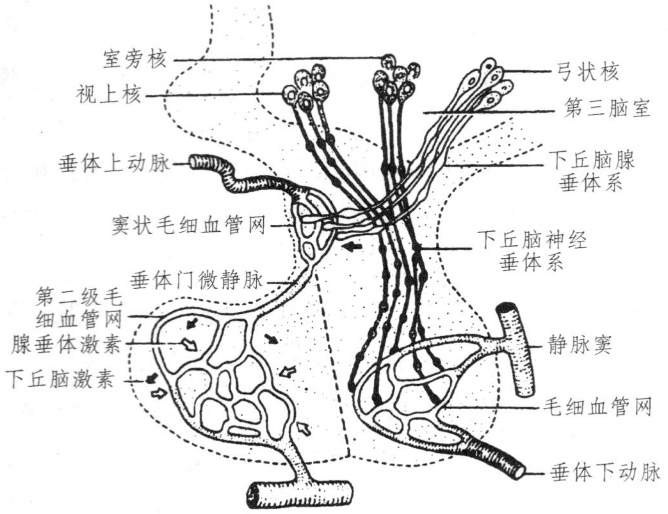

图 13-6　垂体门脉系统示意图

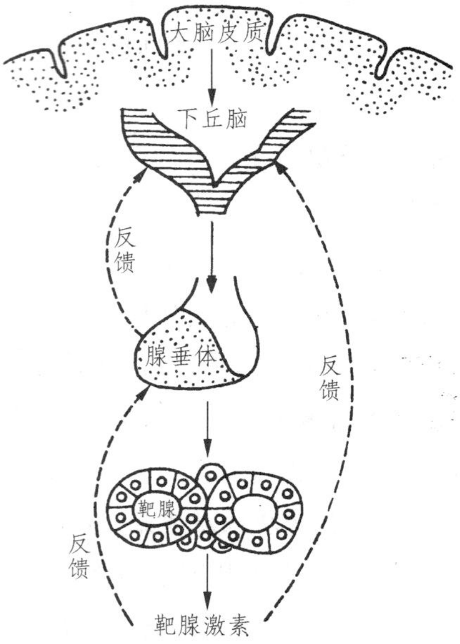

→表示促进;---→表示抑制

图 13-7　下丘脑-腺垂体-靶腺
激素调节示意图

2. 腺垂体功能活动的调节　腺垂体的功能直接受下丘脑控制,同时也受外周靶腺激素的反馈调节(图 13-7)。

1) **丘脑对腺垂体的调节**　下丘脑的一些神经细胞既保持神经系统的功能,又能分泌激素,具有内分泌细胞的功能,故称为神经内分泌细胞。这些细胞的轴突伸至漏斗处,细胞合成的多种肽类激素,在轴突的末端,进入第一级毛细血管网后经垂体门微静脉运送至腺垂体,调节腺垂体功能。因此,称这些激素为下丘脑调节肽,下丘脑调节肽的生理作用是刺激或抑制腺垂体激素的分泌。已知的激素和主要作用列于表 13-1。

表 13-1　　　　　　　　　　　下丘脑调节肽的化学性质与主要作用

种　类	化学成分	主要作用
促甲状腺激素释放激素(TRH)	3 肽	促进促甲状腺激素的分泌
促性腺激素释放激素(GnRH)	10 肽	促进黄体生成素、促卵泡激素的分泌
生长激素释放激素(GHRH)	44 肽	促进生长素的分泌
生长抑素(GHRIH)	14 肽	抑制生长素的分泌
促肾上腺皮质激素释放因子(CRH)	41 肽	促进促肾上腺皮质激素的分泌

续 表

种 类	化学成分	主 要 作 用
催乳素释放因子(PRF)	肽	促进催乳素的分泌
催乳素释放抑制因子(PIF)	未定	抑制催乳素的分泌
促黑激素释放因子(MRF)	肽	促黑激素的分泌
促黑激素释放抑制因子(MIF)	肽	促进促黑激素的分泌抑制

2）**外周靶腺激素对下丘脑-腺垂体系统的反馈调节** 下丘脑、腺垂体与外周靶腺之间联成三个功能轴：下丘脑-腺垂体-甲状腺轴、下丘脑-腺垂体-肾上腺(皮质)轴、下丘脑-腺垂体-性腺轴。腺垂体的分泌的促甲状腺激素(TSH)、促肾上腺皮质激素(ACTH)、卵泡刺激素(FSH)、黄体生成素(LH)都有各自的靶腺(甲状腺、肾上腺皮质、性腺)，外周靶腺分泌的激素可通过反馈联系分别对腺垂体、下丘脑起调节作用。它们之间存在反馈调节关系，从而使血液中的有关激素浓度相对稳定在一定水平上。

3）**反射性调节** 机体内外环境变化，可反射性地通过高级中枢影响下丘脑的活动，从而影响腺垂体的分泌功能。例如，吸吮乳头可反射性地促进下丘脑 PRF 和腺垂体 PRL 的分泌增加；应激反应(麻醉、手术、创伤、大出血、剧烈运动等)可引起 ACTH 分泌增加；低血糖可使 GHRH 和 GH 分泌增加等。

四、神经垂体

神经垂体(neurohypophysis)主要由无髓神经纤维和胶质细胞构成，含有丰富的窦状毛细血管。无髓神经纤维来自下丘脑视上核和室旁核的内分泌神经元的轴突，形成下丘脑垂体束，经漏斗进入神经部。这些神经元产生的分泌颗粒，在轴突沿途和终末聚集成团，使轴突呈串珠状膨大。神经垂体无分泌功能，只是贮存和释放下丘脑激素的部位。神经垂体释放以下两种激素。

1）**抗利尿激素**(antidiuretic hormone，ADH) 又称血管升压素(vasopressin，VP)，主要是由下丘脑视上核所分泌。生理剂量可促进肾远曲小管和集合管对水的重吸收，使尿量减少；大于生理剂量，则引起小动脉平滑肌收缩，血压升高。

2）**催产素**(oxytocin) 催产素(又称缩宫素)主要是由下丘脑室旁核所分泌。其作用主要是促进子宫收缩，对非妊娠子宫作用较小，对妊娠子宫作用强。在临床工作中，使用低剂量催产素可引起子宫肌发生节律性收缩，大剂量催产素则可导致子宫出现强直性收缩，并有减少产后出血的作用。此外，催产素促进乳腺周围肌上皮细胞收缩，促进乳汁排出。当婴儿吸吮乳头,或胎儿刺激分娩的子宫颈及阴道时,均可反射性地引起催产素释放。

第三节 甲 状 腺

一、甲状腺的形态和位置

甲状腺(thyroid gland)是人体最大的内分泌腺。甲状腺呈 H 形,可分为左、右两个侧叶,中间以甲状腺峡相连。甲状腺位于颈前部,两侧叶位于喉下部和气管上端的两侧,侧叶上端达甲状软骨中部,下端至第 6 气管软骨环,甲状腺峡位于第 2～4 气管软骨的前方。甲状腺借筋膜形成的韧带固定于喉软骨上,故吞咽时,甲状腺可随喉上、下移动(图 13-8)。

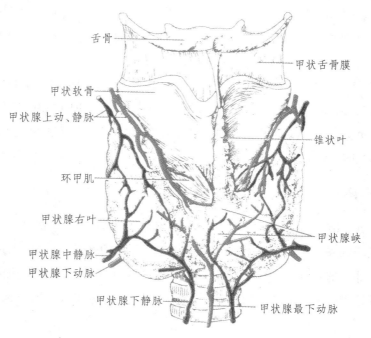

图 13-8 甲状腺

二、甲状腺的组织结构与功能

甲状腺表面包有致密结缔组织被膜,被膜的结缔组织伸入腺实质,将其分为若干小叶。甲状腺的实质由甲状腺滤泡和滤泡旁细胞组成,滤泡间有少量结缔组织及丰富的毛细血管和淋巴管。

1) 甲状腺滤泡(thyroid follicle) 大小不等,呈圆形或不规则形,滤泡壁由单层立方上皮

细胞围成,中心为滤泡腔。滤泡腔内充满嗜酸性
胶状物质,主要成分为甲状腺球蛋白(图 13 - 9)。
滤泡上皮细胞能合成和分泌甲状腺激素。合成甲
状腺激素的主要原料是碘和甲状腺球蛋白。

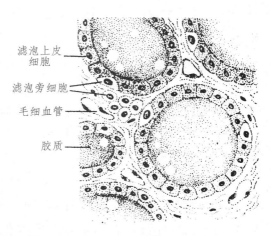

图 13 - 9　甲状腺的微细结构

　　甲状腺球蛋白由滤泡上皮细胞合成并分泌到
滤泡腔内。滤泡上皮还从血中摄取 I^-,I^- 进入滤
泡腔与甲状腺球蛋白结合形成四碘甲腺原氨酸
(T_4)和三碘甲腺原氨酸(T_3),即甲状腺激素,在
滤泡内以胶质的形式贮存。在垂体促甲状腺激素
的作用下,甲状腺球蛋白由上皮细胞吞饮,被水解
酶分解出 T_3 和 T_4,自滤泡上皮的基底部释放入
血(图 13 - 10)。T_3 的数量较少,但生物学活性较 T_4 强约 5 倍,是甲状腺素发挥生理作用的主
要形式。临床上,可通过测定血液中 T_3、T_4 的含量了解甲状腺的功能。正常成人血清 T_3 浓度
约为 1.3～3.4 nmol/L,T_4 浓度约为 51～142 nmol/L。

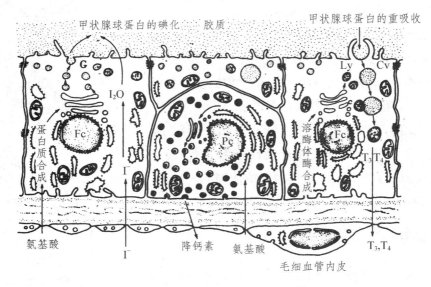

G:分泌颗粒;Cv:胶质小泡;Ly:溶酶体

图 13 - 10　滤泡壁超微结构及激素合成与分泌模式图

　　甲状腺激素作用广泛,其主要作用是促进物质与能量代谢,促进生长和发育。

　　(1) **产热效应**　甲状腺激素能增加体内绝大多数组织细胞的耗氧量和产热量,增加产热,
使基础代谢率增高。研究表明,1 mg T_4 可使机体增加产热量约 4 200 kJ,可使基础代谢率提

高 28％。T_3 的产热比 T_4 强 3～5 倍。甲状腺功能亢进病人产热增多,食欲增加,怕热多汗,基础代谢率可超过正常值的 60％～80％。反之,甲状腺功能减退病人产热减少、怕冷、食欲不佳,基础代谢率可低于正常人的 30％～50％。

（2）对蛋白质、糖、脂肪代谢的影响 甲状腺激素可以促进蛋白质合成,促进糖的吸收,增加糖原和脂肪分解,这是产热增多的物质基础。甲状腺激素对胆固醇代谢有明显作用,除能增加胆固醇合成外,更为重要的是作用于肝促进胆固醇转变为胆酸从胆汁排出,从而使血浆胆固醇水平降低。

（3）对生长发育的影响 甲状腺激素是维持机体正常生长、发育所必需的激素,特别是对骨和脑的发育尤为重要。胚胎时期缺碘导致甲状腺激素合成不足或出生后甲状腺功能低下的婴幼儿,脑的发育明显障碍,智力低下,身体矮小,称为呆小症。

此外,在儿童生长发育的过程中甲状腺激素和生长激素有协同作用,缺乏甲状腺激素,则可影响生长激素发挥正常作用。

（4）对心血管的影响 甲状腺激素能提高中枢神经系统的兴奋性;作用于心肌,促使心肌细胞的肌质网释放 Ca^{2+},使心跳加快、加强,心输出量增大。

2）滤泡旁细胞(parafollicular cell) 滤泡旁细胞位于甲状腺滤泡之间或滤泡上皮细胞之间(图 13-9)。滤泡旁细胞呈卵圆形,较大。在 HE 染色切片中胞质着色较淡,胞质的分泌颗粒内含降钙素。降钙素的作用主要是降低血钙和血磷,可抑制破骨细胞活动,使骨组织释放钙磷减少,抑制肾小管对钙、磷的重吸收,从而使血钙、血磷降低。降钙素的分泌受血钙浓度的反馈性调节,当血钙升高时,分泌增多,当血钙降低时,分泌减少。

三、甲状腺激素分泌的调节

甲状腺激素的合成和分泌主要受下丘脑-腺垂体-甲状腺轴的调节。此外,还可进行一定程度的自身调节(图 13-11)。

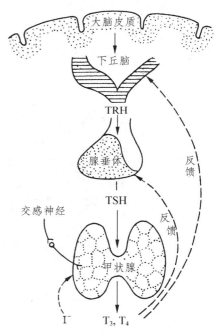

TRH:促甲状腺激素释放激素;
TSH:促甲状腺激素;
→表示促进; --→表示抑制

图 13-11 甲状腺激素分泌调节示意图

1. 下丘脑-腺垂体-甲状腺功能轴

1）下丘脑促甲状腺激素释放激素(thyrotropin-releasing hormone,TRH)的作用 下丘脑分泌的 TRH 经垂体门脉系统作用于腺垂体,促进促甲状腺激素(thyroid stimulating hormone，TSH)的合成和释放。下丘脑神经元受某些环境因素的影响而改变 TRH 的分泌量，最后影响甲状腺的分泌活动。例如，寒冷刺激的信息到达下丘脑体温中枢后，通过一定的神经联系使 TRH 分泌增多。当机体受到应激刺激时，下丘脑可释放较多的生长抑素，抑制 TRH 的合成和释放，进而使甲状腺激素释放减少。

2）腺垂体促甲状腺激素(TSH)的作用　TSH 随体循环血液到达甲状腺，促进甲状腺素的合成与释放。使血中 T_3、T_4 的浓度增高，另一方面，TSH 还能使腺细胞增生，腺体增大。

3）甲状腺素的反馈作用　当血液中 T_3、T_4 浓度升高时，通过负反馈使 TSH 的合成与分泌减少，最终使血中 T_3、T_4 的浓度降至正常水平；反之，则增多。这种作用是体内 T_3、T_4 浓度维持生理水平的重要机制。例如，当饮食中缺碘造成甲状腺激素合成减少时，甲状腺素对腺垂体的负反馈作用减弱，TSH 的分泌量增多，从而刺激甲状腺细胞增生，甲状腺肿大，临床上称为单纯性甲状腺肿。

2. 自身调节　甲状腺能根据碘供应的情况，调节甲状腺素的合成与释放，这种调节完全不受 TSH 影响，故称甲状腺的自身调节。当血碘含量不足时，甲状腺的聚碘作用增强，甲状腺激素的合成也增强，反之，当外源碘量增加时，T_3、T_4 的合成增加，但碘量超过一定限度后，T_3、T_4 的合成速度不但不继续增加，反而明显下降。临床上常用过量碘产生的抗甲状腺效应处理甲状腺危象或甲状腺手术的术前准备。

第四节　甲状旁腺

一、甲状旁腺形态和结构

甲状旁腺(parathyroid gland)有上、下两对，呈棕黄色，如黄豆大小，位于甲状腺两侧叶的后面，偶可埋入甲状腺的实质内(图 13-12)。

甲状旁腺表面包有结缔组织被膜，实质内腺细胞排列成索团状，间质中富含有毛细血管及少量结缔组织，腺细胞分泌**甲状旁腺激素**(PTH)。

二、甲状旁腺激素的生理作用和分泌调节

1）甲状旁腺激素的生理作用　PTH 可促

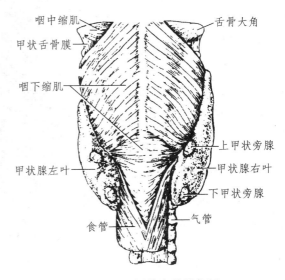

图 13-12　甲状旁腺的位置

咽中缩肌　舌骨大角　甲状舌骨膜　咽下缩肌　甲状腺左叶　食管　上甲状旁腺　甲状腺右叶　下甲状旁腺　气管

进破骨细胞活动,促进骨钙入血,促进肠道对钙的吸收,促进远端小管对钙的重吸收,从而使血Ca²⁺浓度升高;抑制近曲小管对磷的重吸收,促进磷的排除,使血磷降低。

2) **甲状旁腺激素的分泌调节** PTH 的分泌主要受血浆钙浓度变化的负反馈调节。甲状旁腺主细胞对低血钙极为敏感,血钙浓度轻微下降,即可引起 PTH 分泌增加,从而促进骨钙释放和肾小管对钙的重吸收,使血钙浓度迅速回升。

此外,血磷升高也可引起 PTH 的分泌;这是由于血磷升高可使血钙降低,间接地引起了PTH 的释放。

第五节 肾 上 腺

一、肾上腺的形态和位置

肾上腺(suprarenal gland)位于肾的内上方,左、右各一。左侧似半月形;右侧呈三角形(图13－13)。

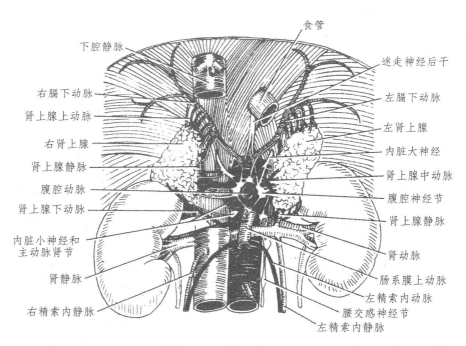

图 13－13 肾上腺位置图

二、肾上腺的组织结构与功能

肾上腺表面包以结缔组织被膜,实质分为皮质和髓质(图 13 - 14)。

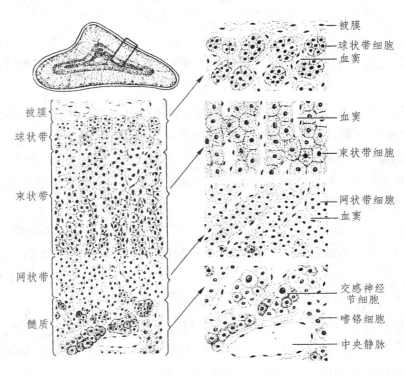

标注:被膜、球状带细胞、血窦、血窦、束状带细胞、网状带细胞、血窦、交感神经节细胞、嗜铬细胞、中央静脉

左侧标注:被膜、球状带、束状带、网状带、髓质

图 13 - 14 肾上腺的组织结构

1. 肾上腺皮质 肾上腺皮质细胞排列成球状带、束状带和网状带。腺细胞间有血窦和少量结缔组织。

1)**球状带**(zona glomerulosa) 位于被膜下方,细胞较小,排列成球团状。球状带细胞分泌**盐皮质激素**,主要是醛固酮。醛固酮能促进肾远曲小管和集合管上皮细胞对钠与水的重吸收和排钾,即保钠、保水和排钾作用。对维持体内钠含量、细胞外液及循环血量的相对稳定有十分重要的作用。

2)**束状带**(zona fasciculata) 是皮质中最厚的部分,位于球状带深面。束状带细胞较大,呈多边形,排列成长索状,胞质内含大量的脂滴,在 HE 切片上,因脂滴被溶解而成泡沫状。束状带合成分泌**糖皮质激素**,主要是皮质醇(cortisol)。

糖皮质激素具有多方面的生理作用:

(1)**对糖代谢作用** 糖皮质激素可促进糖原异生,加强蛋白质的分解,抑制外周组织对氨基酸的利用,使糖异生原料增多。使外周组织对葡萄糖的利用减少,发挥抗胰岛素作用,促使血糖升高。如果糖皮质激素分泌过多(或服用此类激素药物过多),会出现高血糖和向心性肥胖。相反,肾上腺皮质功能低下的病人(如阿狄森病),则可出现低血糖。

(2)对蛋白质代谢作用　糖皮质激素促进肝外组织,特别是肌肉组织的蛋白质分解,加速氨基酸转移至肝,生成肝糖原。

(3)对脂肪代谢作用　糖皮质激素促进脂肪分解,增强脂肪酸在肝内的氧化过程,有利于糖异生作用。

(4)对应激反应作用　当机体遇到感染、缺氧、饥饿、创伤、寒冷等刺激时,血中ACTH浓度立即增加,导致血中糖皮质激素浓度升高,以增强机体的抵抗能力。这一作用,称为应激反应。药理剂量的糖皮质激素有抗炎、抗过敏、抗中毒、抗休克的作用。

(5)对血细胞作用　糖皮质激素使血液中红细胞、中性粒细胞和血小板的数量增多,增强巨噬细胞系统吞噬作用。

(6)对心血管系统作用　糖皮质激素能增强血管平滑肌对儿茶酚胺的敏感性(允许作用),有利于提高血管的张力和维持血压。另外,糖皮质激素可降低毛细血管壁的通透性,有利于维持血容量。

糖皮质激素主要受下丘脑-腺垂体-肾上腺皮质轴的调节(图13-15)。下丘脑合成释放的促肾上腺皮质激素释放激素(CRH),通过垂体门脉系统被运送到腺垂体,促使腺垂体合成、分泌促肾上腺皮质激素(ACTH)。ACTH可促进束状带合成、分泌糖皮质激素。糖皮质激素对下丘脑-腺垂体存在着负反馈调节。当血液中糖皮质激素浓度升高时可反馈作用于下丘脑和腺垂体,抑制CRH和ACTH的分泌。但在应激状态下,可能由于下丘脑和腺垂体对反馈刺激的敏感性降低,使这些负反馈作用暂时失效,ACTH和糖皮质激素的分泌大大增加。

值得注意的是,由于糖皮质激素对下丘脑-腺垂体的负反馈作用,在医疗中长期大量使用糖皮质激素时,可抑制腺垂体,使ACTH的分泌长期减少,因而使病人的肾上腺皮质功能减退,甚至萎缩。如果突然停用糖皮质激素制剂,则可由于患者本身肾上腺皮质功能不全以致体内糖皮质激素突然减少而引起严重后果。

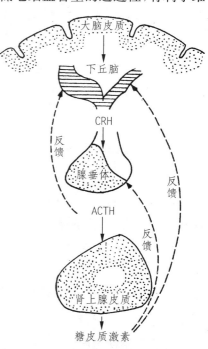

CRH:促肾上腺皮质激素释放激素;
ACTH:促肾上腺皮质激素;
——▶表示促进;┅┅▶表示抑制

图13-15　糖皮质激素分泌调节示意图

3）网状带（zona reticularis） 位于皮质最内层，细胞较小，胞质呈嗜酸性，细胞排列成网状。网状带细胞分泌雄激素和少量雌激素。

2. 肾上腺髓质 肾上腺髓质主要由髓质细胞、血窦和少量结缔组织组成。髓质细胞呈多边形，如用含铬盐的固定液固定、处理标本，胞质内可见染成黄褐色的嗜铬颗粒，因此，髓质细胞又称嗜铬细胞。嗜铬细胞分为两种：一种为**肾上腺素细胞**，占髓质细胞的 80％，分泌肾上腺素；另一种为**去甲肾上腺素细胞**，占 20％，分泌去甲肾上腺素。肾上腺素和去甲肾上腺素属于儿茶酚胺类化合物。

肾上腺素使心率加快，心输出量增加，心脏和骨骼肌的血管扩张。去甲肾上腺素主要使全身各器官的血管广泛收缩，血压增高，血流加速。肾上腺素及去甲肾上腺素对代谢也产生作用，可加强肝糖原、肌糖原分解，加速脂肪分解，促使乳酸合成糖原，抑制胰岛素的分泌，使血糖升高，还增加组织耗氧量和机体产热量。

在机体应激情况下不仅糖皮质激素大量分泌，交感神经系统与肾上腺髓质活动也同时加强。肾上腺素和去甲肾上腺素分泌量可增加到基础分泌量的 1 000 倍，这一系统活动的加强，有利于机体应付环境急变，度过紧急时刻而"脱险"。人们把交感—肾上腺髓质系统活动的加强称之为应急反应。

肾上腺髓质受交感神经节前纤维支配，凡能引起交感神经兴奋的刺激，都能促进肾上腺髓质激素大量分泌。ACTH 与糖皮质激素也可促进某些合成酶的活性，促进肾上腺素和去甲肾上腺素的合成和分泌。肾上腺髓质激素的分泌也存在负反馈调节，当血中儿茶酚胺的浓度增加到一定数量时，可反馈地抑制儿茶酚胺的某些合成酶类的活性，使儿茶酚胺合成减少，浓度下降。

第六节 松 果 体

松果体（pineal body）又称松果腺，为一淡红色的椭圆形小体，位于背侧丘脑的后上方（图13-4），重约 0.2 g。在儿童期，松果体病变引起功能不足时，可出现性早熟或生殖器官过度发育，若分泌功能过盛，可导致青春期延迟。

松果体细胞分泌的激素主要有**褪黑素**（melatonin，MT）和肽类激素。MT 对哺乳动物最明显的作用是抑制下丘脑-腺垂体-性腺轴和下丘脑-腺垂体-甲状腺轴的活动。切除幼年动物的松果体，出现性早熟。松果体分泌 MT 有明显的昼夜节律变化，白天分泌减少，黑夜分泌增加。近年来的研究表明，在人和哺乳动物中，生理剂量的 MT 具有促进睡眠的作用，而且 MT 的昼夜分泌节律与睡眠的昼夜时相完全一致。因此认为，MT 是睡眠的促发因子并参与昼夜睡眠节律的调控。

思考题

1. 简述内分泌系统的组成与功能。
2. 列表说明腺垂体的各种细胞所分泌的激素与作用。
3. 简述甲状腺的位置、形态、组织结构和分泌的激素。
4. 简述肾上腺的位置、形态、组织结构和分泌的激素。
5. 简述甲状腺素的生理作用。
6. 简述糖皮质激素的生理作用。

（方才根）

第十四章　能量代谢与体温

第一节　能　量　代　谢

一、机体能量代谢概况

能量代谢（energy metabolism）是体内伴随物质代谢过程而发生的能量释放、转移、贮存和利用的过程。机体完成各种生理活动所需能量来源于体内糖、脂肪和蛋白质的分解氧化。正常情况下，主要由糖和脂肪分解供能，而不依靠蛋白质供能。只有在长期不能进食或体力极度消耗时，机体才会利用由自身组织蛋白质的分解供能，以维持必要的生理功能。

体内营养物质所释放的能量，50%以上转化为热能用以维持体温，其余部分在组织细胞内以化学能的形式贮存于**三磷酸腺苷**（adenosine triphosphate，ATP）中。当细胞进行各种活动时，ATP 分解，释放出能量，供生理活动的需要，如肌肉收缩、神经传导、合成代谢以及细胞内、外物质的主动转运等。所以，ATP 是体内重要的贮能和直接供能的物质。ATP 还可以把能量通过高能磷酸键转移给肌酸生成磷酸肌酸（creatine phosphate），以扩大体内能量的贮存。磷酸肌酸主要存在于肌肉组织中，需要时可提供高能磷酸键，使二磷酸腺苷（ADP）生成 ATP，以补充组织细胞 ATP 的消耗（图 14-1）。

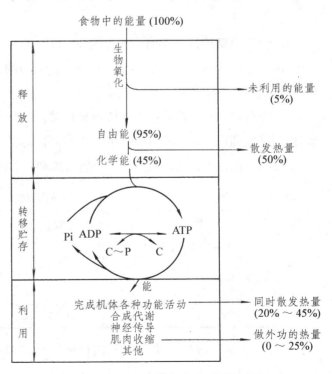

C:肌酸；Pi:无机磷酸；C~P:磷酸肌酸

图 14-1　体内能量的释放、转移、贮存和利用示意图

二、能量代谢的测定

机体在没有完成任何外功,处于完全静息状态时所消耗的能量,几乎都以热的形式散发到体外。机体处于活动状态时,肌肉收缩所作的外功也可折算为热量。因此,测定机体单位时间内所散发的总热量,即可反映出能量代谢率的高低。以往,计量能量常用卡(cal)或千卡(kcal)作为单位,现在通用的法定能量计量单位是焦耳(J)或千焦耳(kJ)。

直接测定机体的产热量非常复杂,故在实际工作中多用间接测热法。间接测热法的原理是根据体内物质氧化与耗氧量之间以及食物的消耗量与热能释放量之间的比例关系,来推算单位时间内的产热量。推算过程中,必须明确食物热价、氧热价和呼吸商等概念。

1. 食物的热价 1 g 食物氧化(或在体外燃烧)时所释放出来的热量叫食物的热价(caloric value)。热价是计算食物的含热量、测定能量代谢和合理调配饮食的依据。食物在体外燃烧时所释放的热量称为**物理热价**;食物在体内氧化时所释放的热量称为**生理热价**。糖与脂肪的物理热价和生物热价相等,说明两者在体内能被充分氧化;蛋白质在体内氧化不完全,有一部分热量蕴藏在尿素等代谢产物内随尿排出,故其生理热价较物理热价低(表 14-1)。

2. 食物的氧热价 某种食物氧化时,每消耗 1 L 氧所产生的热量,称为该食物的氧热价(thermal equivalent of oxygen)。它是通过耗氧量间接推算能量代谢的依据。3 种营养物质的氧热价见表 14-1。

3. 呼吸商 各种营养物质在体内氧化时,在同一时间内二氧化碳的产生量和耗氧量的比值,称为呼吸商(respiratory quotient,RQ)。葡萄糖氧化时所产生的二氧化碳量与所消耗的氧量是相等的,所以糖的呼吸商等于 1。蛋白质和脂肪的呼吸商分别为 0.80 和 0.71(表 14-1)。

表 14-1 **各类营养物质体内氧化时的有关数据**

	热价(kJ/g)		O_2 耗量 (L/g)	CO_2 产量 (L/g)	呼吸商	氧热价 (kJ/L)
	物理热价	生物热价				
糖	17.15	17.15	0.83	0.83	1.00	20.66
脂肪	39.75	39.75	2.03	1.43	0.71	19.58
蛋白质	23.43	17.99	0.95	0.76	0.8	18.93

测定呼吸商可以估计单位时间内机体氧化营养物质的种类和大致比例。如呼吸商接近 1.0,说明能量主要来自糖的氧化;若呼吸商接近 0.71,表示机体主要以脂肪氧化供能。正常人的能量主要来自混合膳食,呼吸商一般在 0.85 左右。在一般情况下,体内能量主要来自糖和

脂肪的氧化,蛋白质的因素可忽略不计。这种不含蛋白的呼吸商称为非蛋白呼吸商(表14-2)。

表 14-2 非蛋白呼吸商和氧热价

非蛋白呼吸商	氧化的%		氧热价(kJ/L)
	糖	脂肪	
0.71	1.10	98.9	19.62
0.75	15.6	84.4	19.83
0.80	33.4	66.6	20.09
0.81	36.9	63.1	20.14
0.82	40.3	59.7	20.19
0.83	43.8	56.2	20.24
0.84	47.2	52.8	20.29
0.85	50.7	49.3	20.34
0.90	67.5	32.5	20.60
0.95	84.0	16.0	20.86
1.00	100.0	0	21.12

间接测热法(indirect calorimetry)的原理是化学反应中反应的量与产物之间呈一定的比例关系,即定比定律。一般化学反应的这种基本规律也见于人体内营养物质氧化供能的反应,如机体的耗氧量和二氧化碳产生量与机体的能量代谢之间就有一定的比例关系。间接测热法中最常用的是简略法,其主要步骤是:①用仪器测出单位时间内的耗氧量;②以非蛋白呼吸商0.82所对应的氧热价(20.19 kJ/L)乘以耗氧量,即可得出单位时间内的产热量。

机体在单位时间内的产热量称为**能量代谢率**。它与体表面积基本成正比。临床以每小时内每平方米体表面积的产热量作为衡量能量代谢率的标准。其表示方法是:$kJ/(m^2 \cdot h)$。人的体表面积可依身高和体重推算出来,其公式为:

$$体表面积(m^2) = 0.006\ 1 \times 身高(cm) + 0.012\ 8 \times 体重(kg) - 0.152\ 9$$

三、影响能量代谢的因素

1. 肌肉活动 肌肉活动对能量代谢的影响最为显著,机体任何轻微活动,都可提高能量代谢率,剧烈运动或强体力劳动时,产热量可增大静息时的10～20倍。从表14-3可以看出各种肌肉活动时能量代谢率增长的情况。

表 14 - 3　　　　　　　　　　劳动或运动时的能量代谢率

肌肉活动形式	产热量 平均[kJ/(m² · min)]	肌肉活动形式	产热量 平均[kJ/(m² · min)]
静卧休息	2.73	扫地	11.37
开会	3.40	打排球	17.50
擦玻璃窗	8.30	踢足球	24.98
洗衣物	9.89		

2. 精神活动　激动、愤怒、恐惧、焦虑或其他强烈情绪活动时，能量代谢率可显著提高。这与精神紧张引起的骨骼肌张力增强、交感神经兴奋及某些激素（甲状腺素和肾上腺髓质激素）释放增多有关。因此，测定基础代谢率时，受试者必须排除精神活动的影响。

3. 食物的特殊动力效应　进食后即使处于静息状态，机体的产热量也比进食前有所增加，可见这种额外的能量消耗是由进食引起的。这种由食物引起机体额外产生热量的作用，称为食物的**特殊动力效应**（specific dynamic effect）。蛋白质类食物的特殊动力作用最为显著，进食蛋白质类食物额外增加产热量可达 30％ 左右，糖和脂肪类食物可增加 4％～6％，混合食物的产热量可增加约 10％。食物特殊动力效应产生的能量不能做功，只以热能形式发散。故在寒冷季节多食高蛋白食物，以增加额外产热量，有利于御寒。

4. 环境温度　人在静息状态下，在 20℃～30℃ 的环境中，能量代谢最为稳定。环境温度降低时，肌肉紧张度增强、寒战，使能量代谢率提高；环境温度升高时，体内生化反应速度加快，呼吸、循环功能增强，汗腺分泌活动加强，也可使能量代谢率提高。

四、基础代谢

基础代谢（basal metabolism）是指机体处于基础状态下的能量代谢。单位时间内的基础代谢称为**基础代谢率**（basal metabolic rate）（BMR）。基础状态是指人在清晨、清醒、静卧、空腹、免除思虑、室温 18℃～25℃ 的状态。此时，排除了各种影响能量代谢的因素，人体各种生理活动和代谢水平稳定在较低水平，其能量消耗仅限于维持心跳、呼吸等一些最基本的生命活动。

正常人基础代谢率因年龄、性别不同有差异。在相同条件下，男性高于女性，幼年高于成年；年龄越大，基础代谢率越低。我国人正常基础代谢率的平均值如表 14 - 4 所示。

表 14-4		国人正常基础代谢率的平均值 kJ/(m² · h)					
	11～15 岁	16～17 岁	18～19 岁	20～30 岁	31～40 岁	41～50 岁	＞51 岁
男	195.5	193.4	166.2	157.8	158.6	154.0	149.0
女	172.5	181.7	154.0	146.5	146.9	142.4	138.6

通常采用简略法来测定和计算 BMR。采用此方法时,一般将呼吸商设定为 0.82,其相对应的氧热价为 20.19 kJ/L,测定出单位时间内的氧耗量和体表面积,即可计算。例如,某受试者,女性,19 岁,在基础状态下,1 小时的耗氧量为 14.5 L,测得体表面积为 1.48 m²,其 BMR 为:

$$20.19 \text{ kJ/L} \times 14.5 \text{ L/h} \div 1.48 \text{ m}^2 = 197.8 \text{ kJ/(m}^2 \cdot \text{h)}$$

从表 14-3 可以查出,19 岁女子的正常 BMR 为 154 kJ/(m² · h)。此人的 BMR 比正常值高 43.8 kJ/(m² · h)。一般用高出正常值的百分数来表示,即 43.8÷154×100％＝28.4％。临床通常用＋28.4％来表示。

正常成人的基础代谢率比较稳定,实际测定数值与正常值比较,一般相差不超出 15％。只有相差超过±20％时,才有可能是病理现象。甲状腺功能改变对基础代谢率的影响最显著,甲状腺功能亢进时,基础代谢率可比正常值高 25％～80％。甲状腺功能低下时,基础代谢率可比正常值低 20％～40％。其他如肾上腺皮质和垂体功能低下及病理性饥饿时,基础代谢率可降低。发热时基础代谢率会升高,体温每升高 1℃,基础代谢率可增加 13％。因此,测定基础代谢率有助于某些疾病的诊断。

第二节　体　温

体温(body temperature)是指人体深部的平均温度。人体温度相对稳定,不因环境温度变化或机体活动情况改变而发生明显变化,说明人体内有完善的体温调节系统。体温的相对稳定是机体进行新陈代谢和维持正常生命活动的必需条件。体内各种生化反应,即酶促反应必须在适宜的温度下进行。温度过高或过低,都会降低甚至丧失酶的活性,从而导致机体代谢及生理功能障碍,甚至引起死亡。

一、人的正常体温及生理变化

1. 正常体温　人体表层包括皮肤、皮下组织等处的温度,称为表层温度(shell temperature);机体深部(心、脑和腹腔内脏等处)的温度,称为深部温度(core temperature)。表层温度不稳定,头面部皮肤温度较高,胸腹部次之,四肢末端最低。皮肤温度易受环境情况的影响,与局部血流量有密切关系。深部温度比表层温度高,尽管各内脏器官代谢水平不同,温度略有差异,但通过血液循环,使各脏器温度趋于一致。因此,机体深部血液的温度可以代表深部温度的平均值。

临床上常在直肠、口腔(舌下)和腋下三个部位测量体温。直肠温度正常值为 36.9℃～37.9℃,接近深部温度;口腔温度比直肠温度低 0.3℃;腋下温度比口腔温度低 0.4℃。腋下是常用测试部位之一,易受环境温度、出汗等因素的影响。因此,测定腋下温度时,至少需要 10 分钟左右。

2. 体温的生理变动　正常人体温在一昼夜间可出现周期性波动,早晨 2～6 时体温最低,午后 13～18 时最高,波动幅度一般不超过 1℃。女性体温略高于同龄男性,并且随月经周期发生规律性变化;在月经期及排卵前较低,排卵日最低,排卵后较高。这种现象,与女子体内孕激素水平的月周期变化有关。幼儿体温略高于成人,新生儿,特别是早产儿,由于体温调节功能尚未发育完善,其体温易受环境温度影响而波动较大,故要保持适宜的室温。肌肉运动时代谢增强,体温也升高;应用麻醉药可使体温降低,故对麻醉病人要注意保温。此外,情绪激动、精神紧张、进食以及环境温度的变化等均对体温产生影响。

二、机体的产热和散热

体温能保持相对稳定,是由于体内产热和散热两个生理过程取得动态平衡的结果。

1. 机体的产热过程　机体的热量来自营养物质在各组织器官中进行的氧化分解反应。静息状态时,主要的产热器官是内脏,其中肝脏是体内代谢最旺盛的器官,按单位重量计算,其产热量最大(表 14-5)。劳动或运动时,骨骼肌是主要的产热器官,剧烈运动时,其产热量占全身产热量的 90% 左右。在寒冷环境中机体主要通过骨骼肌的不随意的节律性收缩(寒战)来增加产热量。寒战的特点是屈肌和伸肌同时收缩,所以不做外功,但产热量很大,可提高代谢率 4～5 倍,对维持机体在寒冷环境中的体热平衡有特殊意义。此外,交感神经兴奋,甲状腺激素和肾上腺髓质激素都能提高代谢率,增加产热。

表 14-5　　　　　　　　　　　几种组织、器官的产热百分比

	占体重比例(%)	产热量(%)	
		安静状态	体力劳动
脑	2.5	16	1
内脏	34.0	56	8
肌、皮肤	56	18	90
其他	7.5	10	1

2. 机体的散热过程 机体的主要散热部位是皮肤。体内器官代谢产生的热,由不断循环的血液带至皮肤,通过辐射、传导、对流和蒸发等形式向外界发散。也有一小部分随呼吸,尿、粪而发散。在 18℃～30℃环境中,皮肤的散热量约占总散热量 84.5%,呼吸的散热量约占 14%,尿、粪便散热量约占 1.5%。皮肤的散热方式有以下几种。

(1)辐射散热(thermal radiation) 是指机体以热射线形式将体热传给外界较冷物体的散热方式。辐射散热的量与皮肤和环境之间的温差及机体有效辐射面积成正比。在一般温和环境中,机体静息时,约有 60%的热量通过这种方式发散。

(2)传导和对流散热 **传导散热**(thermal conduction)是指机体将热量直接传给同它接触的较冷物体的一种散热方式。散热的多少除了与物体接触面积、温差大小有关外,还与该物体的导热性能有关。导热性越好,传导散热量越大。皮下脂肪导热性差,故可起减少散热的作用。冰的导热性好,临床上常用冰帽、冰袋给高热病人降温,就是为了增加传导散热。

对流散热是指机体接触较冷空气时所产生的一种特殊形式的传导散热。机体的热量将与皮肤接触的空气加温,通过空气流动将体热带走。因此,对流散热的多少取决于风速,风速越快,散热量越大。空气是不良导体,棉毛织物之所以能保暖,就是因为它们在体表形成不对流的空气层。

辐射、传导、对流的散热方式只有在体表温度高于外界温度时才能进行。当外界温度接近或高于体表温度时,体热只有通过蒸发的方式散热。

(3)蒸发散热 是指机体通过体表水分的气化来散发体热的一种散热形式。机体每蒸发 1 g 水,可带走 2.43 kJ 热量。机体水分的蒸发分为**不感蒸发**(insensible perspiration)和**发汗**(sweating)两种。不感蒸发(不显汗)是指水分直接透出皮肤和黏膜表面,在未聚集成水滴之前便被蒸发的一种散热形式,故不被人们所感知。这种蒸发是在整个体表持续进行的,它与汗腺活动无关。据计算成人每天通过皮肤蒸发的水分 0.6～0.8 L,通过呼吸道蒸发的水分 0.2～0.4 L。可感蒸发(出汗)是指通过汗腺分泌汗液,在皮肤表面以明显汗滴存在而被蒸发的一种散热方式。在夏季或高温环境中,或剧烈运动及劳动时,汗液分泌量增多,每小时可达 1.5 L 或更多。

人在静息状态下,环境温度在 30℃左右开始出汗;劳动或运动时,环境温度虽在 20℃以下,亦可出汗。劳动强度大、气温高及湿度大时,出汗多而快;反之,则出汗减少。风速大时,汗液易于蒸发,体热易于发散,可使出汗减少;反之,则增多。人在高温、高湿、无风或风速小的环境中,不仅辐射、传导和对流散热停止,蒸发散热也减少,致使体热积聚,易发生中暑。

汗液是一种低渗液,其中水分占 99%,固体成分不到 1%,固体成分大部分是 NaCl,还有少量的 KCl、尿素、乳酸等。汗液在流经汗腺管时,有部分 NaCl 被重吸收,使汗液变为低渗。大量出汗或发汗速度过快,汗腺导管来不及重吸收 NaCl,造成高渗性脱水和 NaCl 丢失过多,严重者可影响神经、肌肉组织兴奋性而发生"热痉挛"。因此,对大量出汗的人,应注意及时补充水分和 NaCl,以免引起电解质紊乱。

汗腺受交感神经支配。机体受到温热性刺激时,反射性地通过交感神经使全身绝大部分汗腺分泌,以散发体热,称为温热性出汗。精神紧张和情绪激动时,常见手掌、足底、前额和腋窝等处出汗,称为精神性出汗,其散热作用不大。两者并不是截然分开的,而是经常以混合形式出现。

三、体温调节

人体体温的恒定,由体温自身调节系统完成。体温自身调节系统包括皮肤黏膜的温度感受器、神经中枢的温度感受器以及体温调节中枢等结构组成。

1. 温度感受器

(1)外周温度感受器 主要分布于皮肤、黏膜和腹腔中,分为冷觉感受器和温觉感受器两种。温度升高时,温觉感受器兴奋,反之则冷觉感受器兴奋,这两种感受器各自对一定范围内的温度敏感,通过传入冲动频率监测外周部位温度变化。

(2)中枢温度感受器 是指存在于下丘脑、脑干网状结构和脊髓等部位的温度敏感神经元。有些神经元在局部组织温度升高时冲动的发放频率增加,称为**热敏神经元**(warm-sensitive neuron);有些神经元在局部组织温度降低时冲动的发放频率增加,称为**冷敏神经元**(cold-sensitive neuron),在下丘脑前部的视前区存在有较多的热敏神经元和少量冷敏神经元,它们在体温调节中起重要作用。

2. 体温调节中枢 体温调节的基本中枢位于下丘脑。在下丘脑视前区存在着中枢性温度感受器,能感受局部脑温的变化,也接受外周温度感受器和下丘脑以外的部位传来的温度信息,还能对细菌产生的致热原和 5-羟色胺、去甲肾上腺素等发生反应,导致体温改变,是体温调节中枢的关键结构。体温调节中枢发出的纤维联系广泛,最终引起的体温调节反应既有内脏神经参与,也有躯体神经和内分泌系统的参与。

3. 体温调节机制 体温的恒定是产热和散热保持动态平衡的结果,是机体自动控制完成的。体温的自动调节通常以体温调定点(set point)学说解释。该学说认为,下丘脑的中枢性温度敏感神经元可以起到恒温器的作用,它对温度的感受有一定的阈值,即**体温调定点**。正常人的体温调定点为 37℃ 左右。当体温高于 37℃ 时,可刺激热敏神经元,引起散热大于产热,将体温调回 37℃;当体温低于 37℃ 时,则刺激冷敏神经元,引起产热大于散热,使降低的体温回升到37℃。而后产热和散热达到平衡,使体温较稳定的维持在37℃的水平(图14-2)。

根据此学说,由感染所引起的发热(fever),是致热原使温度敏感神经元阈值升高,调定点数值上移所致。如调定点上移至39℃,实际温度为37℃时就可引起产热反应,使病人出现寒战、皮肤血管收缩、无汗等发热的临床表现。当体温升高到39℃时,在此水平维持产热与散热的平衡,使体温维持在39℃。当清除致热原后,调定点又回降到37℃,此时,产热反应抑制,散热反应增强,出现皮肤血管扩张、出汗等退热表现,体温随之降到37℃,并在此水平上维持产热和散热的平衡。某些解热药(如阿司匹林)可能就是由于阻断致热原的作用,使调定点恢复正常水平。当机体中暑时,体温升高则是由于体温调节功能失调引起的。

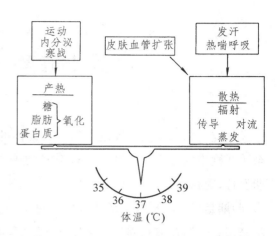

图 14-2 产热和散热的相对平衡示意图

思考题

1. 何谓基础代谢率? 基础代谢率有何意义?
2. 简述体温的正常值生理变动及意义。
3. 散热有哪几种方式?
4. 体温是如何进行调节的?

(张效斌)

第十五章 胚胎发育

研究受精卵发生发展成为新个体规律的科学,称为胚胎学(embryology)。从受精卵开始至胎儿娩出的过程约 38 周(266)天,分为胚期与胎期。胚期是指受精后至第 8 周末的胚胎早期发育,受精卵经过分裂、分化,初步形成各器官和系统,构建成为仅 3 cm 左右的人体基本雏形;胎期是指第 9 周起至胎儿娩出的过程,此期胎儿逐渐长大,各器官系统的结构与功能进一步完善。胚胎在前八周的变化显著,经过复杂的演变过程,此时对药物、感染和放射线等影响十分敏感,容易发生先天畸形。因此,胚期是研究学习的重点。

第一节 胚胎的早期发育

一、生殖细胞的成熟

生殖细胞(germ cell)又称配子,是个体发生的物质基础。女性的生殖细胞为卵子,男性的生殖细胞为精子,它们均为单倍体细胞,即仅有 23 条染色体,其中 1 条为性染色体。

1. 精子的成熟 睾丸精曲小管中的精原细胞,在垂体促性腺激素的刺激下,经过 2～3 代有丝分裂后,部分细胞演变为初级精母细胞,其染色体组型为 46,XY,初级精母细胞经过二次成熟分裂(又称减数分裂)形成 4 个精子细胞。4 个精子中半数含 Y 染色体(23,Y),半数含 X 染色体(23,X)。精子形成后进入附睾,在附睾液的作用下成熟,但此时精子头部的糖蛋白阻止了顶体酶的释放,无受精能力。精子要与卵子结合,必须具备穿过卵子放射冠及透明带的能力。精子通过子宫和输卵管时,覆盖在其表面的糖蛋白被降解,从而获得使卵子受精的能力,此过程称为精子的获能。精子在女性生殖管道内可存活数天,但其受精能力仅为 1 天左右。

2. 卵子的成熟 卵巢中的初级卵母细胞也要经过两次减数分裂。自卵巢排出的卵为次级卵母细胞,进入输卵管壶腹后,在有精子穿入的刺激下才完成第二次成熟分裂,形成成熟的卵细胞。卵子若未受精,于排卵后 12～24 小时退化。

二、受精与卵裂

1. 受精 成熟获能后的精子与卵子结合成受精卵的过程,称为受精(fecundation)。当获能精子与卵子周围的放射冠相接触时,出现**顶体反应**,即精子释放顶体酶,溶解放射冠与透明带。精子头部紧贴卵子表面,两者细胞膜融合,随即精子的细胞核和细胞质进入卵内。精子进入卵后,透明带的结构发生变化,阻止其他精子穿越透明带以保证正常的单精受精,称为**透明带反应**(图15-1)。在精子的激发下,次级卵母细胞迅速完成第二次成熟分裂。此时精子和卵子的细胞核分别称为雄原核和雌原核,两个原核在中部靠拢,核膜消失,染色体混合,重新组成二倍体的细胞即**受精卵**(fertilized ovum)或**合子**(zygote)。

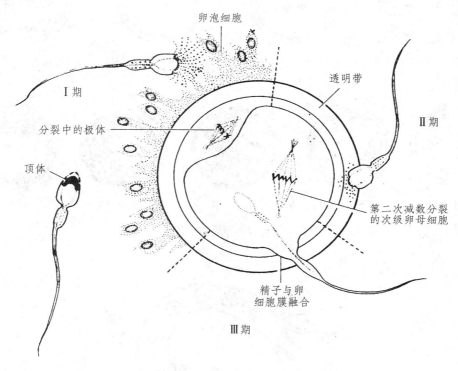

图15-1 受精过程

受精的意义:①产生新个体。激发卵裂,细胞不断分裂和分化,直至发育为一个新个体。②决定性别。含有 Y 染色体的精子与卵子结合,受精卵核型为 46,XY,胚胎为男性;含有 X 染色体的精子与卵子结合,受精卵核型为 46,XX,胚胎为女性。③恢复了细胞 2 倍体核型,保持染色体数目恒定,使新个体既有亲代的遗传性,又有自己的特异性。

受精一般发生在排卵后 24 小时内,受精部位多在输卵管壶腹部。应用避孕套、输卵管黏堵或输精管结扎等措施,可以阻止精子与卵子相遇,从而阻止受精。受精后,母体血浆内很快出现一种免疫抑制物,称早孕因子,是目前早期检测妊娠的指标。

2. 卵裂 受精卵的细胞分裂称为**卵裂**(cleavage)。卵裂产生的细胞称为**卵裂球**(blastomere)。多次卵裂后,随着细胞数目的增多,细胞体积越来越小,受精后第3天形成了12～16个卵裂球的实心胚,称为**桑椹胚**(morula)(图15-2)。在卵裂的同时,由于输卵管平滑肌的节律性收缩,管壁上皮细胞纤毛的摆动,形成管内液体流,使受精卵逐渐向子宫方向运行。桑椹胚继续分裂,并由输卵管进入子宫腔(图15-3)。

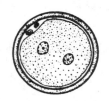
1. 雌原核与雄原核形成

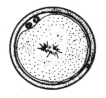
2. 雌原核与雄原核靠近

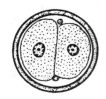
3. 二核融合开始卵裂

4. 2细胞期

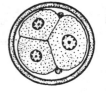
5. 4细胞期

6. 8细胞期

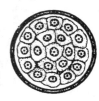
7. 桑椹胚

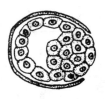
8. 早期胚泡

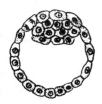
9. 胚泡

图15-2 卵裂和胚泡

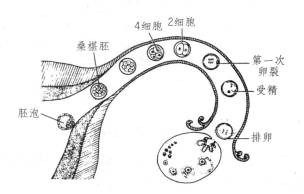

图15-3 排卵、受精与卵裂过程

三、植入与蜕膜

1. 胚泡的形成 桑椹胚的细胞继续分裂,细胞间开始出现小的腔隙,它们逐渐汇合成一个大腔,腔内充满液体。此时透明带开始溶解,桑椹胚转变为囊泡状,故称**胚泡**(blastocyst)。胚泡中间的空腔称为胚泡腔。胚泡壁由单层扁平细胞构成,称为**滋养层**(trophoblast)。胚泡腔内一侧有一细胞团,称为内细胞群(inner cell mass)。内细胞群将分化形成人体的各种组织和器官。胚泡于受精后第 4 天形成并到达子宫腔,胚泡继续长大,透明带变薄并消失,胚泡得以与子宫内膜接触,开始植入。

2. 植入 胚泡逐渐埋入子宫内膜的过程,称为植入(implantation)。植入约于受精后第5～6 天开始,第 11～12 天完成。植入时,内细胞群侧的滋养层先与子宫内膜接触,并分泌蛋白酶溶解子宫内膜形成缺口,胚泡沿此缺口逐渐埋入子宫内膜功能层,全部植入后,缺口由周围上皮增殖修复,植入完成(图 15 - 4)。

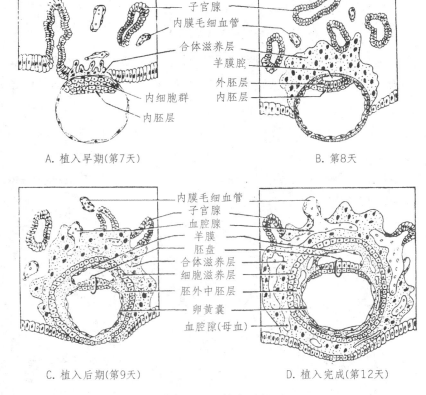

图 15 - 4　植入过程

在植入过程中,滋养层细胞增殖分化为内、外两层。外层细胞相互融合,称为**合体滋养层**(syncytiotrophoblast);内层细胞由单层立方上皮组成,称为**细胞滋养层**(cytotrophoblast)。

植入的部位常是形成胎盘的位置。胚泡植入部位常在子宫体上部或子宫底。若植入靠近子宫颈部,将形成前置胎盘,分娩时胎盘可堵塞产道,导致胎儿娩出困难。若植入在子宫以外部位,称为宫外孕,常见于输卵管,偶见于腹膜腔肠系膜、卵巢等处(图 15 - 5)。宫外孕胚胎多因营养不足早期死亡,亦可引起输卵管破裂大出血。试管婴儿技术就是体外受精-胚胎移植技术,即精子和卵子在体外受精,经人工培养,当卵裂球达到 2～8 个时,再移植到母体子宫内发育,直至分娩。

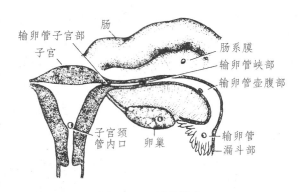

图 15－5　异位植入

正常植入受母体雌激素和孕激素的调节。若母体内分泌紊乱或受药物干扰,子宫内膜周期性变化则与胚泡的发育不同步,植入就不能完成。植入还需要子宫内环境的正常。子宫内膜有炎症或有节育环等异物,均可阻碍胚泡植入。

3. 蜕膜　胚泡植入后的子宫内膜改称蜕膜(deci-dua)。胚泡植入后,蜕膜待胎儿成熟并娩出后才脱落。根据蜕膜与胚胎的位置关系,可将蜕膜分为三部分:**基蜕膜**(decidua basalis),是位于胚泡深部的蜕膜;**包蜕膜**(decidua capsularis),是覆盖在胚泡宫腔侧的蜕膜;**壁蜕膜**(decidua parietalis),是子宫其余部分的蜕膜(图 15－6)。

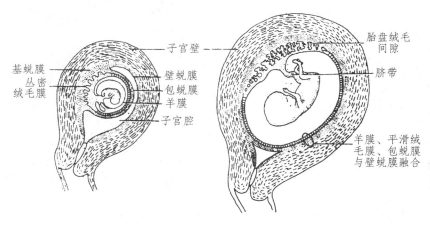

图 15－6　植入与蜕膜

四、三胚层的形成

1. 二胚层胚盘的形成　第 2 周,胚泡植入子宫内膜后,内细胞群不断分裂增殖,在靠近胚泡腔的一面,首先分出一层立方形细胞,称为**内胚层**(endoderm),内胚层的周缘向下延伸形成一个封闭的囊,称为**卵黄囊**(图15-4)。同时,内细胞群的其余细胞,在邻近滋养层的一侧分化出一层柱状细胞,称为**外胚层**(ectoderm)。继而,外胚层表面的极端滋养层分化形成一层扁平的羊膜细胞并与外胚层细胞相连续,共同围成一个囊,称为**羊膜囊**,其内的腔称为**羊膜腔**,内贮羊水。

外胚层与其下方的内胚层紧密相贴,形似盘状,称为**胚盘**(embryonic disc),它是胚体发生的原基。滋养层、羊膜腔和卵黄囊则是提供营养和起保护作用的辅助结构。

2. 三胚层胚盘的形成　第3周起,部分外胚层细胞增生较快,在胚盘中线上一侧形成一条纵形隆起的细胞索,称为**原条**(primitive streak)(图15-7)。原条头端状如结节,称为**原结**。原条细胞继续增生下陷,在内、外胚层之间向周边扩展迁移,形成一层新细胞层,称为**中胚层**(mesoderm)。在胚盘头端和尾部各有一小区域无中胚层,此处的内、外胚层相贴,分别构成口咽膜和泄殖腔膜。口咽膜前端的中胚层为生心区,是心脏发生的部位。

原结细胞继续增殖,在内、外胚层间向头端长出一条杆状细胞索,称为**脊索**(notochord)。脊索

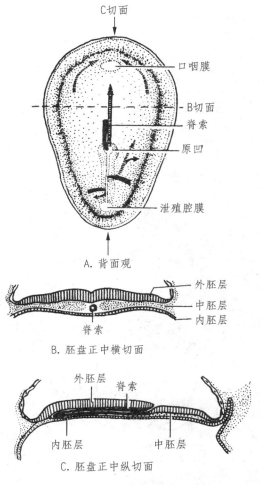

图 15-7　三胚层及脊索的形成

和原条构成了胚盘的中轴,对早期胚胎起支持作用。脊索最终退化形成人体椎间盘的髓核。原条逐渐缩短,最后消失。在上述演变过程中,胚盘逐渐变成了梨形。

五、三胚层的分化

1. 外胚层的分化　在脊索形成过程中,由于脊索的诱导,其背面的外胚层细胞不断分裂形成一增厚的细胞板,称为**神经板**(neural plate)(图15-8)。神经板中央下陷,形成神经沟。沟的两侧隆起,称为**神经褶**。以后,两侧神经褶在神经沟中段处合拢,最终使神经沟完全封闭形成**神经管**(neural tube)。神经管将分化为脑、脊髓、神经垂体和视网膜等。如神经管头端未闭

合会导致无脑儿,尾端未闭合会导致脊髓裂等先天畸形。

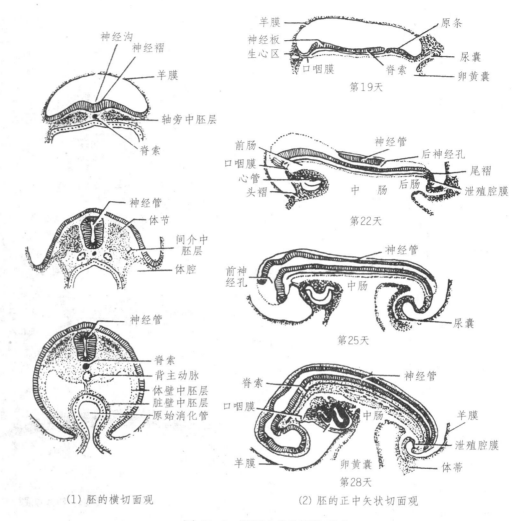

（1）胚的横切面观　　　　　　　（2）胚的正中矢状切面观

图 15‑8　胚层分化和胚体形成

在神经管形成过程中,在神经褶的两侧,还各有一条由外胚层细胞分化而来的纵行细胞索,称为**神经嵴**,是周围神经系统和肾上腺髓质等结构的原基。

位于外胚层表面的细胞,将分化为全身表皮及其附属结构,以及牙釉质、角膜上皮、晶状体、内耳膜迷路、腺垂体、口腔和鼻腔与肛门的上皮等。

2. 中胚层的分化　中胚层细胞在脊索两侧从内向外逐渐分化为轴旁中胚层、间介中胚层和侧中胚层。中胚层细胞先分化为**间充质**（mesenchyme）,然后分化为结缔组织、肌以及血管等。

（1）**轴旁中胚层**（paraxial mesoderm）　紧邻脊索两侧的中胚层细胞迅速增生，形成一对纵行的细胞索，即轴旁中胚层，它随即分裂为块状细胞团，称为体节。体节左右成对，从颈部向尾侧依次形成，随胚龄的增长而增多，第 5 周时，体节全部形成，共 42～44 对。体节将分化为背部皮肤的真皮、骨骼肌及中轴骨骼（如脊柱）。

（2）**间介中胚层**（intermediate mesoderm）　位于轴旁中胚层与侧中胚层之间，主要分化为泌尿、生殖系统的器官。

（3）**侧中胚层**（lateral mesoderm）　是中胚层最外侧的部分。随着胚体的发育，侧中胚层中出现了裂腔称为胚内体腔。胚内体腔将侧中胚层分为两层，与外胚层相贴者称为**体壁中胚层**，与内胚层相贴者称为**脏壁中胚层**。体壁中胚层将分化为胸腹部和四肢皮肤的真皮、骨骼肌、结缔组织等。脏壁中胚层将分化为消化管、呼吸道管壁的平滑肌和结缔组织。胚内体腔分化为心包腔，胸腔和腹腔。

3. 内胚层的分化　在胚体形成过程中，内胚层卷折形成原始消化管。原始消化管头端称为**前肠**，有口咽膜封闭；尾端称为**后肠**，有泄殖腔封闭；中间与卵黄囊相连的部分为**中肠**。原始消化管将分化为消化管和消化腺、呼吸道和肺的上皮，以及甲状腺、甲状旁腺、胸腺的上皮。

三胚层胚盘形成后，由于外胚层生长速度快于内胚层，胚盘头侧的生长速度快于尾侧，致使外胚层包于胚体外表，内胚层卷至胚体内部，胚盘由扁平状卷折为头大尾小的圆柱形胚体，胚体逐渐凸向羊膜腔内，浸泡于羊水中。第 5 周初，胚体两侧发出上肢芽和下肢芽。第 8 周末，胚体已初具人形，可见眼、耳、鼻以及手指和足趾等。

第二节　胎膜与胎盘

胎膜和胎盘是对胚胎起着保护、营养、呼吸、排泄和内分泌作用的附属结构，不参与胚胎本体的形成。胎儿娩出后，胎膜、胎盘和子宫蜕膜一并排出，总称胞衣（afterbirth）。

一、胎膜

胎膜（fetal membrane）是由受精卵发育而来，胚体以外的附属结构，包括绒毛膜、羊膜、卵黄囊、尿囊和脐带（图 15 - 9，图 15 - 10）。

1. 绒毛膜　绒毛膜（chorion）由滋养层和衬于其内面的胚外中胚层构成。在胚盘形成的同时，滋养层细胞向胚泡腔内分化出一些疏松排列的星状细胞称为**胚外中胚层**（extraembryonic mesoderm）。继而，胚外中胚层细胞中间出现腔隙，形成胚外体腔。胚外中胚层则衬在羊膜和卵黄囊表面和滋养层内面，位于胚盘尾端的胚外中胚层与滋养层直接相连，这部分胚外中

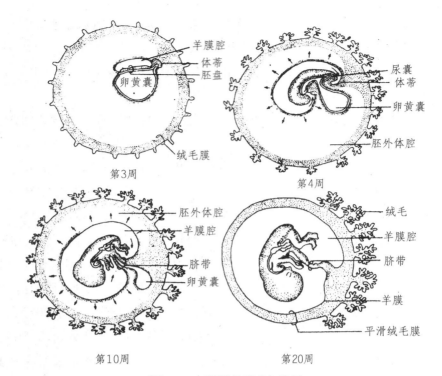

图 15-9 胎膜的形成与发展

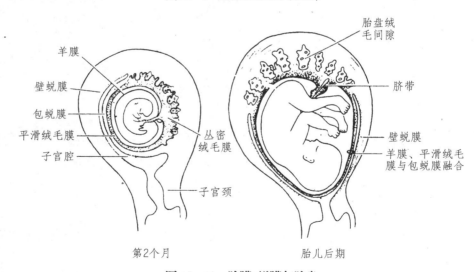

图 15-10 胎膜、蜕膜与胎盘

胚层称为**体蒂**(body stalk)。

第 3 周初,滋养层和胚外中胚层向子宫蜕膜中长出许多绒毛,此时,滋养层改称为绒毛膜。绒毛周围的间隙称为**绒毛间隙**,充满了来自子宫螺旋动脉的母体血,胚胎通过绒毛汲取母体血中的营养物质并排出代谢产物。绒毛的发育使绒毛膜与子宫蜕膜的接触面增大,有利于胚胎与母体的物质交换。

胚胎早期,整个绒毛膜表面的绒毛分布均匀。之后,由于包蜕膜侧的绒毛血供匮乏,绒毛逐渐退化、消失,形成**平滑绒毛膜**(smooth chorion)。基蜕膜侧的绒毛血供充足,生长旺盛,形成**丛密绒毛膜**(villous chorion)。丛密绒毛膜与基蜕膜组成胎盘。

若绒毛膜发生变性水肿,血管消失,胚胎发育受阻,绒毛呈水泡状或葡萄状,称为葡萄胎。如滋养层细胞癌变,则称为绒毛膜上皮癌。

2. 羊膜 羊膜(amnion)是由羊膜上皮和胚外中胚层构成的半透明薄膜。羊膜所围成的腔称为羊膜腔,腔内充满了羊水(amniotic fluid)。随着胚体形成,羊膜腔不断扩大,胚体凸入羊膜腔内,羊膜在胚胎的腹侧包裹体蒂,形成原始脐带。羊膜腔进一步扩大,使羊膜与绒毛膜相贴,胚外体腔消失。

羊水来源于羊膜上皮细胞分泌和胎儿的排泄物,不断地被羊膜吸收和被胎儿吞饮,使之不断更新。在胚胎发育过程中,对胚胎的发育起着重要的保护作用。羊水提供给胚胎自由生长和活动的环境,缓冲外来的振动和压迫,防止胎儿肢体粘连。在分娩时,羊水还有扩张宫颈,冲洗并润滑产道的作用。

足月胎儿的羊水约有 1 000 ml。少于 500 ml 为羊水过少,易发生羊膜与胚体粘连而致畸形,常见于胎儿无肾或尿道闭锁等;多于 2 000 ml 为羊水过多,常见于消化管闭锁、无脑儿等。

检查和测定羊水,可早期诊断某些先天性异常以及确定胎儿性别,为优生工作提供科学依据。

3. 卵黄囊 卵黄囊(yolk sac)位于原始消化管腹侧,当卵黄囊被包入脐带后,与原始消化管相连的卵黄蒂于第 6 周闭锁,卵黄囊逐渐退化消失。人类的造血干细胞来源于卵黄囊壁的胚外中胚层。如卵黄囊基部没有退化消失,则在回肠末端肠壁上保留一盲囊,称为麦克尔憩室。

4. 尿囊 尿囊(allantois)是从卵黄囊尾侧向体蒂内伸出的一个盲管。尿囊壁的胚外中胚层分化形成尿囊动脉和尿囊静脉。以后,尿囊卷入脐带内并退化,尿囊动脉、尿囊静脉演变为脐动脉和脐静脉。

5. 脐带 脐带(umbilical cord)是连于胎胎脐部与胎盘间的条索状结构,是胎儿与胎盘间物质运输的通道。脐带由羊膜包绕体蒂、尿囊、卵黄囊、两条脐动脉及一条脐静脉而成。随着卵黄囊和尿囊闭锁消失,脐带内仅有脐动脉、脐静脉及胶样结缔组织。胎儿出生时,脐带平均长约55 cm,直径 1～2 cm。脐带过短,可在胎儿娩出时引起胎盘早期剥离。脐带过长,易缠绕胎儿颈部或其他部位,影响胎儿发育甚至引起胎儿窒息死亡。

二、胎盘

胎盘(placenta)是由胎儿的丛密绒毛膜与母体的基蜕膜共同组成的圆盘形结构(图15‑11),是母体与胎儿间进行物质交换的重要器官。

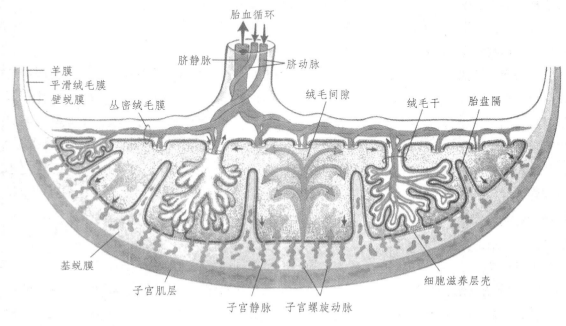

图 15‑11　胎盘剖面结构

1. 胎盘的结构　胎盘重约500 g,直径15～20 cm,中间厚,边缘薄,平均厚约2.5 cm。胎盘的胎儿面光滑,被覆羊膜,脐带附于胎盘的中央。胎盘的母体面粗糙,为剥离后的基蜕膜,可见15～30个由浅沟分隔的胎盘小叶。

在胎盘剖面结构上,绒毛膜发出40～60根绒毛干,绒毛干又发出许多细小绒毛。绒毛干的末端由细胞滋养层细胞附着于蜕膜组织,形成一层细胞滋养层壳,使绒毛膜固定于基蜕膜上。脐血管的分支沿绒毛干进入绒毛内连接毛细血管。绒毛周围是绒毛间隙,基脱膜形成不完全的胎盘膈深入绒毛间隙,将胎盘分隔成15～30个胎盘小叶,每个小叶中含1～4根绒毛干及其分支。螺旋动脉和子宫静脉穿过基蜕膜开口于绒毛间隙,故绒毛间隙内充满了母体血液,绒毛浸在母血中。

2. 胎盘的血液循环　胎盘内有母体和胎儿两套血液循环。胎儿血与母体血在各自的封闭管道内循环,并不直接相通,但可以进行物质交换。母体血由子宫螺旋动脉注入绒毛间隙,在此与绒毛内毛细血管的胎儿血进行物质交换后,由子宫静脉回流母体。胎儿的血经脐动脉及其分支流入绒毛毛细血管,与绒毛间隙内的母体血进行物质交换后,经脐静脉回流到胎儿。

胎儿血与母体血在胎盘内进行物质交换必须通过合体滋养层、细胞滋养层及基膜、绒毛膜内结缔组织、毛细血管基膜及内皮等结构,这些结构称为**胎盘屏障**(placental barrier)。妊娠晚期,胎盘屏障越来越薄,更有利于胎儿与母体间的物质交换。

3. 胎盘功能

(1)**物质交换** 胎盘的主要功能就是物质交换。胎儿通过胎盘从母血中获得营养和 O_2,排出代谢产物和 CO_2。

(2)**屏障作用** 胎盘屏障在正常情况下,能阻挡母血内大分子物质进入胎体,对胎儿有保护作用。但某些药物、病毒(风疹、麻疹及艾滋病毒)和激素可以透过胎盘屏障进入胎体,影响胎儿发育。故胎盘屏障作用并不完善,孕妇用药需慎重。

(3)**内分泌功能** 胎盘的合体滋养层能分泌多种激素,对维持妊娠,保证胎儿正常发育起着极为重要的作用。胎盘分泌的激素主要有:①人绒毛膜促性腺激素(HCG),能促进母体黄体生长发育,形成妊娠黄体,维持妊娠;②人胎盘催乳素(HPL),促进母体乳腺生长发育及胎儿的生长发育;③孕激素和雌激素,于妊娠第 4 个月开始分泌,以后渐增多,母体妊娠黄体退化后,胎盘产生的孕激素和雌激素起着继续维持妊娠的作用。

第三节 胎儿血液循环

一、胎儿血液循环结构的特点

在母体内,胎儿的肺不进行呼吸,呼吸和排泄功能全靠胎盘来执行。所以胎儿的血液循环的结构有以下特点。

(1)**脐静脉** 一条脐静脉,由胎儿脐部到胎儿体内,进入肝内,有分支与肝血窦相通,脐静脉主干形成**静脉导管**,进入下腔静脉。

(2)**卵圆孔** 位于右心房的房中隔面,具有活瓣的作用,只允许右心房的血液冲开活瓣进入左心房。

(3)**动脉导管** 为肺动脉与主动脉之间的一条短动脉,肺动脉的血液由动脉导管流入主动脉。

(4)**脐动脉** 成对,由胎儿的髂总动脉发出,经胎儿脐部进入脐带。

二、胎儿血液循环途径

来自胎盘的富含氧和营养物质的血液,经脐静脉带至胎儿肝脏,大部分血液经静脉导管注入下腔静脉,小部分经肝内血液循环回流入下腔静脉,与下腔静脉收集的下肢和盆腔器官的静脉血混合,流入右心房。流入右心房的大部分血液经卵圆孔流入左心房,与来自肺静脉的血液混合后进入左心室。左心室的血液大部分经主动脉的分支供给胎儿头、颈和上肢,少部分血液流入降主动脉(图15-12)。

从头颈和上肢回流的静脉血经上腔静脉进入右心房,与少量下腔静脉血混合后经右心室进入肺动脉,大部分肺动脉血经动脉导管入降主动脉,只有少量部分供给尚无呼吸功能的肺。降主动脉的血液部分经分支供应盆、腹腔器官和下肢,其余经脐动脉返回胎盘,在胎盘内与母体血进行气体与物质交换后,再经脐静脉返回胎儿体内。

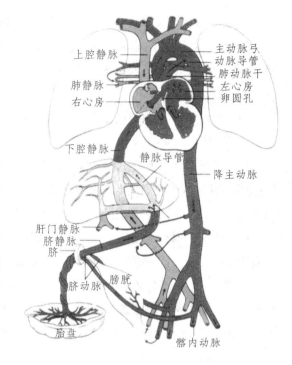

图15-12 胎儿血液循环途径

三、胎儿出生后的变化

胎儿出生后,胎盘血循环中断,新生儿肺开始呼吸,肺循环建立,导致心血管系统发生了一系列变化:①脐静脉闭锁形成肝圆韧带;②肝的静脉导管闭锁成为**静脉韧带**;③卵圆孔逐渐封闭为**卵圆窝**;④动脉导管闭锁成为**动脉韧带**;⑤脐动脉远端闭锁形成脐外侧韧带,近端成为膀胱上动脉。

通过上述结构的变化,建立起了新的心血管循环途径,心血管系统的动、静脉血也完全分流,不再混合。

第四节 双胎、多胎与畸形

一、双胎与多胎

1. 双胎 一次娩出两个新生儿的称双胎(twins),又称孪生,发生率占新生儿的1%,双胎有两种,即双卵孪生和单卵双胎。

　　一次排出两个卵子分别受精后发育为双卵孪生,占双胎大多数,他们有各自的胎膜和胎盘,性别相同或不同,相貌和生理特性的差异如同一般兄弟姐妹。

　　一个受精卵发育为两个胚胎为单卵双胎,此类孪生儿的遗传基因完全相同,互相间进行组织和器官移植时,不会引起免疫排斥反应。两者性别一致,相貌和生理特征极相似。单卵双胎的发生原因可有以下情况:①从受精卵发育出两个胚泡,各自发育为一个胎儿,有各自的胎盘、羊膜腔和脐带。②一个胚泡内出现两个内细胞群,各发育成一个胎儿,他们位于各自的羊膜腔内,但共享一个胎盘。③一个胚盘上出现两个原条和脊索,诱导形成两个神经管,发育为两个胎儿,孪生儿位于一个羊膜腔内,共用一个胎盘(图 15 - 13)。

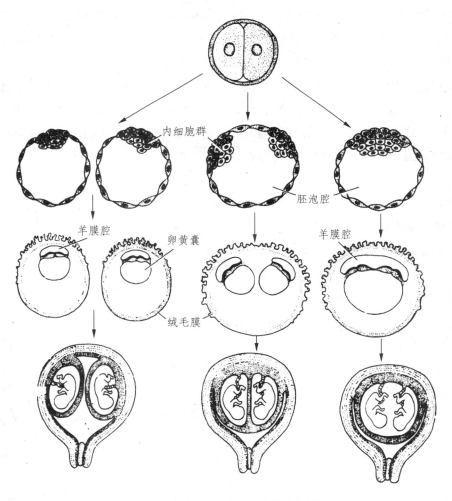

图 15 - 13　单卵双胎的形成示意图

2. 多胎 一次娩出两个以上新生儿为多胎,多胎形成的原因与双胎相同,有多卵多胎、单卵多胎和混合性多胎几种类型。多胎发生率低,三胎约万分之一,四胎约百万分之一,多不易存活。

二、先天性畸形与致畸因素

先天性畸形是胎儿在器官形成过程中,由于某些因素影响所导致的形态结构或功能代谢异常。先天畸形又称为出生缺陷。常见的出生缺陷有唇裂、腭裂、脐粪瘘、房间隔缺损、法洛四联症和动脉导管未闭等。引起出生畸形的原因主要分为遗传因素和环境因素两类。

遗传因素有染色体畸变和基因突变。染色体畸变指染色体数目的变化或染色体结构的变化,引起的畸形较明显,如先天愚型为 21 号染色体数目增多,性染色体三体型(47,XXY)。基因突变指 DNA 分子碱基组成和排列顺序的改变,染色体外观无异常,主要引起微观结构和功能方面的遗传性疾病,如镰状红细胞贫血、多囊肾、多发性结肠息肉等。

环境因素通称致畸因子。**生物性致畸因子**如风疹病毒、单纯疱疹病毒、梅毒螺旋体等,主要是通过胎盘屏障影响胚体发育;**物理性致畸因子**有各种射线,机械性压迫和损伤等;**致畸性药物**有抗生素、抗癌药及激素等;**化学性致畸因子**有工业"三废"、食品添加剂、防腐剂以及重金属等;其他致畸因子如吸烟、酗酒等均有致畸作用。

思考题

1. 简述受精的概念、时间、部位、条件及意义。
2. 简述植入的时间、部位及过程。常见异常植入有哪些?
3. 三胚层是怎样形成和分化的?
4. 简述胎膜的概念及组成。
5. 试述羊水的来源和正常值。过多过少有何意义?
6. 简述胎盘的结构及主要功能。
7. 简述胎儿的血液循环及其特点。

(赵凤臣　吴国平)

中英文名词对照

A

abdominal aorta　腹主动脉

abdominal breathing　腹式呼吸

abducent nerve　展神经

absolute refractory period　绝对不应期

absorption　吸收

absorptive cell　吸收细胞

accessory nerve　副神经

accessory organs of eye　眼副器

acetycholine，Ach　乙酰胆碱

acidophil　嗜酸性细胞

action potential　动作电位

active transport　主动转运

adenohypophysis　腺垂体

adenosine triphosphate，ATP　三磷酸腺苷

adipose tissue　脂肪组织

adrenocorticotropic hormone，ACTH　促肾上腺皮质激素

adventitia　外膜

after potential　后电位

afterbirth　胞衣

albumin　白蛋白

alimentary canal　消化管

alimentary gland　消化腺

alimentary system　消化系统

allantois　尿囊

alveolar dead space　肺泡无效腔

alveolar duct　肺泡管

alveolar sac　肺泡囊

alveolar septum　肺泡隔

alveolar ventilation　肺泡通气量

amnion　羊膜

amniotic fluid　羊水

ampulla of rectum　直肠壶腹

ampulla of uterine tube　输卵管壶腹部

amygdaloid body　杏仁体

anal canal　肛管

anal columns　肛柱

anal pectin　肛梳

anal sinuses　肛窦

anal valves　肛瓣

anatomical dead space　解剖无效腔

anatomical position　解剖学姿势

anatomy systematic anatomy 人体解剖学

anemia　贫血

angular gyrus　角回

angular incisure　角切迹

ankle joint　踝关节

anterior cerebral artery　大脑前动脉

anterior cranial fossa　颅前窝

anterior horn　前角

anterior mediastinum　前纵隔

anterior tibial artery　胫前动脉

anterior　前

anticoagulative system　抗凝系统

antidiuretic hormone，ADH　抗利尿激素

antigen presenting cell，APC　抗原提呈细胞

anuria　无尿

anus　肛门

aorta　主动脉

aortic arch　主动脉弓

apex of bladder　膀胱尖

apex of lung　肺尖

apex of tongue　舌尖

aqueous humor　房水

arches of foot　足弓

arterial pulse　动脉脉搏，脉搏

articular capsule　关节囊

articular cavity　关节腔

articular disc　关节盘

articular labrum　关节唇

articular surface　关节面

articulation　关节

arytenoid cartilage　杓状软骨

ascending aorta　升主动脉

ascending colon　升结肠

ascending part　升部

atlantoaxial joint　寰枢关节

atlantooccipital joint　寰枕关节

atretic follicle　闭锁卵泡

atrioventricular bundle　房室束，希氏（His）束

atrioventricular node　房室结

auditory apparatus　听器

auditory area　听区

auditory speech area　听觉性语言中枢

auditory tube　咽鼓管

auricle　耳郭

auricular lobule　耳垂

autoregulation　自身调节

axillary artery　腋动脉

axillary fossa　腋窝

axillary nerve　腋神经

axon　轴突

B

bare area of liver　肝裸区

basal metabolic rate，BMR　基础代谢率

basal metabolism　基础代谢

basal nuclei　基底核

basement membrane　基膜

basilar artery　基底动脉

basilic vein　贵要静脉

basophile　嗜碱性细胞

basophilic granulocyte，basophil　嗜碱性粒细胞

biceps brachii　肱二头肌

biceps femoris　股二头肌

bifurcation　气管杈

bile　胆汁

bile canaliculi　胆小管

bile salts　胆盐

biological membrane　生物膜

bipolar neuron　双极神经元

blastocyst　胚泡

blastomere　卵裂球

bleeding time　出血时间

blood　血液

blood cells　血细胞

blood circulation　血液循环

blood clotting factor　凝血因子

blood coagulation　血液凝固

blood flow　血流量

blood group　血型

blood platelet　血小板

blood pressure　血压

blood-air barrier　气-血屏障

blood-brain barrier　血脑屏障

body of bladder　膀胱体

body of gallbladder　胆囊体

body of pancreas　胰体

body of penis　阴茎体

body of stomach　胃体

body of tongue　舌体

body of uterus　子宫体

body stalk　体蒂

body temperature　体温

bone　骨

bone marrow　骨髓

bone matrix　骨基质

bone substance　骨质

bones of cerebral cranium　脑颅

bones of facial cranium gong　面颅

bones of foot　足骨

bony labyrinth　骨迷路

bony nasal cavity　骨性鼻腔

bony semicircular canals　骨半规管

brachial artery　肱动脉

brachial plexus　臂丛

brachiocephalic vein　头臂静脉(无名静脉)

brain　脑

brain stem　脑干

broad ligament of uterus　子宫阔韧带

bronchi　主支气管

bronchiole　细支气管

bulbar conjunctiva　球结膜

bulbourethral gland　尿道球腺

C

caecum　盲肠

calcarine sulcus　距状沟

caloric value　热价

camera aquosa　眼房

carbaminohemogbin, HHBNHCOOH　氨基甲酸血
红蛋白

carbonic anhydrase, CA　碳酸酐酶

cardia　贲门

cardiac cycle　心动周期

cardiac gland　贲门腺

cardiac part　贲门部

cardinal ligament of uterus　子宫主韧带

cardiovascular center　心血管中枢

cardiovascular system　心血管系

carina of trachea　气管隆嵴

carotid glomus　颈动脉小球

carotid sinus　颈动脉窦

cartilage　软骨

cartilaginous joint　软骨连接

cauda equine　马尾

caudal　尾侧

caudate nucleus　尾状核

cavernous part　海绵体部

celiac trunk　腹腔干

cell body　胞体

cell division　细胞分裂

cell membrane　细胞膜

cell nucleus　细胞核

cementum　牙骨质

central canal　中央管

central chemoreceptor　中枢化学感受器

central inspiratory activity generator　中枢吸气活动
发生器

central lacteal　中央乳糜管

central vein　中央静脉

central venous pressure　中心静脉压

centroacinar cell　泡心细胞

centrosome　中心体

cephalic vein　头静脉

cerbral arterial circle　大脑动脉环(Willis 环)

cerebellum　小脑

cerebral dura mater　硬脑膜

cerebral falx　大脑镰

cerebral spinal fluid　脑脊液

cervical plexus　颈丛

cervical vertebrae　颈椎

chemoreceptor　化学感受器

chief cell　主细胞

cholecystokinin, CCK　缩胆囊素

chondrocyte　软骨细胞

chorion　绒毛膜

choroids　脉络膜

chromatin　染色质

chromophobe cell　嫌色细胞

chromosome　染色体

chylomicron　乳糜微粒

chymotrypsin　糜蛋白酶

ciliary body　睫状体

ciliary muscle　睫状肌

ciliary processes　睫状突

cilium　纤毛

cingulate gyrus　扣带回

clavicle　锁骨

cleavage　卵裂

coccyx　尾骨

cochlea　耳蜗

cochlear duct　蜗管

cold-sensitive neuron　冷敏神经元

colic bands　结肠带

collagenous fiber　胶原纤维

collateral sulcus　侧副沟

collecting tubule　集合小管

colon　结肠

common bile duct　胆总管

common carotid artery　颈总动脉

common hepatic artery　肝总动脉

common hepatic duct　肝总管

common peroneal nerve　腓总神经

compact bone　密质骨

conditioned reflex　条件反射

conjunctiva　结膜

conjunctival fornix　结膜穹

conjunctival sac　结膜囊

connective tissue proper　固有结缔组织

connective tissue　结缔组织

continuous capillary　连续毛细血管

conus medullaris　脊髓圆锥

core temperature　深部温度

coronary ligament　冠状韧带

corpus callosum　胼胝体

corpus luteum　黄体

cortex　皮质

corticonuclear tract　皮质核束

corticospinal tract　皮质脊髓束

corticotroph　促肾上腺皮质激素细胞

cortisol　皮质醇

costal pleura　肋胸膜

costodiaphragmatic recesses　肋膈隐窝

cough reflex　咳嗽反射

covering epithelium　被覆上皮

cranial fontanelles　颅囟

cranial nerves　脑神经

cranial　颅侧

cricoarytenoid joint　环杓关节

cricoid cartilage　环状软骨

cricothyroid joint　环甲关节

cross bridge　横桥

crown of tooth　牙冠

cubital fossa　肘窝

cupula of pleura　胸膜顶

cyanosis　发绀

cystic duct　胆囊管

cytoskeleton　细胞骨架

cytotrophoblast　细胞滋养层

D

decidua　蜕膜

decidua basalis　基蜕膜

decidua capsularis　包蜕膜

decidua parietalis　壁蜕膜

deciduous teeth　乳牙

deep fascia　深筋膜

deep palmar arch　掌深弓

defecation　排便

deglutition　吞咽

deltoid　三角肌

dendrite　树突

dendritic cell，DC　树突状细胞

dense connective tissue　致密结缔组织

dentate line　齿状线

dentine　牙质

depolarization　去极化

dermis　真皮

descending aorta　降主动脉

descending colon　降结肠

descending part　降部

desmosome　桥粒

diaphragm　膈

diaphragmatic pleura　膈胸膜

diaphragmatic surface　膈面

diencephalons　间脑

dilator pupillae　瞳孔开大肌

distal　远侧

DNA　脱氧核糖核酸

dorsal artery of foot　足背动脉

dorsal respiratory group, DRG　背侧呼吸组

dorsal thalamus　丘脑

dorsal　背侧

ductus deferens　输精管

duodenal bulb　十二指肠球

duodenal gland　十二指肠腺

duodenum　十二指肠

dust cell　尘细胞

E

ectoderm　外胚层

effective filtration pressure　有效滤过压

ejaculatory duct　射精管

elastic cartilage　弹性软骨

elastic fiber　弹性纤维

elastic resistance　弹性阻力

elasticity　弹性

elbow joint　肘关节

electrocardiogram, ECG　心电图

embryology　胚胎学

embryonic disc　胚盘

enamel　釉质

endocardium　心内膜

endocrine gland　内分泌腺

endocytosis　入胞

endoderm　内胚层

endometrium　子宫内膜

endoplasm　细胞质

endoplasmic reticulum　内质网

endothelium　内皮

energy metabolism　能量代谢

enterokinase　肠激酶

eosinophilic granulocyte, eosinophil　嗜酸性粒细胞

epicardium　心外膜

epidermis　表皮

epididymis　附睾

epidural space　硬脊膜外隙(腔)

epiglottic cartilage　会厌软骨

epiploic appendices　肠脂垂

epithelial tissue　上皮组织

epithelium　上皮

erector spinae　竖脊肌

erythrocyte sedimentation rate, ESR　红细胞沉降率, 血沉

esophagus　食管

euchromatin　常染色质

eupnea　平静呼吸

excitability　兴奋性

excitation　兴奋

exocytosis　出胞

expiratory reserve volume, ERV　补呼气量

extensor hallucis longus　拇长伸肌

external acoustic meatus　外耳道

external carotid artery　颈外动脉

external ear　外耳

external iliac artery　髂外动脉

external iliac vein　髂外静脉

external jugular vein　颈外静脉

external nose　外鼻

external　外

extracellular fluid　细胞外液

extraembryonic mesoderm　胚外中胚层

extraocular muscles　眼外肌

extrapyramidal system　锥体外系

extrinsic lingual muscles　舌外肌

extrinsic pathway　外源性凝血途径

eyeball　眼球
eyelids　眼睑

F

facial artery　面动脉
facial nerve　面神经
facilitated diffusion　易化扩散
falciform ligament of liver　镰状韧带
fascia　筋膜
fasciculus　纤维束
fasciculus cuneatus　楔束
fasciculus gracilis　薄束
fat cell　脂肪细胞
fat-storing cell　贮脂细胞
fatty renal capsule　脂肪囊
fecundation　受精
female urethra　女性尿道
femoral artery　股动脉
femoral nerve　股神经
femoral triangle　股三角
femur　股骨
fenestrated capillary　有孔毛细血管
fertilized ovum　受精卵
fetal membrane　胎膜
fibrinogen　纤维蛋白原
fibrinolysis　纤维蛋白溶解简称纤溶
fibroblast　成纤维细胞
fibrocartilage　纤维软骨
fibrous capsule　纤维囊
fibrous joint　纤维连接
fibula　腓骨
filtration barrier　滤过屏障
filtration fraction，FF　滤过分数
filtration membrane　滤过膜
filum terminale　终丝
first messenger　第一信使
first signal system　第一信号系统
fissure of glottis　声门裂

flat bone　扁骨
flexor digitorum longus　趾长屈肌
flexor hallucis longus　（蹈)长屈肌
follicle stimulating hormone，FSH　卵泡刺激素
forced breathing　用力呼吸
forced expiratory volume，FEV　呼气量
fossa for gallbladder　胆囊窝
fourth ventricle　第四脑室
fovea centralis　中央凹
frenulum of prepuce　包皮系带
frenulum of tongue　舌系带
frontal axis　冠状轴
frontal lobe　额叶
frontal plane　冠状面
functional residual capacity，FRC　功能残气量
fundic gland　胃底腺
fundus of bladder　膀胱底
fundus of gallbladder　胆囊底
fundus of stomach　胃底
fundus of uterus　子宫底

G

gallbladder　胆囊
ganglion　神经节
gap junction　缝隙连接
gastric emptying　胃排空
gastric juice　胃液
gastric mucosal barrier　胃黏膜屏障
gastric pit　胃小凹
gastricinhibitorypeptide，GIP　抑胃肽
gastrin　促胃液素
gastrocnemius　腓肠肌
gastrosplenic ligament　胃脾韧带
genioglossus　颏舌肌
germ cell　生殖细胞
gland　腺
glandular epithelium　腺上皮
glans penis　阴茎头

globulin 球蛋白

globus pallidus 苍白球

glomerulo-tubular balance 球－管平衡

glomerulus 血管球

glossopharyngeal nerve 舌咽神经

glucagon 高血糖素

gluteus maximus 臀大肌

goblet cell 杯状细胞

golgicomplex 高尔基复合体

gonadotroph 促性腺激素细胞

gray matter 灰质

great saphenous vein 大隐静脉

greater curvature of stomach 胃大弯

greater omentum 大网膜

greater vestibular gland 前庭大腺

ground substance 基质

growing follicle 生长卵泡

growth hormone, GH 生长激素

gut hormone 胃肠激素

H

hair 毛

haustra of colon 结肠袋

Haversian system 哈佛系统

head of pancreas 胰头

heart sound 心音

hematocrit 红细胞比容

hematoxylin-eosin staining 苏木精-伊红染色法，HE染色法。

hemoglobin, Hb 血红蛋白

hemopoietic stem cell 造血干细胞

hepatic lobule 肝小叶

hepatic plate 肝板

hepatic sinusoid 肝血窦

hepatic vein 肝静脉

hepatocyte 肝细胞

hepatoduodenal ligament 肝十二指肠韧带

hepatogastric ligament 肝胃韧带

hepatopancreatic ampulla 肝胰壶腹（Vater壶腹）

Hering-Breuer reflex 黑—伯反射

hilum of lung 肺门

hilum of ovary 卵巢门

hip bone 髋骨

hip joint 髋关节

Histology 组织学

Homeostasis 内环境的稳态

horizontal fissure of right lung 水平裂

horizontal part 水平部

horizontal plane 水平面

hormone 激素

humerus 肱骨

humoral regulation 体液调节

hyaline cartilage 透明软骨

hydrochloric 盐酸

hyoid bone 舌骨

hyperpolarization 超极化

hypoglossal nerve 舌下神经

hypophyseal portal system 垂体门脉系统

hypophysis 垂体

hypothalamus 下丘脑

I

ileum 回肠

iliohypogastric nerve 髂腹下神经

iliopsoas 髂腰肌

ilium 髂骨

implantation 植入

indirect calorimetry 间接测热法

inferior frontal sulcus 额下沟

inferior gluteal nerve 臀下神经

inferior mesenteric artery 肠系膜下动脉

inferior vena cava 下腔静脉

inferior 下

infraglottic cavity 声门下腔

infranuclear paralysis 核下瘫

infundibulum 漏斗

infundibulum of uterine tube　输卵管漏斗部

inguinal canal　腹股沟管

inner cell mass　内细胞群

insensible perspiration　不感蒸发

inspiratory off-switch mechanism　吸气切断机制

inspiratory reserve volume，IRV　补吸气量

insula　岛叶

insulin　胰岛素

intercalated disk　闰盘

intercostales externi　肋间外肌

intercostales interni　肋间内肌

intermediate cavity of larynx　喉中间腔

intermediate junction　中间连接

intermediate mesoderm　间介中胚层

internal capsule　内囊

internal carotid artery　颈内动脉

internal ear　内耳

internal environment　内环境

internal iliac artery　髂内动脉

internal iliac vein　髂内静脉

internal jugular vein　颈内静脉

internal thoracic artery　胸廓内动脉

internal　内

interneuron　中间神经元

intervertebral disc　椎间盘

intervertebral foramina　椎间孔

intestinal villus　肠绒毛

intracellular fluid　细胞内液

intrinsic factor　内因子

intrinsic lingual muscles　舌内肌

intrinsic pathway　内源性凝血途径

iris　虹膜

irregular bone　不规则骨

ischium　坐骨

isosmotic solution　等渗溶液

isthmus of fauces　咽峡

isthmus of uterine tube　输卵管峡部

J

jejunum　空肠

juxtaglomerular cell　球旁细胞

juxtaglomerular complex　球旁复合体

K

kidney　肾

knee joint　膝关节

Kupffer cell　库普弗细胞

L

lacrimal apparatus　泪器

lacrimal papilla　泪乳头

lacrimal punctum　泪点

lamina propria　固有层

large intestine　大肠

laryngeal cavity　喉腔

laryngeal prominence　喉结

laryngeal vestibule　喉前庭

laryngopharynx　喉咽

larynx　喉

lateral　外侧

lateral column　侧角

lateral mesoderm　侧中胚层

latissimus dorsi　背阔肌

left atrium　左心房

left coronary artery　左冠状动脉

left end right common iliac artery　左、右髂总动脉

left gastric artery　胃左动脉

left principal bronchus　左主支气管

left pulmonary artery　左肺动脉

left ventricle　左心室

lens　晶状体

lentiform nucleus　豆状核

lesser curvature of stomach　胃小弯

lesser omentum　小网膜

levator ani　肛提肌

ligament of Treitz Treitz　韧带

ligament　韧带

limbic lobe　边缘叶

limbic system　边缘系统

linea alba　白线

lingual tonsil　舌扁桃体

Little，kiesselbach　易出血区

liver　肝

lobar bronchi　肺叶支气管

locomotor system　运动系统

long bone　长骨

longitudinal fold of duodenum　十二指肠纵襞

loose connective tissue　疏松结缔组织

lumbar plexus　腰丛

lumbar vertebrae　腰椎

lungs　肺

luteinizing hormone，LH　黄体生成素

lymph nodes　淋巴结

lymphatic capillary　毛细淋巴管

lymphatic system　淋巴系

lymphatic trunks　淋巴干

lymphatic vessel　淋巴管

lymphocyte　淋巴细胞

lysosome　溶酶体

M

macrophage　巨噬细胞

macula densa　致密斑

macula lutea　黄斑

major duodenal papilla　十二指肠大乳头

male urethra　男性尿道

mammillary body　乳头体

mammotroph　催乳素细胞

mandible　下颌骨

mandibular nerve　下颌神经

mass movements　集团运动

mast cell　肥大细胞

mastication　咀嚼

mastoid antrum　乳突窦

mastoid cells　乳突小房

maxillary artery　上颌动脉

maxillary nerve　上颌神经

maximal voluntary ventilation　最大随意通气量

McBurney　麦氏点

medial lemniscus　内侧丘系

medial　内侧

median cubital vein　肘正中静脉

median nerve　正中神经

mediastinal pleura　纵隔胸膜

mediastinum　纵隔

medulla　髓质

medulla oblongata　延髓

medullary loop　髓襻

megakaryocyte　骨髓巨核细胞

melatonin，MT　褪黑素

membranous labyrinth　膜迷路

membranous part　膜部

menstrual phase　月经期

mesenchyme　间充质

mesentery　肠系膜

mesoappendix　阑尾系膜

mesoderm　中胚层

mesothelium　间皮

metachromatin　异染色质

metathalamus　后丘脑

microcirculation　微循环

microvillus　微绒毛

micturition reflex　排尿反射

midbrain　中脑

middle cerebral artery　大脑中动脉

middle cranial fossa　颅中窝

middle ear　中耳

middle frontal gyrus　额中回

middle mediastinum　中纵隔

middle suprarenal artery　肾上腺中动脉

mimbrane receptor　膜受体

minute volume　每分输出量

mitochondrion 线粒体

monocyte 单核细胞

morula 桑椹胚

motor end plate 运动终板

motor nerve ending 运动神经末梢

motor neuron 运动神经元

motor speech area 运动性语言中枢

mucosa 黏膜

mucous neek cell 颈黏液细胞

mucus 黏液

multipolar neuron 多极神经元

muscle of larynx 喉肌

muscle tissue 肌组织

muscle tonus 肌紧张

muscularis 肌层

muscularis mucosa 黏膜肌

musculocutaneous nerve 肌皮神经

myocardium 心肌膜

myofibril 肌原纤维

myometrium 子宫肌层

nerve fiber 神经纤维

nervous regulation 神经调节

nervous system 神经系统

nervous tissue 神经组织

neural plate 神经板

neural tube 神经管

neurofibril 神经原纤维

neuroglial cell 神经胶质细胞

neurohypophysis 神经垂体

neuron 神经元

neurotransmitter 神经递质

neutrophilic granulocyte, neutrophil 中性粒细胞

Nissl body 尼氏体

nonelastic resistance 非弹性阻力

norepinephrine，NE 去甲肾上腺素

nose 鼻

nostril 鼻孔

notochord 脊索

nucleoous 核仁

nucleus 神经核

N

nasal ala 鼻翼

nasal cavity proper 固有鼻腔

nasal cavity 鼻腔

nasal concha 鼻甲

nasal septum 鼻中隔

nasal vestibule 鼻前庭

nasolabial sulcus 鼻唇沟

nasopharynx 鼻咽

neck of bladder 膀胱颈

neck of tooth 牙颈

neck of uterus 子宫颈

negative feedback 负反馈

nephron 肾单位

nerve 神经

nerve cell 神经细胞

nerve ending 神经末梢

O

oblique fissure 斜裂

obliquus externus abdominis 腹外斜肌

obliquus internus abdominis 腹内斜肌

occipital lobe 枕叶

occipitofrontalis 枕额肌

oculomotor nerve 动眼神经

Oddi 括约肌 肝胰壶腹括约肌

olfactory nerve 嗅神经

oliguria 少尿

omental bursa 网膜囊

omentum 网膜

ophthalmic artery 眼动脉

ophthalmic nerve 眼神经

optic chiasma 视交叉

optic disc 视神经盘

optic nerve 视神经

oral cavity　口腔
oral lips　口唇
orbicularis oculi　眼轮匝肌
orbicularis oris　口轮匝肌
orbit　眶
oropharynx　口咽
osmotic diuresis　渗透性利尿
osmotic fragility　渗透脆性
osseous tissue　骨组织
osteocyte　骨细胞
osteon　骨单位
ovarian artery　卵巢动脉
ovarian vein　卵巢静脉
ovary　卵巢
ovulation　排卵
oxygen capacity　氧容量
oxygen content　氧含量
oxygen dissociation curve　氧解离曲线
oxyhemoglobin，HbO_2　氧合血红蛋白
oxytocin　催产素

P

palate　腭
palatine tonsil　腭扁桃体
palpebral conjunctiva　睑结膜
pancreas islet　胰岛
pancreas　胰
pancreatic amylase　胰淀粉酶
pancreatic duct　胰管
pancreatic juice　胰液
pancreatic lipase　胰脂肪酶
Paneth cell　潘氏细胞
papillae of tougue　舌乳头
paracentral lobule　中央旁小叶
parafollicular cell　滤泡旁细胞
parahippocampal gyrus　海马旁回
paranasal sinuses　鼻旁窦
parasympathetic nerve　副交感神经

parathyroid gland　甲状旁腺
paraxial mesoderm　轴旁中胚层
parietal cell　壁细胞
parietal lobe　顶叶
parietal peritoneum　壁腹膜
Parkinson　震颤麻痹
parotid gland　腮腺
pars distalis　远侧部
pars intermedia　中间部
pars tuberalis　结节部
passive transport　被动转运
patella　髌骨
pectoralis major　胸大肌
pectoralis minor　胸小肌
pelvic diaphragm　盆膈
pelvis　骨盆
penis　阴茎
pepsinogen　胃蛋白酶原
pericardium　心包
perimetrium　子宫外膜
perineal flexure of rectum　直肠会阴曲
perineum　会阴
periosteum　骨膜
peripheral chemoreceptor　外周化学感受器
perisinusoidal space　窦周隙
peristalsis　蠕动
peristaltic rush　蠕动冲
peritoneal cavity　腹膜腔
peritoneum　腹膜
permanent teeth　恒牙
peroneus breivs　腓骨短肌
peroneus longus　腓骨长肌
peroxisome　过氧化物酶体
phagosome　吞噬体
pharyngeal opening of auditory tube　咽鼓管咽口
pharyngeal recess　咽隐窝
pharyngeal tonsil　咽扁桃体
pharynx　咽

R

radial artery　桡动脉

radial nerve　桡神经

radius　桡骨

reabsorption　重吸收

real region　肾区

receptive relaxation　容受性舒张

receptor　受体

rectouterine pouch, Douglas 腔　直肠子宫陷凹

rectovesical pouch　直肠膀胱陷凹

rectum　直肠

rectus abdominis　腹直肌

red blood cell, RBC　红细胞

reducing division　减数分裂

reflex arc　反射弧

relative refractory period　相对不应期

renal artery　肾动脉

renal capsule　肾小囊

renal corpuscle　肾小体

renal cortex　肾皮质

renal fascia　肾筋膜

renal hilum　肾门

renal medulla　肾髓质

renal pedicle　肾蒂

renal pelvis　肾盂

renal plasma fiow, RPF　肾血浆流量

renal sinus　肾窦

renal threshold for glucose　肾糖阈

renal tubule　肾小管

renal vein　肾静脉

repolarization　复极化

residual volume, RV　残气量

resistance of blood flow　血流阻力

respiration　呼吸

respiratory bronchiole　呼吸性细支气管

respiratory center　呼吸中枢

respiratory movement　呼吸运动

respiratory quotient, RQ　呼吸商

respiratory rhythm　呼吸节律

respiratory system　呼吸系统

resting potential　静息电位

reticular fiber　网状纤维

reticular formation　网状结构

reticular tissue　网状组织

reticulospinal tract　网状脊髓束

retina　视网膜

Rhesus monkey　恒河猴

ribosome　核糖体

ribs　肋

right atrium　右心房

right colic flexure　结肠右曲

right coronary artery　右冠状动脉

right lymphatic duct　右淋巴导管

right principal bronchus　右主支气管

right pulmonary artery　右肺动脉

right ventricle　右心室

rima vestibule　前庭裂

RNA　核糖核酸

Rnavier node　郎飞结

root of lung　肺根

root of penis　阴茎根

root of tongue　舌根

root of tooth　牙根

rough endoplasmic reticulum　粗面内质网

round ligament of uterus　子宫圆韧带

rubrospinal tract　红核脊髓束

S

saccule　球囊

sacral flexure of rectum　直肠骶曲

sacral plexus　骶丛

sacrum　骶骨

sagittal axis　矢状轴

sagittal plane　矢状面

saliva　唾液

salivary gland　唾液腺

Sarcomere　肌节

Sarcoplasm　肌浆

sartorius　缝匠肌

scapula　肩胛骨

Schwann cell　雪旺细胞

sciatic nerve　坐骨神经

sclera　巩膜

scrotum　阴囊

sebaceous gland　皮脂腺

second messenger　第二信使

second signal system　第二信号系统

secondary follicle　次级卵泡

secondary porta of liver　第2肝门

secondary spermatocyte　次级精母细胞

secretin　促胰液素

secretion　分泌

secretory phase　分泌期

segmental bronchi　支气管

segmentation contraction　分节运动

semicircular ducts　膜半规管

semimembranosus　半膜肌

seminal vesicle　精囊腺

seminiferous tubule　精曲小管

semitendinosus　半腱肌

sensory nerve ending　感觉神经末梢

sensory neuron　感觉神经元

sensory (ascending) pathway　感觉(上行)传导通路

serratus anterior　前锯肌

set point　调定点

sheath of rectus abdominis　腹直肌鞘

shell temperature　表层温度

short bone　短骨

shoulder joint　肩关节

sigmoid colon　乙状结肠

sigmoid mesocolon　乙状结肠系膜

simple columnar epithelium　单层柱状上皮

simple cuboidal epithelium　单层立方上皮

simple diffusion　单纯扩散

simple squamous epithelium　单层扁平上皮

sinuatrial node　窦房结

sinus venous sclerae　巩膜静脉窦

sinusoid　血窦

skeletal muscle　骨骼肌

skeleton　骨骼

skull　颅

sleep　睡眠

small intestinal gland　小肠腺

small intestine　小肠

small saphenous vein　小隐静脉

smooth chorion　平滑绒毛膜

smooth endoplasmic reticulum　滑面内质网

sneeze reflex　喷嚏反射

soleus　比目鱼肌

somatic motor area　躯体运动区

somato sensory area　躯体感觉区

somatotroph　生长激素细胞

specific dynamic effect　特殊动力效应

spermatic cord　精索

spermatid　精子细胞

spermatogonia　精原细胞

spermatozoon　精子

sphenoethmoidal recess　蝶筛隐窝

sphincter ani externus　肛门外括约肌

sphincter pupillae　瞳孔括约肌

spike potential　锋电位

spinal cord　脊髓

spinal dura mater　硬脊膜

spinal nerves　脊神经

spinal shock　脊休克

spino-thalamic tract　脊髓丘脑束

spleen　脾

splenic artery　脾动脉

splenorenal ligament　脾肾韧带

spongy bone　松质骨

sternocleidomastoid　胸锁乳突肌

sternum　胸骨

stomach　胃

stratified squamous epithelium　复层扁平上皮

stretch reflex　牵张反射

stroke volume　每搏输出量

subarachnoid space　蛛网膜下隙（腔）

subclavian artery　锁骨下动脉

subclavian vein　锁骨下静脉

sublingual gland　舌下腺

submandibular gland　下颌下腺

submucosa　黏膜下层

subpubic curvature　耻骨下弯

sulcus for vena cava　腔静脉沟

sulcus of prostate　前列腺沟

superficial fascia　浅筋膜

superficial palmar arch　掌浅弓

superficial temporal artery　颞浅动脉

superficial　浅

superior frontal gyrus　额上回

superior frontal sulcus　额上沟

superior gluteal nerve　臀上神经

superior mediastinum　上纵隔

superior mesenteric artery　肠系膜上动脉

superior part　上部

superior vena cava　上腔静脉

superior　上

supramarginal gyrus　缘上回

supranuclear paralysis　核上瘫

suprarenal gland　肾上腺

suprarenal vein　肾上腺静脉

suspensory ligament of duodenum　十二指肠悬韧带

sweat gland　汗腺

Sweating　发汗

sympathetic nerve　交感神经

synapse　突触

syncytiotrophoblast　合体滋养层

synostosis　骨性结合

synovial bursa　滑膜囊

systemic circulation　体循环

T

tail of pancreas　胰尾

talocrural joint　距小腿关节

tarsal glands　睑板腺

teeth　牙

telencephalon　端脑

temporal lobe　颞叶

temporomandibular joint　颞下颌关节

tendinous sheath　腱鞘

tendon reflex　腱反射

tentorium of cerebellum　小脑幕

testicular artery　睾丸动脉

testicular vein　睾丸静脉

testis　睾丸

thermal conduction　传导散热

thermal equivalent of cxygen　氧热价

thermal radiation　辐射散热

thoracic aorta　胸主动脉

thoracic breathing　胸式呼吸

thoracic duct　胸导管

thoracic vertebrae　胸椎

thorax　胸廓

threshold potential　阈电位

threshold stimulus　阈刺激

threshold　阈值

thymus　胸腺

thyrocervical trunk　甲状颈干

thyroid cartilage　甲状软骨

thyroid follicle　甲状腺滤泡

thyroid gland　甲状腺

thyroid stimulating hormone，TSH　促甲状腺激素

thyrotroph　促甲状腺激素细胞

thyrotropin-releasing hormone，TRH　下丘脑促甲
　状腺激素

tibia　胫骨

tibial nerve　胫神经

tibialis anterior　胫骨前肌

tibialis postehor　胫骨后肌

tidal volume，TV　潮气量

tight junction　紧密连接

timed vital capacity　肺活量

tissue　组织

tongue　舌

tongue artery　舌动脉

tonsil of cerebellum　小脑扁桃体

trachea　气管

tracheal cartilages　气管软骨

transitional epithelium　变移上皮

transverse colon　横结肠

transverse mesocolon　横结肠系膜

transverse temporal gyrus　颞横回

transversus abdominis　腹横肌

trapezius　斜方肌

triad　三联体

triceps brachii　肱三头肌

triceps surae　小腿三头肌

trigeminal nerve　三叉神经

trigone of bladder　膀胱三角

trochlear nerve　滑车神经

trophoblast　滋养层

trypsin　胰蛋白酶

tuber cinereum　灰结节

tubular fluid　小管液

tunica albuginea　白膜

tunica vaginalis of testis　睾丸鞘膜

twins　双胎

tympanic cavity　鼓室

tympanic membrane　鼓膜

type Ⅰ alveolar cell　Ⅰ型肺泡细胞

type Ⅱ alveolar cell　Ⅱ型肺泡细胞

U

ulna　尺骨

ulnar artery　尺动脉

ulnar nerve　尺神经

umbilical cord　脐带

uncus　钩

undifferentiated mesenchymal cell　未分化的间充质细胞

urea recycling　再循环

ureter　输尿管

urinary bladder　膀胱

urinary system　泌尿系统

urine incontinence　尿失禁

urine retention　尿潴留

urogenital diaphragm　尿生殖膈

uterine part　输卵管子宫部

uterine tube　输卵管

uterosacral ligament　子宫骶韧带

utricle　椭圆囊

V

vagina　阴道

vagus nerve　迷走神经

vasopressin，VP　血管升压素

ventilation/perfusion ratio　通气/血流比值

ventral respiratory group，VRG　腹侧呼吸组

ventral　腹侧

vermiform appendix　阑尾

vertebral artery　椎动脉

vertebral body　椎体

vertebral canal　椎管

vertebral column　脊柱

vertical axis　垂直轴

vesicouterine pouch　膀胱子宫陷凹

vestibular apparatus　前庭器

vestibular fold　前庭襞

vestibule　前庭

vestibulocochlear nerve　前庭蜗神经

vestibulocochlear organ　前庭蜗器

villous chorion　丛密绒毛膜

visceral motor nerve　内脏运动神经

visceral nervous system　内脏神经

visceral peritoneum　脏腹膜

visceral sensory nerve　内脏感觉神经
visceral surface　脏面
visual area　视区
visual organ　视器
visual pathway　视觉传导通路
visual speech area　视觉性语言中枢
vital capacity，VC　肺活量
vitreous body　玻璃体
vocal fold　声襞
vomiting　呕吐
vulva　女阴

W

wakefulness　觉醒

warm-sensitive neuron　热敏神经元
white blood cell，WBC　白细胞
white matter　白质
writing area　书写性语言中枢

Y

yolk sac　卵黄囊

Z

zona fasciculate　束状带
zona glomerulosa　球状带
zona reticularis　网状带
zygote　合子

参 考 文 献

[1]　柏书令. 系统解剖学[M]. 7 版. 北京:人民卫生出版社,2008.

[2]　彭裕文. 局部解剖学[M]. 6 版. 北京:人民卫生出版社,2004.

[3]　邹仲之. 组织学与胚胎学[M]. 7 版. 北京:人民卫生出版社,2008.

[4]　朱大年. 生理学[M]. 北京:人民卫生出版社,2008.

[5]　刘文庆. 人体解剖学[M]. 北京:人民卫生出版社,2004.

[6]　刘贤钊. 组织学与胚胎学[M]. 3 版. 北京:人民卫生出版社,2002.

[7]　斯旦丁. 格式解剖学[M]. 39 版. 徐群渊,译. 北京:北京大学医学出版社,2008.

[8]　成令忠,钟翠平,蔡文琴,等. 现代组织学[M]. 上海:上海科学技术文献出版社,2003.

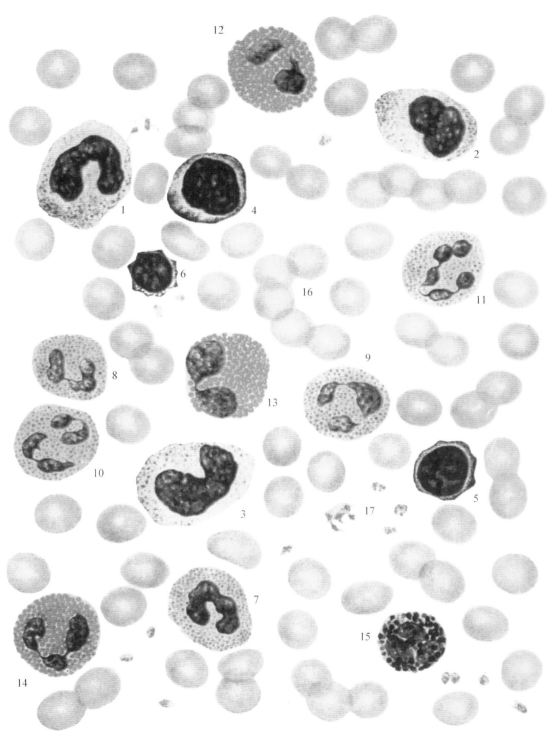

1、2、3. 单核细胞；4、5、6. 淋巴细胞；7、8、9、10、11. 中性粒细胞；12、13、14. 嗜酸粒细胞；
15. 嗜碱粒细胞；16. 红细胞；17. 血小板

图 7 - 1　各种血细胞（正文见 162 页）

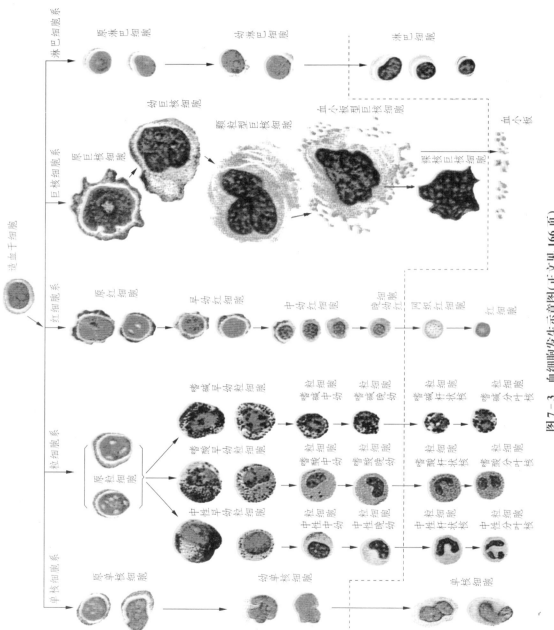

图 7-3 血细胞发生示意图（正文见 166 页）